Derendorf / Wemhöner / Steen / Schrank
Arzneimittelkunde

Reihe Paperback PTA

Derendorf / Wemhöner / Steen / Schrank – **Arzneimittelkunde**, 8. Aufl., 2011

Emsbach – **Gefahrstoffkunde, Pflanzenschutz, Umweltschutz**, 2008

Fischer / Kaufmann / Kircher / Wunderer – **Apothekenpraxis für PTA**, 3. Aufl., 2007

Grimm – **Chemie**, 8. Aufl., 2008

Holm / Herbst – **Botanik und Drogenkunde**, 9. Aufl., 2010

Lawaczeck – **Physik**, 2. Aufl., 1997

Schöffling – **Arzneiformenlehre**, 5. Aufl., 2009

Schumann / Grillenberger – **PTA-Prüfung in Fragen und Antworten**, 5. Aufl., 2009

Seestädt / Prus – **Galenisches Praktikum für PTA**, 2007

Spegg / Erfurt – **Ernährungslehre und Diätetik**, 9. Aufl., 2009

Wilson / Kohm – **Verbandmittel, Krankenpflegeartikel, Medizinprodukte**, 9. Aufl. 2008

Derendorf / Wemhöner /
Steen / Schrank

Arzneimittelkunde

Begründet von
Hartmut Derendorf, Gainesville, Florida

Bearbeitet von
Ralf Wemhöner, Hamm
Heike Steen, Münster
Anne Julia Schrank, Kamen

8. völlig neu bearbeitete und erweiterte Auflage

Mit 79 Abbildungen und 178 Tabellen

Deutscher Apotheker Verlag

Anschriften der Autoren

Prof. Dr. Hartmut Derendorf
University of Florida, College of Pharmacy
J. Hillis Miller Health Center, Box 10
Gainesville, FL 32610 | USA

Ralf Wemhöner
Leiter der staatlich anerkannten
PTA-Lehranstalt der Stadt Hamm
Am Ebertpark 7
59067 Hamm

Heike Steen
Münster
heike-steen@web.de

Anne Julia Schrank
Schopenhauer Str. 18
59174 Kamen

Hinweise

Alle Angaben in diesem Buch wurden sorgfältig geprüft. Dennoch können die Autoren und der Verlag keine Gewähr für deren Richtigkeit übernehmen.

Ein Markenzeichen kann warenzeichenrechtlich geschützt sein, auch wenn ein Hinweis auf etwa bestehende Schutzrechte fehlt.

Bibliografische Information der Deutschen Nationalbibliothek
Die Deutsche Nationalbibliothek verzeichnet diese Publikation in der Deutschen Nationalbibliografie; detaillierte bibliografische Daten sind im Internet unter http://dnb.d-nb.de abrufbar.

8. völlig neu bearbeitete und erweiterte Auflage 2011
ISBN 978-3-7692-4911-8

© 2011 Deutscher Apotheker Verlag
Birkenwaldstr. 44, 70191 Stuttgart
www.deutscher-apotheker-verlag.de
Printed in Germany
Satz: primustype Robert Hurler GmbH, Notzingen
Druck und Bindung: Mercedes-Druck, Berlin
Umschlagabbildung: Fotolia.com / Ekler
Umschlaggestaltung: deblik, Berlin

Vorwort zur 8. Auflage

Nichts ist so beständig wie der Wandel, sagt ein altes Sprichwort. Dies trifft in besonderem Maße auf das Fach Arzneimittelkunde zu. Seit der ersten Auflage bis zur nunmehr vorliegenden 8. Auflage war es stets ein Bedürfnis der Autoren diesem Wandel Rechnung zu tragen. So ergab sich diesmal aus der Tatsache, dass immer mehr Generika Raum im Apothekenalltag einnehmen, zum ersten Mal eine notwendige und völlige Umstrukturierung in Richtung Generika. Dabei haben wir uns auf die für die Apotheke wesentlichen und gängigen Wirkstoffe beschränkt, um so möglichst nahe an der Praxis zu bleiben. Bei den Texten haben wir darauf Wert gelegt, auch komplexe Zusammenhänge möglichst schülerorientiert zu erklären. Zum leichteren Lernen und zur besseren Vorbereitung auf die Abschlussprüfung existieren zu jedem Kapitel Zusammenfassungen und Fragen mit entsprechenden Antworten. Außerdem haben wir versucht, durch Platzierung der Wirkstoffe und entsprechende Kommentare eine für die Schülerinnen und Schüler wichtige Orientierung zum Erlernen des Stoffs zu ermöglichen.

Wandel hat es aber auch im Autorenteam gegeben. Heike Steen und Anne Julia Schrank, die das Team erweitern, haben vor ihrem Studium selbst die PTA-Ausbildung in Münster bzw. Gelsenkirchen durchlaufen und waren somit bestens geeignet, das Buch noch einmal aus PTA-Sicht unter die Lupe zu nehmen. Beiden Autorinnen möchte ich an dieser Stelle für die gute Arbeit und Zusammenarbeit danken.

Besonders danke ich aber Herrn Prof. Dr. Derendorf, der mir die Weiterführung und Überarbeitung seines Werks anvertraut hat und dem ich auch weiterhin freundschaftlich verbunden bin.

Unserer Programmplanerin Frau Dr. Jutta Zwicker vom DAV danke ich für die gute Zusammenarbeit bei der Konzipierung und Erstellung, ebenso wie Frau Luise Keller vom DAV, die immer helfen konnte, wenn bei der Textverarbeitung etwas nicht funktionierte. Meiner Tochter Inga danke ich für ein paar wichtige Anregungen und Änderungen im allgemeinen Teil des Kapitels Psychopharmaka.

Zum Schluss möchte ich noch meinen Töchtern Eva und Inga und insbesondere meiner Frau Ute für das Verständnis danken, das diese während der heißen Phase der Überarbeitung für mich aufgebracht haben.

Hamm, im Frühjahr 2011   Ralf Wemhöner

Inhaltsverzeichnis

Abkürzungsverzeichnis

ACE	Angiotensin-converting-Enzym
ACTH	Adrenocorticotropes Hormon = Corticotropin
ADH	Antidiuretisches Hormon = Adiuretin (Vasopressin)
AIDS	Acquired Immune Deficiency Syndrome
ASS	Acetylsalicylsäure
AUC	Area Under the Curve
AV-Knoten	Atrioventrikularknoten
BE	Broteinheit
BPH	Benigne (gutartige) Prostatahyperplasie
BseuchG	Bundesseuchengesetz
BtM	Betäubungsmittel
BtMVV	Betäubungsmittel-Verschreibungs-Verordnung
CLL	Chronisch-lymphatische Leukämie
CMV	Zytomegalie-Virus
COMT	Catecholamin-O-Methyltransferase
COPD	Chronic obstructive pulmonary disease
COX 1	Cyclooxygenase 1
COX 2	Cyclooxygenase 2
CRF	Corticotropin-Releasing-Faktor
CSE	Cholesterol-Synthese-Enzym
DGE	Deutsche Gesellschaft für Ernährung
DHU	Deutsche Homöopathie Union
DMARD	Disease Modifying Anti-Rheumatic Drugs
DMSO	Dimethylsulfoxid
DNA	Desoxyribonukleinsäure (DNS)
EEG	Elektroenzephalogramm
EKG	Elektrokardiogramm
EOG	Elektrookulogramm
FAM	Fertigarzneimittel
FSH	Follikelstimulierendes Hormon
FSME	Frühsommer-Meningoenzephalitis
GABA	Gamma-Aminobuttersäure
G-CSF	Granulozyten-Koloniestimulierender Faktor
GDP	Guanosindiphosphat
GH-RIF	Wachstumshormon Release Inhibiting Faktor = Somatostatin
GM-CSF	Granulozyten-Makrophagen-Koloniestimulierender Faktor
GTP	Guanosintriphosphat

XII   Abkürzungsverzeichnis

HAB	Homöopathisches Arzneibuch
HCG	humanes Choriongonadotropin
HDL	High-Density-Lipoprotein
HGH	Human Growth Hormone = humanes Wachstumshormon, Somatropin
HHL	Hypophysenhinterlappen
HIV	humanes Immundefizienzvirus
HWZ	Halbwertzeit
i. a.	intraarteriiell
I. E.	Internationale Einheit
ICSH	Interstitial Cell Stimulating Hormone = Zwischenzellen-stimulierendes Hormon
Ig	Immunglobulin
i. m.	intramuskulär
Ind.	Indikation
i. p.	intraperitoneal
IUP	Intrauterinpessar
i. v.	intravenös
KHK	Koronare Herzkrankheit
LAK-Zellen	Lymphokinaktivierende Killerzellen
LD	Letale Dosis
LDL	Low-density-Lipoprotein
LH	Luteinisierendes Hormon
LH-RF	Luteinisierendes Hormon-Releasing-Faktor
LH-RH	Luteinisierendes Hormon-Releasing-Hormon
LSF	Lichtschutzfaktor
LTH	Luteotropes Hormon
MEC	Minimal effektive Konzentration
MS	Multiple Sklerose
ml	Milliliter
MTC	Minimal toxische Konzentration
mVal	Millival
NA	Noradrenalin
NMDA	N-Methyl-D-Aspartat
NRI	Noradrenalin-Reuptake-Inhibitoren
NSAR	Nichtsteroidale Antirheumatika
PCM	Paracetamol
PCR	Polymerase Chain Reaction = Polymerasekettenreaktion
PEG	Polyethylenglykol
PG	Prostaglandin

PGE$_2$	Prostaglandin E$_2$
PGF$_2$	Prostaglandin F$_2$
PHB-Ester	p-Hydroxybenzoesäureester
PIF	Prolactin-Release-Inhibiting-Faktor
PNS	Peripheres Nervensystem
PRF	Prolactin-Releasing-Faktor
PSL	Parasympatholytika
PSM	Parasympathomimetika
PUVA	Psoralene und UVA
RA	Rheumatoide Arthritis
REM	Rapid Eye Movement
RNA	Ribonukleinsäure (RNS)
s. c.	subkutan
STH	Somatotropes Hormon
T3	Liothyronin = Triiodthyronin
T4	Levothyroxin = Tetraiodthyronin
TNF	Tumornekrosefaktor
TRF	Thyrothropin Releasing-Faktor
TSH	Thyreoidea stimulierendes Hormon = Thyreotropes Hormon
TTS	Transdermales therapeutisches System
UAW	Unerwünschte Arzneimittelwirkung
UV-A	Ultraviolettes A-Licht = 315–380 nm
UV-B	Ultraviolettes B-Licht = 280–315 nm
VAS	Vitamin-A-Säure
VLDL	Very-Low-Density-Lipoprotein
ZNS	Zentralnervensystem
*	Kennzeichnung für verschreibungspflichtige Fertigarzneimittel
*$_+$	Kennzeichnung für Betäubungsmittel

Hinweis
Alle in diesem Buch aufgeführten Handelsnamen wurden exemplarisch ausgewählt und erheben keinen Anspruch auf Vollständigkeit.

1 Grundbegriffe der Arzneimittelkunde und der Pharmakologie

Dieses Kapitel enthält die Grundlagen der Pharmakologie, die für das Verständnis der Wirkungsweise von Arzneimitteln wichtig sind. Dazu ist ein Mindestmaß an Fachbegriffen notwendig, die in diesem Kapitel erklärt werden. Weiterhin werden die Gesetzmäßigkeiten von der Aufnahme eines Wirkstoffs bis zur Ausscheidung erläutert, wie man diese Verläufe beeinflussen kann und welchen Einfluss Applikationsform und Eiweißbindung haben können. Arzneistoffe binden an Rezeptoren, woraus verschiedene Wirkungen resultieren oder Wirkungen verhindert werden können. Die Begriffe Dosis–Wirkungs–Beziehung, therapeutischer Quotient, Bioverfügbarkeit, Toleranz, Nebenwirkung und Wechselwirkung werden näher definiert.

1.1   Allgemeines

1.1.1   Begriffsbestimmungen

Ein **Arzneimittel** besteht aus dem biologisch wirksamen Arzneistoff (Stoff, Inhalts-stoff, Wirkstoff), der in der Regel mit Hilfsstoffen zu einer bestimmten Arzneiform (z. B. Tablette, Salbe) verarbeitet wird.

> ■ **DEFINITION**
>
> **Arzneistoffe** im Sinne des Arzneimittelgesetztes (AMG § 3) sind:
> ▶ „chemische Elemente und chemische Verbindungen sowie deren natürlich vor-kommende Gemische und Lösungen,
> ▶ Pflanzen, Pflanzenteile, Pflanzenbestandteile, Algen, Pilze und Flechten in be-arbeitetem oder unbearbeitetem Zustand,
> ▶ Tierkörper, auch lebender Tiere, sowie Körperteile, -bestandteile und Stoffwech-selprodukte von Mensch oder Tier in bearbeitetem oder unbearbeitetem Zustand,
> ▶ Mikroorganismen einschließlich Viren sowie deren Bestandteile oder Stoffwech-selprodukte."

Arzneimittel dienen zur Heilung, Linderung oder Verhütung von Krankheiten und krankhafter Beschwerden. Weiterhin können sie natürliche Körperfunktionen be-einflussen, korrigieren oder wiederherstellen und das Erkennen von Krankheiten ermöglichen.

Ein **Fertigarzneimittel** (**FAM**) ist ein im Voraus hergestelltes Arzneimittel, das in einer zur Abgabe an den Verbraucher bestimmten Packung in den Verkehr gebracht wird. Im Verkehr befindliche Fertigarzneimittel benötigen eine Zulassung durch die zuständige Bundesbehörde **BfArM** (Bundesinstitut für Arzneimittel und Medizin-produkte).

Das Arzneimittelgesetz unterscheidet apothekenpflichtige und freiverkäufliche Arzneimittel. **Apothekenpflichtige Arzneimittel** dürfen nur in Apotheken abge-geben oder verkauft werden.

Synonym (bedeutungsgleich) werden für apothekenpflichtige FAM, die nicht der Verschreibungspflicht unterliegen, die Begriffe OTC-Präparate (over the counter, über den Ladentisch) oder HV-Präparate (Handverkaufs-Präparate) benutzt.

Für apothekenpflichtige Arzneimittel gibt es zwei weitere Sicherungsstufen: **Ver-schreibungspflichtige Arzneimittel** und **Betäubungsmittel**, die nur auf Verordnung (Rezept) eines Arztes, Zahnarztes oder Tierarztes abgegeben werden dürfen, wobei die Verordnung eines Betäubungsmittels zusätzlich an ein besonderes Rezeptformu-lar geknüpft ist (BtM-Rezept).

In Ausnahmefällen können einige wenige Arzneimittel direkt an Hebammen abgegeben werden (siehe Gesetzeskunde).

Neben den apothekenpflichtigen Arzneimitteln gibt es die Gruppe der **freiver-käuflichen Arzneimittel**, **Nahrungsergänzungsmittel** und **Medizinprodukte**. Frei-verkäufliche Arzneimittel, z. B. Klosterfrau Melissengeist®, Luvos® Heilerde u. a. können außer in Apotheken, auch in Drogeriemärkten und Supermärkten mit ent-sprechend ausgebildetem Personal verkauft werden. Medizinprodukte (z. B. Verbandmittel, Blutdruckmessgeräte, Fieberthermometer, Kompressionsstrümpfe) sind ebenso apothekenüblich wie Nahrungsergänzungsmittel (z. B. Mineralstoffpräparate, Mittel zum Muskelaufbau, bestimmte Vitaminpräparate).

Andere Bezeichnungen für Arzneimittel sind Arzneispezialität, Präparat oder Medikament.

Bei **Arzneimittelbezeichnungen** ist die Verwendung des chemischen Namens, z. B. 2-Acetoxybenzoesäure, ungebräuchlich. Benutzt wird entweder der internationale Freiname (Generikum, generic name, International Nonproprietary Name, kurz INN), z. B Acetylsalicylsäure, oder der Handelsname, z. B. Aspirin®. Das Symbol ® steht für **registered trademark** (eingetragenes Warenzeichen).

Namenszusätze haben verschiedene Funktionen. Zahlen, die direkt hinter dem Handelsnamen stehen, deuten auf den Wirkstoffgehalt hin, z. B. Aspirin 100®. **Mono** besagt, dass nur ein Wirkstoff in dem Arzneimittel vorhanden ist, wohingegen **comp**, **complex** oder **plus** auf meist zwei oder mehr Wirkstoffe hinweist. Die Bezeichnung **mite** wird in der Regel verwendet, wenn nur die Hälfte der üblichen Dosis enthalten ist. **Minor** deutet auf eine geringere Dosis als üblich hin, wohingegen **forte** für eine höhere Dosis gebraucht wird. Die Begriffe **depot** oder **retard** bezeichnen eine verzögerte oder verlängerte Wirkung, ebenso die Bezeichnung **long**.

N1, N2 und **N3** stehen für die Normgrößen einzelner Fertigarzneimittel, wobei die Normgrößen für einzelne Arzneimittelgruppen unterschiedlich festgelegt sein können.

Der Begriff **Pharmakon** (engl. drug) ist umfassender als der Begriff Arzneimittel. Ein Pharmakon ist eine biologisch wirksame Substanz, unabhängig davon, ob die Wirkung therapeutisch nutzbar ist. Im täglichen Sprachgebrauch werden die Begriffe Arzneimittel und Pharmakon meistens synonym benutzt.

Unter einem **Gift** (Toxon) versteht man ein Pharmakon mit schädlicher Wirkung. Häufig entscheidet die Dosis, ob eine Substanz Arzneistoff oder Gift ist.

Arzneistoffe werden in erster Linie zur Therapie eingesetzt. Unter einer **Therapie** versteht man eine gezielte Heilbehandlung. Die Therapie kann **symptomatisch** oder **kausal** erfolgen. Bei einer symptomatischen Therapie wird die Krankheitsursache nicht beseitigt, da nur die **Symptome,** die typischen Krankheitszeichen wie z. B. Schmerzen bei einer Arthrose (Gelenkverschleiß), beseitigt werden. Von einer **kausalen** Therapie spricht man, wenn die Krankheitsursache beseitigt wird. Ein Antibiotikum tötet z. B. Bakterien ab, die die Krankheit ausgelöst haben.

Von einem **Syndrom** spricht man, wenn ein Krankheitsbild mehrere typische Symptome aufweist. Der Begriff HWS-Syndrom ist eine Sammelbezeichnung für uncharakteristische Beschwerden im Bereich der Halswirbelsäule und der Schulter-Nacken-Region, einhergehend mit Schwindel oder Kopfschmerz.

Wirkungen sind alle durch Pharmaka ausgelösten Veränderungen biologischer Funktionen oder Systeme. Die **Wirksamkeit** eines Arzneimittels ist die Eigenschaft, im Organismus eine erwünschte Veränderung hervorzurufen. Im Zusammenhang mit der Wirkung eines Arzneimittels werden folgende Begriffe verwendet:

▶ **Wirkungsmechanismus:** Der molekulare Reaktionsablauf mit genauem Angriffspunkt des Arzneistoffs klärt die Frage, weshalb das Arzneimittel die entsprechende Wirkung hat.

▶ **Dosis-Wirkungs-Beziehungen:** Wie ändert sich die Wirkung bei unterschiedlichen Arzneistoffdosierungen?

▶ **Struktur-Wirkungs-Beziehungen:** Welchen Einfluss haben Veränderungen der chemischen Struktur des Arzneistoffs auf die Wirkung?

▶ **Konzentrations-Wirkungs-Beziehungen:** Wie ändert sich die Wirkung bei unterschiedlichen Konzentrationen des Arzneistoffs im Blut?

Resorption (Absorption) ist die Aufnahme eines Stoffs von der Körperoberfläche, der Schleimhaut des Magen-Darm-Trakts oder aus dem Gewebe in die Blutbahn oder in das Lymphgefäßsystem.

Nach der Aufnahme erfolgt die **Verteilung** des Stoffs im Gesamtorganismus.

Mit **Metabolismus** (Biotransformation) wird die chemische Umwandlung eines Stoffs im Organismus bezeichnet.

Als **Elimination** wird die Entfernung des aufgenommenen Stoffs durch Ausscheidung (Exkretion) oder Metabolismus zusammengefasst.

Unter **Bioverfügbarkeit** versteht man das Ausmaß und die Geschwindigkeit, mit der ein Arzneistoff aus einem Medikament vom Körper aufgenommen wird und am Wirkort zur Verfügung steht. Da die Konzentration am Wirkort normalerweise nicht bestimmbar ist, wird die Bioverfügbarkeit durch Bestimmung der Stoffkonzentration im Blut ermittelt. Im Unterschied zur Bioverfügbarkeit gibt die **pharmazeutische Verfügbarkeit** an, wie viel Prozent der gegebenen Dosis zur Resorption zur Verfügung steht. Sie ist ein Maß dafür, wie schnell der Arzneistoff aus seiner Arzneiform freigesetzt wird.

Bioäquivalenz ist ein Maß für den Vergleich identischer Darreichungsformen des gleichen Wirkstoffs in gleicher Dosis, aber von verschiedenen Herstellern.

Die **Eliminationsgeschwindigkeit** kann durch Bestimmung der Clearance (Klärrate) quantitativ beschrieben werden. So gibt die renale Clearance an, wie viel Milliliter Blutplasma pro Minute durch die Tätigkeit der Nieren von dem entsprechenden Stoff befreit oder „geklärt" werden.

1.1.2 Aufgaben und Ziele pharmakologischer Arbeitsrichtungen

Pharmakologie bezeichnet die Lehre von der Wirkung der Arzneistoffe, **Toxikologie** die Lehre von der Wirkung der Gifte.

Die **allgemeine Pharmakologie** beschäftigt sich mit den Grundlagen der Arzneimittelwirkung, die für alle Arzneimittel unabhängig von deren Indikation gelten. Die **spezielle Pharmakologie** wendet sich den einzelnen Arzneistoffen und deren spezifischen Anwendungsgebieten zu und versucht, deren Wirkungen möglichst vollständig zu beschreiben.

Bei der Untersuchung von Arzneimittelwirkungen unterscheidet man die **experimentelle Pharmakologie**, in der Pharmakon-Eigenschaften an Modellen, z. B. Enzymsystemen, Zellkulturen oder auch im Tierversuch geprüft werden, und die **klinische Pharmakologie**, die sich mit der Anwendung von Substanzen am Menschen beschäftigt.

Die Pharmakologie kann je nach Fragestellung in zwei Gebiete unterteilt werden. Die erste Frage zielt auf die Art der Wirkung des Arzneistoffs ab. Wie wirkt der

Arzneistoff? Dieses Teilgebiet heißt **Pharmakodynamik**. Die zweite Frage ist die nach dem zeitlichen Ablauf dieser Wirkung. Wie schnell und wie lange wirkt der Arzneistoff? Dieses Teilgebiet heißt **Pharmakokinetik**.

1.2 Pharmakokinetik

1.2.1 Applikation

Allgemeine Gesichtspunkte

Unter **Applikation** versteht man die Anwendung des Arzneimittels am Körper. Je nach Art der Applikation wird eine entsprechende Arzneiform ausgewählt. Generell wird unterschieden in:
- **Lokale oder topische Applikation:** Der Arzneistoff soll an der Stelle wirken, wo er angewendet wird. Beispiele sind die Lokalanwendung von Salben auf der Haut oder die Inhalation von Asthmamitteln.
- **Systemische Applikation:** Der Arzneistoff wird resorbiert und im Organismus verteilt.

Kriterien bei der Wahl der Applikationsform

Gewünschter Wirkungseintritt und gewünschte Wirkungsdauer: Eine intravenöse Injektion bewirkt den schnellstmöglichen Wirkungseintritt, weil hier keine Resorption mehr stattfindet. Eine lang anhaltende Wirkung kann erzielt werden, wenn eine Anwendungsform gewählt wird, die eine langsame Resorption bewirkt, wie z. B. die Einnahme einer Depottablette.
Ort, an dem das Arzneimittel wirken soll: Bei lokaler Applikation muss eine Zubereitungsform gewählt werden, die dem Applikationsort angepasst ist.
Bioverfügbarkeit des Arzneimittels: Insulin ist z. B. nach oraler Anwendung nicht verfügbar, weil es als Eiweiß im Magen enzymatisch gespalten und somit unwirksam wird. Es kann also nur parenteral (unter Umgehung des Magen-Darm-Trakts) eingesetzt werden. Andere Arzneistoffe (z. B. Gentamicin) werden schlecht aus dem Magen-Darm-Trakt resorbiert und müssen daher parenteral eingesetzt werden.
Gewünschte Dosis: Durch Wahl einer passenden Applikationsform kann die nötige Dosis auf ein Minimum gesenkt werden.
Zustand des Patienten: Einem bewusstlosen Patienten kann kein oral anzuwendendes Medikament gegeben werden, ebenso ist bei starkem Erbrechen ein Zäpfchen einer Tablette vorzuziehen.
Lokale Verträglichkeit des Arzneistoffs: Ein Arzneistoff, der eine starke Magenschleimhautreizung bewirkt, kann bei parenteraler Applikation besser verträglich sein.

Applikationsarten

☐ Tab.1.1 gibt eine Übersicht über verschiedene Möglichkeiten der Applikation und deren Applikationsorte.

☐ **Tab.1.1** Applikationen

Applikation	Applikationsort	Arzneiform (Beispiel)
Epikutan	Haut (auf die Haut)	Decksalbe (z. B. Sonnenschutz-creme, lokal)
Perkutan, transdermal	Haut (durch die Haut)	Nitroglycerin-Pflaster (systemisch)
Bukkal, lingual, sublingual	Mund- und Zungenschleimhaut	Lutschtabletten bei Halsschmerzen (lokal), Nitroglycerin-Zerbeißkap-seln bei Angina pectoris (syste-misch)
Nasal	Nasenschleimhaut	Nasentropfen bei Schnupfen (lo-kal), Desmopressin-Nasenspray bei Diabetes insipidus (systemisch)
Konjunktival	Augenbindehaut	Augentropfen (lokal)
Pulmonal	Bronchial- und Alveolar-schleimhaut	Pulverinhalate bei Asthma (vor-wiegend lokal), Inhalationsnarko-tika (systemisch)
Enteral	Magen- und Darmschleimhaut	Antazidum (Schutzgel, lokal), Tab-letten, Kapseln, Säfte, Tropfen (systemisch)
Parenteral	Unter Umgehung des Magen-Darm-Kanals, d. h. durch In-jektion unter die Haut (subku-tan), in die Vene (intravenös) oder in den Muskel (intramus-kulär)	Injektionen (z. B. Vitaminpräpa-rate), Infusionen (z. B. Ringerlö-sung)
Intravaginal	Vaginalschleimhaut	Vaginalzäpfchen (lokal)
Intraurethral	Harnröhre	Blasenspülungen (lokal)
Rektal	Rektalschleimhaut	Hämorrhoidenzäpfchen (lokal), Fieberzäpfchen (systemisch)

Die Applikation in das Körperinnere kann als Injektion oder Infusion erfolgen.
Applikation ohne Resorption:
▶ intrakardial   ins Herz,
▶ intravenös (i. v.)   in die Vene,
▶ intraarteriell (i. a.) in die Arterie.

Applikation mit Resorption:
▶ intrakutan (i. c.)   in die Haut,
▶ subkutan (s. c.)   in die Unterhaut (Subkutis),
▶ intramuskulär (i. m.) in den Muskel,
▶ intraglutäal   in den Gesäßmuskel,
▶ intraperitoneal (i. p.) in den Bauchraum,
▶ lumbal   in den Lendenwirbelkanal,
▶ intraartikulär   in ein Gelenk.
Bei intramuskulärer und subkutaner Injektion wird das Arzneimittel nicht direkt ins
Blut gespritzt. Es muss von der Injektionsstelle in die Blut- oder Lymphbahnen
übergehen. Der Wirkungseintritt ist gegenüber intravenösen und intraarteriellen
Injektionen verzögert. Wie schnell die Diffusion und Verteilung erfolgt, hängt entscheidend von der Durchblutung des entsprechenden Gewebes ab. Da die Muskulatur im Vergleich zur Unterhaut besser durchblutet ist, wird ein intramuskulär
injiziertes Arzneimittel schneller wirken als ein subkutan injiziertes.

1.2.2   Resorption

Allgemeine Gesichtspunkte

Im Verlauf des Resorptionsvorgangs muss der Arzneistoff Biomembranen durchdringen, z. B. die Membran der Epithelzellen im Magen-Darm-Kanal. Hierfür gibt es
unterschiedliche Resorptionsmechanismen.

Passive Diffusion: Der Arzneistoff diffundiert aufgrund des Konzentrationsgefälles
durch die Membran (○ Abb. 1.1 A); er bewegt sich aus einer Lösung mit hoher Arzneistoffkonzentration (z. B. Gastrointestinal-Flüssigkeit) in eine Lösung mit niedriger
Konzentration (z. B. Blut). Die Diffusionsgeschwindigkeit ist von folgenden Faktoren
abhängig:
▶ Konzentrationsgefälle,
▶ Größe der Membranfläche,
▶ Dicke der Membran,
▶ stoffspezifischer Diffusionskoeffizient (Fick'sches Gesetz).

Erleichterte Diffusion: Der Arzneistoff wird mit Hilfe eines Trägermoleküls, dem
Carrier, durch die Membran geschleust (○ Abb. 1.1 B). Die treibende Kraft für den
Transport ist hier ebenfalls das Konzentrationsgefälle sowie das sich einstellende
Gleichgewicht zwischen freiem Arzneistoff, freiem Carrier und Arzneistoff-Carrier-
Komplex.

Aktiver Transport: Der aktive Transport wird ebenfalls mit Hilfe von Carriermolekülen
durchgeführt (○ Abb. 1.1 C). Im Gegensatz zur erleichterten Diffusion kann er „bergauf"

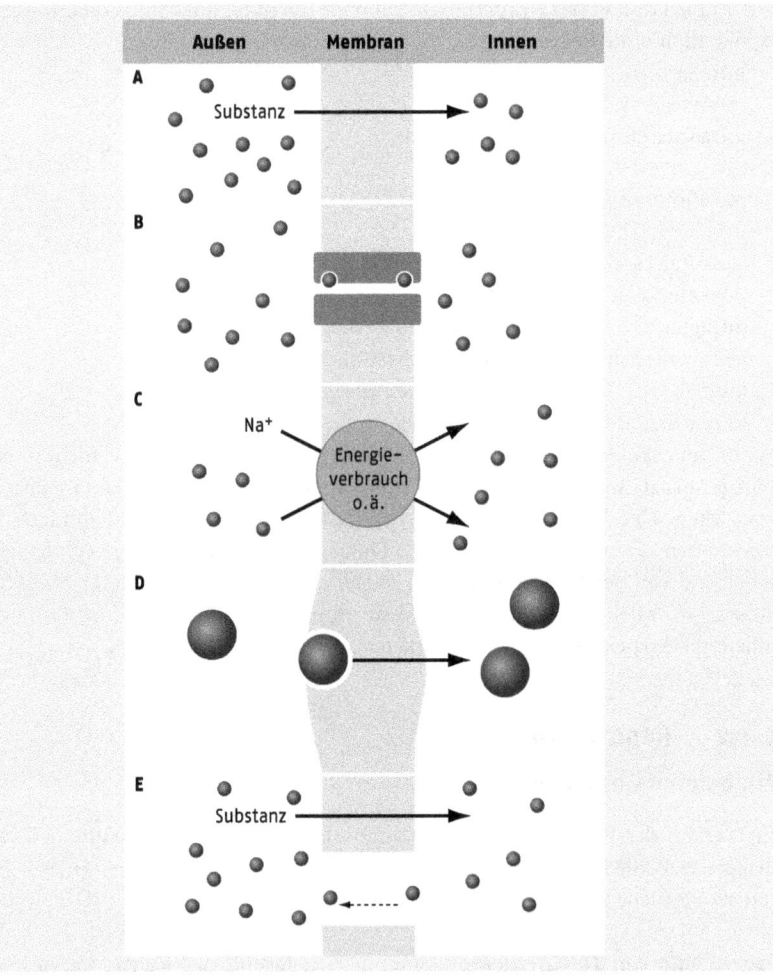

○ **Abb.1.1** Substanzdurchtritt durch Membranen. A rein passive Diffusion, B Carrier-vermittelte Diffusion (erleichterte Diffusion), C aktiver Transport, D Phagozytose, E Kombination von passiver Diffusion (einwärts) und aktiver Transport (auswärts). Nach Mutschler 2001

gegen das Konzentrationsgefälle unter Verbrauch von Stoffwechselenergie durchgeführt werden. Der aktive Transport hat Bedeutung für die Resorption bestimmter Aminosäuren, Zucker, Vitamine und Gallensäuren.

Ein aktiver Transport kann auch in umgekehrter Richtung existieren, z. B. aus der Darmwandzelle in das Darmlumen wodurch die Resorption erschwert wird.

Pinozytose, Phagozytose, Persorption: Bei der **Pinozytose** werden z. B. aus dem Magen-Darm-Kanal kleine Flüssigkeitströpfchen durch Einstülpung der Oberflächenmembran aufgenommen und als Vesikel transportiert. Bei der **Phagozytose** (○ Abb.1.1 D) werden auf diese Art und Weise Feststoffpartikel transportiert. Feste Teilchen oder unter Umständen ganze Zellen gelangen bei der **Persorption** zwischen den Epithel-

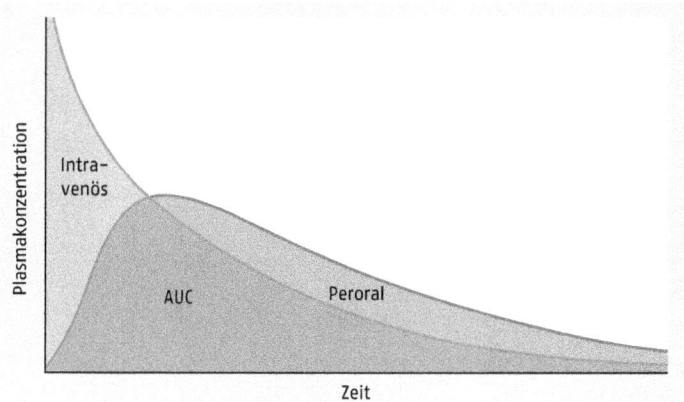

○ **Abb. 1.2** Blutspiegelkurve nach intravenöser und nach peroraler Verabreichung. Bei gleichen Flächen unter der Kurve (AUC) ist die resorbierte Wirkstoffmenge gleich.

zellen hindurch in den Organismus. Diese Resorptionsvorgänge sind nur für wenige Pharmaka von Bedeutung. Allerdings spielen sie eine Rolle bei systemischen Pilzinfektionen oder im Bezug auf allergische Erkrankungen.

Die Resorptionsmechanismen können auch in Kombination auftreten (○ **Abb. 1.1 E**).

Resorptionsquote

Die Resorptionsquote gibt an, wie viel Prozent der applizierten Arzneistoffdosis resorbiert werden. Nach dem „Gesetz der korrespondierenden Flächen" von Dost ist die Fläche unter der Blutspiegelkurve (area under the curve, AUC) proportional der resorbierten Wirkstoffmenge.

Je nach Applikationsart fallen die Blutspiegelkurven bei gleicher Resorptionsquote unterschiedlich aus, die AUC bleibt jedoch gleich (○ **Abb. 1.2**).

Die Begriffe Resorptionsquote und Bioverfügbarkeit sind nicht synonym. Die Bioverfügbarkeit berücksichtigt zusätzlich den Zeitfaktor.

Einflüsse des Organismus

Aus dem Fick'schen Gesetz ergibt sich, dass die Resorptionsgeschwindigkeit proportional zur Größe der **resorbierenden Oberfläche** ist. Im Dünndarm, dem Organ, das den größten Anteil der Resorptionsarbeit leistet, wird dieses Prinzip ausgenutzt. Die enorme Größe der Epitheloberfläche (○ **Abb. 1.3**) resultiert aus

▶ Falten in der Dünndarmmukosa (Kerckring'sche Falten),
▶ Zotten (Villi),
▶ Mikrovilli.

Eine gute **Durchblutung** ist Voraussetzung für den schnellen Abtransport der resorbierten Stoffe und der Aufrechterhaltung des Konzentrationsgefälles. Je schlechter die Durchblutung, desto langsamer verläuft die Resorption (Kap. 1.2.1).

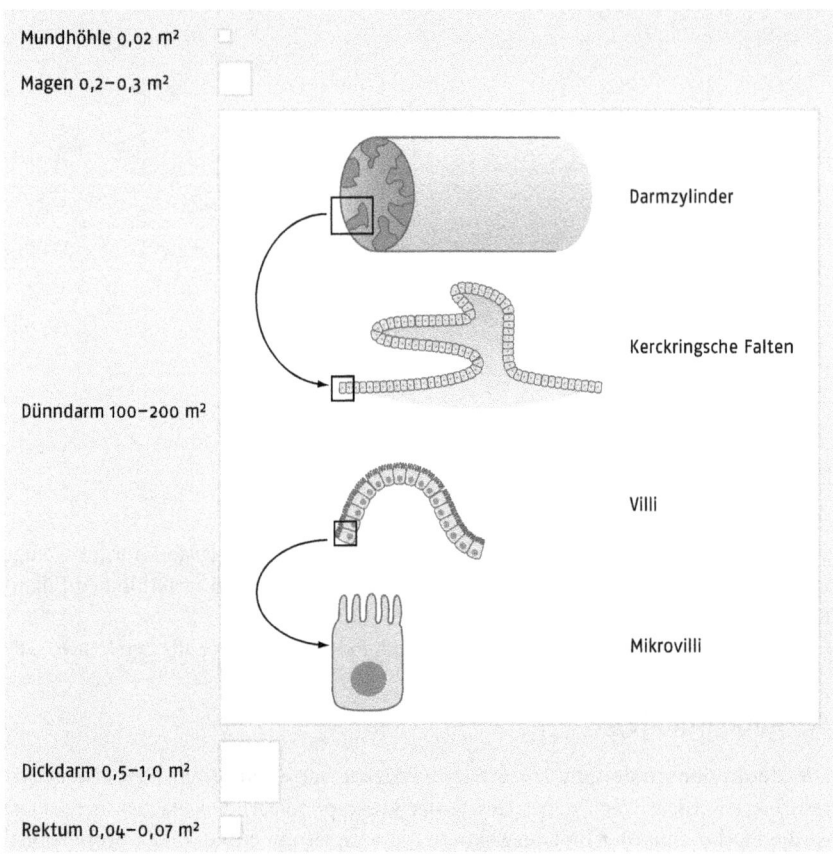

Mundhöhle 0,02 m²

Magen 0,2–0,3 m²

Darmzylinder

Kerckringsche Falten

Dünndarm 100–200 m²

Villi

Mikrovilli

Dickdarm 0,5–1,0 m²

Rektum 0,04–0,07 m²

○ **Abb. 1.3** Vergleich der resorbierenden Fläche. Sehr große Resorptionsoberfläche im Dünndarm durch Kerckring'sche Falten, Zotten und Mikrovilli

pH-Werte im Gastrointestinaltrakt:
- Magen (leer)   pH 1–2,
- Magen (gefüllt) pH 3,
- Dünndarm   pH 6–8,
- Dickdarm   pH 8.

Die meisten Arzneistoffe sind schwache Säuren oder schwache Basen und können sowohl in ungeladener als auch in geladener Form vorliegen. Da Stoffe in ungeladenem (neutralem) Zustand die Membran leichter durchdringen können, beeinflusst der pH-Wert den Resorptionsverlauf entscheidend. Mit der Henderson-Hasselbalch-Gleichung kann berechnet werden, welcher Anteil eines Arzneistoffs bei einem gegebenen pH-Wert in ungeladener Form vorliegt und somit resorbiert werden kann.

Henderson-Hasselbalch-Beziehung

▶ Für saure Arzneistoffe gilt:

$$\frac{\text{Konz. der Säure [HA]}}{\text{Konz. der Base [A}^-]} = 10^{pK_a-pH}$$

▶ Für basische Arzneistoffe gilt:

$$\frac{\text{Konz. der Säure [HB}^+]}{\text{Konz. der Base [B]}} = 10^{pK_a-pH}$$

Eine schwache Säure liegt im sauren Magensaft zum größten Teil undissoziiert vor und kann gut resorbiert werden, eine schwache Base wird im Magen protoniert und daher schlechter resorbiert. Im Dünndarm liegt eine schwache Base überwiegend undissoziiert vor und kann daher hier besser resorbiert werden.

Einflüsse des Pharmakons

Eine gewisse **Löslichkeit in Wasser** ist Voraussetzung für die Resorption, denn nur der gelöste Stoff kann an den Verteilungs- und Dissoziationsvorgängen teilnehmen.

Der **Lipid-Wasser-Verteilungskoeffizient** stellt das Verhältnis der Arzneistoffkonzentration in zwei miteinander nicht mischbaren Flüssigkeiten dar. Der Verteilungskoeffizient steht bei vielen Arzneistoffen in engem Zusammenhang mit den Resorptionseigenschaften.

Bei manchen Arzneistoffen gelingt es, die Resorptionsrate durch Einführung entsprechender **funktioneller Gruppen**, zu verbessern. Penicillin G kann nicht oral verwendet werden, weil es säureempfindlich ist und bei der Magen-Darm-Passage zerstört wird. Durch Molekülumwandlung wurden oral wirksame, säurestabile Penicilline (z. B. Penicillin V) entwickelt.

Resorption im Gastrointestinaltrakt

Bukkale und sublinguale Resorption

Die Mundschleimhaut ist nur für lipophile, undissoziierte Substanzen durchlässig. Auch hier spielt der pH-Wert eine Rolle: So wird aus dem alkalischen Zigarrenrauch die freie Nicotinbase gut über die Mundschleimhaut resorbiert, während im eher sauren Zigarettenrauch Nicotinsalze vorliegen, die erst nach Inhalation über die Lunge resorbiert werden. Die Resorption von Arzneistoffen über die Mundschleimhaut ist in manchen Fällen vorteilhaft wegen des schnellen Wirkungseintrittes. Der Arzneistoff gelangt in den Kreislauf, ohne die Leber passieren zu müssen, wo er metabolisiert werden könnte. Dies wird z. B. bei Nitroglycerin-Zerbeißkapseln zur Behandlung eines Angina-pectoris-Anfalls genutzt. Nachteilig sind die kleine Resorptionsfläche im Mund und der unangenehme Geschmack vieler Substanzen.

Einflüsse auf die Resorption aus Magen und Darm

Magenfüllung: In der Regel erfolgt bei leerem Magen eine schnellere Resorption.

Magenmotilität (Magenbewegung) und Magenentleerungsrate: Diese Faktoren können sich auf die Resorptionsquote und den Wirkungseintritt auswirken. Ein Arzneimittel, das nur im Dünndarm resorbiert wird, wirkt bei schneller Magenentleerung rascher als bei einer verzögerten Magenentleerung.

Wechselwirkungen mit Nahrungsbestandteilen: Nahrungsbestandteile können vielfältigen Einfluss auf die Resorption von Arzneistoffen haben. Fett verringert die Magenentleerungsrate, während sie nach Verzehr von heißen Speisen erhöht ist. Manche Arzneistoffe können durch chemische Reaktionen in eine unresorbierbare Form gebracht werden. So bilden Tetracycline mit Calciumionen, z. B. aus Milch, schwer resorbierbare Komplexe.

Inaktivierung durch körpereigene Enzyme: Insulin kann nicht oral appliziert werden, weil es als Eiweiß von körpereigenen Enzymen abgebaut wird.

Körperlage: Die Magenentleerung ist beim Liegen auf der linken Seite verlangsamt, weil die natürliche Kurvatur des Magens so liegt, dass der Mageninhalt dann „bergauf" in den Darm transportiert wird.

Emotionale Situation: Auch psychische Vorgänge beeinflussen die Magen- und Darmpassagezeit erheblich (z. B. Prüfungsdurchfall).

Rektale Resorption

Das Rektum wird von zwei Gefäßsystemen versorgt. Bei Resorption in den unteren Rektumabschnitten gelangt der Arzneistoff in die Hohlvene und somit in den Kreislauf, ohne die Leber passieren zu müssen. In den oberen Rektumabschnitten erfolgt die Resorption über die Pfortader, der Wirkstoff gelangt zunächst in die Leber. Der Resorptionsort ist normalerweise bei Anwendung eines Zäpfchens nicht steuerbar, sodass immer beide Resorptionsformen nebeneinander vorliegen. Ein Vorteil der rektalen Applikation ist, dass auf das Befinden des Patienten Rücksicht genommen werden kann (z. B. bei starkem Erbrechen). Nachteilig ist die häufig unvollständige, ungleichmäßige und langsame Resorption.

Resorption über Augen-, Nasen- und Bronchialschleimhaut

Auf der Augenbindehaut werden Arzneimittel eingesetzt, um einen lokalen Effekt zu erzielen, während bei nasaler oder pulmonaler Anwendung auch systemische Wirkungen erwünscht sein können. In der Nase werden häufig Sympathomimetika zur lokalen Schleimhautabschwellung in Form von Nasentropfen oder Nasensprays verwendet. Werden sie zu hoch dosiert, kann es zur Resorption und zu systemischen Nebenwirkungen wie Blutdruckanstieg und Erhöhung der Pulsfrequenz (Tachykardie) kommen. Die Gefahr der Nebenwirkung ist bei Säuglingen besonders groß, deshalb müssen sie niedriger dosierte Präparate erhalten. Zur systemischen Anwendung kommen z. B. Nasensprays zur Behandlung des Diabetes insipidus, einer Hormonmangelerkrankung, bei der der Wasserhaushalt gestört ist.

Die Resorption über die Lunge erfolgt über die Lungenschleimhaut oder in den Lungenbläschen (Alveolen) durch einfachen Stoffaustausch. Dabei ist die Richtung des Stoffaustausches abhängig vom Konzentrationsgefälle zwischen Alveolarluft und Blut sowie der Löslichkeit im Plasma. Allgemein gilt, dass pulmonal sehr schnell resorbiert, aber auch schnell eliminiert werden kann. Dieses Phänomen nutzt man zur Steuerung einer Inhalationsnarkose.

Resorption über die Haut

Die Hauptresorptionsbarriere der Haut ist die Hornschicht (Stratum corneum) die aus abgestorbenen verhornten Zellen besteht und für Arzneistoffe nur sehr schwer durchlässig ist. Die perkutane Resorption kann durch die folgenden Parameter erhöht werden:

▶ **Entfernung des Stratum corneum:** Nun gleicht die Haut einer normalen Biomembran und ist durchlässiger (z. B. nach Hautabschürfungen).
▶ **Hydratation:** Quellung beschleunigt die Diffusion einzelner Arzneistoffe.
▶ **Bessere Durchblutung:** Die Resorption wird verstärkt.
▶ **Schleppersubstanzen** (Penetrationsbeschleuniger): Dimethylsulfoxid (DMSO) penetriert gut durch die Haut. Es hat selbst eine entzündungshemmende Wirkung. Auch Arzneistoffe, die in DMSO gelöst sind, werden schneller perkutan resorbiert.
▶ **Bindegewebsauflockerung:** Das Enzym Hyaluronidase spaltet die als „Gewebekitt" dienende Hyaluronsäure und führt so zu einer Bindegewebsauflockerung, welche die Resorption von anderen Substanzen erleichtert.

Die perkutane Resorption wird ausgenutzt bei der Dauertherapie von Schmerzen mit einem Matrix- oder einem Membranpflaster (*+ Fentanyl Hexal® MAT), bei dem der Wirkstoff über die Haut resorbiert wird.

1.2.3 Verteilung

Begriffsbestimmungen

Nach der Resorption wird der Arzneistoff mit den Transportsystemen Blut und Lymphe im Organismus verteilt. Als Verteilungsräume (Kompartimente), in denen sich der Arzneistoff aufhalten kann, kommen infrage:
▶ intravasaler Raum (in den Gefäßen),
▶ interstitieller Raum (zwischen den Zellen),
▶ intrazellulärer Raum (in den Zellen).

Die gleichmäßige Verteilung des Arzneistoffs im Organismus ist immer dann gestört, wenn der Arzneistoff bestimmte Stellen im Körper bevorzugt und sich dort anreichert. Das häufigste Phänomen einer solchen Anreicherung ist die Bindung an Eiweiße (Plasmaproteine, Gewebsproteine). Aber auch eine Speicherung im Fettgewebe kann bei lipophilen Arzneistoffen die Verteilung beeinflussen. Ein anderes Speicherorgan sind die Knochen. So lagern sich Ionen, die chemisch mit Ca^{2+} verwandt sind (z. B. Sr^{2+}, Pb^{2+}) bevorzugt in den Knochen ab. Auch Arzneistoffe mit einer großen Affinität zu Ca^{2+} (z. B. Tetracycline) findet man vermehrt in Knochen und Zähnen.

Eiweißbindung

Die Bindung eines Arzneistoffs an ein Protein (Eiweiß) kann spezifisch oder unspezifisch sein. Spezifisch ist die Bindung an ein Rezeptorprotein oder ein Enzym. Diese Proteine sind für den jeweiligen Arzneistoff „maßgeschneidert". Bei der unspezifischen Bindung wird der Arzneistoff von beliebigen Plasma- oder Gewebsproteinen gebunden. Die Proteinbindung kann in beiden Fällen reversibel oder irreversibel sein. Bei der reversiblen Bindung stellt sich ein Gleichgewicht zwischen gebundenem und freiem Arzneistoff ein, irreversible Bindungen sind relativ selten.

Ein Arzneistoffmolekül, das an Plasma- oder Gewebsproteine gebunden ist, ist pharmakologisch inaktiv. Es kann

▶ nicht wirken,
▶ nicht metabolisiert werden und
▶ nicht ausgeschieden werden.

Die Folge ist eine Depotwirkung, da der Arzneistoff länger im Organismus verbleibt. Nimmt die Konzentration des freien Arzneistoffs ab, wird dieser relativ rasch aus der Proteinbindung freigesetzt. Verschiedene Substanzen können sich gegenseitig aus ihrer Proteinbindung verdrängen. Dies ist auch der Grund, warum sich einige Arzneimittel bei gleichzeitiger Gabe beeinflussen (Kap. 1.5).

Spezielle Verteilungsvorgänge

Blut-Hirn-Schranke

Der Übergang vom Plasma ins Gewebe bedeutet für die meisten Arzneistoffe keine größere Schwierigkeit. Eine Ausnahme ist der Übertritt aus den Hirnkapillaren ins Gehirn, da die Hirnkapillaren noch über eine zusätzliche Zellmembran verfügen. In der Regel können nur lipophile Arzneistoffmoleküle diese zusätzliche Membran überwinden. Eine Ausnahme bildet die hydrophile Glucose, die unter erleichterter Diffusion (Glucosetransporter) bis ins Gehirn vordringen kann. Durch Bakterientoxine, Fieber, bei Hypoxie (Sauerstoffunterversorgung) und Gehirntumoren erfährt die Blut-Hirn-Schranke eine erhöhte Durchlässigkeit, sodass auch Stoffe ins Zentralnervensystem vordringen können, die dazu unter Normalbedingungen nicht fähig sind.

Die selektive Eigenschaft der Blut-Hirn-Schranke kann auch pharmakologisch ausgenutzt werden. So verfügt z. B. das Spasmolytikum Butylscopolamin (Buscopan®), das ein polares quartäres Ammonium-Ion hat und damit hydrophil ist, im Vergleich zum lipophileren Scopolamin über keine zentralen Nebenwirkungen.

Enterohepatischer Kreislauf

Wird ein Arzneistoff nach seiner Resorption und dem Durchgang durch die Leber mit der Gallenflüssigkeit in den Dünndarm ausgeschieden, so kann er erneut resorbiert werden.

Dieser Vorgang kann sich mehrmals wiederholen. Die Verweildauer des Arzneistoffs im Organismus wird dadurch erheblich verlängert. Physiologisch hat dieser

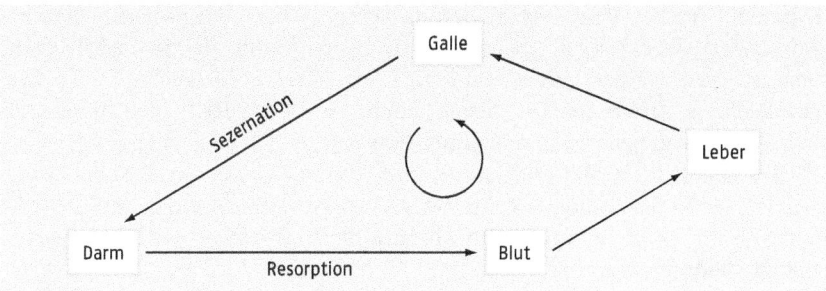

○ **Abb. 1.4** Enterohepatischer Kreislauf

enterohepatische Kreislauf (○ Abb. 1.4) Bedeutung für die optimale Ausnutzung der Gallensäuren, die auf diese Art mehrmals als Fettemulgatoren zur Verfügung stehen.

Passage von Wirkstoffen durch die Plazenta und Übertritt in die Muttermilch

Die Plazentaschranke (Plazenta = Mutterkuchen) ist nicht sehr dicht und lässt sehr viele kleine Moleküle wie Alkohol und auch einige größere wie Immunglobuline problemlos passieren. Überwinden Arzneistoffe die Plazentaschranke oder treten diese in die Muttermilch über, können sie immer eine Gefahr für den Embryo bzw. Säugling darstellen. Deshalb ist bei der Verordnung von Arzneimitteln für Schwangere und Stillende besondere Vorsicht geboten.

1.2.4 Biotransformation

Bedeutung der Biotransformation

Die Biotransformation (Metabolismus) ist die chemische Umwandlung eines Stoffs im Organismus in einen für die Ausscheidung geeigneten, gut wasserlöslichen Metaboliten. Dieser Vorgang ist für den Körper von großer Bedeutung. So werden lipophile Umweltgifte zwar gut über die Membranen des Magen-Darm-Trakts aufgenommen, könnten aber ohne die biochemische Veränderung nur schlecht über die Niere ausgeschieden werden. Sie könnten sich anreichern (kumulieren) und den Organismus stark schädigen.

● DEFINITION

Unter Biotransformation oder Metabolismus versteht man den biochemischen Umbau von Pharmaka und anderen Substanzen im Organismus.

Besitzt das Pharmakon eine schädliche Wirkung, der entsprechende Metabolit aber nicht, bezeichnet man die Biotransformation als **Entgiftung**. Wird aber durch den Metabolismus ein unwirksamer Stoff in einen toxischen Metaboliten verwandelt, spricht man von **Giftung**.

Entsteht bei der Biotransformation aus einem vorher unwirksamen Stoff ein wirksamer Metabolit, so liegt eine **Bioaktivierung** vor. Bei der **Bioinaktivierung** hingegen wird aus der Muttersubstanz ein unwirksamer Metabolit. Findet diese Umwandlung beim ersten Durchgang durch die Leber oder in der Dünndarm-mukosazelle statt, nennt man dies „**First-Pass-Effekt**". Ein ausgeprägter First-Pass-Effekt vermindert die Bioverfügbarkeit und bewirkt, dass eventuell keine ausreichende Wirkstoffkonzentration erreicht wird. Ist bei einem Arzneistoff erst der Metabolit der für die Wirkung verantwortliche Stoff, bezeichnet man den Ausgangsstoff als **Prodrug**.

Biotransformationen erfolgen überwiegend in der Leber, welche die notwendigen Enzyme besitzt. Prinzipiell kann in jeder Körperzelle Biotransformation stattfinden, zusätzlich auch im Blut, den Nieren, der Lunge und im Darm.

Biotransformationsreaktionen

Man teilt die Biotransformationen ein in:
▶ Phase-I-Reaktionen und
▶ Phase-II-Reaktionen.

Phase-I-Reaktionen

Bei den **Phase-I-Reaktionen**, wie Oxidationen, Reduktionen, Hydrolysen, Decarboxylierungen und Dehalogenierungen, werden funktionelle Gruppen (z. B. -OH, $-CH_2OH$) in den lipophilen Arzneistoff eingeführt oder entsprechend funktionelle Gruppen freigelegt.

Maßgeblichen Anteil an den Phase-I-Reaktionen haben die **Cytochrom-P450-Enzyme** (CYP). Etwa 90 % aller CYP-Enzyme sind in der Leber lokalisiert und 60 % davon sind am Arzneistoffmetabolismus beteiligt. Je nach Übereinstimmung im Aufbau und der Anordnung der Aminosäuren werden die CYP-Enzyme einer Familie (z. B. CYP1) und innerhalb einer Familie einer Subfamilie (z. B. CYP1A2) untergeordnet. Charakteristisch für die CYP-Enzyme ist, dass ein und dasselbe CYP-Enzym Arzneistoffe unterschiedlichster chemischer Struktur metabolisieren kann. Umgekehrt können bestimmte Arzneistoffe von verschiedenen CYP-Enzymen verstoffwechselt werden. Dadurch können von einem Arzneistoff unterschiedliche Metaboliten entstehen. Ungefähr 60 % aller durch CYP-Enzyme umgebauten Arzneistoffe werden durch **CYP3A4** metabolisiert wie z. B. Erythromycin, Verapamil, Simvastatin und Nifedipin.

Phase-II-Reaktionen

In den **Phase-II-Reaktionen** (Konjugationen oder Kopplungen) wird der ursprüngliche Arzneistoff oder der in Phase I gebildete Metabolit durch Transferasen an einen polaren Rest gekoppelt. Eine häufige Konjugationsreaktion ist die Kopplung mit Glucuronsäure. Die entstandenen Metaboliten nennt man Glucuronide. Phase-II-Metaboliten sind meist unwirksam, sehr polar, gut wasserlöslich und können leicht renal (über die Nieren) ausgeschieden werden.

Enzyminduktion und Enzyminhibition

Unter **Enzyminduktion** versteht man die vermehrte Bildung von Enzymen der Biotransformation. Verschiedene Arzneistoffe wie z. B. Carbamazepin und Johanniskrautextrakte provozieren die Bildung von CYP3A4 und führen zu einer stark erhöhten Enzymaktivität. Dadurch können die Wirkspiegel anderer Arzneistoffe, die über dieses Enzym abgebaut werden, so stark gesenkt werden, dass das Arzneimittel nicht mehr die gewünschte Wirkung hat. Bei gleichzeitiger Gabe von bestimmten Antiepileptika wird z. B. Ethinylestradiol, der Wirkstoff der „Pille", verstärkt abgebaut und das Medikament verliert seine Wirksamkeit. Es können Blutungen auftreten und der kontrazeptive Schutz wird beeinträchtigt.

Nicht nur Medikamente, sondern auch andere zugeführte Substanzen beeinflussen die Enzyme in ihrer Aktivität, wie Nahrungsmittel (z. B. Grapefruitsaft), Nicotin oder andere Suchtmittel wie Alkohol.

Werden zwei Stoffe durch das gleiche Enzym metabolisiert, so kann der eine Stoff das Enzym für den anderen blockieren und dadurch dessen Abbau hemmen (**Enzyminhibition**). Eine Enzyminhibition kann dazu führen, dass sich weitere Arzneistoffe, die über das gleiche CYP-Enzym abgebaut werden, im Körper anreichern, wodurch die Gefahr von Nebenwirkungen steigt.

Biotransformation beeinflussende Faktoren

Erbfaktoren: Viele Enzyme existieren in unterschiedlichen Versionen (Isoenzyme). Die jeweilige Enzymausstattung eines Menschen ist genetisch vorbestimmt. Für einige Arzneistoffe gibt es langsame und schnelle Metabolisierer.

Geschlecht, Alter und Schwangerschaft: Bei Säuglingen ist das Enzymsystem noch nicht voll funktionsfähig, Neugeborene können nur unzureichend glucuronidieren.

Pathologische Faktoren: Genetisch bedingter oder nach Erkrankung auftretender Enzymmangel kann die Biotransformation erheblich beeinflussen, ebenso die oben geschilderte **Enzyminduktion** und die **Enzyminhibition**.

1.2.5 Ausscheidung

Die wichtigsten Ausscheidungswege sind:
- renal – über die Nieren mit dem Urin,
- biliär – über die Galle mit den Fäzes,
- intestinal – über die Darmschleimhaut mit den Fäzes,
- pulmonal – über die Lunge.

Die **renale Elimination** ist der wichtigste Ausscheidungsweg für Arzneistoffe und deren Metaboliten und verläuft in drei Phasen: glomeruläre Filtration, tubuläre Rückresorption und Sekretion (Kap. 9).

Die Ausscheidung mit den Fäzes (Kot) kann man in biliäre und intestinale Ausscheidung gliedern. Bei der **biliären Ausscheidung** wird der Arzneistoff nach seiner Metabolisierung oder unverändert über die Galle in den Dünndarm abgegeben und von da aus mit den Fäzes ausgeschieden. Wird der Stoff im Darm erneut resorbiert, spricht man vom enterohepatischen Kreislauf. Bei der **intestinalen Ausscheidung** wird der Stoff durch die Darmschleimhaut in den Darm ausgeschieden. An diesem Weg können aktive Transportsysteme beteiligt sein.

Über die Lunge und die Atmungsluft können Substanzen ausgeschieden werden, die pulmonal resorbiert (Inhalationsnarkotika) oder auf andere Weise aufgenommen wurden (z. B. Ethanol, Knoblauch). Die Eliminationsgeschwindigkeit dieser **pulmonalen Elimination** wird dabei stark von der Ventilation und der Lungendurchblutung gesteuert.

1.2.6   Gesamtkinetik und Dosierung

Eine Blutspiegelkurve (Diagramm der Wirkstoffkonzentration im Blut in Abhängigkeit von der Zeit t) gibt die Summe aller kinetischen Vorgänge wieder, die sich bei Resorption, Verteilung und Elimination abspielen. Der Verlauf der Blutspiegelkurve ist von der Applikation abhängig (○ Abb.1.5).

Eine wichtige Kenngröße ist hierbei die **Plasmahalbwertzeit.** Sie gibt an, in welcher Zeit der Arzneistoffspiegel auf die Hälfte abgefallen ist.

Um eine therapeutische Wirkung erzielen zu können, ist es nötig, einen bestimmten minimalen Blutspiegel (**minimale effektive Konzentration**, MEC) für längere Zeit zu überschreiten (○ Abb.1.6).

Der **maximale Wirkstoffspiegel** wird als C_{max}, die Zeit von der Verabreichung bis zum Auftreten der höchsten Plasmakonzentration als t_{max} bezeichnet.

Bei einer zu hohen Konzentration im Blut besteht die Gefahr, dass toxische Wirkungen eintreten. Die Grenzkonzentration, von der ab dies geschieht, heißt **minimale toxische Konzentration** (MTC) und sollte möglichst nicht erreicht werden (○ Abb.1.6).

■ MERKE

Der therapeutische Konzentrationsbereich liegt zwischen der minimalen effektiven Konzentration (MEC) und der minimalen toxischen Konzentration (MTC).

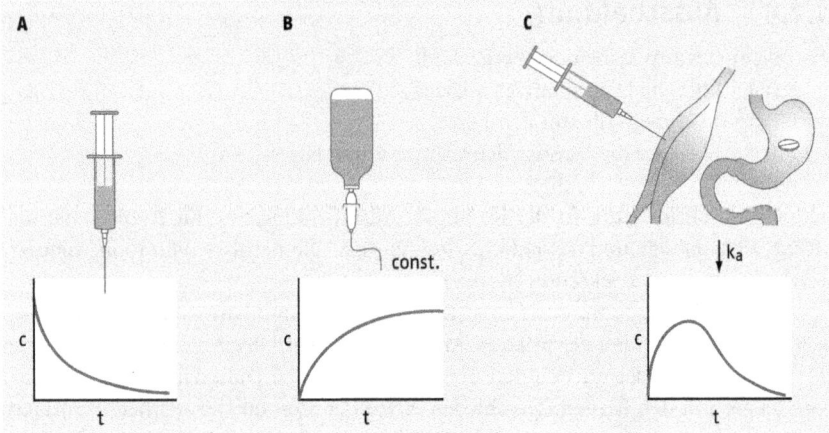

○ **Abb.1.5** Blutspiegelkurven unterschiedlicher Arzneiformen

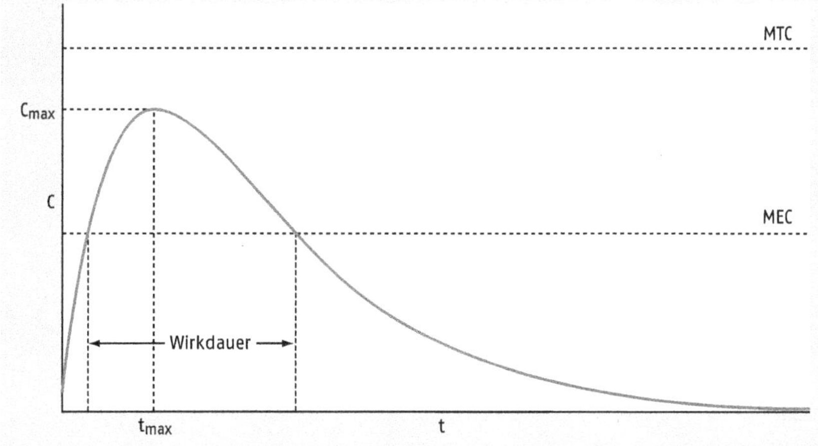

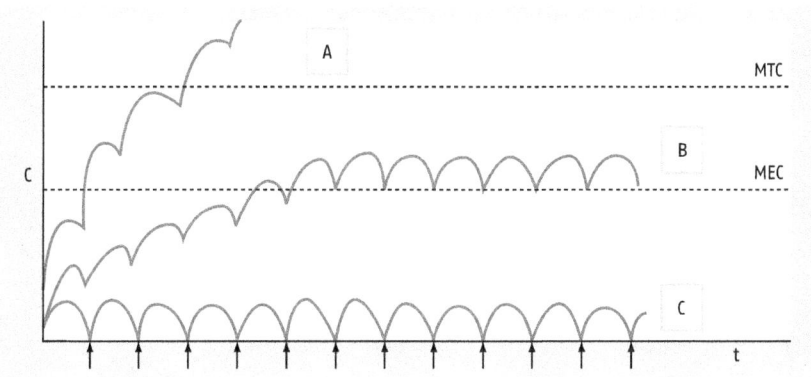

○ **Abb.1.6** Überschreitung der minimalen effektiven Konzentration (MEC), um eine therapeutische Wirkung zu erzielen.

○ **Abb.1.7** Blutspiegelverläufe der Arzneimittel A, B und C bei Dosierung in regelmäßigen Intervallen. Lediglich Arzneimittel B ist für eine Therapie geeignet, da sich der Blutspiegel über der minimalen effektiven Konzentration (MEC) und unterhalb der minimalen toxischen Konzentration (MTC) bewegt.

Um für längere Zeit über der MEC zu bleiben, muss man mehrfach dosieren. Die daraus resultierenden Blutspiegelverläufe sind in (○ Abb.1.7) dargestellt. Von den drei Beispielen ist wiederum nur B zur therapeutischen Anwendung geeignet, denn hier pendelt sich der Blutspiegel auf einen Wert knapp über der MEC ein. Bei A erfolgt die Elimination sehr viel langsamer als die Resorption, sodass der Blutspiegel stetig steigt (Kumulation). Bei C ist der Eliminationsvorgang schon vor der Gabe der nächsten Dosis beendet. Es wird kein therapeutischer Blutspiegel erreicht.

Bei Arzneimittel B dauert es relativ lange, bis der Blutspiegel die MEC erreicht hat. Dies kann man beschleunigen, indem man die erste Dosis (Startdosis) höher wählt als die folgenden Erhaltungsdosen (○ Abb.1.8).

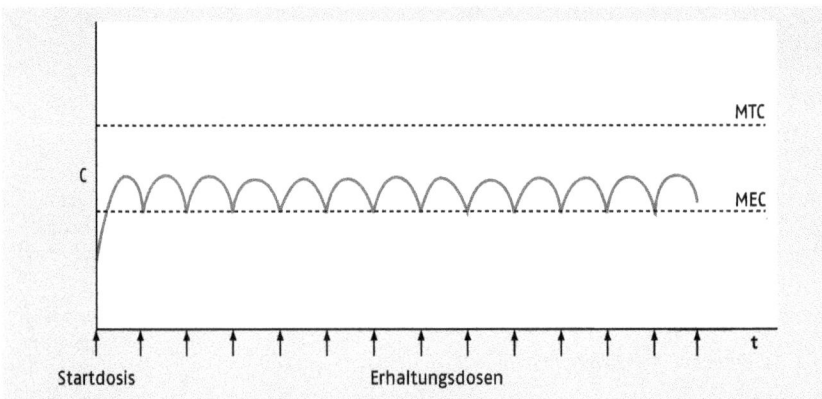

○ **Abb. 1.8** Durch eine hohe Startdosis wird relativ rasch die minimale effektive Konzentration (MEC) überschritten.

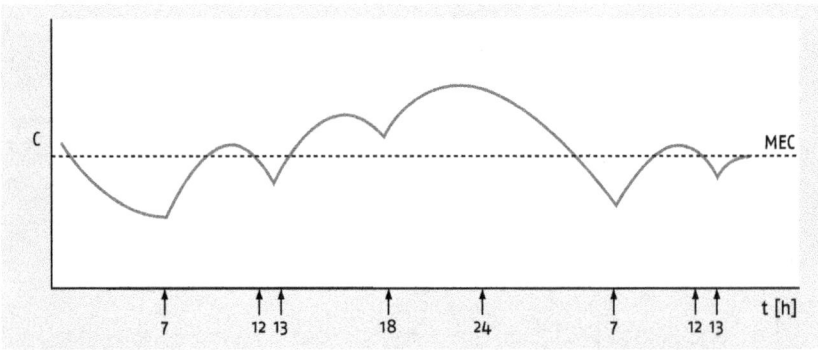

○ **Abb. 1.9** Blutspiegelverlauf bei nicht eingehaltenem Dosierungsintervall

Den Abstand zwischen zwei Einzeldosen nennt man **Dosierungsintervall**. Es ist von großer Bedeutung für die Aufrechterhaltung des Blutspiegels. So bedeutet der Einnahmehinweis „dreimal täglich", dass das Arzneimittel im Abstand von acht Stunden genommen werden muss und nicht zu willkürlichen Zeiten am Morgen, Mittag und Abend.

Auch das Auslassen einer Einzeldosis kann den Blutspiegel so abfallen lassen, dass erst nach mehreren weiteren Einzeldosen der therapeutische Wirkstoffspiegel wieder erreicht wird.

Arzneistoffe mit einer geringen biologischen Halbwertzeit, die relativ schnell eliminiert werden, müssen als Depot-Präparate gegeben werden, wenn man den Blutspiegel für längere Zeit konstant halten will.

1.3   Pharmakodynamik

1.3.1   Pharmakawirkungen

Pharmakawirkungen können sehr unterschiedlich sein. Neben der wichtigen und häufigen rezeptorvermittelten Pharmakonwirkung (○ Abb. 1.10) existieren auch nicht-rezeptorvermittelte Wirkungen. Weiterhin kann die Wirkung eines Pharmakons durch Störung bestimmter Biosynthesewege von Mikroorganismen erfolgen.

Rezeptorvermittelte Pharmakawirkungen

Die Rezeptor-Theorie geht von der Vorstellung aus, dass der Arzneistoff im Organismus einen molekularen Reaktionspartner (Rezeptor) besitzt, mit dem er einen Komplex eingehen und somit reagieren kann.

> ■ MERKE
>
> Rezeptoren sind an der Oberfläche einer Membran fest verankerte oder intrazelluläre Proteine, an die nur ganz bestimmte Stoffe (Liganden) ankoppeln können. Dies funktioniert nach dem Schlüssel-Schloss-Prinzip, wobei der Rezeptor das Schloss darstellt.

Ein **Agonist** ist eine Substanz, die nach Bildung eines Komplexes mit ihrem Rezeptor einen Reiz und dadurch einen Effekt auslöst.

Ein **Antagonist** ist eine Substanz, die einen agonistischen Effekt abschwächt oder verhindert.

Prinzipien der Rezeptor-Wirkstoff-Wechselwirkungen

Damit der Wirkstoff einen Komplex mit dem Rezeptor eingehen kann, muss er eine bestimmte chemische Struktur aufweisen, die dem Rezeptormolekül angepasst ist. Diejenige Stelle am Rezeptor, an der ein Agonist gebunden wird, bezeichnet man als das **aktive Zentrum**. Es sind auch Substrat-Rezeptor-Bindungen an anderen Stellen des Rezeptors möglich (**allosterische Zentren**). Diese Art der Komplexbildung löst aber weder Reiz noch Effekt aus. Allerdings kann der Rezeptor durch eine allosterische Bindung seine Konformation so ändern, dass das aktive Zentrum für die Agonisten nicht mehr zugänglich ist (**allosterische Hemmung**).

Agonismus

Das Ausmaß der Bindung des Wirkstoffs an das aktive Zentrum des Rezeptors wird durch den Begriff **Affinität** (Bindungsfähigkeit) ausgedrückt.

Unter **intrinsischer Aktivität** (intrinsic activity) versteht man die Fähigkeit eines Stoffes, nach seiner Anlagerung an den Rezeptor einen Effekt (z. B. Steuerfunktionen in einer Zelle) auszuüben.

Damit ein Agonist eine Wirkung zeigen kann, muss er also eine hinreichend große Affinität zum Rezeptor sowie eine genügend große intrinsische Aktivität haben.

Antagonismus

Substanzen, die eine hohe Bindungsfähigkeit zum Rezeptor haben, aber keine intrinsische Aktivität, nennt man Antagonisten. Sie binden an den Rezeptor und blockieren ihn für den Agonisten.

Man unterscheidet die im Folgenden beschriebenen verschiedenen Arten von Antagonismus (○ Abb. 1.10).

Kompetitiver Antagonismus: Der Agonist und der Antagonist konkurrieren um denselben Rezeptor. Der Antagonist bindet reversibel (wieder umkehrbar) an denselben Rezeptor wie der Agonist, löst aber keinen Effekt aus. Der Antagonist besitzt also eine hohe Affinität, aber keine intrinsische Aktivität und blockiert auf diese Weise den Rezeptor für den Agonisten. Durch Erhöhung der Konzentration des Agonisten kann der Antagonismus also wieder aufgehoben werden. Ein typisches Beispiel für einen kompetitiven Antagonismus sind die Antihistaminika, welche die Wirkung des Agonisten Histamin durch Blockade seiner Rezeptoren aufheben. Gleichermaßen kompetitiv reagieren Salbutamol und Propranolol (β-Rezeptor) oder Morphin und Naloxon (Opioid-Rezeptor).

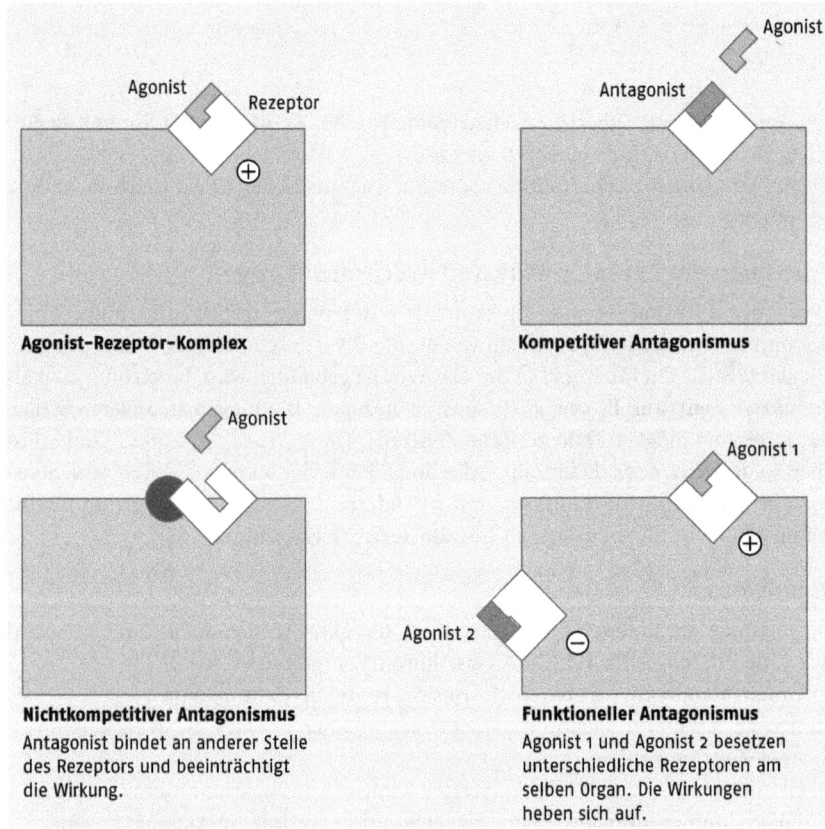

Agonist-Rezeptor-Komplex

Kompetitiver Antagonismus

Nichtkompetitiver Antagonismus
Antagonist bindet an anderer Stelle des Rezeptors und beeinträchtigt die Wirkung.

Funktioneller Antagonismus
Agonist 1 und Agonist 2 besetzen unterschiedliche Rezeptoren am selben Organ. Die Wirkungen heben sich auf.

○ **Abb. 1.10** Schematische Darstellung der Pharmakon–Rezeptor-Wechselwirkung

Kompetitiver Antagonismus: Antagonist und Agonist konkurrieren um den gleichen Bindungsplatz des Rezeptors.

Nichtkompetitiver Antagonismus: Ein nichtkompetitiver Antagonismus kann nicht durch Erhöhung der Agonistenkonzentration aufgehoben werden. Der Antagonist bindet am gleichen Rezeptor, aber an einer anderen Stelle wie der Agonist (allosterische Hemmung). Dadurch wird die Rezeptorfunktion gehemmt.

Funktioneller Antagonismus: Beim funktionellen Antagonismus wird die Wirkung eines Agonisten durch die eines zweiten Agonisten, der an einem anderen Rezeptor des gleichen Organs angreift, aufgehoben. Der Effekt, der durch die zweite Rezeptorbindung zustande kommt, ist dem ersten entgegengesetzt, z. B. Sympathomimetika und Parasympathomimetika.

Chemischer Antagonismus: Die Wirkung des Agonisten wird durch eine chemische Reaktion mit dem Antagonisten aufgehoben, z. B. Heparin (Polyanion) und Protamin (Polykation).

Synergismus

Die Wirkung von Pharmaka kann sich abschwächen oder aber verstärken. Bei Abschwächung spricht man vom Antagonismus, bei Verstärkung vom Synergismus oder von Potenzierung.

Unter Synergismus wird das Zusammenwirken zweier oder mehrerer Arzneistoffe, die gleichzeitig appliziert werden, verstanden. Dabei werden drei Arten von Synergismus unterschieden: Der additive, der überadditive und der funktionelle Synergismus.

Addieren sich bei gleichzeitiger Applikation die Einzelwirkungen der Komponenten, so liegt ein **additiver Synergismus** vor. Beispiel: Substanz A allein hat 100 % Wirkung und B allein 100 %. Dieselbe Wirkung ergibt sich aber auch in der Zusammensetzung 10 % A und 90 % B.

Bei einem **überadditiven Synergismus** (auch Potenzierung genannt) ist die Summe der Einzelwirkungen bei jedem Verhältnis der Stoffe A und B erheblich größer als 100 %.

Bei einem **funktionellen Synergismus** wird die Wirkung eines Arzneistoffs durch ein verändertes Milieu verstärkt. So kann z. B. ein hoher Calciumspiegel die Digitaliswirkung am Herzen erheblich verstärken.

Wichtige Wirkorte der rezeptorvermittelten Wirkungen

Die wichtigsten molekularen Wirkorte der Arzneistoffe sind:
▶ G-Protein gekoppelte Rezeptoren,
▶ GABA-Rezeptoren,
▶ Ionenkanäle z. B. Kaliumkanäle, Natriumkanale, Calciumkanäle,
▶ Enzyme,
▶ Carrier.

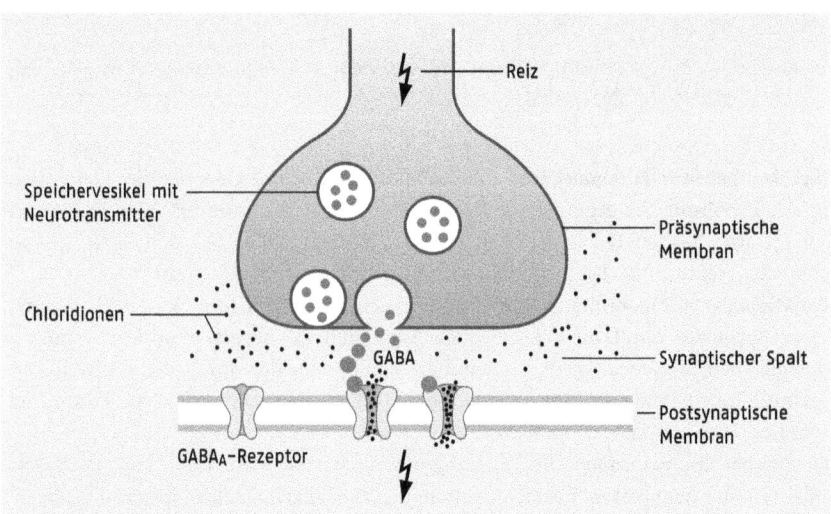

○ **Abb. 1.11** Vorgänge am GABA_A-Rezeptor

Für die Reaktion eines Arzneistoffs mit dem biologischen System ist eine Reaktion mit Rezeptoren erforderlich. Zwei dieser Rezeptoren sollen im Folgenden kurz erläutert werden.

Die γ-**Aminobuttersäure** (GABA) gehört zu den wichtigsten Überträgersubstanzen im ZNS. GABA koppelt an zwei Haupttypen von GABA-Rezeptoren: $GABA_A$ und $GABA_B$. Bindet sie an $GABA_A$, öffnet das den Chlorid-Kanal und hemmt dadurch die Erregbarkeit der Zelle (○ **Abb. 1.11**). Da die Wirkung über die Ankopplung eines Agonisten (Liganden) an einen Rezeptor vermittelt wird, der daraufhin einen Ionenkanal öffnet, bezeichnet man diese Form der Reizvermittlung als **ligandengesteuerten Ionenkanal**. Stoffe, die wie GABA ankoppeln oder die Empfindlichkeit der GABA-Rezeptoren gegenüber GABA erhöhen (z. B. Benzodiazepine), lösen den gleichen Effekt aus. Der $GABA_B$-Rezeptor ist ein G-Protein gekoppelter Rezeptor, der bei Erregung in erster Linie die Öffnung der Calcium-Kanäle verhindert. Da Ca^{2+}-Einstrom die Zelle erregt, wird bei einer Hemmung die Erregung herabgesetzt.

Die **G-Protein-gekoppelten Rezeptoren** sind membranständige Einheiten einer Zelle, die bei einer Ankopplung eines Agonisten das sogenannte G-Protein aktivieren.

Hierdurch können verschiedene Reaktionen bis hin zur Genaktivierung ausgelöst werden.

Nichtrezeptorvermittelte Wirkungen

Sie beruhen auf folgenden Mechanismen (Auswahl):
▷ Neutralisationsreaktionen (z. B. Antazida),
▷ Osmose (Diuretika),
▷ Denaturierung von Proteinen (durch Magensäure),
▷ Beeinflussung der Resorption (Aktivkohle, Siliciumdioxid).

Weitere Pharmakawirkungen

Die Wirkung eines Pharmakons kann auch darauf beruhen, dass die Synthesewege von Mikroorganismen gestört werden. So verhindern Penicilline die Zellwandsynthese von Bakterien und hemmen so deren Vermehrung.

Daneben gibt es noch die Wirkung durch Substitution von Stoffen, die vom Körper nicht oder nicht mehr ausreichend gebildet werden. Hierzu zählen z. B. Enzyme und Insuline.

1.3.2 Dosierung und Dosis-Wirkungs-Beziehungen

Dosis

Einzel- und Tagesdosis

Unter **Einzeldosis** versteht man die bei einer einmaligen Anwendung verabreichte Arzneistoffmenge, unter der **Tagesdosis** die Summe der in 24 Stunden applizierten Einzeldosen. Normalerweise existieren für die Einzel- oder Tagesdosis im Arzneibuch keine Angaben über Maximaldosen mehr. Bei Anfertigung von Rezepturarzneimitteln sollte man bei ungewöhnlichen Dosierungen bzw. Unklarheiten die Normdosistabelle zu Rate ziehen, die in jeder Apotheke vorhanden ist. Für exakte Dosierungen stehen heute bei flüssigen Arzneiformen Messlöffel, -becher und -pipetten zur Verfügung oder liegen dem FAM von vornherein bei.

Dosierung im Säuglings- und Kindesalter

Bei Kindern und Säuglingen muss eine geringere Dosis als beim Erwachsenen gegeben werden, weil aufgrund des geringeren Verteilungsvolumens die minimale effektive Konzentration schon mit kleineren Arzneistoffmengen erreicht wird. Es ist vielfach versucht worden, allgemein gültige Beziehungen zwischen Alter, Gewicht oder Körperoberfläche und der anzuwendenden Dosis zu erstellen. Die Ermittlung der Kinderdosis hängt aber auch von der Art des jeweiligen Arzneimittels ab und muss daher von Fall zu Fall individuell bestimmt werden.

Beim Säugling ist die Gefahr einer Überdosierung besonders groß, weil die Plasmaproteinbindung noch nicht ausgeprägt ist, der Metabolismus noch vermindert ist und die renale Ausscheidung noch langsamer erfolgt.

Bei bestimmten Arzneistoffen ist die Gefahr der Überdosierung besonders ausgeprägt. Wenn Säuglinge oder Kleinkinder z. B. eine Erwachsenendosis Paracetamol verabreicht bekämen, könnte dies zu ernsthaften Leberschäden oder sogar zum Tod führen. Auch bei Schleimhaut abschwellenden Nasentropfen ist die Dosierung dem

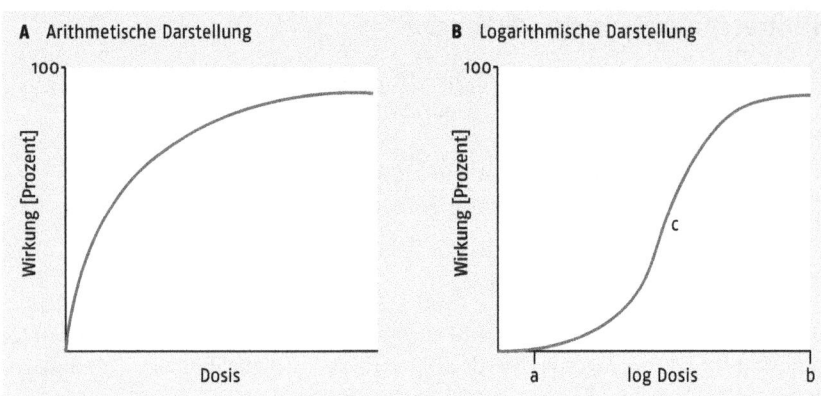

○ **Abb.1.12** Dosis−Wirkungs−Kurven. Arithmetische (A) und logarithmische (B) Darstellung

Alter angepasst und muss exakt eingehalten werden, damit es nicht zu resorptiven Vergiftungen kommt.

Dosis−Wirkungs−Beziehungen

Bevor ein Arzneimittel bei Patienten zur Therapie eingesetzt werden darf, muss seine Wirksamkeit nachgewiesen sein. Außerdem muss die Dosis bekannt sein, bei der die erwünschte Wirkung eintritt. Im Tierversuch ermittelte Dosis-Wirkungs-Beziehungen sind nicht ohne weiteres auf den Menschen übertragbar. Zunächst wird die Dosis-Wirkungs-Beziehung bei ausgewählten, freiwilligen Patienten (Probanden) bestimmt.

Das Verhältnis von Dosis und Wirkung kann in einem Koordinatensystem dargestellt werden. Die entstehende Dosis-Wirkungs-Kurve verläuft häufig in einem Teilbereich linear, wenn man den logarithmischen Wert der Dosis aufträgt (○ **Abb.1.12 B**).

Der Verlauf der Kurve ist durch die folgenden Parameter charakterisiert:

▶ **Schwellendosis (a):** Die Schwellendosis ist die geringste Dosis, bei der eine Wirkung auftritt.
▶ **Maximale Wirkungsdosis (b):** Die maximale Wirkungsdosis ist die Dosis, bei der der maximal erzielbare Effekt eintritt. Durch weitere Dosiserhöhung lässt sich die Wirkung nicht mehr steigern.
▶ **Steilheit (c):** Die Steilheit der Dosis-Wirkungs-Kurve in ihrem linearen Teil ist um so größer, je geringer der Abstand zwischen Schwellendosis und maximaler Wirkungsdosis ist.

Vergleicht man Dosis-Wirkungs-Kurven von Arzneistoffen (○ **Abb.1.13**), die an den gleichen Rezeptoren angreifen, kann man Aussagen über ihre Affinität und intrinsische Aktivität machen. So haben die Stoffe A und B zwar die gleiche intrinsische Aktivität, A hat aber eine höhere Affinität und wirkt daher schon in geringerer Konzentration. Die Affinität von C ist noch geringer als die von B (es ist eine noch höhere Dosis nötig) und auch die intrinsische Aktivität ist gegenüber A und B verringert (verringerter maximaler Effekt).

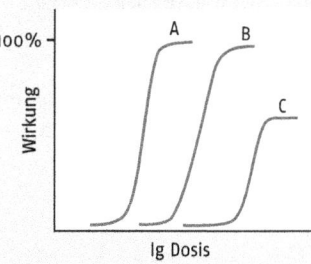

○ **Abb. 1.13** Dosis-Wirkungs-Kurven von Arzneimittel A, B und C, die am selben Rezeptor angreifen, jedoch sich hinsichtlich Affinität und intrinsic activity unterscheiden

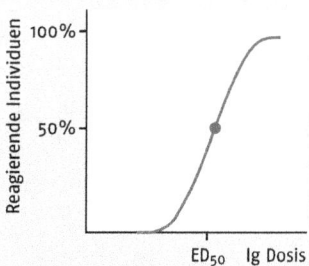

○ **Abb. 1.14** Dosis-Wirkungs-Kurve, aus der man die ED_{50} ablesen kann

Prinzipiell kann man zwei Typen von Dosis-Wirkungs-Kurven unterscheiden:
▶ **Abgestufte Reaktionen:** Hier gibt es Bereiche, in denen eine Dosiserhöhung in gewissen Grenzen eine kontinuierliche Erhöhung der Wirksamkeit nach sich zieht (Beispiel Analgetika).
▶ **Alles-oder-Nichts-Reaktionen:** Ab einer bestimmten Konzentration tritt die volle Wirkung ein, darunter gar keine Wirkung.

Therapeutische Breite

Unter der therapeutischen Breite versteht man den Abstand zwischen der therapeutischen Dosis, die den gewünschten therapeutischen Effekt erzielt, und der letalen (tödlichen) Dosis. Dabei wird der Abstand zwischen Dosis-Wirkungs-Kurve und Dosis-Letalitäts-Kurve im gleichen Koordinatensystem gemessen. Je weiter die Kurven voneinander entfernt sind, desto sicherer ist die Substanz. Somit ist ein Pharmakon umso ungefährlicher, je größer seine therapeutische Breite ist.

Untersucht man Dosis-Wirkungs-Beziehungen in einem Kollektiv (z. B. einer Gruppe von Versuchstieren), kommt man zu einem anderen Typ von Dosis-Wirkungs-Kurven, bei denen auf der Ordinate die Zahl der reagierenden Individuen in % aufgetragen ist (○ **Abb. 1.14**).

Aus solchen Kurven kann man als Größen folgende Werte entnehmen:
▶ **ED_{50}** (ED, effektive Dosis). Die ED_{50} ist die Dosis, bei der die Substanz bei 50 % der Individuen eines Kollektivs die erwünschte Wirkung hervorruft.
▶ **LD_{50}** (LD, letale Dosis). Die LD_{50} ist die Dosis, bei der 50 % der Individuen des Kollektivs sterben.

Manchmal wird dies auch als therapeutischer Quotient angegeben:

$$\text{Therapeutischer Quotient (TQ)} = \frac{LD_{50}}{ED_{50}}$$

Ist der errechnete Wert möglichst groß und verlaufen die Kurven nahezu senkrecht und parallel, so ist das Arzneimittel gut einsetzbar. Verlaufen die Kurven flacher, gibt man lieber den therapeutischen Index an:

$$\text{Therapeutischer Index} = \frac{LD_5}{ED_{95}}$$

Dieser Wert weist aber im Grenzbereich eine statistische Ungenauigkeit auf. Deshalb wird heute meist der $TQ_{25/75}$ angegeben. Der $TQ_{25/75}$ bietet ausreichend Sicherheit.

■ MERKE

$$TQ_{25/75} = \frac{LD_{25}}{ED_{75}}$$

Hier gilt: Je größer der Quotient, desto größer die therapeutische Breite, desto sicherer die Substanz.

1.3.3   Toleranz und Tachyphylaxie

Toleranzentstehung

Von Toleranzentstehung (Gewöhnung) spricht man, wenn die Wirkung eines Pharmakons nach mehrmaliger Gabe gleicher Dosen abnimmt. Um die gleiche Wirkung wie zu Beginn zu erreichen, muss die Dosis erhöht werden. Man unterscheidet die im Folgenden aufgeführten Formen von Toleranz bzw. Tachyphylaxie.

Pharmakokinetische Toleranz: Unter pharmakokinetischer Toleranz versteht man die Abnahme der Wirkungsintensität bei gleicher Dosis durch eine Enzyminduktion. Beispiel: Carbamazepin führt zu einer erhöhten Enzymaktivität von Cytochrom P450. Somit wird der Arzneistoff mit der Zeit schneller abgebaut.

Pharmakodynamische Toleranz: Mit pharmakodynamischer Toleranz bezeichnet man die Abnahme der Wirkungsintensität bei gleicher Dosis nach längerem Gebrauch, die mit einer Abnahme der Empfindlichkeit oder der Anzahl der Rezeptoren erklärt wird. So kann ein Morphin- oder Heroinabhängiger eine Dosis vertragen, die bei einem nicht abhängigen Menschen tödlich wäre. Bei übergewichtigen Diabetikern ist die Anzahl der Insulinrezeptoren vermindert (**Down-Regulation**).

Kreuztoleranz: Bei der Enzyminduktion, die für die pharmakokinetische Toleranz verantwortlich ist, wird nicht nur der Abbau des Arzneistoffes beschleunigt, der die Induktion bewirkt. Im obigen Beispiel führt die Induktion des Enzyms Cytochrom P450 dazu, dass auch die Verstoffwechselung (Metabolisierung) zahlreicher anderer Arzneistoffe rascher erfolgt. Dieses Phänomen bezeichnet man als Fremdinduktion oder pharmakokinetische Kreuztoleranz. Von einer pharmakodynamischen Kreuztoleranz spricht man, wenn die Wirkungsstärke eines Arzneistoffs nach vorausgegangener Gabe eines anderen, ähnlichen Arzneistoffs durch Abnahme der Rezeptorempfindlichkeit herabgesetzt ist.

Tachyphylaxie: Unter Tachyphylaxie versteht man einen schlagartigen Verlust der Wirkungsintensität, wenn die gleiche Dosis mehrmals kurz hintereinander gegeben wird. So wirken z. B. gleiche Gaben von Amphetamin immer schwächer. Amphetamin setzt den Neurotransmitter Noradrenalin aus seinen Speichervesikeln frei. Gleichzeitig hemmt der Stoff die Wiederaufnahme des Neurotransmitters. Die begrenzte Speicherkapazität in den Vesikeln führt zu einer schnellen Toleranzentwicklung.

Rebound-Effekt

Von einem Rebound-Effekt spricht man, wenn Entzugssymptome auftreten, sobald das Pharmakon abgesetzt wird. Besonders gut lässt sich das Phänomen bei Betablockern beobachten, die bei zu hohem Blutdruck (Hypertonie) verabreicht werden. Werden Betablocker abrupt abgesetzt, kann es zu einem dramatischen Blutdruckanstieg sowie zu Herzrasen (Tachykardie) kommen. Erklärt wird das Phänomen mit der Up-Regulation der Betarezeptoren, wodurch deren Empfindlichkeit gegenüber Adrenalin oder Noradrenalin zunimmt. Betablocker müssen deshalb unbedingt ausschleichend abgesetzt werden.

> **■ MERKE**
>
> **Down-Regulation** ist die Abnahme der Rezeptorenzahl bei längerer Überstimulation.
> **Up-Regulation** ist die Zunahme der Rezeptorenzahl, z. B. bei einer Rezeptorblockade oder bedingt durch den Mangel an einem Neurotransmitter.

1.4 Unerwünschte Arzneimittelwirkungen (Nebenwirkungen)

Wird ein Arzneimittel verabreicht, soll es die angestrebten therapeutischen Wirkungen erzielen.

Bezogen auf den Menschen wird im Arzneimittelgesetz zwischen drei Arten von Nebenwirkungen unterschieden.

1. Nebenwirkungen sind die beim bestimmungsgemäßen Gebrauch eines Arzneimittels auftretenden schädlichen unbeabsichtigten Reaktionen [Abkürzung **UAW**].
2. Schwerwiegende Nebenwirkungen sind Nebenwirkungen, die tödlich oder lebensbedrohlich sind, eine stationäre Behandlung [. . .] erforderlich machen, zu bleibender oder schwerwiegender Behinderung, Invalidität [. . .] führen.
3. Unerwartete Nebenwirkungen sind Nebenwirkungen, deren Art, Ausmaß oder Ausgang von der Packungsbeilage des Arzneimittels abweichen.

Nebenwirkungen können auch synergistisch zur Hauptwirkung verlaufen (Begleitwirkung). Hat ein Arzneimittel mehrere Wirkungen auf den Organismus, so entscheidet die Indikation, welche der Wirkungen Haupt- und welche Nebenwirkung ist. Diphenhydramin kann z. B. als Antihistaminikum, Mittel gegen Erbrechen (Antiemetikum) oder als Schlafmittel (Hypnotikum) eingesetzt werden. Häufig werden die beobachteten Arzneimittelnebenwirkungen genutzt, um daraus ein neues Medikament zu entwickeln, das die ehemalige Nebenwirkung als Hauptwirkung hat. Aus der Beobachtung des blutzuckersenkenden Effekts bei der Therapie mit Sulfonamiden entstand die Entwicklung oral antidiabetisch wirksamer Sulfonylharnstoffe.

Da Nebenwirkungen in den meisten Fällen unerwünschte Begleiterscheinungen der Hauptwirkung sind, muss bei jeder medikamentösen Behandlung zwischen therapeutischem Nutzen und dem Risiko des Auftretens von Nebenwirkungen abgewogen werden.

Das Risiko, dass unerwartete Nebenwirkungen in größerem und stärkerem Umfang auftreten, ist vor allem bei neuen Arzneimitteln erhöht. Aber auch bei Arzneimitteln, die schon lange im Handel sind, werden immer wieder unerwünschte Wirkungen neu registriert.

Häufigkeitsangaben sollen dem Arzt und Patienten eine gewisse Übersicht über zu erwartende Nebenwirkungen geben. Deshalb werden sie in der Gebrauchsinformation (Beipackzettel) nach der Häufigkeit des Auftretens wie folgt eingeteilt:
- ▶ sehr häufige: mehr als 1 Behandelter von 10,
- ▶ häufige: 1 bis 10 Behandelte von 100,
- ▶ gelegentliche: 1 bis 10 Behandelte von 1000,
- ▶ seltene: 1 bis 10 Behandelte von 10 000,
- ▶ sehr seltene: weniger als 1 Behandelter von 10 000,
- ▶ nicht bekannt: Häufigkeit auf Grundlage der verfügbaren Daten nicht abschätzbar,
- ▶ Einzelfälle.

Das Arzneimittelgesetz verpflichtet in besonderem Maße das pharmazeutische Personal, bekannt gewordene Risiken, wozu auch die Nebenwirkungen gehören, den entsprechenden Stellen (Behörden, Arzneimittelkommissionen) zu melden. Nach dem Arzneimittelgesetz werden alle neuen Stoffe bei der Einführung zunächst der Verschreibungspflicht (automatische Verschreibungspflicht) unterstellt.

Neben den primären, vom Arzneimittel direkt verursachten Nebenwirkungen, gibt es auch sogenannte **sekundäre Nebenwirkungen**, die als unerwünschte Folge der Hauptwirkung auftreten, z. B. die Schädigung der normalen Bakterien-Darmflora durch eine Behandlung mit Antibiotika.

Eine besondere Form von Arzneimittelnebenwirkungen sind Arzneimittelabhängigkeiten. Die Weltgesundheitsorganisation (**WHO**) hat die Arzneimittelabhängigkeit eingeteilt in Gewohnheitsbildung und Sucht.

Gewohnheitsbildung ist gekennzeichnet durch regelmäßige Einnahme. Es besteht eine psychische, aber keine körperliche Abhängigkeit. Entscheidend ist hier, dass die Person ein unwiderstehliches Verlangen nach diesen Stoffen verspürt und dem Verlangen immer wieder nachgibt.

Es gibt aber auch Stoffe, die körperlich (physisch) abhängig machen und beim Absetzen vor allem Schwitzen, verschiedenste Schmerzen und Krämpfe verursachen.

Unter **Sucht**, besser **Drogenabhängigkeit** (drug dependence) versteht man ein dringendes Verlangen bzw. den Zwang, eine Substanz zu sich zu nehmen. Die Drogenabhängigkeit ist gekennzeichnet durch zunehmende psychische und physische Abhängigkeit, Entzugssymptome und Tendenz zur Dosissteigerung. Gleichzeitig kommt es zur Schädigung des Einzelnen und der Gesellschaft durch z. B. Beschaffungskriminalität.

1.5 Wechselwirkungen

Werden zwei Arzneimittel bei einem Patienten gleichzeitig angewendet, können sie sich in ihren Wirkungen gegenseitig beeinflussen (**Arzneimittelinteraktion**). So kann ein Arzneistoff die Resorption des anderen herabsetzen und damit dessen Wirkung abschwächen. Eine Wirkungsverstärkung ist möglich, wenn z. B. ein Stoff den Metabolismus des anderen hemmt. Die Ausscheidung eines Arzneistoffs kann durch andere Substanzen verändert werden. Neben diesen pharmakokinetischen Interaktionen gibt es auch die Möglichkeit pharmakodynamischer Arzneistoffwechselwirkungen, wenn z. B. ein Arzneistoff einen anderen von seinem Rezeptor am Wirkort verdrängt.

Weil Arzneistoffwechselwirkungen nicht ausgeschlossen werden können, sollten mehrere Arzneimittel nicht kritiklos zur gleichen Zeit eingesetzt werden. Es muss vorher abgeklärt sein, ob bei Anwendung der Kombination unerwünschte Wirkungen auftreten oder der erhoffte Therapieerfolg ausbleiben kann.

Interaktionen können auch zwischen Arzneistoffen und Nahrungsmitteln auftreten. So verhindert z. B. Milch bei der Einnahme von Tetracyclinen die Resorption des Antibiotikums, weil die in der Milch vorhandenen Calciumionen schwerlösliche Chelatkomplexe mit Tetracyclinen bilden.

1.6 Entwicklung neuer Arzneimittel

Durch die Entwicklung neuer Arzneimittel soll eine Verbesserung der medikamentösen Therapiemöglichkeiten erreicht werden. Die Suche nach einem neuen Arzneistoff erfolgt dabei durch:

▶ chemische Neusynthese,
▶ chemische Abwandlung eines bereits bekannten Wirkstoffs oder einer Wirkstoffgruppe,
▶ Isolierung von Naturstoffen,
▶ chemische Abwandlung isolierter Naturstoffe,
▶ Erzeugung von Substanzen mittels Gentechnologie.

Ein anderer Ansatz auf der Suche nach neuen, besseren Arzneimitteln ist der Versuch, die Verteilungs- und Eliminationseigenschaften von bereits bekannten Arzneistoffen zu verändern, um das Verhältnis von Wirkungen zu Nebenwirkungen zu optimieren. Es gilt hierbei, den Arzneistoff gezielt an seinen Wirkort im Körper zu schleusen (drug targeting).

Neue Substanzen werden auf ihre Tauglichkeit als Arzneistoff untersucht. Hierbei ist die Prüfung im Tierversuch (präklinische Prüfung) von der Untersuchung am Menschen (klinische Prüfung) zu unterscheiden.

1.6.1   Präklinische Prüfung

Um einen Überblick über die pharmakologischen Eigenschaften des potenziellen Arzneistoffs zu erhalten, wird ein „Screening" durchgeführt, bei dem ganz verschiedenartige Labor- und Tierversuche durchgeführt werden. Ausgehend von den Ergebnissen des Screenings wird dann bei einem positiven Befund das Wirkungsspektrum detaillierter untersucht, die Verträglichkeit getestet und auf Nebenwirkungen geachtet. Übersteht eine Substanz diese Selektionshürden, wird sie auf Toxizität, Teratogenität und Kanzerogenität untersucht. Eine erste pharmakokinetische Studie am Tier wird durchgeführt. Bei der Untersuchung der Toxizität unterscheidet man die akute Toxizitätsprüfung von der chronischen Toxizitätsprüfung, die über mehrere Monate und Jahre andauern kann.

1.6.2   Klinische Prüfung

Nach Beendigung der Tierversuche wird in einer Vorphase (Phase 0) unter Beteiligung weniger Personen mit subtherapeutischen Dosen des neuen Medikaments gearbeitet. Dabei stehen Pharmakodynamik und Pharmakokinetik im Vordergrund.

Phase I: Die Substanz wird erstmals in therapeutischen Dosen an zirka 20 bis 100 gesunden Probanden auf Verträglichkeit und Sicherheit untersucht. Nebenwirkungen werden erfasst und verfolgt.

Phase II: Nun wird die neue Substanz in vergleichenden Untersuchungen mit bereits bekannten Arzneimitteln an einer kleinen Gruppe von 100–500 Patienten getestet, wobei die optimale Dosis ermittelt wird.

Phase III: In einem größeren Patientenkollektiv (oft mehr als 1000 Patienten) geht es um den Nachweis signifikanter therapeutischer Wirkungen und Erfassung von Nebenwirkungen. Am Ende steht der Antrag auf Zulassung des neuen Arzneimittels.

Phase IV: Nach Zulassung erfolgt die Langzeitbeobachtung. Hierbei werden Wirksamkeit und Nebenwirkungen neuer Arzneimittel aufmerksam verfolgt. Neu entwickelte Wirkstoffe sind generell für fünf Jahre nach der Zulassung verschreibungspflichtig. Seltene Nebenwirkungen werden oft in dieser Phase entdeckt. Hier entscheidet sich dann endgültig, ob das neue Arzneimittel zu einer Verbesserung der medikamentösen Therapie geführt hat.

Bei der klinischen Prüfung gibt es verschiedene Wege, um Ergebnisse zu erhalten. Meistens erfolgt das durch eine randomisierte kontrollierte Studie. **Randomisiert** bedeutet, dass die Zuordnung zu einer Behandlungsgruppe nach dem Zufallsprinzip erfolgt. **Kontrolliert** soll aussagen, dass die Resultate des neuen Arzneimittels mit den Ergebnissen einer anderen Behandlungsgruppe mit einem Vergleichsmedikament oder aber einem Placebo (Scheinmedikament) verglichen werden. Oft wird die placebokontrollierte Studie in einer **Doppelblindstudie** durchgeführt, bei der weder der behandelnde Arzt noch der Patient wissen, ob ein Placebo oder das Arzneimittel verabreicht werden. Dies geschieht, um Suggestionen durch den Arzt auszuschließen. Bei einer Einfachblindstudie weiß nur der Proband nicht, ob er ein Placebo erhält oder nicht.

Zusammenfassung

▶ Definitionen und Grundbegriffe der Pharmakologie bilden eine wesentliche Voraussetzung zum Verständnis der Wirkung eines Arzneimittels.

▶ Arzneistoff, Gift, Wirkung, Wirkungsmechanismus, Bioverfügbarkeit sind dabei wichtige Begriffe, die ein Arzneimittel charakterisieren und von anderen unterscheiden.

▶ Die Pharmakokinetik befasst sich vor allem damit, was der Organismus mit dem Pharmakon macht. Sie begleitet den Arzneistoff auf seinem Weg von der Applikation über die Biotransformation bis zur Ausscheidung und registriert dabei die Konzentrationsänderung des Arzneistoffs. Danach ist man in der Lage Aussagen über korrekte Dosierungen der Arzneiform zu treffen.

▶ Die Pharmakodynamik hat den Einfluss des Arzneistoffs auf den Organismus zum Thema. Sie beantwortet die W-Fragen der Pharmakologie. Warum, wodurch, wie wirkt ein Arzneimittel?

▶ Arzneimittel wirken in erster Linie über einen Rezeptor, über den weitere Wirkungen vermittelt werden, die sowohl verstärkend oder hemmend sein können.

▶ Dosis-Wirkungs-Beziehungen lassen Aussagen zur Wirksamkeit, Wirkstärke und Verträglichkeit zu.

▶ Neben der erwünschten Wirkung eines Arzneimittels gibt es auch unerwünschte Wirkungen (UAW), die Nebenwirkungen, die nach den individuellen Gegebenheiten eines Menschen sehr unterschiedlich ausfallen können.

▶ Eine besondere Form der Nebenwirkung bildet die Arzneimittelabhängigkeit, auch eine Form der Sucht.

▶ Kranke Menschen müssen häufig mehr als ein Arzneimittel einnehmen, daher spielen die Wechselwirkungen (Interaktionen) zwischen den einzelnen Arzneimitteln, aber auch zwischen Arznei- und Nahrungsmitteln, eine große Rolle.

▶ Letztendlich trägt die „Klinische Prüfung" als Teilbereich der Pharmakologie erheblich zur Arzneimittelsicherheit bei.

Wiederholungsfragen zu Kapitel 1

1. Auf welche der genannten Stoffgruppen trifft die Aussage nicht zu: „Arzneimittel sind Stoffe, die dazu bestimmt sind, Krankheitserreger, Parasiten oder körperfremde Stoffe abzuwehren, zu beseitigen oder unschädlich zu machen"? Antibiotika, Brechmittel, Wurmmittel, Antitoxine, Desinfektionsmittel, Schmerzmittel?
2. Aus welchen Stoffen setzt sich ein Arzneimittel zusammen?
3. Welche der drei Therapieformen ist kausal? Schmerztherapie, Nasenspray bei Schnupfen, Antibiotikatherapie.
4. Was sind Struktur-Wirkungs-Beziehungen?
5. Definieren Sie den Begriff Resorption!
6. Welche der folgenden Begriffe gehören zur Invasion? Verteilung, Speicherung, Applikation, Metabolismus, Resorption, Ausscheidung.
7. Mit welchem Teilgebiet befasst sich die Pharmakokinetik?
8. Was ist der Dosis-Wirkungs-Kurve zu entnehmen?
9. Was geschieht mit dem Arzneistoff bei der erleichterten Diffusion?

10. Was versteht man unter Resorptionsquote, was unter Bioverfügbarkeit?

11. Wie heißen die drei Verteilungsräume, in denen sich der Arzneistoff aufhalten kann?

12. Welche Wirkung entfaltet ein Arzneistoff, der proteingebunden ist?

13. Welche Stoffe überwinden die Blut-Hirn-Schranke gut?

14. Was ist der Sinn der Biotransformation?

15. Nennen Sie ein Arzneimittel, das die Enzymaktivität steigert und ein Nahrungsmittel, das die Enzyme hemmt.

16. Nennen Sie vier Ausscheidungswege mit dem Fachausdruck.

17. Wofür stehen MTC, MEC, C_{max}, t_{max}? Definieren Sie Wirkdauer.

18. Was versteht man unter Affinität und was unter intrinsic activity?

19. Was ist ein Rezeptor, was ein Agonist?

20. Warum wird als therapeutischer Index die LD_{25}/ED_{75} angegeben?

21. Was versteht man unter pharmakodynamischer Toleranz?

22. Nennen Sie einige Nebenwirkungen, die bei einer Arzneimitteltherapie auftreten können?

23. Zu wie viel Prozent treten Nebenwirkungen auf, wenn sie sehr häufig erscheinen?

24. Was versteht man unter Teratogenität?

2 Arzneimittel mit Wirkung auf den Magen-Darm-Trakt

Nach einem Überblick über den Aufbau des Magen-Darm-Trakts wird zunächst die Behandlung der häufigsten Magen-Darm-Beschwerden (Sodbrennen, Verstopfung, Durchfall, Erbrechen, Blähungen) dargestellt. Diese Beschwerden treten nicht unbedingt als eigenständiges Krankheitsbild auf, sondern häufig als Symptom anderer Magen-Darm-Erkrankungen. Außerdem werden weitere wichtige Erkrankungen des Verdauungsapparates wie die chronisch entzündlichen Darmerkrankungen oder das Reizdarmsyndrom und deren medikamentöse Therapie erläutert.

2.1 Anatomie und Physiologie des Magen-Darm-Trakts

2.1.1 Mundhöhle und Rachen

In der Mundhöhle wird die Nahrung beim Kauen mechanisch zerkleinert und gleichzeitig mit dem Speichel vermischt. Täglich werden 1 bis 1,5 Liter Speichel produziert, dessen wichtigste Bestandteile Ptyalin (Stärke abbauendes Enzym) und Mucin (Schleimstoff, der die Nahrung gleitfähiger macht) sind.

Der auslösende Reiz zur Speichelsekretion ist der Kontakt der Mundschleimhaut mit der Nahrung oder die Reizung des vegetativen Nervensystems, z. B. durch den Gedanken an ein Lieblingsgericht. Der Schluckakt wird zunächst willkürlich eingeleitet, läuft dann aber reflektorisch ab. Der eingespeichelte Bissen gelangt durch den Rachen (Pharynx) in die Speiseröhre. Im Rachen kreuzen sich Luftröhre (Trachea) und Speiseröhre. Damit keine Nahrung in die Luftröhre gelangt, wird beim Schlucken der Kehlkopf angehoben, wodurch der Kehldeckel die Luftröhre verschließt.

2.1.2 Speiseröhre

Die Speiseröhre (Ösophagus) ist ein etwa 25 cm langer muskulöser Schlauch. Sie verbindet Rachen und Magen (○ Abb. 2.1). Der Transport der Nahrung erfolgt durch die magenwärts fortschreitende Kontraktion der Ringmuskulatur der Ösophaguswand (Peristaltik). Man könnte also auch auf dem Kopf stehend schlucken. Am Ende des Ösophagus befindet sich ein Schließmuskel (Ösophagussphinkter). Dieser verhindert, dass saurer Mageninhalt in die Speiseröhre aufsteigt.

2.1.3 Magen

Der Magen (Ventriculus, Gaster) fasst in gefülltem Zustand etwa 2 bis 3 Liter. Seine Aufgaben sind u. a. Speicherung der Nahrung und dosierte Weiterleitung in den Dünndarm, Beginn der Eiweißverdauung (Proteolyse) und Produktion des Intrinsic factors zur Vitamin-B_{12}-Resorption.

Die Verweildauer des Speisebreis im Magen (1 bis 5 Stunden) hängt von der Art der Nahrung ab. Dünnflüssiger Mageninhalt hat eine kürzere Verweildauer als dickflüssiger, Fett verlängert die Magenaufenthaltszeit, psychische Einflüsse (Angst, Spannung) erhöhen die Produktion an Magensaft und verkürzen die Verweildauer.

Während ihres Aufenthaltes im Magen wird die Nahrung mit dem Magensaft durchmischt. Dabei kontrahiert sich die glatte Magenmuskulatur rhythmisch. Um seine unterschiedlichen Aufgaben erfüllen zu können, enthält der Magensaft verschiedene Bestandteile, die von bestimmten Zellen der Magenschleimhaut (Mukosa) gebildet werden.

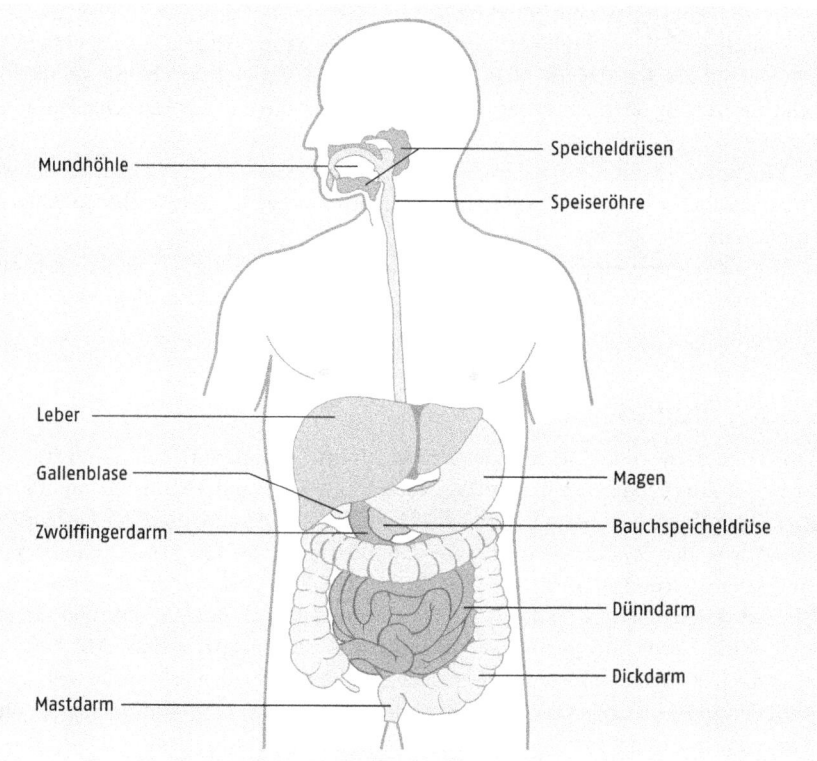

Mundhöhle

Speicheldrüsen

Speiseröhre

Leber

Gallenblase

Zwölffingerdarm

Magen

Bauchspeicheldrüse

Dünndarm

Dickdarm

Mastdarm

○ **Abb. 2.1** Schematische Darstellung des Verdauungstrakts. Spegg, Erfurt 2009

Bestandteile des Magensafts

Pepsin ist eine Protease, also ein eiweißspaltendes Enzym und ist nur bei pH 1 bis 3 enzymatisch aktiv. Die Hauptzellen der Magenschleimhaut sondern das inaktive Pepsinogen ins Mageninnere ab. Dort wird durch den Einfluss der Magensäure aus dem inaktiven Pepsinogen das aktive Pepsin.

Die **Salzsäure** des Magens (Magensäure) wird in den Belegzellen gebildet. Neben der Einstellung des für Pepsin optimalen pH-Wertes und der Aktivierung des inaktiven Pepsinogens, bewirkt die Salzsäure die Denaturierung von Eiweiß, sodass es dem enzymatischen Abbau besser zugänglich ist und tötet die mit der Nahrung aufgenommenen Mikroorganismen ab. Die Belegzellen können u. a. durch Histamin, Acetylcholin, Coffein und Gastrin zur Säureproduktion angeregt werden. Ihre Zahl nimmt im Alter und bei Schleimhautentzündungen ab.

Gastrin (Gewebshormon) wird von den Zellen der Antrumschleimhaut (Gebiet vor dem Magenpförtner) gebildet. Nach Dehnung der Magenwand und nach Kontakt der Schleimhaut mit Speisen wird Gastrin ins Blut (nicht ins Mageninnere) ausgeschüttet. Auf diesem Wege gelangt es dann an seine Rezeptoren und bewirkt die Stimulation der Säuresekretion aus den Belegzellen, die Bildung und Sekretion von Pepsinogen durch die Hauptzellen, die Stimulation der Gallen- und Pankreassekretion und die Steigerung der Peristaltik in Magen und Darm.

Der Schleimstoff **Mucin** wird von den sog. Nebenzellen gebildet. Er überzieht die Magenschleimhaut und schützt sie vor der Selbstverdauung durch Säure und Pepsin. Für den Schutz der Magenschleimhaut sind auch eine gute Durchblutung und eine schnelle Heilung oberflächlicher Defekte wichtig. An diesem Schutzmechanismus ist Prostaglandin E_2 beteiligt.

Vitamin B_{12} kann nur zusammen mit dem von der Magenschleimhaut gebildeten **Intrinsic factor** resorbiert werden. Die Resorption erfolgt aber nicht im Magen, sondern im Dünndarm.

Um den Mageninhalt in den Zwölffingerdarm weiterzugeben, öffnet sich der Magenpförtner (Pylorus) kurzzeitig. Diese Steuerung erfolgt über den Parasympathikus (Steigerung der Motilität, Auslösung der Magenentleerung).

2.1.4   Dünndarm

Den Dünndarm unterteilt man in drei Abschnitte: **Duodenum** (Zwölffingerdarm, ca. 30 cm lang), **Jejunum** (Leerdarm, ca. 120 cm lang) und **Ileum** (Krummdarm, ca. 180 cm lang). Der Gang der Bauchspeicheldrüse (Pankreas) und der Gallengang münden in den Zwölffingerdarm. Der Dünndarm ist das Hauptresorptionsorgan. Aus diesem Grund ist seine Oberfläche durch Falten- und Zottenbildung um ein Vielfaches vergrößert (Kap. 1.2.2). Auch die Dünndarmschleimhaut sezerniert Stoffe, welche die Verdauung regulieren. Enzyme wie z. B. Lactase, welche Milchzucker spaltet, oder Peptidasen werden freigesetzt. Durch verschiedene Muskelbewegungen wird der Speisebrei mit Galle, Pankreassaft und Dünndarmsekret durchmischt und weitertransportiert.

Nach Kontakt mit Speisebrei oder Senkung des pH unter 2,5 gibt die Duodenal- und Jejunumschleimhaut das Hormon **Sekretin** ins Blut ab. Es bewirkt eine Stimulation der Wasser- und Hydrogencarbonatsekretion des Pankreas sowie die Anregung der Galleproduktion. Gleichzeitig mit Sekretin wird auch **Cholecystokinin** ins Blut ausgeschüttet. Es stimuliert die Enzymsekretion des Pankreas sowie die Kontraktion der Gallenblase.

2.1.5   Bauchspeicheldrüse

Die Bauchspeicheldrüse (Pankreas) liegt hinter dem Magen und reicht vom Zwölffingerdarm bis zur Milz. Sie bildet als endokrine Drüse bestimmte Hormone, die ins Blut abgegeben werden (Insulin und Glucagon in den Langerhans-Inseln) und als exokrine Drüse den Pankreassaft mit seinen Verdauungsenzymen.

Der **Pankreassaft** besteht aus Wasser und Hydrogencarbonat, mit dessen Hilfe die Magensäure neutralisiert und der Darminhalt auf einen pH-Wert von 7 bis 8 gebracht wird. Er enthält verschiedene Verdauungsenzyme:

▸ Proteasen wie Trypsinogen und Chymotrypsinogen, die ähnlich dem Pepsinogen inaktiv ins Darminnere transportiert werden und dort in ihre aktive Form Trypsin und Chymotrypsin überführt werden,
▸ Amylasen zur Spaltung von Kohlenhydraten,
▸ Lipasen zur Fettverdauung.

2.1.6   Leber und Gallenblase

Die Leber ist ein wichtiges Stoffwechselorgan, das unter anderem für die Speicherung von Glucose als Glykogen, den Aufbau von körpereigenem Eiweiß, den Abbau der Erythrozyten und die Metabolisierung von Arzneistoffen zuständig ist. Sie ist unterteilt in einen größeren rechten und einen kleineren linken Leberlappen. In der Leber wird pro Tag 600 bis 800 ml **Gallensaft** gebildet. Der Gallensaft besteht aus Wasser, Elektrolyten, Gallensäuren, Bilirubin und anderen Gallenfarbstoffen, Cholesterol, Phospholipiden und Enzymen. Die Gallensäuren sind für die Emulgierung der Fette im Dünndarm wichtig, da Lipase nur emulgierte Fette spalten kann. Sie werden anschließend im Ileum (Krummdarm) wieder rückresorbiert und durchlaufen einen enterohepatischen Kreislauf (Kap. 1.2.3). Bei Nahrungsaufnahme gelangt die Galle direkt in den Zwölffingerdarm. Bei Verdauungsruhe wird sie in der Gallenblase gespeichert und eingedickt und bei Bedarf abgegeben.

2.1.7   Dickdarm und Mastdarm

Etwas unterhalb der Stelle, an der der Dünndarm in den Dickdarm (Kolon) mündet, befindet sich der Blinddarm (Caecum) mit dem Wurmfortsatz (Appendix vermiformis). Bei einer Blinddarmentzündung handelt es sich um eine Entzündung des Wurmfortsatzes (Appendizitis). Das Kolon unterteilt man in den aufsteigenden (Colon ascendens), den querverlaufenden (Colon transversum), den absteigenden (Colon descendens) und den S-förmigen Abschnitt (Colon sigmoideum). Der letzte Abschnitt des Dickdarms ist der Mastdarm (Rektum) mit einem inneren und einem äußeren Schließmuskel (Sphinkter, ○ **Abb. 2.1**).

Im Kolon werden durch Eindickung (Rückresorption von Wasser) die Fäzes (Kot, Stuhl) gebildet. Die Dickdarmschleimhaut hat keine Zotten, aber viele Becherzellen, die Schleim produzieren. Nach 8 bis 12 Stunden gelangt der Darminhalt in den Mastdarm (Rektum), von wo er dann ausgeschieden werden kann. Der Dehnungsreiz auf das Rektum löst den Stuhldrang aus. Unverdaute Nahrungsbestandteile werden durch Darmbakterien (Darmflora) im Dickdarm zersetzt.

2.2   Arzneimittel gegen Sodbrennen und Gastritis

Ist die schützende Schleimhaut beeinträchtigt oder wird zu viel Säure gebildet, kann es zu den im Folgenden beschriebenen Krankheitsbildern kommen.

Gastroösophagale Refluxkrankheit

Sodbrennen ist das Leitsymptom einer gastroösophagalen Refluxkrankheit. Mit zunehmendem Alter oder bei Stress ist der Ösophagussphinkter geschwächt und schließt nicht ausreichend, saurer Magensaft gelangt in die Speiseröhre. Die Ösophagusschleimhaut wird gereizt und entzündet sich. Etwa ein Drittel der Bevölkerung leidet unter Sodbrennen. Der Patient klagt über brennende Schmerzen hinter dem Brustbein, saures Aufstoßen, Oberbauchschmerzen und Übelkeit. Auch im letzten

Drittel der Schwangerschaft leiden viele Frauen unter Sodbrennen, da der Sphinkter hormonell bedingt nicht mehr so gut schließt und das Kind auf den Magen drückt.

PRAXISTIPP ——————————————————————————————————

Der Reflux wird durch enge Kleidung und im Liegen begünstigt, die Patienten sollten also möglichst mit etwas erhöhtem Oberkörper schlafen. Außerdem fördern fette, süße, scharfe Speisen, Alkohol, Kaffee, Zigarettenrauchen das Sodbrennen. Eine Ernährungsumstellung trägt zur Linderung der Beschwerden bei. Gelegentliches Sodbrennen ist gut in der Selbstmedikation behandelbar. Dauerhafte Beschwerden sollten ärztlich abgeklärt werden.

——

Magenschleimhautentzündung

Eine Magenschleimhautentzündung (Gastritis) kann durch kalte Speisen, Alkohol-, Nikotinabusus, bakterielle Infektion, Arzneimittel (z. B. nichtsteroidale Antirheumatika, Glucocorticoide) oder psychische Belastung (Stress) ausgelöst werden. Symptome sind Magenschmerzen oder -krämpfe, Völlegefühl, Sodbrennen, Übelkeit und Erbrechen. Man unterscheidet die akute und die chronische Form. Eine akute Gastritis heilt normalerweise in kurzer Zeit aus. Bei der chronischen Gastritis ist häufig der Keim *Helicobacter pylori* (s. u.) an der Entstehung beteiligt. Es kann sich aber auch um eine Autoimmunerkrankung handeln oder die Folge einer Dauermedikation mit bestimmten Medikamenten sein. Unbehandelt kann sich daraus ein Magengeschwür oder gar ein Magenkarzinom entwickeln.

Kommt es infolge einer chronischen Gastritis irgendwann zu einer Magenschleimhautatrophie (Niedergang des Gewebes), werden weniger Säure, Pepsin und Intrinsic factor gebildet. Der fehlende Intrinsic factor führt zu einer Minderresorption von Vitamin B_{12}. Daraus kann sich eine perniziöse Anämie entwickeln, die mit Gabe von Vitamin B_{12} (i. v. oder i. m.) gut behandelbar ist (Kap. 7.4.2).

Magengeschwür, Zwölffingerdarmgeschwür

Beim Magengeschwür (Ulcus ventriculi) wird die Magenwand durch Säure und Pepsin angegriffen und massiv geschädigt. Die Schleimhaut schützt nicht mehr ausreichend. Magengeschwüre können stressbedingt sein und treten häufiger bei Männern als bei Frauen auf. Symptome sind starke Schmerzen im Oberbauch, besonders ein bis zwei Stunden nach dem Essen, die durch Nahrungsaufnahme gebessert werden können. Der Durchbruch eines Magengeschwürs ist lebensgefährlich, da Mageninhalt in die Bauchhöhle gelangen kann.

Eine Schlüsselrolle bei der Ulkusentstehung spielt das Bakterium *Helicobacter pylori*. Es besiedelt die Magenschleimhaut und sezerniert Enzyme, welche die Magensäure- und Gastrinproduktion ankurbeln und Entzündungsreaktionen hervorrufen. Mit der medikamentösen Vernichtung (Eradikation) dieser Infekterreger ist eine ursächliche Behandlung möglich.

Die **Eradikationstherapie** ist eine sog. Tripletherapie über sieben Tage mit einem Protonenpumpenhemmer (z. B. Omeprazol) und zwei Antibiotika (Amoxicillin oder Metronidazol plus Clarithromycin). Die Alternative zu den einzelnen Medikamenten

□ **Tab. 2.1** Protonenpumpenhemmer

Arzneistoff	Fertigarzneimittel
Omeprazol	*Antra® mups, *Omep®, *Omeprazol STADA®, *Omeprazol AL®, Antra®, Omep® akut
Esomeprazol	*Nexium® mups
Pantoprazol	*Pantozol®, *Rifun®, *Pantoprazol Sandoz®, Pantozol® control
Lansoprazol	*Agopton®, *Lansoprazol Hexal®, *Lansoprazol-ratiopharm®
Rabeprazol	*Pariet®

ist das Kombinationspräparat *ZacPac®, welches in der Packung jeweils 14 Tabletten Pantoprazol, Amoxicillin und Clarithromycin enthält. Viele Menschen sind trotz *Helicobacter-pylori*-Infektion symptomfrei.

Beim Zwölffingerdarmgeschwür (Ulcus duodeni) wird analog zum Magengeschwür die Darmschleimhaut hauptsächlich durch Proteasen und nicht neutralisierte Säure massiv geschädigt.

2.2.1　Protonenpumpenhemmer

Omeprazol ist der erste Vertreter der Substanzgruppe der Protonenpumpenblocker bzw. -inhibitoren (PPI). Nach der Magenpassage und Resorption im Dünndarm gelangt der Protonenpumpenhemmer über das Blut in die Belegzellen des Magens. Dort hemmt er das Enzym H^+/K^+-ATPase (Protonenpumpe), wodurch die Salzsäuresekretion vermindert wird. Diese irreversible Hemmung hält mehrere Tage an. Die erneute Produktion von Magensäure ist erst nach Neubildung der H^+/K^+-ATPase möglich. Daher haben Protonenpumpenhemmer eine verzögert einsetzende, aber relativ lang anhaltende Wirkung. Der Mechanismus ist unabhängig von der Histamin-, Gastrin- oder Acetylcholinsekretion. Die Einnahme erfolgt am besten morgens mind. ½ Stunde vor dem Frühstück, um eine schnelle Magenpassage zu gewährleisten.

Neuere Strukturverwandte des Omeprazol sind die Protonenpumpenblocker **Lansoprazol, Rabeprazol** und **Pantoprazol** (□ Tab. 2.1). **Esomeprazol** ist das *S*-Enantiomer von Omeprazol. Die Protonenpumpenblocker sind heute Mittel der ersten Wahl bei Refluxösophagitis und Ulkus sowie in der Eradikationstherapie in Kombination mit Antibiotika. Sie werden ebenfalls zur Prophylaxe von Magenbeschwerden unter Therapie mit nichtsteroidalen Antirheumatika verordnet. Alle Protonenpumpenhemmer sind magensaftresistent überzogen, da sie säurelabil sind. Der Namenszusatz „mups" (multiple unit pellet system) bedeutet, dass der Wirkstoff in der Tablette in viele sehr kleine säureresistente Kügelchen (Mikropellets) verpackt ist und vor der Einnahme in Wasser zerfallen gelassen werden kann (bei Schluckproblemen oder Gabe über eine Magensonde).

☐ **Tab. 2.2** Antazida und Natriumalginat

Arzneistoff	Fertigarzneimittel
Magaldrat	Riopan®, Marax®, Magaldrat ct®
Hydrotalcit	Talcid®, Hydrotalcit-ratiopharm®
Magnesiumhydroxid + Aluminiumhydroxid (Algedrat)	Maaloxan®
Aluminium-Magnesiumsilikathydrat	Gelusil®
Aluminiumoxid + Calciumcarbonat	Solugastril®
Calciumcarbonat + Magnesiumcarbonat	Rennie®
Aluminiumnatriumcarbonatdihydroxid (Carbaldrat)	Kompensan®
Natriumalginat	Gaviscon® Advance

Seit August 2009 sind einige Protonenpumpenhemmer in einer kleinen Packung apothekenpflichtig und können im Rahmen der Beratung in der Selbstmedikation abgegeben werden. Sie sind etwas stärker wirksam als Antazida, wirken zwar nicht schnell, dafür aber länger anhaltend. Treten weitere Symptome auf oder halten die Beschwerden länger an, sollte an den Arzt verwiesen werden.

2.2.2 Antazida

Die Therapie mit Antazida (☐ Tab. 2.2) besteht darin, die überschüssige Magensäure chemisch zu neutralisieren. Das früher häufig verwendete Natriumhydrogencarbonat (Natron) ist unzweckmäßig, da das bei der Neutralisation entstehende Kohlendioxid zu Völlegefühl und Aufstoßen führen kann. Außerdem ist der therapeutische Erfolg nicht von langer Dauer, der Magen antwortet auf die Neutralisation mit einer kompensatorischen Hypersekretion von Säure (Rebound-Effekt).

Heute werden als Antazida Magnesiumsalze (Magnesiumsilikat, -hydroxid, -oxid) und Aluminiumsalze (Aluminiumsilikat, -hydroxid, -phosphat) vorgezogen. Sogenannte **Schichtgitterantazida** (Hydrotalcit, Magaldrat) puffern den Mageninhalt auf pH 3 bis 5. Die Wirkung tritt relativ rasch ein und hält wenige Stunden an. Antazida sind gut verträglich. Als Nebenwirkung von Magnesiumverbindungen kann ein leichter Durchfall, als Nebenwirkung von Aluminiumverbindungen eine Obstipation auftreten (daher meist Kombinationspräparate). Ein sehr geringer Aluminiumanteil wird resorbiert und über die Nieren ausgeschieden. Bei Patienten mit eingeschränkter Nierenfunktion muss bei Einnahme Aluminium-haltiger Präparate der Aluminium-Spiegel kontrolliert werden, um Ablagerungen von Aluminium in Nerven und Knochen zu vermeiden.

PRAXISTIPP ——

Die beste Wirkung wird erzielt, wenn man die Präparate etwa eine Stunde nach den Mahlzeiten und vor dem Zubettgehen einnimmt. Die meisten Präparate sind als Kautablette (gut kauen oder lutschen) oder Suspension (oft in Portionsbeuteln) im Handel. Die Neutralisationskapazität wird in mVal (Millival) angegeben und bringt die relative Wirkstärke zum Ausdruck. Dieser Wert gibt die Molmenge Salzsäure an, die durch eine Dosis Antazidum neutralisiert wird. Bei Sodbrennen sollten mind. 25 mVal (evtl. bis 50 mVal) als Einzeldosis eingenommen werden, die Tagesdosis darf bis 200 mVal betragen. Antazida können die Resorption anderer Arzneimittel erheblich stören (Tetracycline, Penicilline, Digoxin usw.). Ein zeitlicher Abstand (ca. 2 Std.) zur Einnahme anderer Arzneimittel muss daher beachtet werden, um Wechselwirkungen zu vermeiden.

——

Neben Aluminium- und Magnesiumsalzen findet man in Antazida noch Calciumcarbonat als Kombinationspartner. Aufgrund der relativ kurzen Wirkungsdauer ist eine alleinige Gabe von Calciumcarbonat nicht sinnvoll.

Ein weiteres Medikament gegen Sodbrennen ist **Natriumalginat**, es bildet mit der Salzsäure im Magen ein zähflüssiges Gel. Dieses verhindert den Rückfluss von saurem Magensaft in die Speiseröhre, der pH-Wert wird nicht beeinflusst. Natriumalginat ist auch für Schwangere geeignet.

2.2.3 H_2-Antihistaminika

Die H_2-Antihistaminika (□ Tab. 2.3) besetzen die Histaminrezeptoren im Magen (H_2-Rezeptoren) und blockieren damit die zur Ulkusbildung führende Säuresekretion. Da nur ein Teil der Säuresekretion durch Histamin ausgelöst wird, wirken sie schwächer als die Protonenpumpenhemmer. Die wichtigste Substanz aus dieser Gruppe ist **Ranitidin**. Die Wirkung der H_2-Antagonisten (H_2-Blocker) tritt nach einer halben Stunde ein und hält bis zu 12 Stunden an. Sie werden einmal täglich abends eingenommen (evtl. auch zweimal täglich 150 mg). 75 mg Ranitidin und 10 mg Famotidin sind zur Kurzzeitanwendung (maximal 14 Tage) bei Sodbrennen oder saurem Aufstoßen bzw. Magenübersäuerung auch ohne Rezept erhältlich. Cimetidin wird wegen häufiger Wechselwirkungen mit anderen Arzneistoffen (Enzyminduktion, verstärkter Abbau anderer Arzneistoffe) sehr selten verordnet. Um sowohl einen schnellen Wirkungseintritt (Antazida wie Calciumcarbonat) als auch eine lange Wirkung, z. B. bei nächtlichem Sodbrennen, zu gewährleisten (H_2-Blocker), ist die fixe Kombination beider im Handel (Pepciddual® enthält Famotidin, Magnesiumhydroxid, Calciumcarbonat).

□ **Tab. 2.3** H_2-Antihistaminika

Arzneistoff	Fertigarzneimittel
Ranitidin	*Sostril®, *Zantic®, *Ranitidin-ratiopharm®, *Ranitic®, Zantic® 75
Famotidin	*Pepdul®, *Fadul®, *Famobeta®

2.2.4 Weitere Arzneistoffe zum Schutz der Magenschleimhaut

Sucralfat (*Ulcogant®) ist lokal wirksam, indem es auf der Ulkusoberfläche einen Schutzfilm bildet und so die Mukosa vor Säure und Enzymen schützt. Sucralfat wird heute nur noch selten verordnet.

Pirenzepin (*Gastrozepin®) hemmt ebenfalls die Magensäure-Sekretion und wird eher selten zur Behandlung von Magengeschwüren eingesetzt.

Misoprostol ist ein Prostaglandin-Derivat, welches die Säuresekretion hemmt und die Schleimproduktion steigert. Es ist als Magenschutz in dem Antirheumatikum *Arthotec® enthalten.

2.3 Arzneimittel gegen Verstopfung – Laxanzien

Von einer **Verstopfung** (Obstipation) spricht man, wenn der Stuhlgang seltener als zweimal pro Woche eintritt, der Stuhl hart ist und evtl. Beschwerden beim Stuhlgang auftreten. Folgen einer chronischen Verstopfung können Divertikel (Ausstülpungen der Darmwand) und Hämorrhoiden sein.

Laxanzien (Abführmittel) sind Arzneimittel, die bei Verstopfung eingesetzt werden und die Stuhlentleerung beschleunigen. Oft werden Laxanzien zu häufig und zu unkritisch verwendet, anstatt (zunächst) eine konsequente Umstellung der Ernährungsgewohnheiten vorzunehmen. Bezüglich der Häufigkeit des Stuhlgangs gilt zwei- bis dreimal täglich bis alle zwei bis drei Tage einmal als völlig normal. Ein von vielen Menschen angestrebter täglicher Stuhlgang ist also nicht erforderlich.

PRAXISTIPP

Als Nahrungsempfehlungen bei Verstopfung gelten Vollkornbrot, Obst und Gemüse, die viele nichtresorbierbare Faseranteile enthalten und damit das Stuhlvolumen erhöhen. Zusätzlich sollte die tägliche Flüssigkeitsaufnahme aktiv auf 1,5 bis 2 Liter erhöht werden. Manche Nahrungsmittel (Pflaumen, Fruchtsäfte) haben selbst abführende Wirkung. Laxanzien sollten immer erst dann eingesetzt werden, wenn eine Umstellung der Lebens- und Ernährungsgewohnheiten keinen Erfolg gebracht hat.

Der chronische Gebrauch von Abführmitteln (vor allem falsche bzw. zu hohe Dosierung) hat durch die häufigeren Entleerungen einen Wasser- und Elektrolytverlust zur Folge. Der Verlust an Kalium ist hierbei besonders erwähnenswert. Bei Kaliummangel erschlafft die glatte Muskulatur des Darmes, die Peristaltik wird geschwächt. Dadurch verringert sich der Defäkationsreiz und es kommt zu einer – hier durch Arzneimittel hervorgerufenen – Obstipation. Die dann notwendige vermehrte Laxanzien-Einnahme schließt den **Teufelskreis (Circulus vitiosus)** und führt zum Dauergebrauch bzw. zur Laxanzien-Abhängigkeit (○ Abb. 2.2).

Neben ballaststoffarmer Kost und Bewegungsmangel können auch psychische Störungen, Unterdrückung des Defäkationsreizes, spastische Verkrampfung des Dickdarms, Hypothyreose, Schwangerschaft oder Arzneimittel (z. B. Opioide, Eisen-

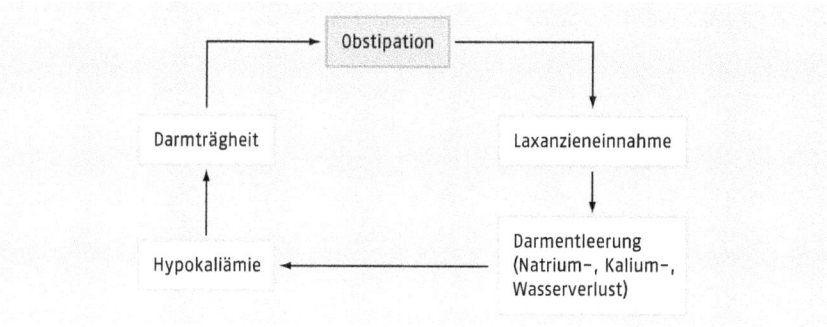

○ **Abb. 2.2** Teufelskreis bei Dauergebrauch von Laxanzien

präparate, Diuretika, Neuroleptika) Ursache einer Verstopfung sein. Ist aus medizinischer Sicht in bestimmten Fällen (z. B. Schmerztherapie mit Opioiden) eine Daueranwendung von Laxanzien erforderlich, empfiehlt sich eine möglichst niedrige Dosierung oder die Verwendung milder Abführmittel (Lactulose, Macrogol).

2.3.1 Bisacodyl und Natriumpicosulfat

Bisacodyl und Natriumpicosulfat (□Tab. 2.4) hemmen die Wasseraufnahme aus dem Darm (antiresorptive Wirkung) und fördern den Wassereinstrom in den Darm (hydragoge Wirkung). Der Darminhalt wird weicher, nimmt an Volumen zu und regt somit die Peristaltik an.

Bisacodyl wird nach oraler Einnahme zunächst resorbiert und in der Leber glucuronidiert. Das Glucuronid wird über die Galle in den Darm ausgeschieden, durch Darmbakterien wieder deglucuronidiert und dadurch aktiv. Dieser Vorgang benötigt etwa acht Stunden. Werden bisacodylhaltige Präparate vor dem Schlafengehen eingenommen, kann mit der Wirkung am nächsten Morgen gerechnet werden. Bei der Anwendung als Zäpfchen entfällt der Umweg über die Leber (enterohepatischer Kreislauf) weitgehend und die Wirkung tritt schon nach 30 bis 60 Minuten ein. Bisacodylhaltige Dragees haben magensaftresistente Überzüge, um eine Magenschleimhautreizung auszuschließen. Sie sollten nicht zusammen mit Milch eingenommen werden, um zu vermeiden, dass sich der magensaftresistente Überzug vorzeitig löst. Außerdem ist die Einnahme nicht unmittelbar zum oder nach dem Essen, sondern in zeitlichem Abstand zur Mahlzeit wegen der schnelleren Magenpassage und besseren Verträglichkeit vorzuziehen.

Natriumpicosulfat ist ein dem Bisacodyl eng verwandtes Laxans. Im Unterschied zu Bisacodyl wird es kaum resorbiert, muss aber auch erst durch die Darmbakterien aktiviert werden, sodass es 4 bis 6 Stunden nach der Einnahme wirkt. Die Tropfenform erlaubt eine genaue, individuelle Dosierung.

Bei der Einnahme dieser Abführmittel ist zu beachten, dass eine stärkere Darmentleerung stattfindet und es daher etwas länger dauert bis sich der Darm ausreichend gefüllt hat, um auf „normalem Wege" einen Defäkationsreiz auszulösen. Eine erneute Einnahme sollte frühestens nach zwei bis drei Tagen erfolgen.

☐ **Tab. 2.4** Abführmittel mit Bisacodyl bzw. Natriumpicosulfat

Arzneistoff	Fertigarzneimittel
Bisacodyl	Dulcolax®, Laxans-ratiopharm®, Tirgon®, Drix® Bisacodyl
Natriumpicosulfat	Laxoberal®, Dulcolax® NP, Agiolax® Pico

2.3.2   Lactulose

Das Disaccharid Lactulose (Bifiteral®, Lactulose ratiopharm®, -Stada®, -AL®) wird im Dickdarm durch Bakterien und Lactobazillen in kurzkettige organische Säuren, Kohlendioxid, Methan und Wasserstoff metabolisiert. Durch Steigerung des osmotischen Drucks im Dickdarm erhöhen sich Wassergehalt und Volumen des Stuhls. Die Wirkung tritt nach mehreren Stunden, evtl. erst nach ein bis zwei Tagen ein. Lactulose ist ein relativ gut verträgliches Laxans. Der Saft kann auch in Joghurt oder Tee eingerührt eingenommen werden. Häufige Nebenwirkungen sind Blähungen und Völlegefühl, die durch einschleichende Dosierung vermindert werden können.

2.3.3   Macrogol

Ein ebenfalls osmotisch wirksames Laxans ist Macrogol (Polyethylenglykol, PEG). Als Pulver wird es vor der Anwendung in Wasser aufgelöst. Meist sind zusätzlich Elektrolyte enthalten. Macrogol kann bei chronischer Obstipation und auch bei Kindern ab zwei Jahren eingesetzt werden. Blähungen treten im Vergleich zu Lactulose seltener auf. Handelspräparate sind Isomol®, Movicol®, Dulcolax® M Balance, Lefax® Activolax.

2.3.4   Quellstoffe

Quellstoffe sind z. B. in Leinsamen, Flohsamen und Weizenkleie enthalten. Diese nicht verdaubaren Polysaccharide gelangen in den Dickdarm und quellen dort unter Wasseraufnahme. Die Peristaltik wird angeregt und der Stuhl weicher. Ebenfalls enthaltene Schleimstoffe erleichtern den Transport des Darminhalts. Bei ihrer Anwendung ist auf eine ausreichende Zufuhr von Flüssigkeit zu achten, da sonst die Gefahr der Verkleisterung und eines Darmverschlusses (Ileus) besteht. Um die Verträglichkeit der Ballaststoffe zu verbessern (Vermeidung von Blähungen), ist eine einschleichende Dosierung ratsam. Ein sehr gutes Quellvermögen haben Flohsamen. Flohsamenschalen sind z. B. in Metamucil® Orange und Mucofalk® enthalten.

☐ **Tab. 2.5** Abführmittel mit Anthrachinonen

Arzneistoff	Fertigarzneimittel
Sennesfrüchte	Bekunis® Instant Tee, Midro® Tabletten, Ramend® Tabletten, Agiolax®
Sennesblätter	Bekunis® Kräutertee N, Midro® Tee, Neda® Früchtewürfel (+ Sennesfrüchte)
Aloe	Kräuterlax®

2.3.5 Anthrachinone

Anthrachinone werden z. B. aus Aloe, Faulbaumrinde, Rhabarberwurzel, Sennesblättern oder -früchten gewonnen (☐ Tab. 2.5). Die Anthrachinone liegen in den Pflanzen als Glykoside, d. h. an Zuckermoleküle gebunden, vor. Sie wirken im Darm erst nach Spaltung dieser Glykosidbindung und Reduktion durch die Colibakterien. Die Wirkung tritt nach oraler Gabe daher erst nach etwa acht bis zehn Stunden ein. Die reduzierten Anthrachinone, die Anthranole, erhöhen die Peristaltik der Dickdarmmuskulatur. Gleichzeitig vermindern sie die Wasserrückresorption, wodurch der Stuhl weicher wird. Nebenwirkungen bei einmaliger Anwendung sind relativ selten, eine zu hohe Dosis führt zu krampfartigen Magen-Darm-Beschwerden. Bei Dauergebrauch sind, wie bei anderen Laxanzien, Elektrolytverluste möglich. Im Beipackzettel muss der Hinweis „zur kurzfristigen Anwendung bei Verstopfung" angegeben sein. Anthrachinone sind in der Schwangerschaft und Stillzeit kontraindiziert, da sie eine starke Durchblutung des kleinen Beckens bewirken können.

2.3.6 Salinische Abführmittel

Salinische Abführmittel sind Salze, die nur schwer resorbiert werden und daher aus osmotischen Gründen Wasser im Darm festhalten. Durch die erhöhte Darmfüllung wird dann eine verstärkte Darmperistaltik bewirkt. Die beiden wichtigsten salinischen Laxanzien sind Natriumsulfat (Glaubersalz) und Magnesiumsulfat (Bittersalz). Bei nicht regelmäßiger Anwendung mit großen Flüssigkeitsmengen sind Nebenwirkungen nicht zu befürchten. Bei chronischer Anwendung kann es bei Natriumsulfat zu Bluthochdruck und bei Magnesiumsulfat zu neurologischen Schäden kommen. Glauber- und Bittersalz werden zur Darmentleerung meist nur im Rahmen einer Fastenkur (Heilfasten) verlangt.

2.3.7 Mehrwertige Alkohole

Mehrwertige Alkohole wie Glycerol (Babylax®, Glycilax®), Mannitol oder Sorbitol (in Microklist®) führen bei rektaler Applikation (Klistier oder Suppositorien) zur Stimulation des Defäkationsreizes. Diese Präparate werden vor allem bei Säuglingen eingesetzt. Bei Erwachsenen finden Einläufe auch vor Operationen, endoskopischen oder röntgenologischen Untersuchungen des Magen-Darm-Trakts Verwendung. Der Vorteil eines Einlaufs ist die schnelle Wirkung bei akuter Verstopfung.

2.3.8 CO₂-Bildner

Ein mild laxierendes Prinzip beruht auf der Bildung von Kohlendioxid und dem hieraus resultierenden Dehnungsreiz. Zum Einsatz kommen Mischungen von Natriumhydrogencarbonat und Natriumdihydrogenphosphat in Form von Suppositorien (Lecicarbon®). Die Darmentleerung erfolgt nach 5 bis 30 Minuten.

2.4 Arzneimittel gegen Durchfall – Antidiarrhoika

Als **Durchfall** (Diarrhö) bezeichnet man die gehäufte Entleerung (mehr als zwei- bis dreimal täglich) wässriger oder breiiger Stühle. Gründe für den Durchfall sind entweder eine unzureichende Resorption aus dem Darm oder eine verstärkte Sekretion von Wasser und Elektrolyten in das Darmlumen. Diese Sekretion wird häufig durch Darminfektionen (z. B. Salmonellen, Kolibakterien) verursacht. Auch Gallen- und Pankreaserkrankungen, chronisch entzündliche Darmerkrankungen, hormonelle Störungen, Arzneimittelnebenwirkungen, Intoxikationen oder psychische Gründe können zu Durchfall führen.

Die **Therapie** des Durchfalls richtet sich nach seiner Ursache. In jedem Fall ist es wichtig, die Flüssigkeits- und Elektrolytverluste auszugleichen, vor allem bei Säuglingen, Kleinkindern und älteren Menschen. In schweren Fällen kann die Infusion von Ringer-Lösung erforderlich sein. Bei Darminfektionen stellt die Gabe von Antibiotika eine kausale Therapie dar. Es muss dabei beachtet werden, dass nicht nur die pathogenen Bakterien abgetötet werden, sondern auch die physiologische Darmflora geschädigt wird. Bezüglich der Ernährung sollte bei Durchfall zu einem Tag Nahrungskarenz mit ausreichender Flüssigkeitszufuhr geraten werden. Danach sollte sich Schonkost (Zwieback, Reis, gekochtes Gemüse, geriebener Apfel) anschließen.

2.4.1 Motilitätshemmer

Die älteste Zubereitung zu diesem Zweck ist **Opiumtinktur** (Betäubungsmittel), die aber schwersten Durchfällen vorbehalten ist.

Loperamid hemmt die Darmperistaltik, was zu einer besseren Wasserrückresorption und somit Eindickung des Stuhls führt (□ Tab. 2.6). Nebenwirkungen sind neben Mundtrockenheit Kopfschmerzen, Schwindel und Verstopfung. Für die kurzfristige Selbstmedikation bei Erwachsenen und Kindern ab 12 Jahren wurde der Wirkstoff in bestimmten Dosierungen und Packungsgrößen aus der Rezeptpflicht entlassen. Erwachsene nehmen bei wässrigem Durchfall zu Beginn zwei Kapseln auf einmal und nach jedem weiteren Durchfall eine Kapsel (max. sechs Kapseln pro Tag). Sobald der Stuhl wieder etwas fester (formbar) ist, wird das Präparat abgesetzt. Bei bakteriellen Durchfällen mit Blut im Stuhl und Fieber ist Loperamid nicht geeignet.

☐ **Tab. 2.6** Motilitätshemmer

Arzneistoff	Fertigarzneimittel
Loperamid	*Imodium®, *Loperamid-ratiopharm®, *Loperamid AL®, Imodium® akut, Lopedium®
Uzarawurzel-Trockenextrakt	Uzara®

Eine pflanzliche Alternative ist der **Uzarawurzel-Trockenextrakt**. Er wirkt motilitätshemmend und leicht spasmolytisch. Der Saft kann auch Kleinkindern gegeben werden. Wegen der enthaltenen Glykoside, die eine Strukturähnlichkeit zu den Herzglykosiden aufweisen, ist der Uzarawurzel-Extrakt bei Patienten, die mit Herzglykosiden behandelt werden, kontraindiziert.

2.4.2 Orale Rehydratationstherapie

Diese Glucose-Elektrolyt-Mischungen (Elotrans® für Erwachsene, Oralpädon® für Säuglinge und Kleinkinder) werden in Leitungswasser aufgelöst und mehrmals täglich getrunken, um die Elektrolytverluste wieder auszugleichen. Der Glucosezusatz bewirkt eine bessere Resorption der Natriumionen. Das alte Hausmittel Salzstangen und Cola ist wegen des unausgewogenen Glucose-Elektrolyt-Verhältnisses nicht zu empfehlen.

2.4.3 Racecadotril

Racecadotril (*Tiorfan®) ist als erster intestinaler Sekretionshemmer für Kinder ab dem dritten Lebensmonat zur Behandlung des akuten Durchfalls zugelassen. Es vermindert den Einstrom von Wasser und Elektrolyten in das Darmlumen. Racecadotril hat keinen Einfluss auf die Darmmotilität und führt nicht zur Verstopfung. Die Ausscheidung der Erreger (z. B. Salmonellen, Noroviren, Rotaviren) wird nicht vermindert.

2.4.4 Adsorbierende Mittel

Adsorbierende Mittel können aufgrund ihrer großen Oberfläche andere Stoffe physikalisch binden. Wichtigster Arzneistoff dieser Gruppe ist die Aktivkohle (Carbo medicinalis), die auch bei Vergiftungen eingesetzt wird. Die Giftstoffe werden an die Kohle gebunden und mit dieser ausgeschieden. Kohle muss hierzu aber in hohen Dosen gegeben werden (0,5 bis 1 g pro kg Körpergewicht). Im Handel sind z. B. Kohle-Compretten® mit 250 mg Kohle pro Tablette. Zur Durchfallbehandlung beträgt die Dosierung 3 bis 4 g pro Tag. Die Wirkung tritt allerdings nicht besonders schnell ein. Da Kohle nicht nur Toxine sondern auch andere Arzneistoffe bindet, ist bei der Einnahme anderer Medikamente auf einen zeitlichen Abstand von mindestens zwei Stunden zu achten. Die Einnahme von Kohle führt zu einer harmlosen Schwarzfärbung des Stuhls, worauf bei der Abgabe hingewiesen werden sollte.

2.4.5 Ethacridinlactat

Ethacridinlactat (Metifex®) wirkt antibakteriell, hat aber keine selektive Wirkung auf pathogene Keime. Da die Nebenwirkungen gering sind, ist Ethacridinlactat nicht verschreibungspflichtig. Eventuell kann ein vorübergehendes Druckgefühl im Magen auftreten. Die Wirksamkeit bei bakteriell bedingten Diarrhöen ist nicht belegt.

2.4.6 Adstringierende Mittel

Adstringierende Mittel fällen an den obersten Zellschichten Eiweiße aus, die eine Schutzschicht bilden. Die Resorption toxischer Stoffe wird erschwert und die Hypersekretion nimmt ab. Gerbstoffe sind Inhaltsstoffe vieler Arzneidrogen, die als Tee bei Durchfall eingesetzt werden können (Heidelbeeren, Tormentillwurzelstock, Brombeerblätter). Handelspräparate, welche die adstringierende Gerbsäure (Tanninalbuminat, Tannin-Eiweiß) enthalten, sind Tannalbin® und in Kombination mit Ethacridinlactat Tannacomp®.

2.4.7 Hefelyophilisate und Probiotika

Zur symptomatischen Behandlung akuter Diarrhöen, zur Vorbeugung von Reisediarrhöen („Montezumas-Rache") sowie bei Diarrhöen unter Sondennahrung werden häufig Lyophilisate von *Saccharomyces boulardii* eingesetzt (□ Tab. 2.7). Als Mechanismus der (schwachen) antidiarrhoischen Wirkung wurde eine Hemmung der Toxinbindung an die Darmmukosa gefunden. Des Weiteren hat *Saccharomyces boulardii* eine leicht antisekretorische Wirkung und beschleunigt die Regeneration der Darmschleimhaut.

Probiotika sind Präparate, die lebende gesundheitsfördernde Mikroorganismen enthalten. Die Gesamtheit der Mikroorganismen, die den Darm besiedeln (ca. 500 Spezies) bezeichnet man als Darmflora. Probiotika können zum Aufbau der Darmflora nach einer Antibiotika- oder Strahlentherapie oder unterstützend bei Darmerkrankungen (z. B. Enteritis, Reizdarm) eingesetzt werden. Die Wirkung bei Diarrhö ist in Studien nur teilweise belegt.

□ **Tab. 2.7** Hefelyophilisate und Probiotika

Arzneistoff	Fertigarzneimittel
Saccharomyces boulardii	Perenterol®, Perocur®, Omniflora® akut, Yomogi®
Escherichia coli	Mutaflor®, Symbioflor®
Lactobacillus gasseri, Bifidobacterium longum	Omniflora® N

2.4.8 Rifaximin

Rifaximin (*Xifaxan®) ist ein Antibiotikum und wirkt gegen viele Bakterien, die eine Darminfektion und somit Durchfall auslösen. Es ist bei Reisediarrhö zugelassen, wird kaum resorbiert und wirkt vor allem lokal im Darmlumen.

2.5 Arzneimittel gegen Übelkeit und Erbrechen – Antiemetika

Antiemetika sind Mittel gegen Übelkeit (Nausea) und Erbrechen (Emesis). Beim **Erbrechen** handelt es sich nicht um eine Krankheit, sondern um ein Symptom, welches eine Warn- und Schutzfunktion für den Körper darstellt. Dem eigentlichen Erbrechen gehen meist Übelkeit, vermehrte Speichel- und Schweißsekretion und eine tiefere Atmung voraus. Reize, die ein Erbrechen reflektorisch auslösen, können z. B. eine starke Dehnung der Magenwand, üble Gerüche, starke Schmerzen, Medikamente (Antibiotika, Expektoranzien, Antirheumatika, Zytostatika usw.), Strahlenbelastung, Toxine (verdorbene Lebensmittel, Magen-Darm-Infekte) sein. Auch die ersten Monate einer Schwangerschaft sind oft von Übelkeit und Erbrechen begleitet (Hyperemesis gravidarum). Stärkeres oder länger andauerndes Erbrechen sollte vom Arzt abgeklärt werden.

In sogenannten Reisetabletten gegen Reisekrankheiten (Kinetosen) sind häufig Antiemetika enthalten. Unnatürliche Bewegungsabläufe, wie sie bei Auto-, Flug- oder Schiffsreisen auftreten, führen zu einer Reizung des Gleichgewichtsorgans im Innenohr und als Folge davon zur Erregung des Brechzentrums im verlängerten Rückenmark. Ein pflanzliches Präparat zur Prophylaxe von Kinetosen ist Ingwerwurzelstock (Zintona®).

TIPPS FÜR DIE BERATUNG ────────────────────────

Vorbeugung von Reiseübelkeit
▶ vorher leichte, fettarme Kost,
▶ Blick auf den Horizont richten, während der Fahrt nicht lesen,
▶ Augen schließen oder schlafen,
▶ frische Luft,
▶ Bus: Sitzplatz vorne, Schiff: mittig oder an Deck, Flugzeug: zwischen den Tragflächen.

2.5.1 H₁-Antihistaminika

H_1-Antihistaminika haben eine gute antiemetische Wirkung (□ Tab. 2.8). Sie unterdrücken über zentrale H_1-Rezeptoren die Auslösung des Brechreizes im verlängerten Rückenmark. Bei starkem Erbrechen ist die Gabe eines Suppositoriums sinnvoll. Die wichtigste Nebenwirkung ist die ausgeprägte sedierende Wirkung (Vorsicht bei aktiver Teilnahme am Straßenverkehr!). Diphenhydramin findet deshalb auch Verwendung als Schlafmittel. Der Zusatz von 8-Chlortheophyllin vermindert die sedie-

☐ **Tab. 2.8** H₁-Antihistaminika

Arzneistoff	Fertigarzneimittel
Dimenhydrinat (Diphenhydramin + 8-Chlortheophyllin)	Vomex A®, Vomacur®, Reisegold® Tabs, Superpep®
Diphenhydramin	Emesan®

rende Wirkung nur wenig. Zur Vorbeugung von Reiseübelkeit sollten die Mittel 30 Minuten vor Reiseantritt eingenommen werden, die Wirkdauer beträgt nur einige Stunden.

2.5.2 Gastrokinetika, Prokinetika

Neben seiner antiemetischen Wirkung beschleunigt **Metoclopramid** die Magenentleerung (☐ Tab. 2.9). Es wird daher auch bei Magenentleerungsstörungen oder im Migräneanfall eingesetzt. Das Präparat sollte nur Erwachsenen verordnet werden, da bei Kindern schmerzhafte Muskelzuckungen als Nebenwirkung auftreten können. Durch die Beschleunigung der Magenentleerung kann die Resorptionsgeschwindigkeit gleichzeitig applizierter Arzneimittel verändert sein. Die antiemetische Wirkung kommt durch Blockade von Dopaminrezeptoren im ZNS zustande. Eine andere Substanz mit ähnlicher Wirkung bei gastrointestinalen Motilitätsstörungen ist **Domperidon**. Beide Wirkstoffe werden 30 Minuten vor der Mahlzeit eingenommen.

☐ **Tab. 2.9** Gastrokinetika, Prokinetika

Arzneistoff	Fertigarzneimittel
Metoclopramid	*MCP-ratiopharm®, *MCP AL®, *Paspertin®, *Gastrosil®, *Gastroner-ton®
Domperidon	*Motilium®, *Domperidon Hexal®

2.5.3 Scopolamin

Das Parasympatholytikum Scopolamin wird in Form von transdermalen Systemen gegen Reisekrankheit eingesetzt. Dieses Membranpflaster wird hinter das Ohr geklebt (*Scopoderm® TTS) und gibt den Wirkstoff kontinuierlich über 72 Stunden ab. Scopolamin macht weniger müde als die H₁-Antihistaminika.

2.5.4 5-HT₃-Rezeptor-Antagonisten

Antiemetika aus der Gruppe der selektiven 5-HT₃-Rezeptor-Antagonisten verdrängen vor allem im Darm und im Zentralnervensystem Serotonin (5-Hydroxytryptamin, 5-HT) von den entsprechenden Rezeptoren und können die durch Zyto-

□ **Tab. 2.10** 5-HT$_3$-Rezeptor-Antagonisten

Arzneistoff	Fertigarzneimittel
Tropisetron	*Navoban®
Ondansetron	*Zofran®
Granisetron	*Kevatril®, *Granisetron Hexal®
Dolasetron	*Anemet®

statika oder Strahlentherapie verursachte Übelkeit mit Erbrechen verhindern oder bessern (□ **Tab. 2.10**).

2.5.5 Aprepitant

Aprepitant (*Emend®) ist ein Neurokininrezeptor-Antagonist und hemmt die neuronale Vermittlung des Brechreizes. Eingesetzt wird der Wirkstoff zur Vorbeugung von Zytostatika-Erbrechen zusätzlich zur Standardtherapie (Glucocorticoid und 5-HT$_3$-Rezeptor-Antagonist).

2.6 Arzneimittel gegen Blähungen

Die Bildung von Gasen im Magen-Darm-Trakt ist normal. Die im Verdauungstrakt anfallenden Gasmengen werden über das Blut zur Lunge transportiert. Bei einer übermäßigen Gasproduktion ist dies nicht mehr ausreichend möglich. **Blähungen** (Meteorismus; Abgang von Winden, Flatulenz) entstehen durch Einschluss von Gasen im Darm. Der im Magen angesäuerte Speisebrei wird beim Übertritt in den Dünndarm durch Hydrogencarbonat neutralisiert, hierbei entsteht CO_2. Zusätzlich kann Gas durch Schlucken von Luft während des Essens und Trinkens oder durch Gasbildung bei der bakteriellen Verdauung im Darm angesammelt werden. Neben den Blähungen entsteht Völlegefühl und Druckschmerz im Oberbauch. Ursachen können blähende Nahrungsmittel (Hülsenfrüchte, Zwiebeln, Kohl, frisches Brot usw.), Reizmagen, Reizdarm, Nahrungsmittelunverträglichkeiten (Lactoseintoleranz, Zöliakie), Mangel an Verdauungsenzymen oder auch Stress sein. Unterstützende Maßnahmen bei der Behandlung von Blähungen sind Bewegung, bewusstes langsameres Essen, Bauchmassage und Wärmeanwendung (Wärmflasche).

2.6.1 Carminativa

Blähungstreibende Präparate enthalten Extrakte oder ätherische Öle aus Anis, Kümmel, Fenchel, Pfefferminze, evtl. auch Kamille. Sie wirken zusätzlich spasmolytisch und werden auch bei dyspeptischen Beschwerden (Verdauungsstörungen, einhergehend mit Blähungen, Bauchschmerzen, Völlegefühl) eingesetzt. Handelspräparate in Form von Tropfen oder Kapseln sind Medacalm®, Carminativum-Hetterich®, Carvomin®, Enteroplant®, Gastricholan® L. Sinnvoll ist auch ein Tee aus diesen Drogen.

Fencheltee (z. B. Kinder-Fencheltee von Sidroga®) oder Kümmelzäpfchen sind für die Behandlung der Blähungen beim Säugling (Drei-Monats-Koliken) geeignet. Zu empfehlen wäre auch eine Säuglingsnahrung mit niedrigem Lactosegehalt, da die Blähungen auf einer noch nicht ausgereiften Lactoseverwertung beruhen können.

2.6.2   Dimethylpolysiloxane

Dimethylpolysiloxane (Dimeticon; in Kombination mit Siliciumdioxid: Simeticon) werden häufig gegen Blähungen eingesetzt (☐ Tab. 2.11). Man bezeichnet sie auch als Entschäumer. Sie wirken rein physikalisch und setzen die Oberflächenspannung der Gasbläschen herab, sodass die relativ festen Schäume zerfallen und die Gase im Darm abtransportiert werden können. Die Präparate gibt es in verschiedenen Darreichungsformen (Weichkapseln, Kautabletten, Suspensionen). Da diese Mittel in den tieferen Darmabschnitten wirken, ist mit einem Wirkungseintritt erst nach bis zu acht Stunden zu rechnen. Flüssige Zubereitungen sind gut für Säuglinge geeignet und können direkt ins Fläschchen gegeben werden oder auf einem Löffel zu den Stillmahlzeiten.

Im Handel sind auch Kombinationspräparate mit Enzymen (Enzym-Lefax®). Sinnvoll ist der Enzymzusatz nur bei nachgewiesenem Mangel an Bauchspeicheldrüsenenzymen und dann in einer höheren Dosis. Einigen Patienten helfen diese Kombinationspräparate vor allem bei Völlegefühl dennoch besser.

☐ **Tab. 2.11** Dimethylpolysiloxane

Arzneistoff	Fertigarzneimittel
Simeticon	Lefax®, Sab simplex® Suspension, Espumisan®, Imogas®
Dimeticon	Sab simplex® Kautabletten

2.7   Arzneimittel gegen chronisch entzündliche Darmerkrankungen

Zu den chronisch entzündlichen Darmerkrankungen gehören Morbus Crohn und Colitis ulcerosa. Sie beginnen meist im mittleren Lebensalter (20 bis 40 Jahre). Die Ursache ist weitgehend ungeklärt, es werden folgende Auslöser diskutiert: Infektionen (Viren, Bakterien, Pilze), genetische Faktoren, Autoimmunerkrankungen.

Morbus Crohn ist eine Entzündung bestimmter Abschnitte vor allem des unteren Dünndarms und des Dickdarms (diskontinuierliche Ausbreitung), es können aber auch einzelne Abschnitte des gesamten Magen-Darm-Trakts betroffen sein, vom Mund bis zum After. Die Erkrankung verläuft schubweise. Im Gegensatz zur Colitis ulcerosa sind alle Darmwandschichten betroffen. Häufig ist die entzündete Schleimhaut geschwollen, was zu Verengungen (Stenosen) vor allem des Dünndarms führt. Symptome sind krampfartige Bauchschmerzen, breiige meist nicht blutige Durchfälle, Gewichtsabnahme. Es können ebenfalls Symptome auftreten, die nicht den Magen-Darm-Trakt betreffen (extraintestinale Symptome) wie Hautreaktionen und Arthritis.

Im akuten Schub werden zur Unterdrückung der Autoimmunreaktion und zur Entzündungslinderung hoch dosiert Glucocorticoide gegeben. **Budesonid** (*Budenofalk®, *Entocort®) wirkt überwiegend lokal an der Darmschleimhaut entzündungslindernd. Aus der Gruppe der Aminosalicylate findet vor allem **Mesalazin** Verwendung. Bei chronisch-aktivem Verlauf werden **Immunsuppressiva** verabreicht.

Bei **Colitis ulcerosa** handelt es sich um eine chronische Entzündung des Dickdarms mit Schwellung und Geschwürbildung auf der Darmschleimhaut. Sie kann schubweise oder fortschreitend verlaufen. Der Patient klagt über wässrig-blutige Stühle (bis zu 20 Darmentleerungen pro Tag) und krampfartige Schmerzen im linken Unterbauch. Fieber und extraintestinale Symptome können ebenfalls auftreten.

Im akuten Schub der Colitis ulcerosa werden **Glucocorticoide** gegeben. Da vor allem der letzte Teil des Darms betroffen ist, ist eine rektale Anwendung als Schaum (*Colifoam®) oder Klysma (*Entocort® rektal) vorteilhaft. **Aminosalicylate** werden sowohl im Schub als auch zur Dauertherapie eingesetzt.

2.7.1　Aminosalicylate

Zu den Aminosalicylaten (□ Tab. 2.12) gehören Mesalazin, Sulfasalazin und Olsalazin. **Mesalazin** (5-Aminosalicylsäure) hemmt die Bildung von Entzündungsmediatoren (Leukotriene, Prostaglandine, Interleukine). Je nachdem in welchem Darmabschnitt das Mesalazin wirken soll, werden unterschiedliche Darreichungsformen eingesetzt: magensaftresistent überzogene Tabletten oder Granulate, Klysmen, Rektalschäume oder Zäpfchen.

Das Sulfonamid-Derivat **Sulfasalazin** besteht aus Mesalazin und Sulfapyridin. Im Wirkstoff **Olsalazin** mit der Indikation leichte und mittelschwere Schübe und Rezidivprophylaxe der Colitis ulcerosa sind zwei Moleküle Mesalazin miteinander verknüpft. Sulfasalazin und Olsalazin sind bei oraler Einnahme schwer resorbierbar und werden im Dickdarm von Kolibakterien gespalten, sodass der eigentliche Wirkstoff Mesalazin entsteht.

□ **Tab. 2.12** Aminosalicylate

Arzneistoff	Fertigarzneimittel
Mesalazin	*Claversal®, *Salofalk®, *Pentasa®
Sulfasalazin	*Azulfidine®, *Colo-Pleon®, *Sulfasalazin-Heyl®, *Sulfasalazin Hexal®
Olsalazin	*Dipentum® (nur bei Colitis ulcerosa)

2.7.2   Immunsuppressiva

Bei einem gestörten Immunsystem werden Lymphozyten aktiviert, die Entzündungs-mediatoren freisetzen, was letztendlich zu einer Entzündung und Zerstörung des Darmgewebes führt (Kap. 7.6). **Azathioprin** (*Imurek®) ist ein Prodrug und wird zu 6-Mercaptopurin abgebaut. 6-Mercaptopurin hemmt die Bildung der B- und T-Lymphozyten. Bei Therapieversagen von Glucocorticoiden können auch **Ciclosporin A** (*Sandimmun®) oder **Tacrolimus** (*Prograf®) eingesetzt werden.

2.8   Arzneimittel gegen Lebererkrankungen – Hepatika

2.8.1   Therapie viraler Hepatitiden

Verschiedene Viren können zu Infektionen der Leber führen. Häufige Symptome sind Fieber, Ikterus (Gelbsucht, Ablagerung von Bilirubin in der Augenbindehaut und Haut), Appetitlosigkeit, Druckgefühl im rechten Oberbauch und Erbrechen. Man unterscheidet fünf verschiedene Hepatitis-Typen. Während die enteral erwor-benen Hepatitiden A und E meist akut verlaufen, können sich bei den parenteral übertragenen Formen B, C und D chronische Verläufe mit den Spätfolgen Leber-zirrhose und Leberkarzinom entwickeln. Die häufigste Lebererkrankung, die akute Hepatitis, heilt in der Regel auch ohne Arzneimittel. Infektiöse Hepatitiden gehören zu den meldepflichtigen Krankheiten nach dem Bundesseuchengesetz (BSeuchG).

Hepatitis A: Das Hepatitis-A-Virus (HAV) aus der Familie der Picorna-Viren wird oral aufgenommen (kontaminierte Speisen und Getränke). Die Letalität ist gering, nach einer überstandenen Infektion bleibt eine Immunität zurück. Eine wichtige Prophylaxemaßnahme liegt in einer konsequenten Nahrungsmittelhygiene, vor allem bei Reisen in Länder mit hoher Durchseuchung. Einen zuverlässigen Infektionsschutz bietet die aktive Schutzimpfung (*Havrix®, *Vaqta®).

Hepatitis B: Das Hepatitis-B-Virus (HBV) gehört zu den Hepadna-Viren. Seine Über-tragung erfolgt vor allem parenteral (u. a. durch kontaminierte Injektionsnadeln bei Drogenabhängigen, Verletzungen bei medizinischem Personal, durch Übertragung kontaminierter Blutprodukte oder durch sexuelle Kontakte. Die Schutzimpfung mit einem HBV-Antigen-Impfstoff (*Engerix B®, *HBVAXPRO®) wird empfohlen. Die Hepatitis B-Schutzimpfung bietet ebenfalls einen gewissen Schutz vor Hepatitis D, da dieses Virus für seine Vermehrung die Anwesenheit des HBV benötigt. Die Therapie einer chronischen Hepatitis B erfolgt mit Interferon α (*Intron® A, *Roferon® A) oder Virustatika (Lamuvidin: *Epivir®, Adefovir: *Hepsera®). Ein kombinierter Impfstoff gegen Hepatitis A und B ist *Twinrix®.

Hepatitis C: Das Hepatitis-C-Virus (HCV), ein Flavivirus, wird – wie HBV – vor allem parenteral übertragen. Ein hohes Übertragungsrisiko besteht bei Drogenabhängigen sowie bei der Verwendung unsachgemäß sterilisierter Instrumente bei ärztlichen Eingriffen, Akupunktur, Piercing oder Tätowierung. Eine Schutzimpfung gegen HCV-Infektionen gibt es derzeit nicht. Nicht jeder Patient spricht auf eine Kombina-tionstherapie, z. B. mit Interferon und Ribavirin, an.

2.8.2 Weitere Lebererkrankungen

Leberzirrhose

Unter einer Leberzirrhose versteht man den Untergang von Leberzellen und deren Ersatz durch Bindegewebe. Die Folge ist ein Druckanstieg in den Gefäßen, die der Leber Blut zuführen. Flüssigkeit tritt aus den Gefäßen in die Bauchhöhle aus (Aszites), und das Blut weicht in die Gefäße aus, welche die Leber umgeben (Ösophagusvarizen). Diese sind oft dünnwandig, reißen und können zu tödlichen Blutungen führen. Wenn die Leber ihre Entgiftungsfunktionen nicht mehr wahrnehmen kann, tritt das Leberkoma ein.

Fettleber

Gründe für eine Verfettung der Leber sind eine hyperkalorische Ernährung (vor allem zu kohlenhydratreich), Alkoholabusus und mangelnde Eiweißernährung (vor allem in Entwicklungsgebieten). Folgen sind eine schmerzhafte Anschwellung der Leber und Leberzirrhose. Die wichtigste Therapie der meist alkoholbedingten Fettleber ist eine strenge Alkoholabstinenz und evtl. Gewichtsreduktion.

Die medikamentöse Therapie von Lebererkrankungen ist nur begrenzt möglich. Mariendistelextrakte (enthalten **Silymarin**) können unterstützend bei chronischen Leberschäden und Leberzirrhose eingesetzt werden. Handelspräparate sind z. B. HepaBesch®, Legalon®, Mariendistel-ratiopharm®, Silymarin Stada®. Bei einer Knollenblätterpilzvergiftung wird Silymarin infundiert und senkt die Mortalitätsrate.

2.9 Gallentherapeutika

Die häufigste Gallenwegserkrankung ist der Gallenstein (Cholelithiasis, Gallensteinleiden). Gallensteine bestehen vorwiegend aus Cholesterol oder Calciumsalzen. Sie entstehen durch erhöhte Konzentration oder durch verlängerte Verweildauer der Galle in der Gallenblase bei Gallenabflussstörungen. Gallensteine kommen bei Frauen häufiger vor als bei Männern. Bei einem Gallenwegsverschluss durch einen Gallenstein kommt es zu einer schmerzhaften Gallenkolik. Weitere Gallenwegserkrankungen sind eine Entzündung der Gallenblase (Cholezystitis) oder der Gallenwege (Cholangitis). Die Entzündungen können bakteriell bedingt oder eine Begleiterkrankung der Cholelithiasis sein.

Bei der Behandlung von Gallenleiden unterscheidet man Choleretika, welche die Galleproduktion in der Leber erhöhen, und Cholekinetika, die eine beschleunigte Entleerung der Gallenblase bewirken. Beide Gruppen fasst man als Cholagoga zusammen. Außerdem gibt es noch spezielle Mittel, die bei Gallensteinen eingesetzt werden.

☐ **Tab. 2.13** Cholagoga

Arzneistoff	Fertigarzneimittel
Hymecromon	Cholspasmin® forte, Chol-Spasmoletten®
Artischockenextrakt	Aristochol® Konzentrat, Cholagogum Nattermann® Artischocke, Hepar-SL® forte
Pfefferminzöl	Spasmo gallo sanol® N
Curcumawurzelstock-Extrakt	Curcu Truw®

2.9.1 Cholagoga

Gallensäuren selbst besitzen eine starke, die Gallesekretion anregende Wirkung. Ein synthetisches Choleretikum ist das zusätzlich spasmolytisch wirkende **Hymecromon**.

Choleretisch, cholekinetisch und z. T. spasmolytisch wirkende Arzneidrogen sind u. a. Pfefferminzblätter, Schöllkraut, Artischocke und Gelbwurz. Diese pflanzlichen Arzneimittel werden auch bei dyspeptischen Beschwerden, die mit Völlegefühl, Blähungen und Übelkeit einhergehen, eingesetzt (☐ **Tab. 2.13**).

2.9.2 Deoxycholsäuren

Chenodeoxycholsäure (*Xenbilox®) und ihr Derivat Ursodeoxycholsäure (*Ursofalk®, *UDC Hexal®) können Cholesterolgallensteine, die wegen Übersättigung im Gallensaft ausgefallen sind, wieder in Lösung bringen. Die Therapie ist allerdings nur bei Steinen mit hohem Cholesterolanteil erfolgreich, kalkreiche Cholesterolsteine und Pigmentsteine müssen operativ entfernt oder „zertrümmert" (Lithotripsie) werden. Als Nebenwirkung kann Durchfall auftreten.

2.10 Arzneimittel bei Erkrankungen der Bauchspeicheldrüse

Bei der **akuten Pankreatitis** (Bauchspeicheldrüsenentzündung) werden die inaktiven Enzyme des Pankreassaftes in der Bauchspeicheldrüse aktiviert und beginnen, das Pankreas zu verdauen. Der Betroffene hat starke Oberbauchschmerzen und einen erhöhten Amylase- und Lipase-Blutspiegel. Nach Abklingen dieser schweren Erkrankung ist die Bauchspeicheldrüse wieder voll funktionsfähig.

Ursache einer chronischen Pankreatitis sind regelmäßiger Alkoholmissbrauch und Infektionen des Bauchspeicheldrüsengangs. Symptome sind Oberbauchschmerz, Diarrhö, Blähungen, Abmagerung und Fettstühle. Bei der chronischen Pankreatitis werden endokrine (Insulin produzierende) Zellen mit zerstört. Im Gegensatz zur akuten Pankreatitis nimmt die Pankreasfunktion im Laufe der Zeit ab.

Bei einer **Pankreasinsuffizienz** als Folge einer länger andauernden Pankreatitis reichen die von der Bauchspeicheldrüse abgegebenen Verdauungsenzyme nicht aus. Sie müssen zu den Mahlzeiten substituiert werden, um eine normale Verdauung der Nährstoffe zu gewährleisten.

2.10.1 Enzymsubstitutionspräparate

Enzyme sind Eiweißstoffe, die verschiedene Stoffwechselreaktionen katalysieren (beschleunigen), ohne dabei verändert zu werden. Sie bestehen entweder nur aus Eiweiß oder aus einem Proteinanteil, dem Apoenzym und einem Nichteiweißanteil, dem Coenzym (häufig vitaminähnlich). Am Namen ist meist erkennbar, dass es sich um ein Enzym handelt (Endung –ase) und welche Aufgabe das Enzym hat. Lipasen sind z. B. für die Spaltung von Fetten (Lipiden) zuständig, Reduktasen bewirken die chemische Reduktion eines Stoffes, Transferasen übertragen Atomgruppen auf Moleküle. Einige Enzyme haben aber auch Trivialnamen (z. B. Trypsin). Damit die Reaktion überhaupt stattfinden kann, bildet das Enzym mit dem entsprechenden Substrat einen Komplex. Nach der enzymatischen Reaktion wird das veränderte Substrat wieder vom Enzym getrennt. Das Enzym steht unverändert für eine weitere Reaktion zur Verfügung. Einen Überblick über wichtige Verdauungsenzyme bietet □ Tab. 2.14.

Die Menge des Enzyms wird in Einheiten angegeben. Die Einheit ist ein Maß für die Aktivität des Enzyms. Bei den Handelspräparaten findet man meist die Angabe der Ph.-Eur.-Einheiten (europäische Einheiten, sie entsprechen den F.I.P.-Einheiten der Fédération Internationale Pharmaceutique, den internationalen Einheiten). Eine Einheit ist die Enzymmenge, die unter Standardbedingungen pro Minute 1 µmol Substrat umsetzt.

Enzymsubstitutionspräparate sind indiziert bei Pankreasinsuffizienz oder einer Entfernung der Bauchspeicheldrüse. Sie enthalten **Lipasen, Amylasen** und **Proteasen**. Der Gesamtextrakt aus tierischen Bauchspeicheldrüsen (Schwein) wird als Pankreatin bezeichnet. Handelspräparate sind Cotazym®, Kreon®, Ozym®, Pangrol®, Pankreatin Mikro-ratiopharm®. Die Präparate müssen ausreichend hoch dosiert sein, bei totalem Ausfall des Pankreas benötigt man pro Mahlzeit:
▶ 40 000 bis 80 000 Ph.-Eur.-Einheiten Lipase,
▶ 30 000 bis 60 000 Ph.-Eur.-Einheiten Amylase und
▶ 2 500 bis 5 000 Ph.-Eur.-Einheiten Proteasen.
Die Zahl hinter dem Präparatenamen bezieht sich auf die Lipase-Aktivität, Kreon® 10 000 enthält demnach 10 000 Ph.Eur.-Einheiten Lipase.

Verdauungsenzyme werden auch manchmal bei leichten Verdauungsstörungen, z. B. nach dem Verzehr einer reichhaltigen Mahlzeit, ohne Vorliegen einer Pankreasinsuffizienz in einer relativ niedrigen Dosis eingenommen. Die Wirkung ist wahrscheinlich dem Placeboeffekt zuzuschreiben. In Enzym-Lefax® sind die Enzyme mit Simeticon gegen Blähungen kombiniert.

☐ **Tab. 2.14** Wirkungen der Verdauungsenzyme

Wirkort	Enzym	Substrat	Abbauprodukt
Mund (Speichel)	Amylase	Kohlenhydrate: Stärke (Amylose)	Dextrine, Maltose
Magen (Magensaft)	Pepsin	Eiweiße (Proteine)	Peptide
Bauchspeicheldrüse (Pankreassaft)	Amylase	Stärke	Dextrine, Maltose
	Disaccharidasen (Glucosidasen): Maltase, Saccharase	Disaccharide: Maltose, Saccharose	Monosaccharide: Glucose + Glucose, Glucose + Fructose
	Lipasen	Fette (Triglyceride)	Glycerin + Fettsäuren
	Trypsin, Chymotrypsin	Eiweiße (Proteine)	Peptide
Dünndarm	Amylase	Stärke	Dextrine, Maltose
	Disaccharidasen (Glucosidasen, Galactosidasen): Maltase, Lactase, Saccharase	Disaccharide: Maltose, Lactose, Saccharose	Monosaccharide: Glucose + Glucose, Glucose + Galactose, Glucose + Fructose
	Trypsin, Chymotrypsin	Proteine	Peptide
	Peptidasen	Peptide	Aminosäuren

2.11 Weitere Erkrankungen des Magen-Darm-Trakts

2.11.1 Funktionelle Oberbauchbeschwerden

Funktionelle Oberbauchbeschwerden (Reizmagen, nichtulzeröse Dyspepsie) unterteilt man je nach Leitsymptom in verschiedene Typen:

▶ **Motilitätsstörungstyp:** Am häufigsten, Leitsymptom: Frühes Sättigungsgefühl; Völlegefühl nach den Mahlzeiten, Aufstoßen, Flatulenz, Meteorismus, Übelkeit.
▶ **Refluxtyp:** Leitsymptom: Sodbrennen; brennender Retrosternalschmerz (Schmerzen hinter dem Brustbein) besonders beim Bücken, nach üppigen Mahlzeiten, bei flachem Liegen; temporäre Besserung durch Antazida, Beschwerdeverstärkung durch Nahrungsaufnahme.
▶ **Ulkustyp:** Leitsymptom: Nüchternschmerz; Aufwachen durch Magenschmerzen während der Nacht, Schmerzlinderung durch Antazida oder Nahrungsaufnahme.
▶ **Essenzieller Typ:** Ohne Leitsymptom.

Da die Beschwerden sehr unspezifisch sind, ist eine Diagnose oft schwierig. Andere Erkrankungen als Ursache für die Beschwerden wie Gastritis oder Ulkus sollten ausgeschlossen werden.

Zur **Therapie** werden neben einer Änderung der Lebens- und Essgewohnheiten (Vermeidung von Alkohol, Zigaretten, Stress, individuell schlecht verträglichen Lebensmitteln) je nach Leitsymptom verschiedene Wirkstoffe eingesetzt:

▶ Antazida, Protonenpumpenhemmer,
▶ Carminativa,
▶ Spasmolytika,
▶ Metoclopramid,
▶ pflanzliche Kombinationspräparate wie z. B. Iberogast®.

Unterstützend kann ein Tee aus den schon erwähnten Drogen mit spasmolytischer, carminativer oder cholagoger Wirkung bzw. eine Zubereitung mit Bitterstoffen versucht werden.

2.11.2 Reizdarmsyndrom

Das Reizdarmsyndrom wird auch als **Colon irritabile** bezeichnet und gehört zu den häufigsten Erkrankungen des Verdauungstrakts. Die Beschwerden sind individuell unterschiedlich und häufig nur leicht ausgeprägt. Es liegt keine organische Ursache zugrunde. Hauptsymptome sind Stuhlunregelmäßigkeiten (Durchfall – Verstopfung), Völlegefühl, Blähungen und Bauchschmerzen. Die Ursache ist bisher nicht eindeutig geklärt. Man vermutet, dass eine gestörte Darmmotilität, eine viszerale Hypersensitivität (überempfindlicher Darm) und Änderungen im Serotoninstoffwechsel eine Rolle spielen. Begünstigende Faktoren sind Stress, Bewegungsmangel, unausgewogene Ernährung.

Die **Therapie** richtet sich nach den vorherrschenden Symptomen und auch nach den Erfahrungen des Patienten. Nicht immer ist eine ausreichende Wirksamkeit gegeben. Es kommen unterschiedliche Wirkstoffe zum Einsatz:

- ▶ Laxanzien,
- ▶ Ballaststoffe bei Stuhlunregelmäßigkeiten,
- ▶ Phytotherapeutika: Pfefferminzöl (Medacalm®), Iberogast®,
- ▶ Probiotika als Therapieversuch,
- ▶ Loperamid (Imodium® akut): bedarfsorientiert bei Durchfall, nur kurzzeitig,
- ▶ Spasmolyika: Butylscopolamin (Buscopan®, - plus) bei krampfartigen Bauch-schmerzen,
- ▶ Simeticon (z. B. Lefax®) gegen Blähungen,
- ▶ Mebeverin (*Duspatal®): wirkt relaxierend auf die glatte Muskulatur des Magen-Darm-Trakts.

2.11.3   Enteritis – Darmentzündung

Bei der Enteritis unterscheidet man eine akute und eine chronische Form. Gründe für eine Enteritis sind z. B. verdorbene Speisen (Salmonellen-Infektion), unreifes Obst, Alkoholabusus oder sehr kalte Speisen. Die Symptome treten etwa 8 bis 24 Stunden später auf: Bauchschmerzen, Übelkeit, Erbrechen, Durchfall und Fieber. Zur Therapie dienen die schon erwähnten Wirkstoffgruppen. Eine bakterielle Infektion wird mit Antibiotika behandelt.

2.11.4   Nahrungsmittelunverträglichkeiten

Lactoseintoleranz

Lactase ist ein Enzym, das von der Dünndarmschleimhaut gebildet wird und die Lactose (Milchzucker) im Darm in die resorbierbaren Monosaccharide Glucose und Galaktose spaltet. Bei Mangel an Lactase gelangt Lactose unresorbiert in den Dick-darm und wird dort von den Darmbakterien zu Milchsäure, Essigsäure und Kohlen-dioxid abgebaut. Dadurch wird die Dickdarmperistaltik angeregt, und es kommt, vor allem nach Genuss von Milchprodukten, zu Durchfall. Weitere Symptome sind Völlegefühl, Blähungen (verstärkte Gasbildung im Darm) und Bauchschmerzen. Der Lactasemangel ist individuell unterschiedlich stark ausgeprägt, geringe Lactose-mengen werden häufig toleriert.

Die Therapie besteht aus Verzicht auf Milch und Milchprodukte bzw. der Zufuhr nur geringer Mengen. Die Lactosemenge und Verträglichkeit der einzelnen Milch-produkte ist unterschiedlich. Hier helfen Lebensmitteltabellen und eigene Erfah-rungswerte. Im Handel ist z. B. auch lactosefreier Käse oder Sojamilchjoghurt. Ist bei einem Restaurant- oder Kantinenessen die enthaltene Lactose nicht gut einzu-schätzen bzw. nicht zu vermeiden, können sich Betroffene mit Lactase-Kapseln oder -Tabletten (Lactrase®, Laluk®, Tilactamed®) behelfen. Sie werden zu der Mahlzeit eingenommen.

Zöliakie/Sprue

Zöliakie ist eine Unverträglichkeit gegen bestimmte Getreideeiweiße (Gluten), die sich in starkem Durchfall nach dem Genuss von Getreideprodukten äußert. Sie tritt vor allem im Kindesalter auf und wird bei Erwachsenen als Sprue bezeichnet. Bei den Betroffenen verkümmert die Dünndarmschleimhaut, die Bildung von Enzymen (z. B. Lactase) und die Resorption der Nährstoffe ist nicht mehr in ausreichender Menge möglich. Es kommt zu einer Mangelversorgung und Gewichtsabnahme.

Die Therapie besteht in einer meist lebenslangen konsequenten glutenfreien Diät. Eine glutenfreie Ernährung ist nicht immer einfach durchzuführen, da in vielen Mahlzeiten und Fertigprodukten das Mehl glutenhaltiger einheimischer Getreidesorten (Weizen, Roggen, Gerste, Hafer) enthalten ist. Auf Lebensmittelpackungen muss enthaltenes Gluten angegeben werden. Glutenfrei sind Reis, Mais, Hirse, Buchweizen, Soja und Kartoffeln.

2.11.5 Divertikel

Divertikel sind kleine Ausstülpungen der Darmwand und bilden sich meist im Dickdarm (selten im Dünndarm oder in der Speiseröhre). Sie treten mit zunehmendem Alter häufiger auf. Etwa 50 % der über 60-jährigen Bevölkerung ist davon betroffen. Gründe hierfür sind die mit dem Alter zunehmende Gewebeschwäche der Darmwand und vor allem eine ballaststoffarme Ernährung. Meist sind Divertikel harmlos und verursachen keine Beschwerden. Als Komplikation können Entzündungen auftreten (Divertikulitis) und Blutungen. Bei älteren Menschen sind Divertikel die häufigste Ursache einer unteren gastrointestinalen Blutung und in der Regel harmlos, andere Ursachen (Krebs, Colitis ulcerosa) sollten vom Arzt ausgeschlossen werden. Eine akute Divertikulitis geht mit Schmerzen und Fieber einher und muss behandelt werden, um weitere Komplikationen (Abszesse, Fisteln, Perforationen) zu vermeiden. Bei schwerer Divertikulose (Divertikelkrankheit) ist eventuell eine operative Entfernung der Divertikel in Betracht zu ziehen.

2.11.6 Karzinome des Magen-Darm-Trakts

Speiseröhrenkarzinome treten vermehrt bei starken Rauchern auf. Symptome sind Schluckbeschwerden, Schmerzen hinter dem Brustbein (Retrosternalschmerz), Appetitlosigkeit und starke Gewichtsabnahme.

Die Symptome eines **Magenkarzinoms** ähneln denen des Ulkus, nicht selten kommen Schluckbeschwerden oder Abneigung gegen Fleisch hinzu. Eine Differentialdiagnose kann nur durch eine Endoskopie mit der Entnahme einer Gewebeprobe gestellt werden. Bei Früherkennung des Magenkarzinoms sind die Heilungschancen nach einer Operation gut. Die Operation muss möglichst früh durchgeführt werden, da Magenkarzinome rasch metastasieren.

Das **Kolonkarzinom** ist eines der häufigsten Karzinome überhaupt. Symptome sind Obstipation, Diarrhö, Blut im Stuhl, Appetitlosigkeit. Auch hier spielt die Ernährung eine große Rolle. Zur Vorsorgeuntersuchung des Kolonkarzinoms gibt es Testbriefchen, mit deren Hilfe man okkultes (nicht sichtbares) Blut im Stuhl nachweisen kann (Haemoccult®).

2.12 Arzneimittel zur Gewichtsreduktion

> **■ DEFINITION**
>
> Der Body-Mass-Index (BMI) dient neben anderen wie WHR (waist hip ratio) zur Beurteilung des Körpergewichts. Er wird nach folgender Formel berechnet:
>
> $$\text{BMI} = \frac{\text{Körpergewicht in kg}}{(\text{Körperlänge in m}^2)}$$

Von **Übergewicht** spricht man ab einem BMI > 25, von **Adipositas** (Fettleibigkeit) ab einem BMI > 30. Übergewicht stellt einen Risikofaktor für zahlreiche Erkrankungen dar (Diabetes mellitus, Bluthochdruck, Herzinfarkt, Schlaganfall, Fettstoffwechselerkrankungen, Gicht, Krampfadern, degenerative Gelenkerkrankungen, Ateminsuffizienz, bestimmte Karzinome). Hauptursachen des Übergewichts sind in erster Linie eine übermäßige Nahrungszufuhr und eine mangelnde körperliche Aktivität. Daneben können auch Medikamente (Glucocorticoide, Antidepressiva, Neuroleptika, Estrogene, Sulfonylharnstoffe, Thyreostatika) zu einer Erhöhung des Körpergewichts führen, bedingt durch Nebenwirkungen wie Appetitsteigerung, Wassereinlagerungen (Ödeme) oder Senkung des Grundumsatzes.

In den Medien wird immer wieder eine Vielzahl an Produkten zum Abnehmen beworben mit Versprechungen, die nicht realistisch oder übertrieben sind („Fette schmelzen", „Gewichtsabnahme ohne lästige Diät" usw.). Der Vertriebsweg Apotheke wird gewählt, um den Anschein von Wirksamkeit und Seriosität der Produkte zu erwecken. Die Präparate sind oft als Nahrungsergänzungsmittel oder Medizinprodukt im Handel, Wirksamkeitsnachweise fehlen. Für die Beratung in der Apotheke sind eine kritische Betrachtung der Präparate und die Aufklärung der Kunden wichtig.

2.12.1 Basistherapie

PRAXISTIPP _____

Die Basistherapie bei Übergewicht und Adipositas umfasst eine konsequente Umstellung der Ernährungs- und Lebensgewohnheiten:

▶ ausgewogene, kalorienreduzierte Ernährung (Obst, Gemüse, Vollkornprodukte),
▶ fett- und zuckerhaltige Produkte reduzieren,
▶ möglichst kalorienarme Getränke (Mineralwasser, Tee),
▶ kein bzw. wenig Alkohol,
▶ mehr Bewegung, Ausdauersport (Spaziergänge, Schwimmen, Walking, Rad fahren),
▶ evtl. Schulung oder Kochkurs.

Radikaldiäten sind nicht zu empfehlen. Zum einen lernt der Betroffene nicht, seine Ernährung umzustellen, was für den langfristigen Erfolg wichtig ist und zum anderen kommt es nach Beenden der Diät schnell wieder zu einer Gewichtszunahme (Jojo-Effekt). Sehr einseitige Diäten verstärken den Heißhunger auf bestimmte Lebensmittel. Auch wenn das schnelle Erfolgserlebnis ausbleibt, ist eine langsame Gewichts-abnahme anzustreben (maximal ½ bis 1 kg pro Woche). Natürlich gehört auch die Motivation des Patienten dazu. Für eine Ernährungsberatung ist das Führen eines Ernährungsprotokolls, z. B. über eine Woche, sinnvoll. Es können Ernährungsfehler aufgedeckt werden und Vorschläge für das Austauschen bestimmter Lebensmittel gemacht werden.

2.12.2 Ballast- und Quellstoffe

Sogenannte Sättigungskapseln oder -pulver enthalten meist Quellstoffe (□ Tab. 2.15). Es handelt sich hierbei nicht unbedingt um apothekenpflichtige Arzneimittel, sondern auch um Medizinprodukte. Sie werden eine halbe Stunde vor den Mahlzeiten mit einem großen Glas Wasser eingenommen. Durch die Magenfüllung rufen sie ein Sättigungsgefühl hervor. Zur Erleichterung der Einhaltung einer Diät sind sie eher zu empfehlen als Appetitzügler.

□ **Tab. 2.15** Ballast- und Quellstoffpräparate

Arzneistoff	Fertigarzneimittel
Konjakwurzel-Extrakt	Bionorm® Sättigungskapseln
Guar	Figur-Verlan®
Alginsäure, Carmellose	Recatol® Algin Lemon
Natriumalginat	CM3 Alginat®

2.12.3 Formuladiäten

Formuladiäten sind Pulver zum Anrühren in Wasser oder fettarmer Milch oder Fertiggetränke (Drinks, Suppen). Sie enthalten alle wichtigen Nährstoffe (Fette, Kohlenhydrate, Eiweiße) und auch Ballaststoffe, Vitamine, Mineralstoffe und Spurenelemente in einer ausgewogenen Zusammensetzung (nach den Empfehlungen der Deutschen Gesellschaft für Ernährung, DGE), der Energiegehalt ist reduziert. Eine oder mehrere Mahlzeiten werden durch diesen Drink ersetzt. Dies führt zur Gewichtsabnahme, da weniger Kalorien zugeführt werden. Auf der anderen Seite sind diese Drinks nach einiger Zeit geschmacklich sehr eintönig und der Abnehmwillige lernt nicht, seine Ernährung umzustellen. Sinnvoll sind sie als Einstieg bei gleichzeitiger Ernährungsumstellung. Im Handel sind Slimfast® (Pulver oder Fertigetränk), Almased®, Multane®, Modifast®, Bionorm® Diätdrink u. Ä.

2.12.4 Lipasehemmer

Der Lipasehemmer **Orlistat** (*Xenical®, alli®) hemmt die fettspaltenden Enzyme (Lipasen) im Magen-Darm-Trakt. Somit wird die Spaltung der Nahrungsfette (Triglyceride) in resorbierbare Monoglyceride und freie Fettsäuren vermindert und die nicht resorbierbaren Fette werden mit dem Stuhl ausgeschieden, die Kalorienzufuhr ist verringert. Da die fettlöslichen Vitamine ebenfalls vermindert aufgenommen werden, kann bei längerer Anwendung eine zusätzliche Vitaminzufuhr nötig sein. Orlistat wird zu den Hauptmahlzeiten eingenommen. Die auftretenden Nebenwirkungen, vor allem übel riechende Fettstühle, Flatulenz mit Stuhlabgang und Stuhldrang, variieren in ihrer Stärke je nach Fettgehalt der verzehrten Mahlzeit. Dies könnte zur Motivation, eine fettärmere Kost zu bevorzugen, beitragen.

2.12.5 Appetitzügler

Viele Appetitzügler aus der Gruppe der **Sympathomimetika** sind in den letzten Jahren aufgrund der Nebenwirkungen vom Markt verschwunden. Die übrigen wurden der Verschreibungspflicht unterstellt (□ Tab. 2.16). Die Sympathomimetika greifen in den Neurotransmitter-Stoffwechsel ein und vermindern das Hungergefühl. Nach Absetzen erfolgt meist eine starke Gewichtszunahme (Jojo-Effekt). Zu den Nebenwirkungen gehören Kopfschmerzen, Schlafstörungen, Schwindel, Verwirrtheit, Tachykardie, Hypertonie. Wechselwirkungen treten vor allem mit Antidepressiva und Neuroleptika auf. Wegen der Gefahr der Abhängigkeit ist die Anwendung auf 4 bis 6 Wochen zu beschränken. Sie sollten äußerst zurückhaltend und nur zur Einleitung einer Diät eingesetzt werden.

□ **Tab. 2.16** Appetitzügler

Arzneistoff	Fertigarzneimittel
Norpseudoephedrin (Cathin)	*Antiadipositum X 112 T®
Phenylpropanolamin (Norephedrin)	*Boxogetten® S-Vecipon, *Recatol® mono
Amfepramon	*Tenuate® retard, *Regenon® retard

Zusammenfassung

▸ Der Magen–Darm–Trakt dient der Aufnahme von Nahrung und Wasser. Mit Hilfe von Enzymen werden Eiweiße, Fette und Kohlenhydrate in kleinere Bestandteile zerlegt, die dann resorbiert werden können. Auch viele eingenommene Arzneistoffe gelangen aus dem Magen–Darm–Trakt ins Blut. Auf der anderen Seite werden Stoffwechselend-produkte und der nichtresorbierbare Anteil der Nahrung ausgeschieden.

▸ Häufige Beschwerden wie Durchfall, Verstopfung, Blähungen, Sodbrennen können auf unterschiedliche Erkrankungen hindeuten. Leichte Beschwerden sind in der Selbst-medikation behandelbar.

▸ Eine länger andauernde Hyperazidität (zu viel Magensäure) führt zu den häufigen Magenerkrankungen Gastritis und Ulcus ventriculi.

▸ Zu den wichtigsten Darmerkrankungen gehören die Enteritis, das Reizdarmsyndrom und die chronisch entzündlichen Darmerkrankungen Morbus Crohn und Colitis ulcerosa.

▸ Beispiele für Nahrungsmittelunverträglichkeiten, die den Magen–Darm–Trakt betreffen sind Zöliakie bzw. Sprue und Lactoseintoleranz.

▸ Zur Gewichtsabnahme gehört immer eine Umstellung der Ernährungs– und Lebensge-wohnheiten. Quellstoffe, Formuladiäten oder Lipasehemmer können unterstützend zum Einstieg genommen werden. Appetitzügler sind wegen der Nebenwirkungen Mittel der zweiten Wahl. In den Medien beworbene Mittel sind kritisch zu betrachten.

Wiederholungsfragen zu Kapitel 2

1. Warum bildet die Magenschleimhaut Salzsäure?
2. Welche Arzneistoffgruppe empfehlen Sie bei leichtem, ab und zu auftretendem Sod-brennen? Was ist bei der Einnahme zu beachten?
3. Welche Therapie wird gegen *Helicobacter pylori* eingesetzt?
4. Wie wirken Protonenpumpenblocker? Warum sind die Arzneiformen magensaftresistent überzogen?
5. Erläutern Sie die Gefahr einer Daueranwendung von Laxanzien.
6. Bewerten Sie den Einsatz von Lactulose bei Obstipation.
7. Herr Müller hat Durchfall und leichte Bauchschmerzen, aber kein Fieber. Was empfehlen Sie ihm?
8. Was können Sie einer Mutter empfehlen, deren Säugling unter Blähungen leidet?
9. Beschreiben Sie kurz die beiden Krankheitsbilder Colitis ulcerosa und Morbus Crohn.
10. Nennen Sie Enzyme zur Aufspaltung der Nahrungsbestandteile (Verdauung).
11. Was ist die wichtigste Maßnahme zur Gewichtsreduktion?
12. Warum sind die Appetitzügler verschreibungspflichtig geworden bzw. teilweise aus dem Handel genommen worden?

3 Arzneimittel mit Wirkung auf das Nervensystem

In diesem Kapitel werden Anatomie und Physiologie des Nervensystems besprochen und wie das Nervensystem medikamentös beeinflusst werden kann. Die Funktions- weise der Pharmaka an Rezeptoren des Sympathikus und Parasympathikus wird erläutert und wie dadurch die verschiedensten Arzneimittelwirkungen ausgelöst werden, indem Sympathikus oder Parasympathikus gehemmt oder stimuliert werden. Das Verständnis des Nervensystems ist außerdem die Voraussetzung zum Verständnis vieler weiterer Kapitel in diesem Buch.

3.1   Anatomie und Physiologie

3.1.1   Gliederung und Funktion des Nervensystems

Die Funktionen des Nervensystems sind:
- Aufnahme von Reizen aus der Umwelt, Umwandlung dieser Reize in nervöse Erregungen, deren
- Weiterleitung, Verarbeitung oder Speicherung und Beantwortung,
- Koordination und Überwachung der Körperfunktionen,
- Durchführung von geistigen Prozessen.

Das Nervensystem gliedert sich **anatomisch** in das **Zentralnervensystem** (ZNS) mit **Gehirn** und **Rückenmark** und das **periphere Nervensystem** (PNS).

Funktionell gliedert es sich in das **willkürliche** (somatische) und in das **unwillkürliche** (vegetative oder autonome) Nervensystem.

Das willkürliche Nervensystem dient der Wahrnehmung von Reizen und zur Steuerung und Koordination der Körperbewegungen.

Das vegetative Nervensystem ist der willkürlichen Kontrolle weitgehend entzogen. Es dient der Aufrechterhaltung von Vorgängen, die den Organismus am Leben erhalten wie z. B. Atmung, Kreislauf (Herztätigkeit, Gefäße), Stoffwechsel, Muskeltonus oder Sekretion verschiedener Drüsen. Gleichzeitig ermöglicht das Nervensystem eine rasche Anpassung an veränderte Umweltbedingungen.

Das vegetative Nervensystem besteht aus zwei neuronalen Systemen zur Kommunikation mit den Organen in der Peripherie. Dies sind **Sympathikus** und **Parasympathikus**. Die Nervenbahnen vom ZNS in die Peripherie heißen allgemein **efferent** oder absteigend. Gehören sie zum somatischen Nervensystem, so heißen sie **motorische** Nervenfasern, führen sie zu Drüsen, nennt man sie **sekretorisch**. Die Leitungsbahnen von der Peripherie ins ZNS bezeichnet man als **afferent** oder aufsteigend. Je nachdem, ob die Leitungsbahnen mit dem Gehirn oder dem Rückenmark in Verbindung stehen, unterscheidet man Hirnnerven und Rückenmarksnerven.

Die Funktion des Sympathikus ist „ergotrop" (Leistung bringend), die des Parasympathikus „trophotrop" (der Erholung dienend). Sympathikus und Parasympathikus stehen in einem physiologischen Gleichgewicht (Eutonus). Eine Störung dieses Gleichgewichtes bezeichnet man als **vegetative Dystonie**. Im Zusammenspiel mit dem Nervensystem beeinflusst außerdem das Hormonsystem viele Organfunktionen.

3.1.2   Neuron

Aufbau des Neurons

Funktionelle Einheit und Bauelement des Nervensystems ist die Nervenzelle (○ Abb. 3.1). Weitere gebräuchliche Bezeichnungen sind Neuron und Ganglienzelle. Ein Neuron besteht aus dem Zellleib (Soma) sowie mehreren Dendriten, die Reize zuleiten und einem längeren Neuriten, der Reize ableiten kann. Der Achsenzylinder des Neurits wird auch Axon genannt, beide Begriffe werden oft synonym gebraucht.

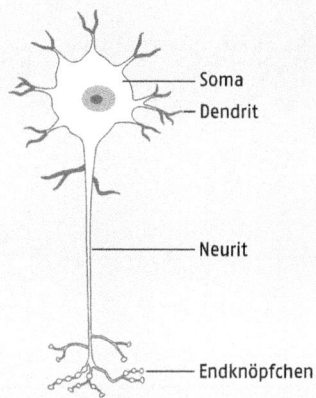

Soma
Dendrit

Neurit

Endknöpfchen

○ **Abb. 3.1** Aufbau eines Neurons. Nach Speckmann, Wittkowski 2004

Feinstruktur der Nervenfaser

Bei den peripheren Nervenfasern (○ **Abb. 3.2**) können zwei verschiedene Typen unterschieden werden: markhaltige und marklose. Die **markhaltigen Nervenfasern** bestehen aus einem Achsenzylinder (Axon), der von einer Myelinscheide (Markscheide) und einer nach außen begrenzenden Membran, der Schwann'schen Scheide, umgeben ist. Diese ist in periodischen Abständen eingeschnürt (Ranvier'sche Schnürringe). Diese Schnürringe sind der Grund für eine beschleunigte, saltatorische (überspringende) Reizweiterleitung in markhaltigen Nerven. Den **marklosen Nerven** fehlt die Myelinscheide und dementsprechend auch die Einschnürung. Durch Bindegewebe zusammengehalten bilden etliche Neuronen hintereinander geschaltet zunächst Neuronenketten und einige Ketten wiederum bilden ein Nervenfaserbündel. Mehrere Nervenfaserbündel vereinigen sich zu einem Nerv.

Erregungsleitung

Die Aufgabe einer Nervenfaser ist die Erregungsleitung. Sie erfolgt durch Veränderung der elektrischen Ladung an der Membran. Eine ungleiche Verteilung von Natrium-Ionen (außen mehr als innen) und Kalium-Ionen (innen mehr als außen) an der Membran der Nervenfaser ist der Grund für die Ausbildung eines elektrischen Potenzials. Dieses wird bei der Reizung der Nerven verändert und es kommt zu Konzentrationsveränderungen von Na^+ und K^+. Durch den Einstrom von Na^+ wird die Innenseite der Zellmembran kurzfristig positiv geladen (**Depolarisation**), und diese Ladungsverschiebung kann als Nervenimpuls entlang der Nervenfaser weitergeleitet werden. Danach kehrt die Faser in den Grundzustand zurück (**Repolarisation**). Den Vorgang der De- und Repolarisation bezeichnet man auch als **Aktionspotenzial**.

Die Leitungsgeschwindigkeit in den Nerven ist unterschiedlich hoch, in manchen bis zu 120 m/s, in anderen nur 1 m/s. Ein typisches Beispiel für unterschiedlich

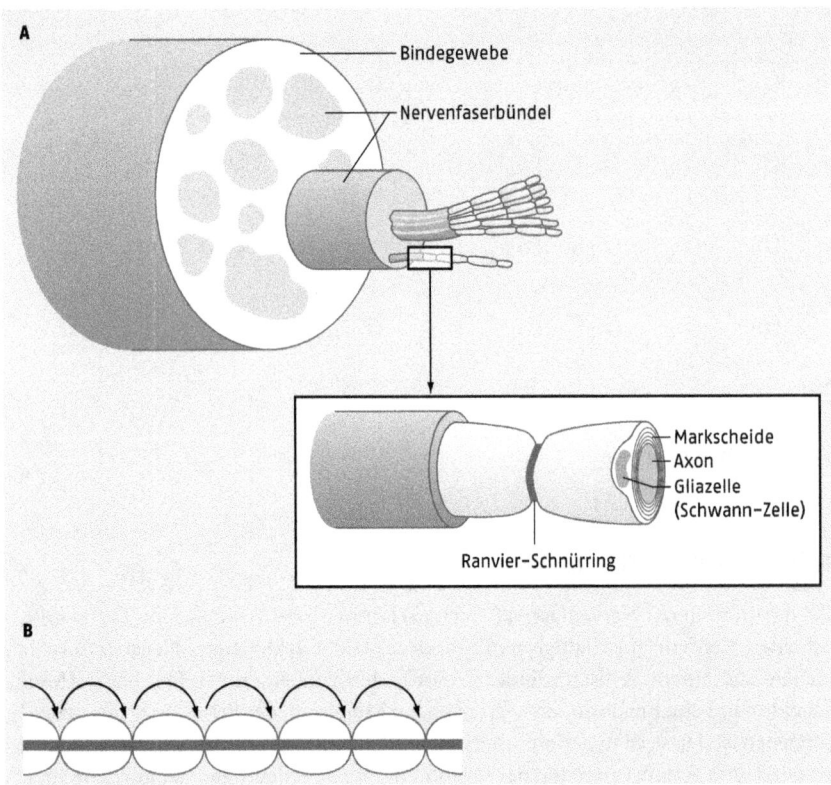

○ **Abb. 3.2** A Aufbau eines peripheren Nervs. Nach Speckmann und Wittkowski 2004. B Saltatorische Erregungsleitung

schnelle Reizweiterleitung in Fasern ist der Schmerz. Nach einem spitzen „hellen" Schmerz, der über schnelle Fasern geleitet wird, empfindet man anschließend einen dumpfen Schmerz, der über langsam leitende Fasern vermittelt wird.

3.1.3   Synapse

Unter einer Synapse (○ Abb. 3.3) versteht man die Verbindungsstelle zweier Neurone oder eines Neurons mit seinem Erfolgsorgan, ohne sich dabei zu berühren. Die Verbindung zwischen motorischen Neuronen und Skelettmuskelfasern bezeichnet man als motorische Endplatte. Die Verbindung zweier Neurone kann axosomatisch (Neurit/Soma), axodendritisch (Neurit/Dendrit) oder axoaxonisch (Neurit/Neurit) sein.

Erreicht das Aktionspotenzial das Ende des Neuriten, das sogenannte Endknöpfchen, wird dort die elektrische Information in chemische verwandelt, indem aus den Speichern der Endknöpfchen Neurotransmitter freigesetzt werden, die durch den synaptischen Spalt diffundieren und mit Rezeptoren an der postsynaptischen Memb-

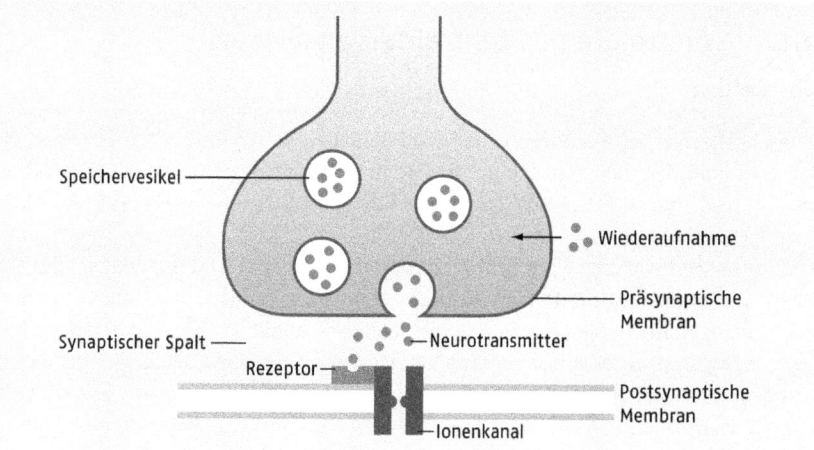

○ **Abb. 3.3** Schematischer Aufbau einer Synapse mit Ionenkanal

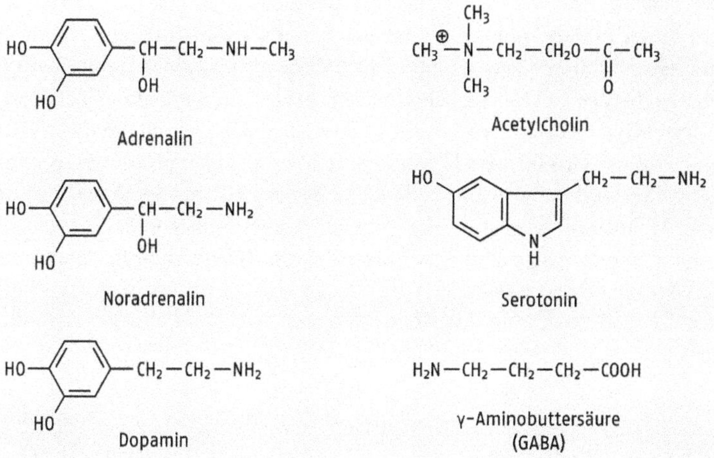

○ **Abb. 3.4** Neurotransmitter

ran reagieren. Dort wird die chemische Information dann wieder in eine elektrische umgewandelt.

Als **Neurotransmitter** dienen in somatischen Nerven Acetylcholin, in vegetativen Nerven Acetylcholin und Noradrenalin, im ZNS Adrenalin, Noradrenalin, Acetylcholin, Dopamin, Serotonin, Histamin, γ-Aminobuttersäure (GABA) sowie zahlreiche Aminosäuren bzw. Peptide (○ **Abb. 3.4**). Die Inaktivierung der Neurotransmitter erfolgt entweder enzymatisch (z. B. durch Cholinesterase) oder durch Wiederaufnahme (Reuptake) in die präsynaptischen Speichervesikel.

3.1.4   Anatomie des Zentralnervensystems

Das Gehirn

Das Gehirn füllt den Schädel aus und wird von Hirnhäuten umhüllt. Im Inneren des Gehirns befinden sich Hirnkammern (Ventrikel), die miteinander in Verbindung stehen und mit Gehirn-Rückenmarks-Flüssigkeit (Liquor cerebrospinalis, kurz Liquor) gefüllt sind.

Eine zusätzliche einzellige Schicht auf den versorgenden Blutkapillaren des Gehirns, die man als **Blut-Hirn-Schranke** bezeichnet, schützt das Gehirn vor eindringenden Keimen. Sie lässt zudem nur kleine, lipophile Moleküle passieren. Hydrophile Substanzen oder Ionen sind nicht in der Lage diese Membran zu durchdringen. Eine Ausnahme bildet die Glucose, die dies als hydrophile Substanz mit Hilfe von Carriern bewältigt. Der Blut-Hirn-Schranke kommt eine besondere Bedeutung hinsichtlich der zentralen Wirkung von Arzneistoffen zu.

Anatomischer Aufbau des Gehirns

Das **Großhirn** (Telencephalon) besteht aus **zwei Großhirnhäften** (Hemisphären), die über einen breiten Nervenstrang, den **Balken**, miteinander verbunden sind. An der Oberfläche des Großhirns befinden sich zahlreiche Furchen (Sulci) und Hirnwindungen (Gyri). Die äußere Schicht ist die nur wenige Millimeter dicke Hirnrinde (Cortex). Auf der Großhirnrinde befinden sich verschiedene Felder für Sinneswahrnehmung (Sensorik), Bewegung (Motorik), Sehen, Hören, Sprechen und das Gedächtnis. Makroskopisch kann man zwischen grauer Substanz der Nervenzellleiber und weißer Substanz der Neuriten unterscheiden. Graue Substanz findet man vor allem in der Großhirnrinde.

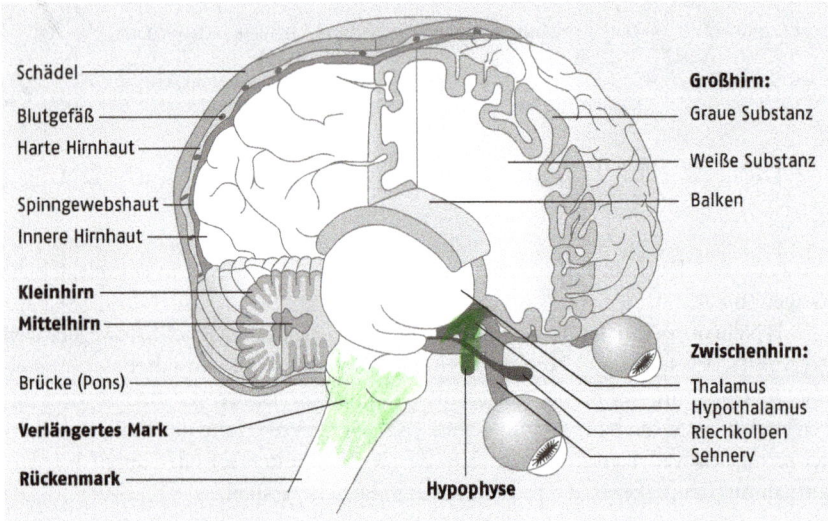

○ **Abb. 3.5** Aufbau des Gehirns. Nach Miram, Scharf 1998

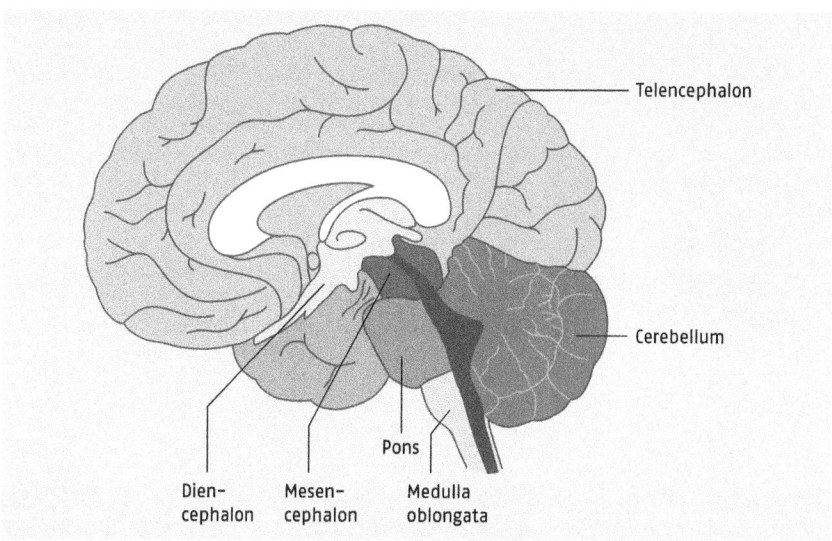

○ **Abb. 3.6** Wichtige Teile des Gehirns

Das **Zwischenhirn** (Diencephalon) besteht aus dem **Thalamus**, dem darunter gelegenen **Hypothalamus** mit der **Hypophyse** (Hirnanhangdrüse) und der Epiphyse (Zirbeldrüse) (○ **Abb. 3.6**). Während der Thalamus Schaltstation für Erregungen zum Großhirn ist, liegen im Hypothalamus verschiedene Regulierungszentren z. B. für Atmung, Blutdruck, Schlaf- und Wachzustand und Mineralhaushalt. Der Hypothalamus und die ihm anhängende erbsengroße Hypophyse übernehmen fast die komplette **hormonelle** Steuerung, weshalb dieser Gehirnteil die Verbindungsstelle zwischen nervöser und hormoneller Regulation darstellt.

Das **Mittelhirn** (Mesencephalon) ist der kleinste Hirnabschnitt. Es enthält Umschaltstellen für Seh- und Hörbahnen.

Das **Kleinhirn** (Cerebellum) dient der Aufrechterhaltung des Skelettmuskeltonus, des Gleichgewichts und der Koordination von Bewegungsabläufen.

Die **Brücke** (Pons) ist eine weitere Umschaltstelle der Nerven.

Das **verlängerte Mark** (Medulla oblongata) verbindet das Gehirn mit dem Rückenmark. Es ist etwa 3 cm lang und enthält das Kreislauf-(Vasomotoren-) und Atemzentrum sowie weitere Zentren für den Husten-, Nies -, Schluck- und Saugreflex und das Brechzentrum.

Verlängertes Mark, die Brücke und das Mittelhirn werden auch als **Hirnstamm** (Stammhirn) zusammengefasst. Zur Energiegewinnung ist das Gehirn zwingend auf Glucose angewiesen. Der Verbrauch liegt bei 120 g Glucose/Tag bei einem hohen Sauerstoffverbrauch.

Hirnhäute, Hirnkammern und Liquor

Gehirn und Rückenmark sind nach außen durch eine knöcherne Hülle (Schädel und Wirbel) geschützt. Innerhalb dieser Knochenschale befinden sich die dreischichtigen Hirnhäute (Meningen). Im Einzelnen sind dies die dem Gehirn und Rückenmark

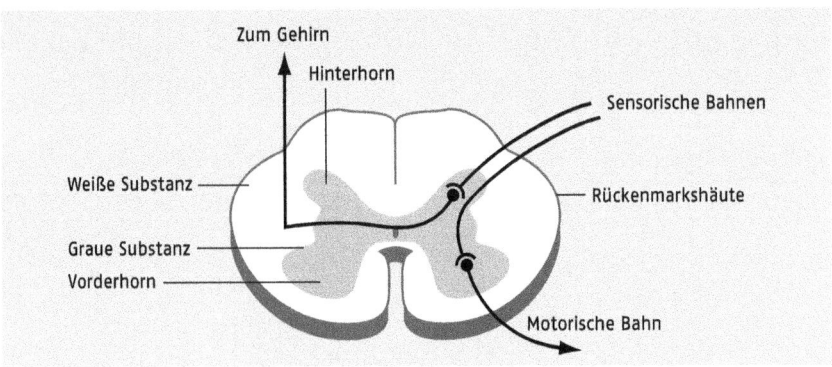

○ **Abb. 3.7** Querschnitt durch das Rückenmark. Nach Mutschler 2008

direkt anliegende weiche Hirn-Rückenmarks-Haut (Pia mater/spinalis), die Spinn-webenhaut (Arachnoidea) und die harte Hirnhaut (Dura mater). Im Innern des Gehirns sind die Hirnkammern (Ventrikel) mit Liquor cerebrospinalis gefüllt. Der Liquor wird aus dem Plasma gebildet und stellt einen Schutz gegen Erschütterung dar. Der Liquorraum und die das Gehirn versorgenden Blutkapillaren sind durch die Blut-Hirn- bzw. Blut-Liquor-Schranke voneinander getrennt.

Anatomischer Aufbau des Rückenmarks

Das Rückenmark (○ Abb. 3.7) befindet sich im Wirbelkanal. Es ist etwa 40 bis 45 cm lang und wird anatomisch in Halsmark, Brustmark, Lendenmark und Sakralmark unterteilt. Im Querschnitt erscheint das Rückenmark durch den Anteil mittig lie-gender grauer Substanz schmetterlingsförmig. Die graue Substanz ist wiederum von der weißen Substanz umgeben. Analog zum Gehirn ist es auch von der weichen Rückenmarkshaut umgeben und von der Gehirn-Rückenmarks-Flüssigkeit umspült.

Die aufsteigenden (sensorischen) Bahnen aus der Peripherie treten in das Hinter-horn ein und können entweder unmittelbar auf eine absteigende (efferente, moto-rische) Bahn umgeschaltet werden (Reflexbogen) oder zur Verarbeitung an das Gehirn weitergeleitet werden. Der Austritt der absteigenden Fasern erfolgt aus dem Vorderhorn.

Ein **Reflex** ist eine unwillkürliche, immer gleich ablaufende Reaktion des Nerven-systems auf einen Reiz (○ Abb. 3.8). Das Vorhandensein oder Fehlen von Reflexen kann bei einer neurologischen Untersuchung Rückschlüsse auf den Funktionszu-stand des Nervensystems geben. Reflexe haben eine Schutzfunktion (Lid-, Husten-reflex).

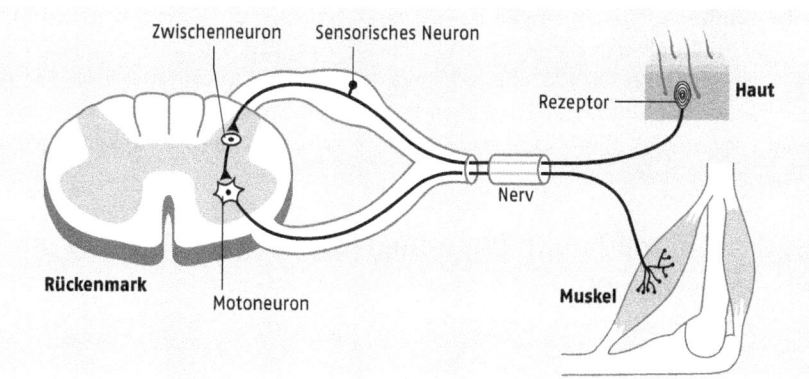

Abb. 3.8 Querschnitt durch das Rückenmark und den Reflexbogen. Nach Speckmann, Wittkowski 2004

3.1.5   Funktionelle Systeme des Gehirns

Das sensorische System leitet Erregungen von Sinnesorganen aus der Peripherie zur Großhirnrinde. Sensorische Wahrnehmungen von verschiedenen Körperteilen werden dort auf unterschiedliche Felder projiziert, deren Größe sich nach der Feinheit des sensiblen Auflösungsvermögens richtet. So haben z. B. die Zunge, die Lippen und die Fingerspitzen sehr große Projektionsfelder. Die Seh- und Hörfelder dienen der bewussten Wahrnehmung.

Das unspezifisch sensorische System dient nicht der bewussten Wahrnehmung, sondern der Aufrechterhaltung der Vigilanz („Bewusstseinshelligkeit", Wachheit, Aufmerksamkeit). Es ist z. B. für das Erwachen aus dem Schlaf bei einem Geräusch verantwortlich. Die unspezifisch sensorischen Impulse werden ganz diffus auf die Hirnrinde projiziert.

Das **motorische System** dient zur Steuerung und Koordination von Bewegungsabläufen und besteht aus zwei Teilen. Das **pyramidale System** (Pyramidenbahn) ist für **bewusste Bewegungsabläufe** verantwortlich. Dazu existieren motorische Projektionsfelder in der Großhirnrinde, welche die **Feinmotorik** ausführen (Gesicht, Hände) und relativ groß sind, während die Felder für den Rumpf recht klein sind. Die meisten pyramidalen Bahnen kreuzen im verlängerten Mark auf die andere Körperseite, sodass z. B. ein Schlaganfall in der rechten Hirnhälfte zu einem Ausfall der motorischen Fähigkeiten der linken Körperseite führt.

Das **extrapyramidale System** dient zur Steuerung von Körperhaltung und **eintrainierten Bewegungsabläufen** wie Gehen, Schreiben, Radfahren, Tanzen. So wird das Schreiben lernen vom pyramidalen System gesteuert. Nach dem Einüben läuft die Steuerung über das extrapyramidale System. Eine klare Trennung zwischen beiden Systemen ist nicht möglich, eher sind die Systeme als synergistisch anzusehen. Störungen des extrapyramidalen Systems werden z. B. bei Morbus Parkinson als gehemmter Bewegungsablauf und beim Chorea-Huntington-Syndrom (Veitstanz) als gesteigerter Bewegungsablauf sichtbar.

Das **limbische System** umgibt wie ein Saum (Limbus) die Verbindungsstelle der beiden Großhirnhemisphären. Im limbischen System liegen Zentren für psychovegetative Kopplungen wie z. B. Magensaftsekretion und Blutdruckanstieg bei Ärger. Es ist verantwortlich für Gefühle wie Freude und Trauer, Gedächtnis und emotionale Reaktionen wie Wut und Angst, Flucht und Angriff. Im limbischen System greifen vor allem Psychopharmaka an.

3.1.6   Anatomie und Physiologie des vegetativen Nervensystems

Die vegetativen Nerven des Parasympathikus und des Sympathikus unterscheiden sich in einigen typischen Eigenschaften. Sie treten an unterschiedlichen Stellen aus dem Zentralnervensystem aus. Die Nerven des Parasympathikus stammen entweder aus dem Gehirn (z. B. der Vagusnerv) oder dem Sakralmark, während die Sympathikusfasern im Brust- und Lendenmark austreten.

Lage der vegetativen Ganglien: Ganglien sind im Verlauf peripherer Nerven auftretende Anhäufungen von Nervenzellen, die zu einer Verdickung des Nervs führen (Nervenknoten). Sie sind von einer Bindegewebskapsel umgeben und dienen der Erregungsübertragung von Neuron zu Neuron. Die parasympathischen Ganglien liegen direkt vor oder im Erfolgsorgan. Dadurch sind die präganglionären Fasern sehr lang, die postganglionären sehr kurz. Die meisten sympathischen Ganglien liegen im Grenzstrang, der parallel zu den Wirbelkörpern verläuft (○ Abb. 3.9). Beim Sympathikus ist die präganglionäre Faser kurz, die postganglionäre lang. Vegetative Ganglien unterscheiden sich von sensiblen Ganglien (z. B. Spinalganglien des Rückenmarks) dadurch, dass sie Synapsen besitzen.

Neurotransmitter: In den Ganglien des Sympathikus und Parasympathikus ist immer Acetylcholin der Neurotransmitter. An den Erfolgsorganen des Parasympathikus ebenfalls Acetylcholin, während beim Sympathikus das Noradrenalin diese Aufgabe übernimmt. Der Parasympathikus wird daher auch als **cholinerg** (mit Acetylcholin arbeitend), der Sympathikus als **adrenerg** (mit Noradrenalin arbeitend) bezeichnet.

Ein weiterer sympathischer Neurotransmitter ist Adrenalin, das in Stresssituationen aus dem Nebennierenmark freigesetzt wird. Da die Wirkung hier aber nicht lokal auf eine Synapse beschränkt bleibt, kann man das Adrenalin eher als Hormon bezeichnen.

■ MERKE

Überträgerstoff (Neurotransmitter) beim Parasympathikus ist immer Acetylcholin, beim Sympathikus in den Ganglien Acetylcholin und am Erfolgsorgan Noradrenalin.

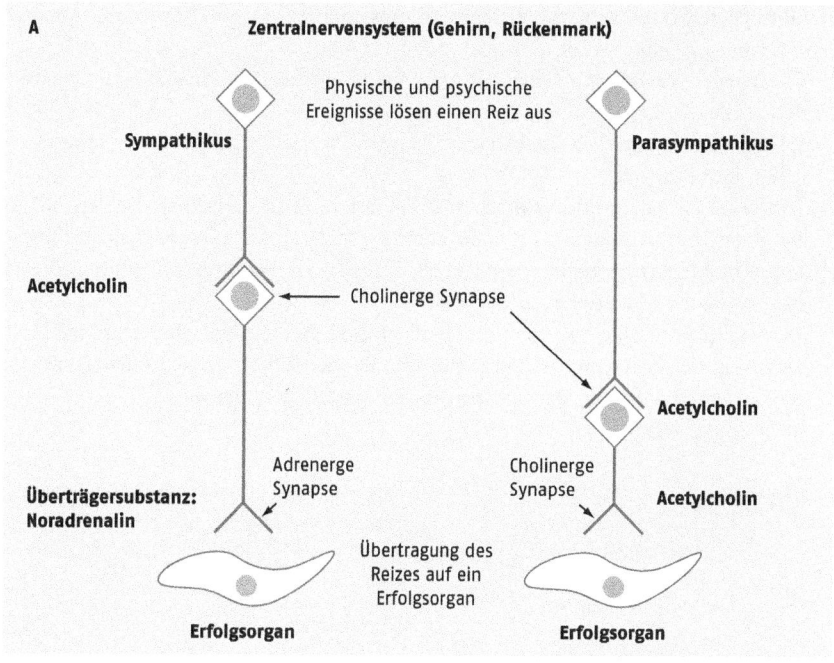

○ **Abb. 3.9** Schematische Darstellung des sympathischen und des parasympathischen Systems. Nach Räth, 2010

3.2 Arzneimittel mit Wirkung auf den Parasympathikus

Ein Arzneimittel, das stimulierend oder hemmend auf die Übertragung in einem **Ganglion** wirkt, hat keine spezifische Wirkung auf Sympathikus oder Parasympathikus, da in beiden Fällen Acetylcholin der Neurotransmitter ist. Als Arzneistoffe kommen daher nur Substanzen infrage, die Sympathikus und Parasympathikus am Erfolgsorgan beeinflussen können (○ **Abb. 3.10**). Substanzen, die den Sympathikus oder Parasympathikus stimulieren, werden mit der Endung **-mimetika** bezeichnet (Sympathomimetika, Parasympathomimetika); Substanzen, die diesen beiden Systemen entgegenwirken, nennt man **-lytika** (Sympatholytika, Parasympatholytika). Da die Wirkung der Arzneistoffe meist über Rezeptoren vermittelt wird, spricht man heute in der Regel von **Rezeptor-Agonisten** bzw. **-Antagonisten**.

Acetylcholin wirkt an drei Stellen im peripheren Nervensystem als Neurotransmitter:
▶ In den Ganglien von Sympathikus und Parasympathikus,
▶ an der motorischen Endplatte im willkürlichen Nervensystem,
▶ in den postganglionären Synapsen des Parasympathikus.

Historisch begründet liegen hierbei zwei verschiedene Acetylcholin-Rezeptortypen vor, die wegen ihrer unterschiedlichen Ansprechbarkeit gegenüber Nicotin und Muscarin als Nicotin-Rezeptoren (nicotinerge bzw. n-Cholinozeptoren) und Muscarin-Rezeptoren (muscarinerge Rezeptoren, m-Cholinozeptoren) bezeichnet werden. Von n- und m-Cholinozeptoren existieren Subtypen.

Es gibt drei verschiedene Gruppen von Arzneistoffen, die auf den Parasympathikus einwirken:

▶ **Direkte Parasympathomimetika** erregen wie Acetylcholin den parasympathischen Rezeptor.

▶ **Indirekte Parasympathomimetika** (Cholinesterasehemmer) hemmen den Abbau des Transmitters, sodass Acetylcholin länger wirken kann. Das Enzym Cholinesterase inaktiviert normalerweise Acetylcholin durch Spaltung in Cholin und Essigsäure im Bruchteil einer Sekunde.

▶ **Parasympatholytika** (Anticholinergika) blockieren den parasympathischen Rezeptor an der postsynaptischen Membran. Die Reizübertragung wird verhindert, die Substanz wirkt also dem parasympathischen Reiz entgegen.

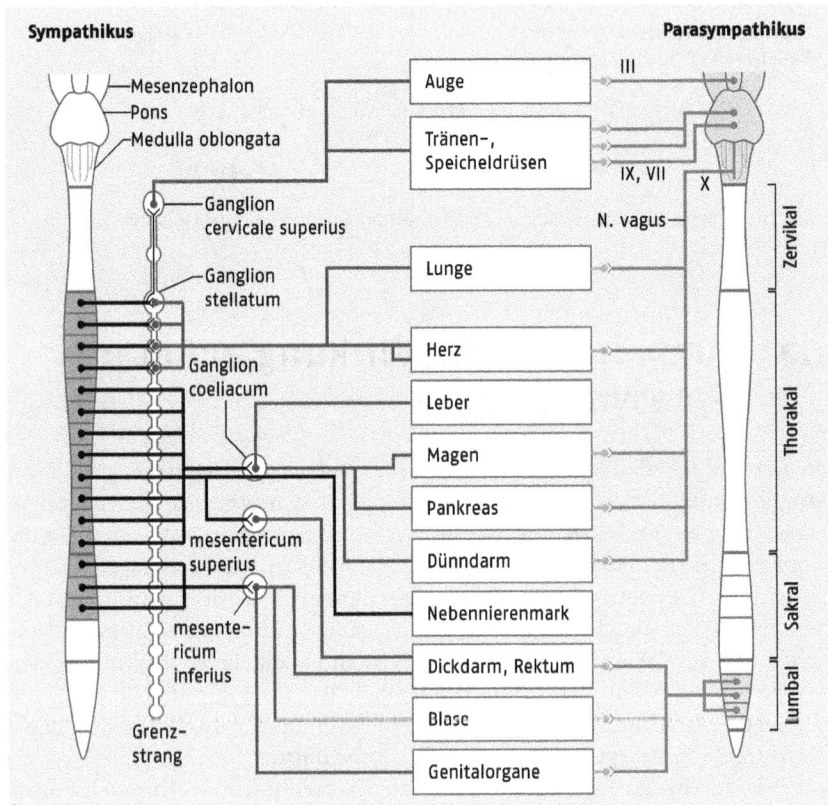

○ **Abb. 3.10** Zielorgane von Sympathikus und Parasympathikus

3.2.1   Direkte Parasympathomimetika

Direkte Parasympathomimetika (m-Cholinozeptor-Agonisten) lagern sich an den Acetylcholin-Rezeptor in der postsynaptischen Membran an und wirken wie Acetylcholin. Wirkungen des Acetylcholins an diesen Rezeptoren sind die eines ruhenden Menschen:

- ▶ Herabsetzung der Schlagkraft (negativ inotrope Wirkung) und Schlagfrequenz des Herzens (negativ chronotrope Wirkung),
- ▶ Senkung des peripheren Gefäßwiderstands, Erweiterung der Blutgefäße (Vasodilatation),
- ▶ Zunahme der Speichel-, Schweiß-, Bronchialschleim- und Magensaftsekretion,
- ▶ Tonussteigerung der glatten Muskulatur des Magen-Darm-Trakts, der ableitenden Harnwege und der Bronchien,
- ▶ Pupillenverengung (Miosis).

Pilocarpin

Das Alkaloid Pilocarpin (*Pilomann®) wird zur lokalen Behandlung des Glaukoms (grüner Star) am Auge eingesetzt. In Form wässriger oder öliger Augentropfen wird es in den Bindehautsack geträufelt. Es bewirkt eine Dauerkontraktion des Pupillenmuskels und des Ziliarmuskels, dies führt zu einer Pupillenverengung (s. Kap. 4). Pilocarpin in Tablettenform wird bei Mund- und Augentrockenheit oder bei Speicheldrüsenunterfunktion nach Bestrahlung bei Krebserkrankungen im Bereich des Kopfes und Halses eingesetzt.

Carbachol

Carbachol (*Isopto-Carbachol® Augentropfen) ist ein Derivat des Acetylcholins. Eine strukturelle Modifizierung verzögert den Abbau von Carbachol so, dass es als Arzneimittel eingesetzt werden kann. Heute wird Carbachol nur noch in Augentropfen beim Glaukom eingesetzt.

3.2.2   Indirekte Parasympathomimetika

Indirekte Parasympathomimetika blockieren das Enzym Cholinesterase (Cholinesterase-Hemmer, -Blocker), das den Abbau des Acetylcholins beschleunigt (katalysiert). Die Konzentration an Acetylcholin wird dadurch erhöht. Die Wirkung auf den Parasympathikus ist die gleiche wie bei den direkten Parasympathomimetika. Die Hemmstoffe der Cholinesterase werden in reversible und irreversible Hemmstoffe eingeteilt. Reversible wie Carbaminsäure-Ester blockieren die Cholinesterase nur für kurze Zeit. Bei den irreversiblen wie den Phosphorsäure-Estern ist die Wirkung fast nicht mehr umkehrbar. Diese Verbindungen werden als Insektizide eingesetzt.

Carbaminsäure-Ester

Distigmin (*Ubretid®) wird wie auch **Pyridostigmin** (*Mestinon®) bei postoperativer Atonie des Magen-Darm-Trakts oder der Harnblase eingesetzt.

Physostigmin ist auch als Eserin bekannt. Physostigmin wird heute nur noch parenteral bei Vergiftungen bzw. Überdosierungen (z. B. Atropin, Amphetamine) als Antidot (Gegengift) eingesetzt.

Neostigmin (*Neostig® 0,5 mg Carino® Injektionslösung) setzt man vor allem bei Myasthenia gravis ein. Myasthenia gravis (schwere Muskelschwäche) ist eine Autoimmun-Krankheit. Die indirekte Erhöhung der Acetylcholin-Konzentration bewirkt eine Linderung der Symptome. Weiterhin wird es zur Aufhebung der Wirkung von nichtdepolarisierenden Muskelrelaxanzien eingesetzt.

Phosphorsäureester

Phosphorsäureester werden heute in erster Linie als Insektizide verwendet. Bei einer Vergiftung mit Phosphorsäureestern werden hoch dosiert Atropin-Injektionen verabreicht; spezifischere Antidote sind Obidoxim (*Toxogonin®) und Pralidoxim. Atropin und Obidoxim müssen in Apotheken ständig als Antidote vorrätig gehalten werden.

Arzneistoffe aus der Gruppe der Parasympathomimetika spielen im Apothekenalltag, mit Ausnahme von Pilocarpin, eine untergeordnete Rolle.

3.2.3 Parasympatholytika

Parasympatholytika (Anticholinergika, m-Cholinozeptor-Antagonisten) blockieren den parasympathischen Rezeptor. Sie können durch Acetylcholin wieder vom Rezeptor verdrängt werden (kompetitiver Antagonismus). Die Wirkungen sind für alle Parasympatholytika gleich:

▶ Erhöhung der Herzschlagfrequenz (positiv chronotrope Wirkung),
▶ Abnahme von Speichel-, Magensaft-, Bronchial- und Schweißsekretion,
▶ Erschlaffung der glatten Muskulatur des Magen-Darm-Trakts, der ableitenden Harnwege und der Bronchialmuskulatur,
▶ Weitstellung der Pupillen durch Lähmung des Sphinktermuskels der Pupille,
▶ Sehstörungen durch Lähmung des Ziliarmuskels.

Atropin

Atropin ist ein Gemisch (Racemat) aus gleichen Teilen links- und rechtsdrehendem Hyoscyamin.

Es wird zur Pupillenerweiterung (*Atropin EDO®), bei Spasmen im Magen-Darm-Trakt und der ableitenden Harnwege (*Dysurgal®), zur Unterdrückung der Nebenwirkungen von Morphin oder bei Vergiftungen mit Cholinesterase-Hemmern eingesetzt.

Kontraindikationen für Atropin sind Glaukom sowie akutes Harnverhalten und benigne Prostatahyperplasie (BPH). Hierbei ist die Prostata vergrößert und übt einen

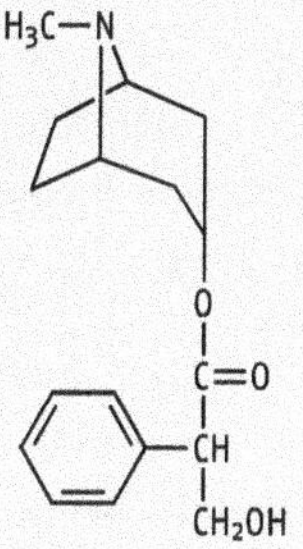

○ **Abb. 3.11** Atropin

starken Druck auf die Harnröhre aus. Atropin erschlafft die glatte Muskulatur der Harnröhre, sodass die Harnröhre vollkommen zusammengedrückt werden kann und es zu Harnverhalten kommt.

Atropin-Derivate

Tropicamid (*Mydriaticum Stulln®, *Mydrum®) wird zur diagnostischen Pupillen-erweiterung eingesetzt und ist hierzu besser geeignet als Atropin, weil es nur sehr kurze Zeit (1–2 Stunden) wirkt, während bei Atropin die Pupillenerweiterung über mehrere Tage anhalten kann (Kap. 4).

Scopolamin wirkt stärker mydriatisch als Atropin. Im Gegensatz zum Atropin wirkt Scopolamin nicht zentralerregend, sondern zentraldämpfend. Deshalb wird Scopolamin heute manchmal noch bei Reisekrankheiten (*Scopoderm® TTS), außer-dem in der Augenheilkunde als Mydriatikum (*Boro-Scopol® AT) eingesetzt.

N-Butylscopolaminbromid (Buscopan®) fehlt die zentrale Wirkung, weil es als quartäre Ammoniumverbindung die Blut-Hirn-Schranke nicht überwinden kann. Nachteilig ist, dass *N*-Butylscopolamin nur schlecht oral resorbiert wird und lange zum Anfluten braucht, weshalb es mit dem rasch wirkenden Paracetamol kombiniert wird (Buscopan® plus). Es wird bei Gallen- und Nierenkoliken und allen Arten von Krämpfen im Bauchraum (z. B. Menstruationsbeschwerden) eingesetzt.

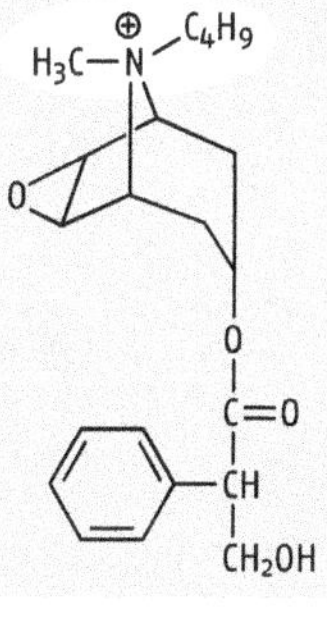

○ **Abb. 3.12** *N*-Butylscopolamin

Weitere Parasympatholytika

Methanthelinbromid (*Vagantin®) ist wie *N*-Butylscopolamin eine quartäre Ammoniumverbindung und zeigt daher keine zentrale Wirkung. Es wird als Spasmolytikum eingesetzt. Weitere, seltene Einsatzgebiete sind Magengeschwüre, Hemmung der Magenmotilität und Reizblase.

Trospiumchlorid ist wie Atropin und Scopolamin ein Tropanalkaloid und wird zur Behandlung der Drangkontinenz eingesetzt. (Kap. 9.5.4).

Im Apothekenalltag spielen **Atropin, Scopolamin** und **Tropicamid** nur eine untergeordnete Rolle.

3.2.4 Neurotrop muskulotrop wirkende Spasmolytika

Parasympatholytika wirken krampflösend über das Nervensystem, also neurotrop. Die glatte Muskulatur kann aber auch unabhängig vom vegetativen Nervensystem direkt erschlafft werden. Eine solche Wirkung wird als muskulotrop bezeichnet. Muskulotrope wirken an allen glatten Muskeln erschlaffend, vor allem bei einer vorhandenen Tonuserhöhung. Neurotrop muskulotrope Spasmolytika sind **Mebeverin** (*Duspatal®) mit der Indikation Reizdarmsyndrom sowie Oxybutynin und Propiverin, die für die Behandlung der überaktiven Blase oder Harndranginkontinenz zugelassen sind. Die anderen zu dieser Gruppe gehörenden Wirkstoffe sind m_3-Cholinozeptor-Antagonisten (□ Tab. 3.1). Sie bewirken, dass die Detrusoraktivität der Blase abnimmt. Eine Detrusorüberaktivität führt dazu, dass sich die Blasenmuskulatur bereits bei einer geringen Füllmenge unkontrolliert kontrahiert. Dadurch verlieren die Patienten ungewollt Harn. Falls mehr als einmal pro Nacht die Toilette aufgesucht werden muss, spricht man von einer **Nykturie**, wenn dies achtmal pro Nacht der Fall ist, spricht man von **Pollakisurie**. Indikationen sind Dranginkontinenz, Pollakisurie, Nykturie.

Weiterhin wird nach Entfernung der Gallenblase Hymecromon (Cholspasmin®) als Spasmolytikum bei Beschwerden im Oberbauch eingesetzt. Die Wirkung erfolgt hier nicht über das Nervensystem, sondern ist eher muskulotrop.

□ **Tab. 3.1** Miktionsbeeinflussende Spasmolytika

Arzneistoff	Fertigarzneimittel
Tolterodin	*Detrusitol®
Solifenacin	*Vesikur®
Darifenacin	*Emselex®
Oxybutynin	*Dridase®
Propiverin	*Mictonorm Uno®

3.2.5 Parasympatholytika zur Behandlung der chronisch obstruktiven Bronchitis

Aufgrund der Tatsache, dass Parasympatholytika zu einer Erschlaffung der glatten Muskulatur des Bronchialtrakts führen, werden einige Wirkstoffe als Asthmamittel bzw. zur Behandlung der chronisch obstruktiven Bronchitis (COPD) eingesetzt. Hierzu gehören Ipratropiumbromid (*Atrovent®), das in Verbindung mit Fenoterol unter dem Namen *Berodual® im Handel ist und Tiotropiumbromid (*Spiriva®, Kap. 6.2).

3.3 Arzneimittel mit Wirkung auf den Sympathikus

Analog zum Parasympathikus gibt es Arzneimittel, die dem Sympathikus gleichgerichtet wirken (Sympathomimetika) oder entgegenwirken (Sympatholytika, Adrenozeptor-Antagonisten).

▶ **Direkte Sympathomimetika** (Adrenozeptor-Agonisten) erregen wie Noradrenalin die adrenergen postsynaptischen Rezeptoren.

▶ **Indirekte Sympathomimetika** erhöhen die Konzentration von Noradrenalin, indem sie entweder Noradrenalin aus seinen Speichern freisetzen oder nach der Freisetzung die Wiederaufnahme in die Nervenzelle hemmen.

▶ **Rezeptorenblocker** blockieren die adrenergen Rezeptoren für Noradrenalin.

▶ **Antisympathotonika** verringern z. B. die Konzentration von Noradrenalin indem sie dafür sorgen, dass die Noradrenalinspeicher nach ihrer Entleerung entweder nicht oder mit „falschen" Substanzen aufgefüllt werden.

Beim Sympathikus existieren unterschiedliche Rezeptortypen, die ungleichmäßig im Körper verteilt sind und im Wesentlichen in α-(α_1 und α_2) und β-(β_1, β_2 und β_3) **Rezeptoren** unterteilt werden. Zusätzlich muss zwischen postsynaptischen α_1- und präsynaptischen α_2-Rezeptoren unterschieden werden. Die Wirkung nach Stimulation dieser Rezeptortypen kann grob wie folgt charakterisiert werden:

▶ **α_1-Rezeptoren:** Postsynaptisch führt dies zur Verengung der glatten Muskulatur der Blutgefäße der Haut, der Schleimhaut, der Skelettmuskulatur und der Baucheingeweide (**Vasokonstriktion**). Hauptwirkung ist die **Erhöhung des Blutdrucks.**

▶ **α_2-Rezeptoren:** z. B. im Zentralnervensystem Dämpfung des Sympathikustonus (**Blutdrucksenkung**).

▶ **β_1-Rezeptoren:** Renal kommt es zur Sekretion von Renin. Im Herzen vorkommend wirken sie:
  - **positiv inotrop**   (Schlagkraft erhöhend),
  - **positiv chronotrop** (Schlagfrequenz erhöhend),
  - **positiv bathmotrop** (Reizbildung erleichternd),
  - **positiv dromotrop**   (Reizleitung erleichternd),

▶ **β_2-Rezeptoren:** Erschlaffung der **Bronchialmuskulatur**, des **Uterus** und der Gefäße der Skelettmuskulatur, weiterhin Erschlaffung der Darmmuskulatur.

α_1-, α_2-, β_1-, β_2-Rezeptoren kommen postsynaptisch vor, α_2-und β_2-Rezeptoren kommen zudem präsynaptisch vor. β_3-Rezeptoren werden im Fettgewebe gefunden.

3.3.1 Direkte Sympathomimetika

Direkte Sympathomimetika (α-/β-Adrenozeptor-Agonisten) erregen wie Noradrenalin den sympathischen Rezeptor. Je nach Art der Rezeptoren, die stimuliert werden, unterscheidet man **α-Sympathomimetika** und **β-Sympathomimetika**. Die derzeit gebräuchlichen Arzneistoffe aus dieser Gruppe sind entweder Catecholamin-Derivate oder 2-Imidazoline.

Catecholamin-Derivate

In dieser Gruppe finden wir sowohl α- als auch β-Sympathomimetika. Es besteht eine Struktur-Wirkungs-Beziehung zwischen dem Substituenten am Stickstoff des Catecholamins und der Rezeptoraffinität ($\square$ Tab. 3.2). Je größer und lipophiler der *N*-Substituent ist, desto größer ist die Affinität zu β-Rezeptoren und desto geringer zu den α -Rezeptoren.

Adrenalin (Epinephrin, *Suprarenin®, *Fastjekt®) ist ein Hormon der Nebenniere. Es wirkt auf α- und β-Rezeptoren und kontrahiert die Gefäße von Haut, Schleimhaut und der Baucheingeweide, während es gleichzeitig die Gefäße des Herzens und der Skelettmuskulatur erweitert. Seine physiologische Aufgabe ist die Umverteilung des Blutes zugunsten der Organe, die im Leistungsfall viel Sauerstoff brauchen. Am Herzen kann Adrenalin Extrasystolen, Kammerflimmern und einen Angina-pecto-

$\square$ **Tab. 3.2** Beispiele für Struktur-Wirkungs-Beziehungen bei Catecholamin-Derivaten

Formel	Name	Stimulierte Rezeptoren
	Norfenefrin	α
	Adrenalin	α, β
	Orciprenalin	β

ris-Anfall auslösen. Adrenalin hat keine direkte zentrale Wirkung, führt aber indirekt aufgrund der Herzwirkung zu zentralen Symptomen (z. B. Angst).

Indikationen für Adrenalin sind anaphylaktischer Schock und die Reanimation. Der Zusatz von Adrenalin in Lokalanästhetika verlängert die Wirkdauer (*Xylocain mit Adrenalin®).

> **■ MERKE**
>
> Beim Herzstillstand sinkt der periphere Gefäßwiderstand und das Blut sammelt sich in der Peripherie. Durch Gabe von hohen Adrenalindosen erhöht man den Gefäßtonus, um das Blut wieder zu zentralisieren.

Noradrenalin (Norepinephrin, *Arterenol®) unterscheidet sich in seiner Wirkung von Adrenalin durch eine größere Wirkstärke an β_1- und eine niedrigere Wirkstärke an β_2-Adrenozeptoren. Indikationen für Noradrenalin sind lokale Blutungen, sowie verschiedene Schockformen. Noradrenalin wird, z. B. zur Nervenblockade, mit einem Lokalanästhetikum kombiniert, um eine Verlängerung der Wirkdauer zu erreichen.

Catecholamin-Derivate mit vorwiegend α-sympathomimetischer Wirkung

Die Catecholamin-Derivate wirken vorwiegend auf α_1-Rezeptoren. Sie wirken alle gefäßkontrahierend und werden daher zur Blutdrucksteigerung und Schleimhautabschwellung eingesetzt. Etilefrin wird wie Oxilofrin zur Behandlung der **Hypotonie** (Kap. 8.4) verwendet. Phenylephrin kommt in Form von Augen- und Nasentropfen zur Schleimhautabschwellung zur Anwendung. Oral steht es als Doregrippin® oder in Wick DayMed® in Kombination mit Paracetamol bei grippalen Infekten zur Verfügung.

2-Imidazoline sind reine α-Sympathomimetika und werden lokal zur Schleimhautabschwellung (Nase, Auge) eingesetzt (□ Tab. 3.3). Bei übermäßiger Resorption kann der Blutdruck ansteigen. Vor allem bei Säuglingen und Kleinkindern müssen die Konzentrationen beachtet werden, da Atemstörungen und komatöse Zustände auftreten können (Kap. 6.2.2).

□ **Tab. 3.3** α-Sympathomimetika zur lokalen Schleimhautabschwellung

Arzneistoff	Fertigarzneimittel
Xylometazolin	Otriven®, Olynth®
Oxymetazolin	Nasivin®, Wick-Sinex®
Tramazolin	Rhinospray®
Tetryzolin	Tetrilin® E

□ **Tab. 3.4** Catecholamin-Derivate mit vorwiegendem Angriff an β_2-Rezeptoren

Arzneistoff	Fertigarzneimittel
Clenbuterol	*Spiropent®
Fenoterol	*Berotec®, *Partusisten®
Formoterol	*Foradil®, *Forair®, *Formotop®, *Oxis®
Reproterol	*Bronchospasmin® Amp.
Salbutamol	*Apsomol®, *Bronchospray® novo, *Salbulair®, *SalbuHexal®, *Sultanol®
Salmeterol	*Aeromax®, *Serevent®
Terbutalin	*Aerodur®, *Bricanyl®

Catecholamin-Derivate mit vorwiegend β-sympathomimetischer Wirkung

Die in □ Tab. 3.4 aufgeführten Catecholamin-Derivate wirken vorwiegend auf β_2-Rezeptoren und werden in Form von Dosieraerosolen oder Pulverinhalatoren zur Behandlung von Asthma eingesetzt. Die broncholytische Wirkung tritt nach der Inhalation rasch innerhalb weniger Minuten ein. Wegen der uteruserschlaffenden Wirkung wird Fenoterol auch als Tokolytikum gegen vorzeitige Wehentätigkeit eingesetzt.

Dopexamin (*Dopacard®) und Dobutamin (*Dobutamin Hexal®) sind synthetische Catecholamine (α_1-, β_1- und β_2-Agonisten), die bei akuter Herzinsuffizienz und beim kardiogenen Schock in der Klinik eingesetzt werden, wobei in erster Linie die starke β_1-Wirkung ausgenutzt wird.

3.3.2   Indirekte Sympathomimetika

Indirekte Sympathomimetika erhöhen die Konzentration von Noradrenalin, indem sie den Neurotransmitter aus seinen Speichervesikeln freisetzen und die Wiederaufnahme von Noradrenalin in das präsynaptische Neuron hemmen. Bei wiederholter Gabe dieser Substanzen nimmt die Wirkungsintensität rasch ab, da nicht mehr genügend Noradrenalin in den Vesikeln vorhanden ist. Dieses Phänomen heißt Tachyphylaxie. Die Wirkungen der indirekten Sympathomimetika, die arzneilich ausgenutzt werden, sind Bronchodilatation und Vaskonstriktion.

Die indirekten Sympathomimetika zeigen eine ausgeprägte zentrale Wirkung, da sie wegen ihrer lipophilen Eigenschaften die Blut-Hirn-Schranke durchdringen können.

☐ **Tab. 3.5** Indirekte Sympathomimetika

Arzneistoff	Fertigarzneimittel
Methylphenidat	*+Medikinet®, *+Concerta®, *+Ritalin®
Atomoxetin	*+Strattera®

Ephedrin wirkt zentral stimulierend und beseitigt Müdigkeit, gleichzeitig hemmt es den Appetit und es kommt zu einer leichten Vasokonstriktion. Aufgrund dieser Tatsache werden die schwächer wirkenden Derivate wie Pseudoephedrin in Aspirin® Complex mit der Indikation Schnupfen und grippaler Infekt und das D-Norpseu- doephedrin (Cathin) in *Antiadipositum X 112T® bei Übergewicht eingesetzt.

Das Amphetamin-Derivat **Methylphenidat** wird bei Kindern mit hyperkineti- schem Syndrom (auch ADHS, Aufmerksamkeits-Defizit-Hyper-Aktivitätssyndrom) gegeben. Unter ADHS versteht man eine pathologische Steigerung der Motorik, wobei Bewegungen teilweise unwillkürlich ablaufen, einhergehend mit einer Auf- merksamkeitsschwäche und impulsivem Verhalten. Belegt ist die Störung auch für das Erwachsenenalter. Da nicht jedes Kind hyperaktiv ist, sollte man davon eine reine Aufmerksamkeits-Defizit-Störung (ADS) abgrenzen, die durch unaufmerksames und impulsives Verhalten, vor allem in Gruppensituationen geprägt ist.

Daneben ist noch Atomoxetin für das ADHS zugelassen. Es löst aber u. U. schwere Leberstörungen aus. Zudem soll unter der Therapie die Selbstmordrate erhöht sein.

3.3.3 Direkte Sympatholytika

Direkte Sympatholytika (α-, β-Adrenozeptor-Antagonisten) blockieren die sympa- thischen Rezeptoren für Noradrenalin und heben so dessen Wirkung auf. Je nach Art der blockierten Rezeptoren unterscheidet man α- und β-Sympatholytika.

Mutterkornalkaloide

Die natürlichen Alkaloide des Mutterkorns (*Secale cornutum*), z. B. Ergotamin weisen ein komplexes Wirkungsspektrum auf, da sie als partielle Agonisten bzw. partielle Antagonisten an α-adrenergen Dopamin- und Serotonin-Rezeptoren wirken. Sie verengen die Blutgefäße im ZNS. Ergotamin wird als Mittel der zweiten Wahl gegen Migräne eingesetzt (☐ Tab. 3.6), wurde jedoch nahezu vollständig von den Triptanen und den Betablockern verdrängt. Da sie unselektiv auch andere Rezeptoren erregen, sind Nebenwirkungen häufiger als bei Triptanen.

Beim hydrierten Ergotamin, dem **Dihydroergotamin**, bleibt die gefäßkontrahie- rende Wirkung noch erhalten. Indikation für die Anwendung ist das Orthostase- Syndrom (z. B. Blutdruckabfall beim Aufstehen).

Die hydrierten Mutterkornalkaloide Dihydroergocristin, Dihydroergocornin und Dihydroergocryptin, die als Mischung unter dem Namen **Codergocrin** im Handel sind, haben **ausgeprägte sympatholytische** Eigenschaften. Diese Stoffe werden daher als milde Antihypertonika und mit der Indikation Hirnleistungsstörungen eingesetzt.

☐ **Tab. 3.6** Mutterkornalkaloide

Arzneistoff	Fertigarzneimittel
Ergotamin	*Ergo-Kranit® Migräne
Dihydroergotamin	*Effortil® plus – enthält zusätzlich Etilefrin, *DET MS®
Codergocrin	*Hydergin®, *DCCK®

Synthetische α-Sympatholytika

α-Sympatholytika, die beide Rezeptorarten ($α_1$ und $α_2$) blockieren, nennt man unspezifisch. Die Blockade postsynaptischer $α_1$-Rezeptoren führt durch Muskelerschlaffung zur Blutdrucksenkung, die der präsynaptischen $α_2$-Rezeptoren über eine verstärkte Noradrenalin-Freisetzung aus den Speichern zu einer Herzfrequenzsteigerung, wodurch sich die Wirkungen aufheben. Bei ständiger Anwendung entleeren sich aber die Speicher nach und nach, woraus im Endeffekt eine Blutdrucksenkung durch Gefäßerweiterung resultiert. Die heute verwendeten α-Rezeptorenblocker (☐ Tab. 3.7) sind weitgehend auf den $α_1$-Rezeptor spezialisiert.

Sie werden zur Blutdrucksenkung bei Bluthochdruck eingesetzt. **Urapidil** und **Prazosin** gelten in der Hypertonie-Behandlung als Mittel der 3. Wahl und werden im Behandlungsschema nicht mehr empfohlen.

Bei Blasenentleerungsstörungen durch **gutartige Prostatavergrößerung** (BPH) werden **Alfuzosin, Bunazosin** und **Tamsulosin** eingesetzt. An der Prostata und den ableitenden Harnwegen bewirken die $α_1$-Blocker eine Senkung des Tonus, wodurch die Blasenentleerung erleichtert wird.

☐ **Tab. 3.7** α-Sympatholytika

Arzneistoff	Fertigarzneimittel
Urapidil	*Ebrantil®
Prazosin	*Adversuten®, *Prazosin ratiopharm®
Alfuzosin	*Urion®, -uno, *UroXatral®
Bunazosin	*Andante®
Tamsulosin	*Alna®, *Omnic®
Terazosin	*Flotrin®, *Terablock®
Doxazosin	*Cardular® PP, *Doxazosin-ratiopharm®

Terazosin und Doxazosin werden sowohl beim Bluthochdruck als auch bei der Prostatavergrößerung angewendet. Sie müssen aufgrund der längeren Plasmahalbwertzeit nur einmal täglich eingenommen werden.

Alle α-Blocker müssen zu Therapiebeginn sehr vorsichtig und in niedriger Dosierung gegeben werden, da sonst die Gefahr einer orthostatischen Dysregulation besteht (sog. Erstdosis-Phänomen).

Eine Substanz mit hemmender Wirkung auf α_2-Rezeptoren ist Yohimbin, das gegen Erektionsstörungen angewandt wird, aber wegen der Verfügbarkeit neuerer Arzneimittel (*Viagra®, *Cialis®) nur noch selten eingesetzt wird.

Direkte β-Sympatholytika

Direkte β-Sympatholytika (Betablocker, β-Blocker, β-Adrenozeptor-Antagonisten) sind Antagonisten von Noradrenalin und Adrenalin an den β-Rezeptoren und besitzen, bis auf wenige Ausnahmen (**Carvedilol**), keine Affinität zu α-Rezeptoren (☐ Tab. 3.8). Carvedilol ist ein Betablocker mit gefäßerweiternden Eigenschaften, die auf einer Blockade von α_1-Rezeptoren basieren und wird vor allem bei Herzinsuffizienz eingesetzt.

Während die ersten Präparate β_1- und β_2-Rezeptoren gleichermaßen blockierten, wirken die heute eingesetzten Arzneistoffe relativ kardioselektiv auf die β_1-Rezeptoren. Hierzu zählen u. a. **Atenolol, Betaxolol, Metoprolol, Nebivolol** und **Bisoprolol**. Eine partiell agonistische Aktivität (PAA) haben z. B. Bupranolol und Pindolol, Sotalol wirkt antiarrhythmisch. Die Wirkung am Herzen ist durch **Herabsetzung** der **Schlagkraft** (negativ inotrop) und **Schlagfrequenz** (negativ chronotrop) und damit verbundener Senkung des Sauerstoffverbrauchs des Herzens (**Ökonomisierung**) gekennzeichnet. Darüber hinaus wird die Herzreizleitung herabgesetzt. Indikationen für Betablocker sind Angina pectoris, Hypertonie, Herzinfarkt, tachykarde Arrhythmien, Migräneprophylaxe und Herzinsuffizienz.

☐ **Tab. 3.8** β-Sympatholytika

Arzneistoff	Fertigarzneimittel
Metoprolol	*Beloc ZOK®, *MetoHexal®
Bisoprolol	*Concor®
Atenolol	*Tenormin®, *Atenolol AL®
Propranolol	*Dociton®
Carvedilol	*Dilatrend®, *Querto®
Sotalol	*Sotalex®, *SotaHexal®
Nebivolol '	*Nebilet®
Betaxolol	*Kerlone®

Nebenwirkungen sind Müdigkeit, Kopfschmerzen, Störungen der peripheren Durchblutung (kalte Hände und Füße). Bei insulinpflichtigen Patienten, die normalerweise ihre Hypoglykämie bewusst wahrnehmen, kann die Einnahme von Betablockern dazu führen, dass Symptome einer Hypoglykämie (Tremor, Tachykardie, Unruhe sowie Kopfschmerzen) maskiert werden. Die nicht ganz auszuschaltende β_2-Wirkung kann einen Asthmaanfall auslösen. β-Blocker sollten nie abrupt abgesetzt werden, da dann die Gefahr eines starken Blutdruckanstiegs und in Folge eines Herzinfarktes besteht. Wirkstoffe aus der Gruppe der Betablocker sind meist an der Endung -olol zu erkennen.

3.3.4 Antisympathotonika

α-Methyldopa

Dopa ist die physiologische Vorstufe des Noradrenalins. Wird nun α-Methyldopa (*Presinol® und *Methyldopa Stada®) als Arzneimittel zugeführt, bilden die entsprechenden Enzyme aus α-Methyldopa das α-Methylnoradrenalin und füllen mit dem „falschen Neurotransmitter" die Speichervesikel. Bei einem Nervenimpuls wird nun statt Noradrenalin dessen Methyl-Derivat freigesetzt, das eine sehr viel geringere intrinsische Aktivität besitzt. Darüber hinaus besitzt α-Methyldopa auch noch einen zentralen Wirkungsmechanismus, der dem des Antihypertonikums Clonidin entspricht und wahrscheinlich die Hauptwirkung ausmacht. Indikationen für α-Methyldopa sind Schwangerschaftshypertonie und Hypertonie.

Reserpin

Reserpin hemmt die Wiederaufnahme und die Speicherung von Noradrenalin in den Speichervesikeln, die nach und nach an Noradrenalin verarmen und bei einem Impuls keine Transmitter mehr freisetzen. Reserpin muss zu Anfang der Therapie einschleichend dosiert werden, um die Speicher langsam zu entleeren. Reserpin wird heute nur noch selten als Antihypertonikum (z. B. *Briserin® N) verwendet.

Clonidin und Moxonidin

Clonidin und Moxonidin wirken über Stimulierung zentraler und peripherer α_2-Rezeptoren dämpfend auf den Sympathikus (□ Tab. 3.9). Bei Clonidin kommt es zu Therapiebeginn zu einer Blutdrucksteigerung. Erst später fällt der Blutdruck aufgrund der Gegenregulation des Körpers (Barozeptoren-Reflex). Moxonidin wirkt

□ **Tab. 3.9** Clonidin und Moxonidin und ihre Handelspräparate

Arzneistoff	Fertigarzneimittel
Clonidin	*Catapresan®, *Paracefan®
Moxonidin	*Cynt®, *Physiotens®, *Moxobeta®

dazu stärker über zentrale Mechanismen blutdrucksenkend. Nebenwirkungen von Clonidin sind Depressionen, Schlafstörungen, Kopfschmerz und Potenzstörungen. Bei Moxonidin stehen Benommenheit, Schläfrigkeit, Schwindel und Übelkeit im Vordergrund.

Zusammenfassung

▶ Das Nervensystem dient der Aufnahme und Verarbeitung von Reizen und der Koordination von körperlichen und geistigen Prozessen.

▶ Das zentrale Nervensystem besteht aus Gehirn und Rückenmark und zwei neuronalen Systemen, die willkürliche (somatisches System) und unwillkürliche (autonomes oder vegetatives System) Abläufe steuern.

▶ Das Gehirn steuert psychische und physische Prozesse, das Rückenmark dient in erster Linie als Umschalt- und Reflexzentrale.

▶ Das vegetative System unterliegt sowohl dem Sympathikus, der ergotrop arbeitet, als auch dem Parasympathikus, der der Erholung dient (trophotrop arbeitet).

▶ Stoffe, die den Sympathikus ergotrop beeinflussen, bezeichnet man als Sympathomimetika (SM), solche, die dem entgegen arbeiten als Sympatholytika (SL). Gleiches gilt für den Parasympathikus.

▶ Leitsubstanzen der PSM sind Pilocarpin (Ind.: Glaukom) und Distigmin (Ind.: Blasen- und Darmatonie).

▶ Leitsubstanzen der PSL sind Atropin (Ind.: Pupillenerweiterung, Vergiftungen mit E 605) und Butylscopolamin (Ind.: Spasmen) und das zentral wirksame Scopolamin (Ind.: Erbrechen, Kinetosen).

▶ Die PSM und PSL spielen im Bereich der Medikamentation, bis auf wenige Ausnahmen, nur noch eine untergeordnete Rolle.

▶ Leitsubstanzen der α-Sympathomimetika sind Etilefrin (Ind.: Hypotonie), Xylometazolin und Oxymetazolin (Ind.: Rhinitis).

▶ Leitsubstanzen der β_2-Sympathomimetika sind Fenoterol und Formoterol (Ind.: Asthma bzw. bei Fenoterol zusätzlich vorzeitige Wehen).

▶ Indirekte SM wie Methylphenidat haben die Indikation AD(H)S.

▶ Leitsubstanzen der α-Sympatholytika sind Ergotamin, Indikation: Migräne, was erheblich durch die Einführung der Triptane an Bedeutung verloren hat und Dihydroergotamin, Indikation: Orthostatische Dysregulation.

▶ Doxazosin und Terazosin haben die Indikation BPH.

▶ Leitsubstanzen der β-Sympatholytika sind Metoprolol und Bisoprolol (Ind.: Hypertonie, Herzinsuffizienz usw.).

▶ Insgesamt spielen die Arzneimittel, die den Sympathikus beeinflussen, eine erheblich größere Rolle im Apothekenalltag als diejenigen, die den Parasympathikus beeinflussen.

Wiederholungsfragen zu den Kapiteln 3.1 bis 3.3

1. Worin liegt die Aufgabe des Nervensystems?
2. Von welchen Membranen ist das Axon einer markhaltigen Nervenfaser umgeben?
3. Nennen Sie fünf Neurotransmitter des Zentralnervensystems.
4. Welche Aufgabe kommt der Blut–Hirn–Schranke zu?
5. Was ist die Aufgabe des Rückenmarks?
6. Wie heißen die Neurotransmitter beim Sympathikus und Parasympathikus?
7. Geben Sie einen Überblick über den Aufbau und die wesentlichen Zentren des Gehirns.
8. Welche Wirkung ist charakteristisch für Substanzen, die zu den Imidazolinen gehören?
9. Welche Substanz zeigt die beste Abschwellung (längste Wirkdauer) der Nasenschleimhaut?
10. Geben Sie eine Indikation für folgende Wirkstoffe an: Atropin, Norpseudoephedrin (Cathin), Salbutamol, Fenoterol, Salmeterol, *N*–Butylscopolaminbromid, Tropicamid, Ipratropiumbromid.

3.4   Analgetika

> ■ **DEFINITION**
>
> Schmerz ist ein unangenehmes Sinnes– oder Gefühlserlebnis, das mit akuter oder potenzieller Gewebsschädigung verknüpft ist oder mit Begriffen einer solchen Schädigung beschrieben wird.

Analgetika sind Arzneimittel, die Schmerz stillen oder dämpfen. Sie werden zur Behandlung von akuten oder chronischen Schmerzen eingesetzt. Der physiologische Sinn des Schmerzes ist der eines Alarmsignals. Es sagt dem Betroffenen, dass irgendetwas in seinem Körper nicht in Ordnung ist. Allerdings kann dieses Alarmsignal auch ausbleiben (z. B. im Frühstadium des Krebses) oder unnötig andauern. Man unterscheidet den spitzen, dumpfen und viszeralen (Eingeweide-) Schmerz. **Chronische Schmerzen** haben keinen Warncharakter mehr, sie wirken zermürbend. Durch anhaltende Schmerzen werden die schmerzleitenden Nervenzellen empfindlicher und reagieren später auf relativ schwache Signale, die dann vom Gehirn als extremer Schmerz mit einer entsprechenden Schmerzreaktion registriert werden. Die Ausbildung eines solchen **Schmerzgedächtnisses** sollte durch rechtzeitige Gabe von Analgetika unbedingt vermieden werden. **Ursache von Schmerzen** können **thermische** (Verbrennung), **chemische** (Verätzung), **mechanische** (Schnitt) oder **elektrische** (Strom) **Reize** sein. Sie erregen die Schmerzrezeptoren **(Nozizeptoren)**. Daraufhin werden Schmerzstoffe freigesetzt (Bradykinin, Histamin, Acetylcholin, Serotonin, Protonen, Kaliumionen u. a.). Andere Substanzen, wie z. B. die Prostaglandine, wirken modifizierend auf die Schmerzempfindung, indem sie die Schmerzrezeptoren sensibilisieren. Vom Schmerzrezeptor wird die Schmerzempfindung über das Rückenmark zum Gehirn geleitet, wo sie als Schmerz bewusst wahrgenommen wird. Die aufsteigenden Schmerzsignale werden bereits im Rückenmark durch Freisetzung körpereigener Analgetika, der sogenannten Endorphine, geblockt. Auch bei der

Schmerzverarbeitung im Gehirn spielen die Endorphine eine wichtige Rolle. Der Schmerz kann je nach Situation verstärkt empfunden (z. B. beim Zahnarzt) oder auch schwächer wahrgenommen werden (z. B. beim Sport).

> **■ MERKE**
>
> Analgetika greifen über verschiedene Mechanismen in die Schmerzentstehung, –weiterleitung oder –verarbeitung ein und führen zur Aufhebung (Analgesie), Abschwächung oder Modifikation des Schmerzes.

Schmerz ist keine Krankheit, sondern ein Symptom, nach dessen Ursache es zu forschen gilt. Analgetika stellen somit keine kausale, sondern nur eine symptomatische Therapie dar.

Auch andere Medikamentengruppen wie z. B. Lokalanästhetika, Spasmolytika und Muskelrelaxanzien können in einigen Situationen Schmerzen lindern oder beseitigen. Gleichwohl ist die effektive Schmerzlinderung die wichtigste und dankbarste Aufgabe in Medizin und Pharmazie. Seit 1986 hat die WHO Regeln für die Therapie von Tumorschmerzen aufgestellt, die mittlerweile auch für andere Schmerzarten anerkannt sind. Die Behandlung erfolgt dreistufig mit leichten, mittelstarken und starken Schmerzmitteln.

3.4.1 Stark wirksame Analgetika: Opioidanalgetika, Opioide

Der bedeutendste Arzneistoff dieser Gruppe, das Morphin, ist ein Alkaloid des Opiums. Opium ist der getrocknete Milchsaft des Schlafmohns (*Papaver somniferum*).

Opioide sind Opium-Alkaloide bzw. Substanzen mit ähnlicher, zentraler Wirkung an Opioid-Rezeptoren. Es existieren verschiedene Opioid-Rezeptoren, die man als κ- (kappa), δ- (delta) oder μ- (my) Rezeptoren bezeichnet. Sie sind ungleichmäßig im Körper verteilt, wodurch auch die unterschiedlich starke Wirkungsweise der einzelnen Opioide zu erklären ist. Opioide haben ähnliche Wirkungen wie Morphin. Opium-Alkaloide mit andersartiger Wirkung (z. B. Noscapin zur Hustenstillung) wirken nicht über die klassischen Opioidrezeptoren. Opioide werden in der Schmerztherapie eingesetzt, wenn nichtopioide Analgetika und nichtsteroidale Antiphlogistika keine ausreichende Wirksamkeit mehr haben.

Morphin

Opium wird heute in der Therapie starker Schmerzen nicht mehr verwendet, während sein wichtigster Inhaltsstoff, das Morphin (○ Abb. 3.13), große Bedeutung besitzt.

Morphin wirkt:
▶ analgetisch (schmerzstillend),
▶ sedierend (müde machend),
▶ euphorisierend (Wohlbefinden erzeugend, beseitigt Unlustgefühle und Angst),
▶ antitussiv (dämpfend auf das Hustenzentrum),

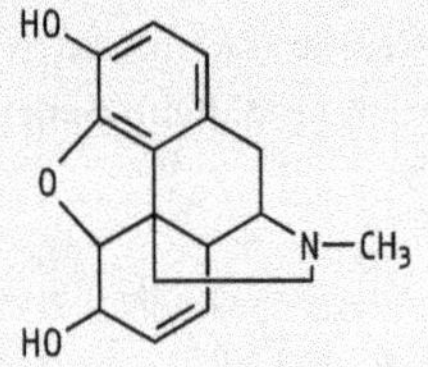

○ **Abb. 3.13** Strukturformel Morphin

□ **Tab. 3.10** Morphin-Präparate

Arzneistoff	Fertigarzneimittel
Morphinsulfat	*+Capros®, *+MSI®, *+MSR®, *+MST® Mundipharma, *+Morph® Sandoz
Morphinhydrochlorid	*+M-Stada retard®

▶ atemdepressiv (dämpfend auf das Atemzentrum),
▶ reduzierend auf die Darmmotilität,
▶ emetisch (Erbrechen auslösend),
▶ peripher an der glatten Muskulatur tonussteigernd (kontrahiert die ringförmigen Sphinktermuskeln und führt zu spastischer Obstipation und Blasenüberfüllung).

Morphin lagert sich an bestimmte Opioid-Rezeptoren im Zentralnervensystem an. Diese Rezeptoren sind normalerweise für körpereigene Peptide (Endorphine) bestimmt, die vom Organismus zur Schmerzunterdrückung ausgeschüttet werden. Zur Analgesie ist nicht das gesamte Endorphinmolekül notwendig, auch bestimmte Bruchstücke (Enkephaline) zeigen diese Wirkung.

In Fertigarzneimitteln (□ Tab. 3.10) wird Morphin zur parenteralen Anwendung als Hydrochlorid und als Sulfat eingesetzt. Als Sulfat wird es zudem in Zäpfchen, Granulatbeuteln, Retardkapseln und Retardtabletten in Dosen von 10 mg bis 200 mg/Einzelgabe angeboten. Die orale Therapie erfolgt in der Regel mit retardierten Morphinen.

Die notwendige Dosis muss individuell an die Bedürfnisse des Schmerzpatienten angepasst werden und unterliegt (fast) keiner Beschränkung. Die Verschreibung und Abgabe von Morphin muss nach den Richtlinien der Betäubungsmittelverschreibungsverordnung (BtMVV) auf besonderen Formblättern (BtM-Rezepte) unter Beachtung der gesetzlichen Vorschriften geschehen.

Wichtigste Nebenwirkungen des Morphins

Zu den wichtigsten Nebenwirkungen des Morphins zählen:
▶ Atemdepressionen: Die Hemmung des Atemzentrums kann zu Atemdepression und Atemstillstand führen. Die tödliche Dosis ist für einen Erwachsenen abhängig vom Grad der bestehenden Gewöhnung. Für einen Säugling können bereits zwei bis drei Tropfen Opiumtinktur (Morphingehalt 1 %) tödlich sein. Als Antidot wird der Opioid-Rezeptor-Antagonist Naloxon eingesetzt.
▶ Übelkeit und Erbrechen.

▶ Verstopfung und Harnretention.

▶ Euphorie und Suchtgefahr.

Jedes Arzneimittel, das Euphorie erzeugt, hat ein Suchtpotenzial. Dies gilt auch für Morphin und seine Derivate, von denen heute das Heroin, der Diessigsäure-Ester des Morphins, die am meisten missbrauchte Substanz ist. Bei wiederholter Anwendung von Morphin oder Heroin kommt es schnell zu psychischer und physischer Abhängigkeit, die Dosis muss kontinuierlich gesteigert werden, um den gleichen Effekt zu erzielen, sodass Morphinsüchtige bis zu ein Gramm pro Tag benötigen. Als Zeichen der körperlichen Abhängigkeit setzen bei Nichteinnahme der Droge Entzugssymptome ein: Der Süchtige verspürt großen „Morphinhunger" (Craving), wird unruhig, bekommt eine Gänsehaut (cold turkey), und es kann zum Kreislaufkollaps kommen. Diese ausgeprägten körperlichen Reaktionen müssen bei einer Entziehungskur vom Arzt therapeutisch überwacht werden. Zur Linderung der Beschwerden des akuten Entzugsyndroms eignet sich u. a. das Antisympathotonikum Clonidin (*Paracefan®).

Wichtig ist, dass bei kurzfristiger, therapeutischer Gabe (z. B. postoperativer bzw. akuter Schmerz) sowie in therapeutischen Gesamtkonzepten bei chronischen, schweren bis schwersten Schmerzen **kein** Suchtpotenzial besteht bzw. dieses klinisch zu vernachlässigen ist.

Morphin- oder Opioid-Antagonisten

Morphin-Antagonisten blockieren die Opioid-Rezeptoren für Morphin, ohne selbst intrinsische Aktivität zu besitzen. Sie können so die Wirkung von Morphin und anderen Opioiden aufheben. Zugelassene Opioid-Antagonisten sind Naloxon (*Naloxon-ratiopharm®) und Naltrexon (*Nemexin®).

Weitere stark wirksame Opioide

Fentanyl ist unter den stark wirksamen Opioiden die meistverordnete Substanz (☐ Tab. 3.11). Sie wird in Form eines Membran- oder eines Matrixpflasters (Transdermales Therapeutisches System, TTS) appliziert und über die Haut zugeführt. Dadurch wird ein gleichmäßiger Blutspiegel erreicht und die Compliance erhöht. Fentanyl, das besonders gut die Haut und die Blut-Hirn-Schranke überwinden kann, wird bei sehr starken Schmerzen eingesetzt. Es sollte Patienten vorbehalten sein, die Morphin nicht

☐ **Tab. 3.11** Verschiedene stark wirksame Opioide

Arzneistoff	Fertigarzneimittel
Fentanyl	*+Durogesic SMAT®
Buprenorphin	*+Temgesic®, *+Transtec® PRO, *+Subutex® zur Substitution
Oxycodon	*+Oxygesic®, *+Targin® (enthält zusätzlich Naloxon)
Hydromorphon	*+Palladon®
Pethidin	*+Dolantin®

vertragen können. Nebenwirkungen fallen bei Fentanyl etwas geringer aus als bei Morphin, besonders die der spastischen Obstipation (Verstopfung).

Buprenorphin zeigt eine äußerst starke Bindung an die opioiden κ- und μ-Rezeptoren und kann selbst durch Morphin oder Heroin nicht vom Rezeptor verdrängt werden. Es wird deshalb vermehrt in der Substitutionstherapie von Drogenabhängigen eingesetzt, wodurch die Möglichkeit zum Nebenkonsum von z. B. Morphin vermindert wird. Bei Überdosierungen mit Buprenorphin kommt es zur Atemdepression, die nur mit sehr hohen Dosen von Opioid-Antagonisten behandelbar ist.

Oxycodon wird wie Morphin in einer Retardform eingesetzt. In der Kombination mit dem Morphin-Antagonisten Naloxon wird die spastische Obstipation vermindert.

Opioide zur Substitutionsbehandlung Drogenabhängiger

D,L-Methadon (als Rezeptur in der Apotheke) und Levomethadon (*+L-Polamidon®) sind Opioide, die oral angewandt werden können. Da die Suchtgefahr bei (Levo-) Methadon erheblich geringer ist als bei Heroin, wird versucht, mit diesen Substanzen die Entzugserscheinungen von Heroinabhängigen in der Entzugsbehandlung zu kompensieren. In Deutschland sind Methadon und Levomethadon die wichtigsten für die Substitutionsbehandlung zugelassenen Opioide. Auch Buprenorphin (*+Subutex® Sublingualtabletten) ist für diese Indikation zugelassen, wohingegen die Verordnung von Codein und Dihydrocodein (DHC) noch in Ausnahmefällen erfolgen darf, ebenso wie die Verordnung von Diamorphin.

3.4.2   Schwach wirksame Opioidanalgetika

Die schwach wirksamen Opioide unterliegen nicht der BtMVV. Sie werden bei mäßig starken bis starken Schmerzen verordnet (□ Tab. 3.12).

□ **Tab. 3.12** Schwach wirksame Opioidanalgetika

Arzneistoff	Fertigarzneimittel
Tramadol	*Tramal®, *Tramadolor®, *Tramadol-ratiopharm®
Tramadol und Paracetamol	*Zaldiar®
Tilidin und Naloxon	*Valoron N®, *Tilidin comp® Stada
Codein und ASS	*Dolviran®
Codein und Paracetamol	*Paracetamol comp, *Gelonida® Schmerz, *Talvosilen®
Codein, Paracetamol und ASS	*Dolomo® TN
Codein mit Diclofenac	*Voltaren plus®
Dihydrocodein	*Paracodin®, *Tiamon mono®

Verschiedene schwach wirksame Opioidanalgetika

Tramadol ist das am häufigsten verschriebene Opioid als Monopräparat. Obwohl es schwächer wirksam ist, sind die Nebenwirkungen wie Schwindel, Unruhe, Kopfschmerz, Übelkeit und Atemdepression vorhanden. Bei gleichzeitigem Alkoholkonsum besteht die Möglichkeit einer Intoxikation.

Mit der Einführung von **Tilidin** hoffte man, ein Schmerzmittel ohne Suchtpotenzial gefunden zu haben. Die nach kurzer Zeit beobachtete missbräuchliche Verwendung führte dazu, dass Tilidin nachträglich dem BtM-Gesetz unterstellt wurde. Durch Zusatz von Naloxon, das die Wirkung des Tilidins antagonisiert, kann Tilidin aber weiterhin auf normalen Rezepten verordnet werden. In therapeutischen Dosen wird Naloxon nach oraler Gabe bei der ersten Leberpassage zu 98 % inaktiviert (First-Pass-Effekt), während Tilidin die gewünschte analgetische Wirkung ungeschwächt entfalten kann. In höheren Dosen oder bei parenteraler Anwendung entfaltet Naloxon aber seine antagonistische Wirkung und verhindert den Missbrauch.

Codein wird in Kombination mit anderen Analgetika wie Paracetamol, ASS oder Diclofenac eingesetzt. Die Kombination mit Codein hat einen synergistischen Effekt und verstärkt die analgetische Wirkung. Codein und Dihydrocodein (DHC) werden zudem als Antitussivum bei Reizhusten und Keuchhusten (Pertussis) eingesetzt.

3.4.3   Nichtopioide Analgetika

Die nichtopioiden Analgetika, auch als schwache Analgetika bezeichnet, werden vorwiegend zur symptomatischen Behandlung von leichten bis mäßig starken Schmerzen wie Kopf-, Zahn-, Regelschmerzen und/oder Fieber und Gliederschmerzen (Rheuma) eingesetzt. Einige dieser Analgetika sind in der Apotheke auch rezeptfrei erhältlich. Nach ihrem Wirkungsspektrum lassen sie sich in zwei Gruppen einteilen:

▶ Arzneimittel mit schmerzstillender (analgetischer), fiebersenkender (antipyretischer) Wirkung **ohne** eine entzündungshemmende (antiphlogistische) Wirkung in therapeutischer Dosis.

▶ Arzneimittel mit schmerzstillender, fiebersenkender Wirkung **mit einer ausgeprägt** entzündungshemmenden Wirkung.

Arzneimittel der zweiten Gruppe werden aufgrund ihrer entzündungshemmenden Eigenschaften auch als NSAR (**N**icht-**S**teroidale **A**nti-**R**heumatika, engl. **N**on-**S**teroidal **A**nti-**I**nflammatory **D**rugs, NSAID) bezeichnet. Der Name „nichtsteroidal" ist darauf zurückzuführen, dass man die Art der Entzündungshemmung von der der Glucocorticoide unterscheiden wollte (Kap. 3.5.3).

Der Wirkungsmechanismus der NSAR beruht auf einer Hemmung der Cyclooxygenasen. Cyclooxygenasen bewirken die Bildung von Prostaglandinen und Thromboxan A_2 aus Arachidonsäure (○ Abb. 3.14). Es existieren zwei Typen: COX-1 und COX-2. **COX-1** kommt fast überall in den Geweben vor und bewirkt die Bildung von Prostaglandinen, welche die Magenschleimproduktion anregen, die Säurebildung vermindern und dadurch eine Schleimhaut schützende Funktion haben. Außerdem ist COX-1 an der Bildung von Thromboxan A_2 beteiligt, das für die Thrombozytenaggregation verantwortlich ist. Wird Thromboxan A_2 nicht mehr gebildet, führt eine Hemmung der Aggregation zu einer bei der Herzinfarktprophylaxe erwünschten

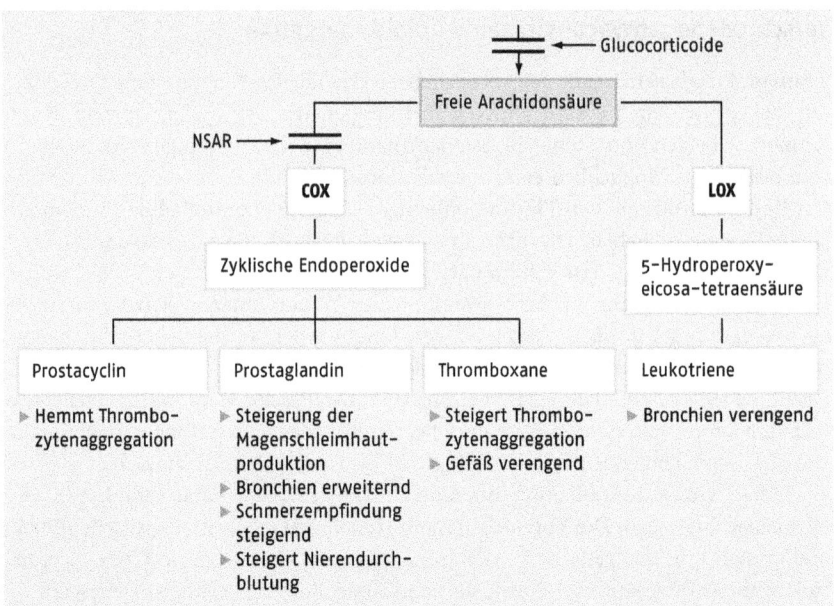

○ **Abb. 3.14** Wirkung und Hemmung der Cyclooxygenasen und Lipoxygenase (vereinfacht)

Hemmung der Thrombenbildung. **COX-2** wird erst im Laufe einer Entzündung oder bei Gewebeschädigung aktiviert und bildet Prostaglandine, welche die Entzündungs-reaktionen verstärken und aufrechterhalten.

Aus Arachidonsäure werden auf gleichem Weg mit Hilfe der **Lipoxygenase (LOX)** Leukotriene gebildet. Wird die COX gehemmt, steht mehr Arachidonsäure für den Lipoxygenaseweg zur Verfügung. Dies führt zu einer verstärkten Bildung von Leu-kotrienen, die wiederum einen Asthmaanfall auslösen können.

Nach dem Wirkungsmechanismus unterteilt man in unspezifische (COX-1-/-2-Hemmer) und selektive (COX-2-Hemmer) Cyclooxygenase-Hemmer. Wird die COX unspezifisch gehemmt, wird zwar der Schmerz unterdrückt, jedoch nimmt der Schleimhautschutz des Magen-Darm-Trakts extrem ab, worauf die Nebenwirkungen der meisten Analgetika beruhen. Demnach wäre eine Hemmung der COX-2 ohne Hemmung der COX-1 ideal, was aber die meisten NSAR nicht erfüllen. Aus dieser selektiven Hemmung ergeben sich darüber hinaus weitere Nebenwirkungen (Kap. 3.5).

Salicylsäure-Derivate

Das wichtigste Salicylsäure-Derivat ist die Acetylsalicylsäure (ASS). **Acetylsalicyl-säure** (○ Abb. 3.14) hemmt als unspezifischer COX-Hemmer die Prostaglandinsyn-these und wirkt analgetisch, antipyretisch und in hohen Dosen antiphlogistisch (□ Tab. 3.13). Neben der Magenschleimhautreizung bzw. -schädigung kommt es bei Überdosierung zu weiteren Nebenwirkungen wie Ohrensausen, Erbrechen, Übelkeit und Allergien. Acetylsalicylsäure sollte nicht von Patienten mit empfindlicher Ma-

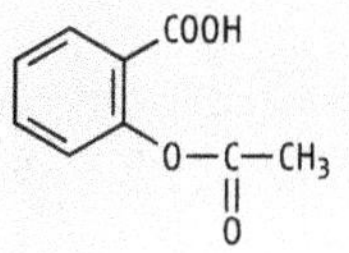

○ **Abb. 3.15** Acetylsalicylsäure

□ **Tab. 3.13** Acetylsalicylsäure-Präparate

Arzneistoff	Fertigarzneimittel
Acetylsalicylsäure 500 mg	Aspirin®, -plus C, ASS-ratiopharm®, Alka-Seltzer®classic
Acetylsalicylsäure 50/100 mg	Aspirin® N 100 protect, ASS-ratiopharm® 100 TAH, HerzASS-ratiopharm®

genschleimhaut eingenommen werden. Sie ist kontraindiziert in den letzten drei Monaten der Schwangerschaft, da sie u. a. die Wehentätigkeit beeinflussen kann. Eine weitere Kontraindikation besteht bei Asthma. Die Anwendung von Acetylsalicylsäure bei Kindern und Jugendlichen mit Virusinfektionen (Windpocken, Grippe) sollte vermieden werden, da Berichte einen Zusammenhang mit seltenen, aber schweren Nebenwirkungen (Reye-Syndrom mit starkem Erbrechen und neurologischen Symptomen, die tödlich ausgehen können) möglich scheinen lassen.

Interaktionen: ASS bindet mit seinem Acetylrest **irreversibel** an einen Molekülteil des Enzyms COX-1 und hemmt dadurch dessen Wirkung, bis eine Neubildung des Enzyms erfolgt ist. Die Bildung von Thromben wird gehemmt, weil durch das fehlende Thromboxan A_2 die Zusammenlagerung der Blutplättchen blockiert ist (Thrombozytenaggregationshemmung, TAH). Dies wird zur Prävention des Herzinfarktes ausgenutzt, wobei die Prophylaxedosis 50 bis 100 mg pro Tag beträgt. Wird Ibuprofen gleichzeitig verabreicht, konkurrieren beide Substanzen um diesen Rezeptor, wobei Ibuprofen die größere Affinität zum Rezeptor besitzt und diesen dann besetzt. Im Gegensatz zu ASS hemmt es das Enzym COX-1 reversibel. ASS wird im weiteren Verlauf rasch zu Salicylsäure abgebaut, die gegenüber der COX unwirksam ist. So kommt es zu einer erheblichen Verminderung der Thrombozytenaggregationshemmung bei gleichzeitiger Gabe von ASS und Ibuprofen.

■ MERKE

ASS und Ibuprofen interagieren. Gleichzeitige Einnahme von Ibuprofen hemmt die blutverdünnende Wirkung von ASS! Die Einnahme von ASS sollte mindestens zwei Stunden **vor** der Ibuprofen-Einnahme erfolgen!

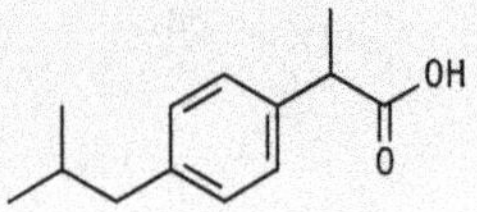

○ **Abb. 3.16** Strukturformel Ibuprofen

□ **Tab. 3.14** Ibuprofen- und Naproxen-Präparate

Arzneistoff	Fertigarzneimittel
Ibuprofen	Dolormin®, -extra, -Migräne, Aktren®, Spalt® Liqua
Ibuprofen in der Pädiatrie	Dolormin® für Kinder, Ibu-ratio® Fiebersaft, Nurofen® Junior Fiebersaft
Naproxen	Aleve®, Dolormin® für Frauen

Ibuprofen und Naproxen

Ibuprofen (○ Abb. 3.16), das in Dosierungen bis 400 mg (als Lysinatsalz bis 500 mg, entsprechend 292,6 mg Ibuprofen) nicht der Verschreibungspflicht unterliegt, ist als Schmerzmittel so verbreitet wie Acetylsalicylsäure und Paracetamol und wird zunehmend auch in der Pädiatrie eingesetzt (□ Tab. 3.14). Der Wirkstoff ist ein schwacher unselektiver COX-Hemmer. Ibuprofen ist besser magenverträglich als Acetylsalicylsäure, hat eine stärkere analgetische Wirkung und wirkt antiphlogistisch. Indikationen sind Kopf-, Zahn- und Gliederschmerzen sowie Fieber. Ähnliches gilt für Naproxen, das bis 200 mg apothekenpflichtig ist und u. a. bei Menstruationsbeschwerden (Dysmenorrhö) wirksam ist.

Paracetamol

Paracetamol (**Para**-ace**tylam**inophen**ol**, PCM) hat eine gute analgetische und antipyretische Wirkung. Der genaue Wirkmechanismus von Paracetamol ist noch nicht vollständig aufgeklärt, es hemmt höchstwahrscheinlich die Prostaglandinfreisetzung im Gehirn. Verwendung findet Paracetamol (○ Abb. 3.17) zur symptomatischen Behandlung von leichten bis mäßig starken Schmerzen und Fieber (□ Tab. 3.15). Paracetamol ist als Saft oder Zäpfchen das gebräuchlichste Antipyretikum und Analgetikum in der Pädiatrie und kann unter strenger Indikationsstellung auch während Schwangerschaft und Stillzeit angewandt werden.

Als Nebenwirkungen können Leberschädigungen bei überhöhten Dosen (ca. 6 g Paracetamol bei Erw.) über einen längeren Zeitraum auftreten, selbst wenn zuvor keine Leberfunktionsstörung bestand. Akute Überdosierung (> 10 g) führt allerdings zu sehr ernsten Leberschäden, die tödlich enden können. Aus diesem Grund sind Arzneimittel mit mehr als 20 Tabletten PCM unter Verschreibungspflicht gestellt worden. Bei kurzfristiger Einnahme von Paracetamol in therapeutischen Dosen sind normalerweise keine Nebenwirkungen zu befürchten. Insbesondere bei Säuglingen

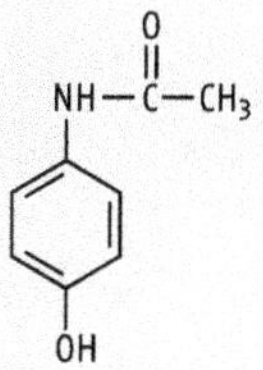

○ **Abb. 3.17** Paracetamol

☐ **Tab. 3.15** Fertigarzneimittel mit Paracetamol

Arzneistoff	Fertigarzneimittel
Paracetamol	Ben-u-ron®, Paracetamol-ratiopharm®, -AL®, -Hexal®
Paracetamol + ASS	Spalt®
Paracetamol/ASS/Coffein	Thomapyrin®, -Intensiv®
Paracetamol/Codein	*Paracetamol AL comp®, *Gelonida®
Tramadol 37,5 mg/Paracetamol 325 mg	*Zaldiar®
Paracetamol/Butylscopolamin	Buscopan® plus
Paracetamol 200 mg, Ascorbinsäure 150 mg, Coffein 25 mg, Chlorphenaminmaleat 2,5 mg	Grippostad® Kapseln

und Kindern muss jedoch auf eine Körpergewichts-adaptierte Dosierung geachtet werden.

Ebenfalls zur Behandlung leichter bis mäßig starker Schmerzen und Migräne ist PCM in der fixen Kombination mit Coffein und Acetylsalicylsäure zugelassen. Der synergistische Effekt bei Migräne wird stark beworben und ist auch nachvollziehbar. Dies wird jedoch von einigen Autoren bezweifelt, die im Zusatz von Coffein ein Missbrauchspotenzial sehen. Zur Behandlung mäßig starker bis starker Schmerzen gibt es fixe Kombinationen mit Codein oder neuerdings mit Tramadol. Letztlich ist Paracetamol noch als analgetischer und antipyretischer Bestandteil in „Grippe- und Erkältungsmitteln" sowie in Kombination mit Butylscopolamin als Spasmolytikum zugelassen.

Pyrazolon-Derivate

Zu den Pyrazolonen zählen Phenazon, Propyphenazon, Phenylbutazon und Metamizol (Novaminsulfon). Sie haben eine etwas stärker analgetische und antipyretische Wirkung als ASS und PCM. Daneben besitzen sie noch eine leicht antiphlogistische Wirkung.

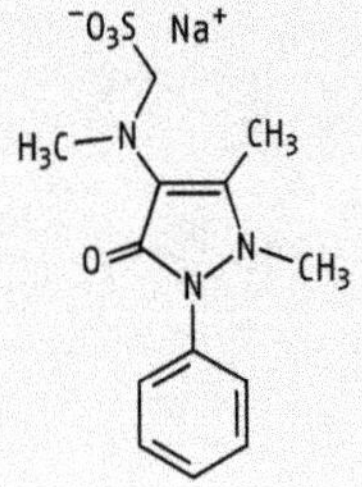

○ **Abb. 3.18** Metamizol

□ **Tab. 3.16** Pyrazolon-Derivate

Arzneistoff	Fertigarzneimittel
Metamizol	*Novaminsulfon-ratiopharm ®, -Lichtenstein®, *Novalgin®
Propyphenazon	Demex® Zahnschmerztabletten
Phenazon	Migräne Kranit®, Otalgan® OT
Phenylbutazon	*Ambene®

Wirkungsmechanismus ist die Hemmung der COX. **Phenazon** kommt bei leichten bis mäßig starken Kopfschmerzen und bei Migräne zum Einsatz und äußerlich zur Schmerzstillung in Ohrentropfen (□ Tab. 3.16).

Propyphenazon ist mit den Indikationen leichte bis mäßig starke Schmerzen, Zahnschmerzen und Fieber im Handel. Phenylbutazon wird in der Rheumatherapie eingesetzt (s. Kap. 3.5.3).

Die größte Bedeutung hat **Metamizol** (○ Abb. 3.18), das zu den am meisten verordneten Analgetika zählt. Metamizol stellt eine Ausnahme unter diesen Analgetika dar. Wegen seiner ausgezeichneten Wasserlöslichkeit kann es injiziert werden. Tropfen erlauben, im Gegensatz zu Tabletten, eine individuelle Dosierung. Weiterhin zeigt es spasmolytische Eigenschaften (Einsatz bei Gallenkoliken).

Nebenwirkungen der Pyrazolone sind Allergie mit Schockgefahr, unter anderem das Auftreten einer **Agranulozytose** (gestörte Bildung von Granulozyten). Diese Nebenwirkungen treten im Verhältnis zur weiten Verbreitung der Pyrazolone sehr selten auf, sind dann aber lebensgefährlich und führten deshalb zur Verschreibungspflicht des Metamizols.

Flupirtin

Flupirtin (*Katadolon®) ist ein Pyridin-Derivat mit unbekanntem Wirkungsmechanismus. Wahrscheinlich erfolgt die Wirkung über NMDA- oder GABA-Rezeptoren. Die Wirkungsstärke liegt zwischen der von Morphin und Codein. Es wird u. a. bei schmerzhaften Muskelverspannungen eingesetzt.

Kombinationspräparate

In den Apotheken wird eine nicht mehr zu überschauende Zahl von analgetischen Kombinationspräparaten angeboten. Der Zusatz von **Coffein** hat einen geringen Einfluss auf das Ausmaß der analgetischen Wirkung; die Dauer bis zum Wirkungseintritt wird verkürzt. Die in den meisten Präparaten enthaltene Coffeinmenge von 50 mg entspricht etwa der einer Tasse Kaffee.

Codein verstärkt die Wirkung der Analgetika, allerdings unterliegen diese Präparate der Verschreibungspflicht, da sie bei missbräuchlicher Daueranwendung zur Abhängigkeit führen können. Die mögliche Nebenwirkung der Atemdepression sollte beachtet werden. Jeglicher Fehl- oder Dauergebrauch von (Kombinations-) Analgetika kann zu Dauerkopfschmerz, Leber- und Nierenschäden führen.

Allgemein sollten den Kombinationspräparaten reine Acetylsalicylsäure-, Ibuprofen- oder Paracetamol-Präparate vorgezogen werden. Äußerst verwirrend ist, dass unter derselben Handelsbezeichnung, z. B. Aspirin®, mit einem Zusatz wie -Complex, -Effekt, -Migräne, -Direkt, -forte, Arzneimittel mit unterschiedlichen, teilweise auch gleichen Inhaltsstoffen und Mengen, existieren. Ein gleiches Phänomen ist auch bei anderen führenden Arzneimittelherstellern zu beobachten, z. B. bei dem Handelspräparat Dolormin®. Häufig verlangte Kombinationsanalgetika sind beispielhaft in ☐ Tab. 3.17 aufgeführt.

☐ **Tab. 3.17** Apothekenpflichtige Kombinationsanalgetika

Arzneistoffe	Fertigarzneimittel
Acetylsalicylsäure, Paracetamol, Coffein	Neuralgin® Schmerztabletten, Spalt® plus Coffein N, Thomapyrin® Classic
Paracetamol, Coffein	Octadon® P, Vivimed mit Coffein®

Zusammenfassung

▶ Schmerzmittel werden symptomatisch zur Unterdrückung oder Beseitigung eines unangenehmen Gefühlserlebnisses eingesetzt, das in der Regel durch Noxen (Schädigungen) unterschiedlicher Art hervorgerufen wird.

▶ Das als Warnung fungierende Schmerzerlebnis wird über Schmerzrezeptoren, aufsteigende Bahnen und Rückenmark dem ZNS gemeldet, wo die Bewertung der Schmerzqualität erfolgt, Dabei können körpereigene Endorphine die Schmerzwahrnehmung lindern.

▶ Bei starken und stärksten Schmerzen kommen die zentral wirksamen Opioid-Analgetika zum Einsatz. Die wichtigsten sind Morphin, Fentanyl, Buprenorphin und Oxycodon, die sich bezüglich der Wirkstärke erheblich unterscheiden. So wirkt Buprenorphin ca. 30-mal und Fentanyl sogar 125-mal stärker als Morphin, wohingegen Oxycodon nur die 0,6-fache Wirkstärke des Morphins hat. Die Nebenwirkungen sind bei allen Wirkstoffen ähnlich. Zu erwähnen sind hier besonders Obstipation und Sedierung.

▶ Die beiden wichtigsten schwach wirksamen Opioid-Analgetika sind Tramadol und Tilidin. Sie unterliegen nicht mehr der BtMVV, obwohl sie ähnliche Nebenwirkungen wie Morphin zeigen.

▶ Die letzte Gruppe bilden die schwach wirksamen Analgetika. Sie wirken zum überwiegenden Teil über die Hemmung der Cyclooxygenase und werden bei schwachen bis mittelstarken Schmerzen wie Kopfschmerz, Zahnschmerz, Gliederschmerzen und Fieber eingesetzt. Ibuprofen besitzt auch noch eine ausgeprägt antiphlogistische Eigenschaft, sodass der Wirkstoff auch gut bei leichten rheumatischen Beschwerden einsetzbar ist. Vermehrt wird Ibuprofen auch in der Pädiatrie eingesetzt.

▶ Metamizol wird nach Operationen, bei Tumorschmerzen im Anfangsstadium der Erkrankung oder bei krampfartigen Schmerzen verordnet.

3.4.4   Arzneimittel gegen Migräne

Unter **Migräne** versteht man anfallsweise auftretende, häufig halbseitige (aber auch beidseitige), pulsierende Kopfschmerzen. Auslösende Faktoren können Stress, hormonelle Schwankungen (Menstruation, Einnahme der „Pille"), Nahrungsmittel (Rotwein, Käse), Wetterwechsel, Licht, Lärm, Alkohol usw. sein. Der Pathomechanismus ist noch nicht ausreichend geklärt. Gesichert ist, dass bestimmte Serotoninrezeptoren (5-HT$_{1B}$ und 5-HT$_{1D}$) eine Rolle spielen.

Man unterscheidet die Migräne ohne Aura und die Migräne mit Aura. Die **Migräne ohne Aura** tritt häufiger auf. Der Kopfschmerz nimmt langsam zu und hält mehrere Stunden bis drei Tage an. Er ist pulsierend und geht mit Übelkeit und Erbrechen, Geräusch- und Geruchsempfindlichkeit einher. Bei körperlicher Tätigkeit verstärkt sich der Kopfschmerz. Bei der **Migräne mit Aura** treten vor dem eigentlichen Kopfschmerz neurologische Ausfallserscheinungen auf, die 5 bis 30 Minuten andauern. Symptome der Aura sind Sehstörungen, Ohrgeräusche, Schwindel und Parästhesien (Kribbeln) an Fingern und Füßen.

■ MERKE

Migräne: pulsierend, oft halbseitiger Kopfschmerz, Verschlimmerung bei körperlicher Tätigkeit, Begleitsymptome (Übelkeit, Erbrechen, Licht-, Lärm-, Geruchsempfindlichkeit).
Spannungskopfschmerz: dumpf-drückend oder ziehend, beidseitig, keine Verschlimmerung bei körperlicher Tätigkeit, keine Begleitsymptome.

☐ **Tab. 3.18** Triptane

Arzneistoff	Fertigarzneimittel
Sumatriptan	*Imgran®, *Sumatriptan STADA®, *Sumatriptan AL®
Zolmitriptan	*AscoTop®, *AscoTop® nasal
Rizatriptan	*Maxalt®
Naratriptan	*Naramig®, Formigran®
Frovatriptan	*Allegro®
Eletriptan	*Relpax®

Triptane

Sie sind Mittel der Wahl zur Behandlung eines akuten Migräneanfalls. Triptane greifen in den Serotoninstoffwechsel ein und wirken agonistisch an den Serotonin-1B/1D-Rezeptoren ($5\text{-HT}_{1B/1D}$-Rezeptoren) im Gehirn. Sie verengen die im Migräneanfall erweiterten Gefäße. Es können Nebenwirkungen wie Kribbeln, Flush (roter Kopf), Schmerzen, Schwindel, Müdigkeit auftreten. Die Triptane unterscheiden sich in ihren pharmakokinetischen Eigenschaften und ihrer klinischen Wirkung. Patienten sprechen unterschiedlich auf die einzelnen Wirkstoffe an. Bei unzureichender Wirkung oder bei Nebenwirkungen sollte ein anderes Triptan verordnet werden.

Neben Tabletten oder Schmelztabletten gibt es Triptane auch als Nasenspray, Zäpfchen oder Injektionslösung (☐ Tab. 3.18).
Naratriptan ist in der Packungsgröße von zwei Tabletten zu 2,5 mg aus der Verschreibungspflicht entlassen und kann im Rahmen der Selbstmedikation angewendet werden.

TIPPS FÜR DIE BERATUNG

Hinweis bei der Abgabe von Naratriptan in der Selbstmedikation
Vor der Abgabe ist Folgendes zu beachten bzw. abzuklären:
▷ Nur für Patienten zwischen 18 und 65 Jahren mit Erstdiagnose durch einen Arzt,
▷ nicht für Patienten mit Herz–Kreislauf-Erkrankungen,
▷ nicht zur Vorbeugung eines Migräneanfalls (Migräneprophylaxe),
▷ bei Leber- oder Nierenfunktionsstörungen kontraindiziert.
Für die Dosierung von Naratriptan gilt:
▷ Tabletteneinnahme bei den ersten Anzeichen eines Migränekopfschmerzes.
▷ Wenn nach der Einnahme der ersten Filmtablette eine Besserung der Beschwerden eingetreten ist, die Migräneschmerzen aber wiederkommen, kann eine zweite Filmtablette eingenommen werden, vorausgesetzt es sind mind. 4 Stunden nach der Einnahme der ersten Tablette vergangen.
▷ Insgesamt sollten nicht mehr als 2 Filmtabletten innerhalb von 24 Stunden eingenommen werden.

Weitere Wirkstoffe zur Migränebehandlung

Zur Therapie der Migräne werden außerdem nichtsteroidale **Analgetika/Antirheumatika** in folgender Einzeldosis eingesetzt:

▶ 1 000 mg Acetylsalicylsäure,
▶ 400 mg Ibuprofen,
▶ 50 bis 100 mg Diclofenac,
▶ evtl. Naproxen oder Metamizol,
▶ Paracetamol (1 g) hilft vielen Patienten nicht ausreichend.

Die Analgetika haben die beste Wirkung, wenn sie möglichst bei den ersten Anzeichen einer Migräne in ausreichend hoher Dosierung eingenommen werden. Bei gleichzeitigem Erbrechen ist die Gabe als Zäpfchen sinnvoll.

Analgetika werden manchmal mit Metoclopramid (MCP) kombiniert. Metoclopramid wirkt gegen die begleitende Übelkeit und beschleunigt die Magenpassage, sodass das Analgetikum schneller resorbiert und somit wirken kann. Im Handel befindliche Kombinationen aus Paracetamol und MCP sind *Migraeflux® MCP und *Migränerton®.

Zu den **Mutterkornalkaloiden** gehören die Ergotamin-Derivate (*Ergo-Kranit® Migräne). Sie wirken wie die Triptane agonistisch an den Serotonin-($5HT_{1B/1D}$)-Rezeptoren. Da sie jedoch auch noch auf weitere Rezeptoren wirken, haben sie zahlreiche Nebenwirkungen. Ergotamin-Derivate sind heutzutage weitgehend von den Triptanen verdrängt worden.

Bei mehr als zwei Migräneanfällen pro Monat, besonders starker und lang andauernder Migräne oder wenn die oben genannten Arzneistoffe nicht ausreichend wirksam sind, ist eine **Migräneprophylaxe** angezeigt. Diese Medikamente müssen regelmäßig eingenommen werden. Nach zwei bis drei Monaten kann man den Behandlungserfolg beurteilen. Später erfolgen ein Auslassversuch und eine erneute Beurteilung der Notwendigkeit. Eingesetzt werden z. B. Betablocker (Metoprolol), Calcium-Antagonisten (Flunarizin) oder Antiepileptika (Valproinsäure, Topiramat).

Wiederholungsfragen zu Kapitel 3.4

1. Welchen Sinn hat der Schmerz?
2. Warum muss chronischen Schmerzen besondere Aufmerksamkeit geschenkt werden? Was sind Ursachen für Schmerz?
3. Welche Wirkungen hat Morphin neben der analgetischen?
4. Welche Morphinwirkung führt zum Missbrauch?
5. Ein Kunde mit Allergie gegen ASS möchte auf Ibuprofen umsteigen. Was empfehlen Sie?
6. Ein Kunde nimmt ASS 100 zur Blutverdünnung und möchte Ibuprofen als Schmerzmittel einnehmen. Was empfehlen Sie?
7. Welche Vorteile bieten TTS in der Therapie von Tumorschmerzen?
8. Für einen bettlägerigen Schmerzpatienten sind auf Rezept Fentanylpflaster und 1000 ml Bifiteral Sirup (Lactulose) verordnet. Macht das Sinn? Begründung.

9. Das dreieinhalb jährige Kind ihrer Nachbarin hat 39,4 °C Fieber. Als Arzneimittelkundige(r) fragt man Sie um Rat. In Ihrer Hausapotheke finden Sie folgende Medikamente: ASS 100 Tbl. (Acetylsalicylsäure 100 mg); Gelonida Tbl (ASS 250 mg/Paracetamol 250 mg/ Codeinphosphat 30 mg); Ben-u-ron 125 Supp (Paracetamol 125 mg) und Ibuprofen 600 Fta (Ibuprofen 600 mg).

10. Nennen Sie bitte Analgetika, auch verschreibungspflichtige, für folgende Indikationen. Begründen Sie Ihre Entscheidung mit ein bis zwei Stichpunkten! Gelenkschmerzen (rheumatisch), Migräne, Kopfschmerz, Gallenkolik, Tumorschmerz (stark), Zahnschmerzen.

3.5   Arzneimittel gegen rheumatische Erkrankungen – Antirheumatika

In diesem Kapitel sollen die Unterschiede zwischen entzündlichen und degenerativen rheumatischen Erkrankungen verdeutlicht werden. Die wichtigsten Rheumaerkrankungen sowie deren Therapiemöglichkeiten werden kurz besprochen. Dabei stehen die wichtigsten Medikamentengruppen wie NSAR, Glucocorticoide und Basistherapeutika (DMARD) im Vordergrund.

3.5.1   Rheumatischer Formenkreis

Dem rheumatischen Formenkreis, im Volksmund Rheuma genannt, werden nach ICD (International Classification of Diseases der WHO) über 150 unterschiedliche Krankheitsbilder zugerechnet. Es handelt sich folglich um eine Sammelbezeichnung für Störungen des Stütz- und Bewegungsapparates, die Schmerzen an Gelenken, Knorpeln, Muskeln, Sehnen, Bändern und Bindegewebe verursachen. Viele rheumatische Erkrankungen betreffen aber auch innere Organe, Nervensystem, Haut oder Augen.

In Deutschland leiden etwa 4 bis 5 Millionen Menschen an einem Krankheitsbild aus dem rheumatischen Formenkreis, Frauen häufiger als Männer. Die Zahl der Erkrankten nimmt stetig zu. Die Erkrankung kann in nahezu jedem Alter auftreten. Die Ursachen sind in den meisten Fällen unbekannt. Dadurch ist die Therapie schwierig. Oft liegt der Erkrankung eine Autoimmunreaktion zugrunde. Bei den **Autoimmunerkrankungen** des rheumatischen Formenkreises spielen sogenannte **Rheumafaktoren** eine große Rolle. Rheumafaktoren sind Autoantikörper (oft IgM), die gegen den F_c-Teil des körpereigenen Immunglobulins G (IgG) gerichtet sind. Das Immunsystem greift sich demzufolge selbst an. Ebenfalls körpereigene Mediatoren wie Prostaglandine, Tumornekrosefaktor (TNF) und Interleukine unterhalten die Entzündung auf Dauer. Rheumafaktoren können mit Hilfe von Tests im Blut nachgewiesen werden.

Man unterscheidet Erkrankungen mit und ohne Gelenkveränderungen, entzündliche Formen wie akutes **rheumatisches Fieber** oder **chronische Polyarthritis, Morbus Bechterew** (Spondylitis ankylosans) sowie degenerative Formen wie **Arthrosen** und **Spondylosen** (massive Schädigung der Gelenke bzw. der Wirbelkörper

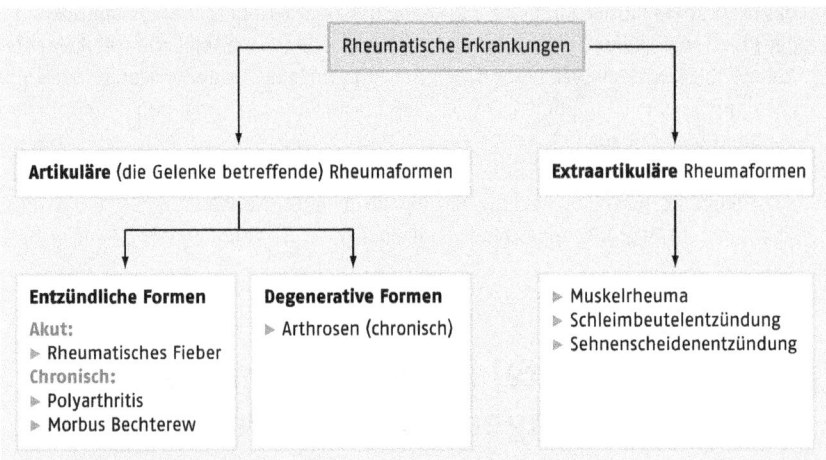

○ **Abb. 3.19** Übersicht rheumatische Erkrankungen (vereinfacht)

und Bandscheiben). Unter **Weichteilrheuma** fasst man Erscheinungen wie Schleimbeutelentzündungen (Bursitis), Sehnenscheidenentzündungen (Tendovaginitis) und verschiedene Muskelerkrankungen zusammen, die außerhalb der Gelenke (extraartikulär) auftreten. ○ **Abb. 3.19** gibt eine Übersicht über die unterschiedlichen Rheumaformen.

Entzündliche rheumatische Erkrankungen

Zu den häufigsten entzündlichen Erkrankungen des rheumatischen Formenkreises zählt die Chronische Polyarthritis (CP, syn. Rheumatoide Arthritis, RA), welche, wie der Name schon sagt, einen chronischen Verlauf nimmt. Es handelt sich um eine Systemerkrankung des Bindegewebes (Kollagenose). Autoimmunzellen greifen vermutlich die Gelenkinnenhaut (Synovialis) an. Das betroffene Gelenk wird heiß, rot, schwillt an und schmerzt sehr. Gleichzeitig kann Fieber auftreten. Charakteristisch ist ein schleichender Beginn. Die RA wird ihrem Verlauf entsprechend in vier Stadien eingeteilt:

▶ Stadium I: symmetrische Schwellung kleiner Gelenke, Bewegungsschmerz, Morgensteifigkeit.
▶ Stadium II: auch größere Gelenke betroffen, Bewegungs- und Ruheschmerz, eingeschränkte Gelenkfunktion.
▶ Stadium III: starke Gelenkschwellung und Gelenkverformung (Deformation), Morgensteifigkeit stark verlängert.
▶ Stadium IV: Gelenkversteifung bis zur Invalidität und Pflegebedürftigkeit.

Die Krankheit verläuft in der Regel schubweise mit symptomfreien Intervallen. Die Therapie der RA wird möglichst früh nach der Diagnosestellung begonnen, um das Fortschreiten zu verlangsamen. Operationen sind bei schweren und schwersten Gelenkveränderungen angezeigt und reichen von Eingriffen ins Gelenk bis zu Amputationen und Ersatz durch künstliche Gelenke.

Beim **Rheumatischen Fieber** handelt es sich um eine **akut-entzündliche rheumatische Erkrankung**. Es tritt als Folge einer nicht ausreichend antibiotisch behandelten Streptokokken-Infektion (z. B. Mandelentzündung) ein bis drei Wochen nach der Infektion auf. Es kommt zu entzündlichen Reaktionen an Gelenken, Nieren, Herz und/oder Gehirn. Verantwortlich hierfür sind die gegen die Streptokokken-Antigene gebildeten Antikörper, die mit Strukturen in körpereigenem Gewebe kreuzreagieren. Von der Variante, welche die großen Gelenke erfasst, sind Erwachsene stärker betroffen als Kinder, die eher eine Herzmuskelentzündung entwickeln. Zur Behandlung des akuten rheumatischen Fiebers werden **Antibiotika** (hoch dosiert über längere Zeit) zur Infektionsbekämpfung und Acetylsalicylsäure (*Aspirin® i. v.) oder vergleichbare **NSAR** zur Fieber- und Schmerzreduktion sowie zur Entzündungshemmung eingesetzt. Gegen die Entzündungsreaktion helfen außerdem **Corticosteroide**, die vor allem bei einer Beteiligung des Herzmuskels indiziert sind. Ebenfalls durch eine bakterielle Infektion ausgelöst wird die **Lyme-Arthritis**. Verursacher sind Borrelien, eine durch Zeckenbisse übertragbare Bakterienart (Kap. 11.1.14).

Degenerative rheumatische Erkrankungen: Arthrose, Osteoarthrose

Bei der Arthrose handelt es sich um einen Überlastungsschaden des Knorpels. Primär sind hier nicht Entzündungsprozesse die Ursache der Beschwerden, sie können jedoch, bedingt durch den fortschreitenden Verschleiß in den Gelenken, zusätzlich auftreten. Die schützende Knorpelschicht ist zum Teil verschwunden oder verhärtet und kann ihre Funktion nicht mehr erfüllen. Die Knochen reiben aufeinander, wodurch es teilweise zu knöchernen Wucherungen kommt, welche die Beweglichkeit einschränken und Schmerzen verursachen. Das Resultat ist eine Deformierung und Versteifung der betroffenen Gelenke, z. B. des Schulter- (Omarthrose), Hüft- (Coxarthrose) oder Kniegelenks (Gonarthose) sowie der Wirbelsäule (Spondylarthrose). Durch Übergewicht und Bewegungsmangel wird der Verlauf der Erkrankung negativ beeinflusst.

> ■ MERKE
>
> Entzündliche Erkrankungen enden auf **–itis**. Hier kann Kälte als physikalische Therapie helfen. Degenerative Erkrankungen enden auf **-ose**. Wärme wird meist als angenehm empfunden.

Weichteilrheuma

Hierzu zählen Bindegewebsveränderungen außerhalb der Gelenke wie Sehnenscheidenentzündungen, Schleimbeutelentzündungen (Bursitis), Ischialgie (Schmerzen, die durch den Ischiasnerv ausgelöst werden), Hexenschuss (Lumbago) und Tennisarm (Epikondylitis). Betroffen sind Bänder, Sehnen, Bindegewebe, Muskulatur, zumindest anfänglich ohne Gelenkbeteiligung. Die Ursachen sind vielfältig und reichen von Überbeanspruchung über einseitige Belastung bis hin zu Haltungsfehlern.

Die bedeutendste Form des Weichteilrheumatismus ist die Fibromyalgie. Diese Erkrankung ist ein multilokuläres (an mehreren Orten auftretendes) Schmerzsyndrom ohne Anzeichen degenerativer oder entzündlicher Prozesse, das Muskeln, Bänder und Sehnen betrifft.

3.5.2   Therapie rheumatischer Erkrankungen

So vielfältig wie das Krankheitsbild sind auch die medikamentösen und die nichtmedikamentösen Behandlungsmöglichkeiten. Bei Formen, bei denen keine Kausalbehandlung möglich ist, erfolgt die Therapie rein symptomatisch. Durch einen frühen Therapiebeginn soll das Fortschreiten der Erkrankung verzögert und die Schmerzen in akuten Phasen gelindert werden. Hierzu werden die im Folgenden beschriebenen Arzneistoffgruppen eingesetzt.

Als nichtmedikamentöse Maßnahmen werden physikalische Therapien wie Fango-Packungen, Massagen, Kälte- oder Wärmetherapie sowie Wassergymnastik eingesetzt. Bewegung ist in der Therapie rheumatischer Erkrankungen ein ganz wichtiger Faktor, der fast immer zur Besserung der Beschwerden führt.

Besonders in akuten Phasen, in denen der Schmerz im Vordergrund steht, werden Opioide (z. B. Tramadol) und nichtopioide Analgetika (Metamizol) verwendet. Da die Qualität des Schmerzes oft mit den Entzündungsprozessen zusammenhängt, werden zunehmend auch in dieser Phase die nichtsteroidalen Antirheumatika eingesetzt. Die folgend aufgeführten Analgetika werden vor allem zur Behandlung von Entzündungs- bzw. Rheumaschmerzen eingesetzt, sind aber auch bei anderen Schmerz verursachenden Erkrankungen indiziert (Kap. 3.4.3).

> ■ MERKE
>
> **Medikamentöse Therapie rheumatischer Erkrankungen**
> **Akute Phasen:** Schmerzmittel, nichtsteroidale Antirheumatika (NSAR), Glucocorticoide.
> **Dauertherapie:** Basistherapeutika (Disease Modifying Anti-Rheumatic Drugs, DMARD, remissionsinduzierende Mittel).

3.5.3   Nichtsteroidale Antirheumatika

Durch nichtsteroidale Antirheumatika (NSAR) werden Entzündungsprozesse gehemmt und Schmerzen gelindert, die Ursache der Erkrankung bleibt jedoch bestehen. Häufig sind Substanzen wie Ibuprofen, Diclofenac oder Piroxicam im Einsatz. Einige Substanzgruppen dieser Klasse sollen im Folgenden näher beleuchtet werden.

Arylpropionsäure-Derivate

Ibuprofen (○ Abb. 3.16) ist sowohl in der Rheumatherapie als auch bei der Therapie anderer Schmerzen ein häufig eingesetzter Arzneistoff. Als Antirheumatikum wird es in höherer Dosis verwendet als bei seinem Einsatz als Analgetikum. Die gängige Einzeldosis liegt hier bei 600 bis 800 mg (800 mg auch in retardierter Form). Die

☐ **Tab. 3.19** Arylpropionsäure-Derivate

Arzneistoff	Fertigarzneimittel
Ibuprofen	*Ibuprofen AL®, *IbuHexal®
Dexibuprofen	*Dolomagon®, *Deltaran®
Naproxen	Aleve®
Dexketoprofen	*Sympal®
Ketoprofen	*Gabrilen®, Dolormin® Schmerzgel
Tiaprofensäure	*Surgam®

rechtsdrehende Variante des Ibuprofens (**Dexibuprofen**) muss zwar nur in halb so hoher Dosis gegeben werden wie das racemische Ibuprofen, bietet sonst aber keine Vorteile. Eher nachteilig ist die schlechtere orale Bioverfügbarkeit.

Dexketoprofen ist ein weiteres Antirheumatikum aus dieser Gruppe. **Ketoprofen** und **Tiaprofensäure** spielen in der Rheumatherapie eine untergeordnete Rolle. Zu den Fertigarzneimitteln siehe (☐ Tab. 3.19).

Arylessigsäure-Derivate

Die in Deutschland am häufigsten eingesetzte Substanz ist **Diclofenac** (☐ Tab. 3.20). Sie gehört zu den nichtselektiven COX-Hemmern, die COX-2-Hemmung ist dabei jedoch etwas stärker ausgeprägt. Die häufigsten Nebenwirkungen sind gastrointestinale Störungen. Der durch die COX-Hemmung auftretenden verminderten Prostaglandin-Bildung und den damit verbundenen Magenschäden versucht man durch gleichzeitige Gabe von Protonenpumpenblockern oder Misoprostol, einem Prosta-

☐ **Tab. 3.20** Arylessigsäure-Derivate

Arzneistoff	Fertigarzneimittel
Diclofenac	*Voltaren®, in *Arthotec® forte
Aceclofenac	*Beofenac®
Indometacin	*Indomet-ratiopharm®
Acemetacin	*Rantudil®
Proglumetacin	*Protaxon® forte

glandin-Derivat, entgegenzuwirken. Misoprostol verringert zwar Schäden der Magenschleimhaut, als Nebenwirkung kann es jedoch Diarrhöen auslösen.

Ähnliche Eigenschaften zeigt die verwandte Substanz **Aceclofenac**. **Indometacin** hat stark antiphlogistische Eigenschaften und ist ebenfalls ein unselektiver COX-Hemmer. Die Wirkung des Indometacins tritt rasch ein, allerdings ist die Tendenz zu gastrointestinalen Störungen ausgeprägt.

Weitere Vertreter aus dieser Gruppe sind **Acemetacin** und **Proglumetacin**.

Oxicame und Coxibe

Aufgrund der schädlichen Wirkung der NSAR auf die Magenschleimhaut wurden schmerzhemmende Substanzen entwickelt, welche die Magenschleimhaut weniger stark angreifen sollen.

Oxicame hemmen bevorzugt die Cyclooxygenase-2 und damit die Bildung der „schlechten" schmerzübertragenden Prostaglandine stärker als die der magenschützenden. Analgetisch und antiphlogistisch wirkt **Piroxicam** (□ Tab. 3.21). Es birgt ein stärkeres Risiko einer Ulkusblutung in sich und kann im Körper kumulieren. **Meloxicam** zeigt eine etwas höhere Selektivität Richtung COX-2 und ist damit vergleichbar mit Diclofenac. **Lornoxicam** ist ein weiterer Wirkstoff dieser Gruppe.

Coxibe (COX-2-Inhibitoren, Endung -coxib) wie **Celecoxib**, **Etoricoxib** und **Parecoxib** sind selektive Hemmstoffe des Enzyms Cyclooxygenase-2 (□ Tab. 3.22). Sie wirken um ein Vielfaches stärker hemmend auf die COX-2, die in Entzündungszellen vorkommt, als auf die physiologisch wichtige COX-1, welche die Synthese der „guten" Prostaglandine katalysiert. Dadurch konnte die Magenverträglichkeit verbessert werden. Coxibe wirken gut analgetisch und antiphlogistisch. Dennoch ist die anfängliche Euphorie über die Coxibe einer nüchternen Bestandsaufnahme der er-

□ **Tab. 3.21** Oxicame

Arzneistoff	Fertigarzneimittel
Piroxicam	*Pirox-ratiopharm®, –ct®
Meloxicam	*Mobec®
Lornoxicam	*Telos®

□ **Tab. 3.22** Coxibe

Arzneistoff	Fertigarzneimittel
Celecoxib	*Celebrex®
Etoricoxib	*Arcoxia®
Parecoxib	*Dynastat®

heblichen Nebenwirkungen gewichen, die besonders bei der Langzeittherapie eintreten. Als wahrscheinlich wird angenommen, dass die COX-2 ebenfalls physiologische Funktionen in verschiedenen Organen ausübt und dadurch Nebenwirkungen hervorgerufen werden wie Hypertonie, Herzinfarkt, Herzinsuffizienz, Schlaflosigkeit, Schwindel oder periphere Ödeme. Die gastrointestinalen UAW konnten zwar erheblich verringert werden, jedoch führten besonders die kardiovaskulären Nebenwirkungen wie Herzinfarkt und Schlaganfall dazu, dass einige bereits zugelassene Präparate wieder vom Markt genommen werden mussten. Bei Patienten mit Herz-Kreislauf-Erkrankungen sind COX-2-Hemmer daher kontraindiziert, ebenso bei Patienten mit einer Sulfonamid-Allergie, da die Wirkstoffe in ihrer Struktur eine Sulfonamidgruppe aufweisen.

Pyrazolone

Phenylbutazon (*Ambene®) hat eine ähnliche Wirkung wie Phenazon, Propyphenazon und Metamizol, jedoch ist die antiphlogistische Wirkung beim Phenylbutazon stärker ausgeprägt. Es zeigt eine starke Plasmaeiweißbindung, wird langsam eliminiert und kann daher kumulieren. Nebenwirkungen sind Magen-Darm-Störungen (Schmerzen, Gastritis, Ulzera), Nierenschäden und, wie bei allen Pyrazolonen, die Gefahr einer Verminderung der Granulozytenzahl (Agranulozytose). Die Substanz darf aufgrund erheblicher Nebenwirkungen nur noch bei schweren Krankheitsformen wie Morbus Bechterew, rheumatoider Arthritis und beim akuten Gichtanfall verordnet werden.

Als **Nebenwirkungen** treten bei allen bisher beschriebenen NSAR häufig Schäden im Gastrointestinaltrakt (z. B. Magenblutungen, Magengeschwüre) auf, da die Produktion der Prostaglandine vermindert wird. Außerdem können bei Langzeitanwendung in seltenen Fällen Nierenfunktionsstörungen und Ödeme auftreten, da auch die Durchblutung der Niere und damit die Wasserausscheidung von Prostaglandinen abhängig ist. Einige Patienten klagen nach NSAR-Einnahme über Durchfälle. Bei Schmerzpatienten mit Asthma kann durch die Gabe von Prostaglandinsynthese-Hemmstoffen ein akuter Asthmaanfall ausgelöst werden.

Kontraindikationen für diese Arzneistoffgruppe sind Magen-Darm-Ulzera sowie Leber- und Niereninsuffizienz.

3.5.4 Glucocorticoide

Bei den Glucocorticoiden (Kap. 10.8.1) handelt es sich um körpereigene Substanzen (Hormone), die in der Nebennierenrinde nach einem genau festgelegten zirkadianen Rhythmus produziert und ausgeschüttet werden. Glucocorticoide sind in hoher Dosierung bei akuten Schüben entzündlicher rheumatischer Erkrankungen indiziert, da sie die Entzündungsreaktion stark vermindern. Zum Einsatz kommen meist stärker **antiphlogistisch** wirkende Derivate, die außerdem eine abgeschwächte mineralocorticoide Wirkung zeigen und daher z. B. weniger zu Ödembildung führen. Durch die **immunsuppressive** Wirkung wird der Autoimmunangriff reduziert. Eine hoch dosierte Anwendung sollte, wenn möglich, zeitlich begrenzt sein und die Dosierung möglichst bald gesenkt werden. Darüber hinaus werden Glucocorticoide

□ **Tab. 3.23** Glucocorticoide

Arzneistoff	Fertigarzneimittel
Prednisolon	*Decortin® H, *Prednisolon AL®
Methylprednisolon	*Urbason®
Dexamethason	*Fortecortin®
Betamethason	*Celestan®, *Celestamine®
Cloprednol	*Syntestan®

in sehr niedriger Dosierung zur Langzeittherapie chronisch-entzündlicher (rheumatischer) Erkrankungen eingesetzt. Daneben haben sie noch viele andere Indikationsgebiete. Ihre Wirkung beruht auf der Hemmung entzündungsfördernder körpereigener Substanzen. Sie sollten, wenn möglich, nicht gleichzeitig mit NSAR verabreicht werden, da beide Wirkstoffgruppen in denselben Regelkreis (Prostaglandinsynthese) eingreifen und dadurch die Gefahr gastrointestinaler Beschwerden vergrößert wird. Oft werden Glucocorticoide daher mit Protonenpumpen-Hemmstoffen (Kap. 2.2.2) wie Omeprazol oder Pantoprazol kombiniert, um die Magenschleimhaut zu schützen. Durch eine orale Gabe von Glucocorticoiden, als intravenöse Infusion (parenteral) oder durch Injektion direkt in das entzündete Gelenk (intraartikulär), kommt es in Abhängigkeit von der Dosis bereits nach kurzer Zeit zu einer deutlichen Besserung der Beschwerden, die sich nach Absetzen der Substanzen jedoch mit der Zeit wieder zurückbildet. Die Beschwerden verschlimmern sich wieder. Verwendete Arzneistoffe sind hier z. B. **Prednisolon**, **Methylprednisolon**, **Dexamethason**, **Betamethason** oder **Cloprednol** (□ Tab. 3.23). Zur Behandlung der mäßigen bis schweren aktiven rheumatoiden Arthritis, insbesondere wenn diese von morgendlicher Gelenksteifigkeit begleitet ist, kann z. B. Prednison in einer speziellen Formulierung (*Lodotra®, TEMPUS-Prinzip, Manteltablette mit wirkstofffreier Hülle und wirkstoffhaltigem Tablettenkern) eingesetzt werden. Hier wird der Wirkstoff verzögert freigesetzt, sodass bei der Einnahme vor dem Zubettgehen die Blutspiegel auch am Morgen noch im wirksamen Bereich liegen (Reduktion der Morgensteifigkeit).

Als Nebenwirkung bei Dauergabe kann neben den gastrointestinalen Störungen vermehrt Osteoporose auftreten. Daher ist die zusätzliche Gabe von Calcium und Vitamin D anzuraten. Bei zu hoher Dosierung in der Langzeittherapie (oberhalb der „Cushing-Schwellendosis" von 7,5 mg Prednisolon-Äquivalent täglich) kann es zum **Cushing-Syndrom** kommen. Sichtbare Symptome sind Vollmondgesicht und Stammfettsucht. Bei einer kurzfristigen Hochdosistherapie treten diese Nebenwirkungen nur selten auf. Es kann allerdings zu Schlafstörungen, gesteigertem Appetit und Wassereinlagerungen kommen, die sich jedoch nach Absetzen zurückbilden.

3.5.5 Basistherapeutika

Basistherapeutika (**D**isease **M**odifying **A**nti-**R**heumatic **D**rugs, DMARD) können nur bei den entzündlichen Formen rheumatischer Erkrankungen, vor allem bei rheumatoider Arthritis, eingesetzt werden und sollen das Fortschreiten der Erkrankung verlangsamen, eventuell sogar die Symptomatik wieder verbessern. Sie weisen entzündungshemmende und immunmodulatorische (das Immunsystem beeinflussende) Eigenschaften auf. Alle Basistherapeutika wirken erst nach einer Latenzzeit von Wochen bis Monaten. Da sie nicht analgetisch wirken, ist oft eine zusätzliche Gabe von NSAR erforderlich. Viele Substanzen, die als Basistherapeutika eingesetzt werden, weisen starke Nebenwirkungen auf. Daher ist eine gesicherte Diagnosestellung Voraussetzung für ihren Einsatz.

> ■ MERKE
>
> Die Wirkung der meisten Basistherapeutika tritt erst nach ein bis sechs Monaten ein!

Immunsuppressiva

Immunsuppressiva unterdrücken eine Über- oder Fehlfunktion des Immunsystems (Kap. 7.6). In der Rheumatologie werden hauptsächlich Methotrexat (MTX), Azathioprin, Leflunomid, Ciclosporin und Cyclophosphamid eingesetzt (□ Tab. 3.24). **Methotrexat**, **Azathioprin** und **Cyclophosphamid** haben zudem zytostatische Eigenschaften und finden sich in der Tumortherapie wieder, **Ciclosporin** wird nach Organtransplantationen zur Prophylaxe von Abstoßungsreaktionen gegeben.

Der Folsäure-Antagonist **Methotrexat** gehört heute zu den Arzneimitteln der ersten Wahl bei der Therapie entzündlicher rheumatischer Erkrankungen. Es wird als **Remissionsinduktor** eingesetzt. Unter Remission versteht man die vorübergehende oder dauernde Abschwächung der Symptome bei chronischen Erkrankungen, ohne dass eine Heilung eintritt. Vorteilhaft ist der schnelle Wirkeintritt. Bereits einen Monat nach Therapiebeginn sind Besserungen zu erwarten. Es wird in sehr niedriger Dosierung (Beginn: 7,5 mg MTX wöchentlich, Steigerung auf bis zu 25 mg wöchent-

□ **Tab. 3.24** Immunsupresiva

Arzneistoff	Fertigarzneimittel
Methotrexat	*Lantarel®, *Metex®
Leflunomid	*Arava®
Azathioprin	*Imurek®
Ciclosporin	*Sandimmun®
Cyclophosphamid	*Endoxan®

lich) oral, subkutan oder intramuskulär gegeben. Ein weiteres Einsatzgebiet für MTX ist die Tumortherapie, wobei die Dosis wesentlich höher ausfällt. Bei MTX handelt es sich um einen sogenannte **CMR**-Arzneistoff (**c**ancerogen, **m**utagen, **r**eproduktions-toxisch). Vom Teilen einer Tablette mit diesem Wirkstoff, besonders aber vom Mörsern, ist dringend abzuraten, da immer winzige Mengen in Form kleinster Partikel oder Stäube eingeatmet werden könnten.

Der Pyrimidinsynthese-Hemmstoff **Leflunomid** hemmt die Vermehrung von T-Lymphozyten, die bei Entzündungen eine große Rolle spielen, und wird ebenfalls als Remissionsinduktor eingesetzt. Schmerzen und Schwellungen an den betroffenen Gelenken werden verringert. Leflunomid wirkt schneller als Methotrexat, ist aber schlechter verträglich. Während der Therapie sollten Blut- und Leberwerte regelmäßig kontrolliert werden. Von der Kombination mit anderen Basistherapeutika wie MTX wird abgeraten, da mit einer gegenseitigen Verstärkung der Nebenwirkungen (Leber-, Blutbildschäden) zu rechnen ist.

Biologika, Immunmodulatoren

Neue Therapieformen (Biologika, Biologicals) wie **TNF-alpha-Blocker** (Tumor-Nek-rosefaktor-alpha, TNF-α) können Entzündungsprozesse, etwa bei einer rheumatoi-den Arthritis, nachhaltig positiv beeinflussen. Biologika sind Eiweißstoffe, die ziel-gerichtet bestimmte Immunzellen (T-Lymphozyten) des Körpers ausbremsen. Sie unterscheiden sich in Struktur und Wirkungsweise bei der Hemmung der Entzün-dungsfaktoren. Der **Tumornekrosefaktor** ist ein Signalstoff des Immunsystems (Zytokin, Kap. 7.6.1). Bei der Therapie spielen weiterhin auch **Interleukine** (IL, ebenfalls Zytokine) eine große Rolle. TNF-α und IL sind maßgeblich an der Ent-stehung und Unterhaltung von Entzündungen und Fieber beteiligt.

Etanercept (□ Tab. 3.25), ein löslicher TNF-α-Rezeptor, **Infliximab**, ein chimärer monoklonaler IgG-Antikörper, und **Adalimumab**, ein vollständig humanisierter Antikörper, fangen freien TNF-α ab, neutralisieren ihn und bessern damit u. a. Gelenkentzündung und -zerstörung. Auf ähnlichem Wege greift auch **Rituximab** in das Entzündungsgeschehen ein.

Anakinra ist ein Interleukin-1(IL-1)-Rezeptor-Antagonist. Es wird bei RA häufig in Kombination mit Methotrexat eingesetzt. **Tocilizumab** hemmt die entzündungs-fördernde Wirkung von IL-6 an seinem Rezeptor. Die Substanzen dürfen nur ange-wandt werden, wenn andere Basistherapeutika keinen Erfolg brachten. Hauptrisiko der Therapie besteht in einer verminderten Infektabwehr, die den Ausbruch einer versteckten (latenten) Tuberkulose oder anderer Infektionen begünstigen kann.

> ■ MERKE
>
> Arzneistoffe, die auf **-mab** enden, stellen monoklonale Antikörper (monoclonal anti-bodies) dar. Die Endung gibt noch weitere Informationen zu ihrem Aufbau. Die Endung **-omab** beschreibt einen vollständig aus Mausprotein bestehenden Antikörper, mit **-ximab** werden solche bezeichnet, die zu 1/3 aus Maus- und zu 2/3 aus humanem Protein bestehen. Bei Substanzen, die auf **-zumab** enden, sind noch 10 % des Anti-körpers von der Maus und **-mumab** deutet auf einen vollständig humanisierten Antikörper hin.

☐ **Tab. 3.25** Biologika, Immunmodulatoren

Arzneistoff	Fertigarzneimittel
Etanercept	*Enbrel®
Infliximab	*Remicade®
Adalimumab	*Humira®
Anakinra	*Kineret®
Abatacept	*Orencia®
Rituximab	*MabThera®
Tocilizumab	*RoActemra®

An dieser Stelle soll auf die vielfältigen Einsatzgebiete monoklonaler Antikörper hingewiesen werden. Sie können bei sehr vielen Indikationen wie in der Tumortherapie, bei Multipler Sklerose, rheumatoider Arthritis, aber auch bei chronisch-entzündlichen Darmerkrankungen (Morbus Crohn, Colitis ulcerosa) eingesetzt werden.

Andere Basistherapeutika

Bei **Penicillamin** (*Metalcaptase®) handelt es sich nicht um ein Antibiotikum, wie der Name vielleicht vermuten ließe. Der Wirkstoff entsteht bei der Spaltung von Penicillinen und war ursprünglich als Antidot bei Schwermetallvergiftungen (daher der Handelsname) gedacht. Er ist auch wirksam bei chronischer Polyarthritis, soll aber nur im Ausnahmefall eingesetzt werden, da es zu schweren neurologischen Nebenwirkungen kommen kann, z. B. Sehnerventzündung, Geschmacksverlust, Muskelspasmen.

Natriumaurothiomalat (*Tauredon®) ist eine **Goldverbindung** (lat. aurum, Gold). Diese Substanz gehört zu den wirksamsten Basistherapeutika. Die Gabe erfolgt subkutan. Bei einigen Patienten konnte durch eine Goldtherapie ein mehrjähriger Stillstand der rheumatischen Erkrankung erzielt werden. Aufgrund der massiven Nebenwirkungen (Blutbildschäden, Haut- und Schleimhautschäden, Lebernekrose oder Nierenschäden) werden jedoch heute kaum noch Patienten neu auf diese Therapieform eingestellt. Bei Auftreten starker Leber- und Nierenfunktionsstörungen ist die Therapie sofort zu beenden. Der genaue Wirkungsmechanismus ist noch unbekannt. Die Wirkung tritt erst nach 2 bis 4 Monaten ein. Bei Abklingen der Symptome soll die Behandlung noch 6 bis 12 Monate weitergeführt werden.

Chloroquin (Resochin®) ist ursprünglich ein Malariamittel. Es wird bei chronischer Polyarthritis eingesetzt, wenn die Goldtherapie versagt hat. Nur etwa 40 % der Patienten sprechen jedoch auf diese Behandlung an. Nebenwirkungen sind gastrointestinale Störungen, Graufärbung und Ausfall der Haare sowie Hornhauttrübungen und Sehstörungen. Die Wirkung setzt erst nach ein- bis dreimonatiger Einnahme ein. Strukturell ähnlich ist dem Chloroquin das **Hydroxychloroquin** (*Quensyl®), welches ebenfalls als sogenannter Remissionsinduktor bei Rheuma eingesetzt wird.

Sulfasalazin (*Sulfasalazin Hexal®, *Azulfidine® RA) ist ein Prodrug. Es handelt sich um eine kombinierte Verbindung des Sulfonamids Sulfapyridin mit 5-Aminosalicylsäure (5-ASA, Mesalazin), die erst im Kolon aufgespalten wird. Der eigentliche Wirkstoff, 5-ASA, wirkt über eine Hemmung des Arachidonsäurestoffwechsels antiphlogistisch und scheint auch eine immunsuppressive Aktivität zu besitzen. Es wurde bereits früher bei Patienten mit Morbus Crohn und Colitis ulcerosa eingesetzt, soll aber nach einer Behandlungsdauer von etwa 6 bis 10 Wochen auch bei chronischer Polyarthritis zu einer Besserung der Symptome führen. Es wird im Übrigen ein Zusammenhang vermutet zwischen entzündlicher Darmerkrankung und chronischer Gelenkentzündung. Der Arzneistoff wird gerne zur Basistherapie eingesetzt, da er im Verhältnis zu seinem potenziellen Nutzen relativ wenig unerwünschte Wirkungen mitbringt, er hat also eine große therapeutische Breite.

3.5.6 Unterstützende Arzneimittel und Therapien – Adjuvanzien

Aus dem **Pflanzenreich** werden z. B. Präparate mit Teufelskralle (Jucurba®) oder Brennnesselextrakt (Rheuma-Hek®, Hox® alpha) eingesetzt. Sie können zusätzlich zur Basistherapie eingesetzt werden und lindern bei einigen Patienten die Schmerzen.

Die meisten Antirheumatika zur **lokalen Anwendung** enthalten Wirkstoffe aus der Gruppe der nichtsteroidalen Antirheumatika, von denen zahlreiche für den Einsatz in der Selbstmedikation verfügbar sind (z. B. Voltaren® Schmerzgel mit dem Wirkstoff Diclofenac). Die Indikationen liegen eher im Bereich der degenerativen Erkrankungen wie Arthrosen, Tendovaginitis und Weichteilrheuma.

In einigen Einreibemitteln werden noch Campher, Ester der Nicotinsäure (Benzylnicotinat, Propylnicotinat, in Elacur® HOT), der Nonylsäure (Nonivamid, Finalgon® Creme) und Salicylsäure, sowie Aescin, Heparin und wieder verstärkt Cayennepfeffer-Extrakte (Finalgon® Capsicum Creme) eingesetzt. Sie wirken zum Teil stark hautreizend und durchblutungsfördernd. Die lokale Hyperämisierung führt bei den degenerativen Rheumaformen oft zu einer subjektiven Besserung der Beschwerden.

Muskelrelaxanzien wie Tetrazepam (*Musaril®) **Tolperison** (*Mydocalm®) sind geeignet zur Therapie von schmerzhaften Muskelverspannungen, die durch eine Schonhaltung entstehen können.

Hoch dosierte Präparate des **Vitamin E** (Tocopherolacetat, Eusovit®) bringen bei einigen Patienten ebenfalls Besserung.

D-Glucosamin (Dona® 250/750, Mobilat® Glucosamin 625) kommt in der Therapie leichter bis mittelschwerer Gonarthrosen zur Funktionsverbesserung und Schmerzlinderung zum Einsatz. Ähnlich wirkt **Oxaceprol** (*AHP® 200).

Hyaluronsäure (*Hyalart®, Artroject®) ist ein natürlich vorkommender Bestandteil der Gelenkflüssigkeit. Sie wird intraartikulär (in das Gelenk) gespritzt. Da dabei immer die Gelenkkapsel eröffnet wird, besteht die Gefahr einer bakteriellen Infektion.

Chondroitinsulfat (Mobilat® DuoAktiv Schmerzgel) wird in Laienpresse und Alternativmedizin oft zur Behandlung von Arthrosen beworben. Ein Wirksamkeitsnachweis liegt nicht vor. Äußerlich aufgetragen wirkt es leicht abschwellend und entzündungslindernd, z. B. bei Sportverletzungen.

Zusammenfassung

▷ Die Erkrankungen des rheumatischen Formenkreises sind sehr unübersichtlich und machen eine exakte Einteilung nahezu unmöglich. Allen gemeinsam ist das Symptom Schmerz. Für den Apothekenalltag dürfte es jedoch ausreichend sein, zunächst zwischen den entzündlichen, den degenerativen Erkrankungen (60 %) und dem Weichteilrheumatismus zu unterscheiden.

▷ Die wichtigsten entzündlichen Erkrankungen sind: Rheumatoide Arthritis, juvenile Arthritis, Morbus Bechterew.

▷ Von den degenerativen Erkrankungen sind meist ältere Patienten betroffen. Diese Rheumaform geht auf Gelenkveränderungen zurück, die durch Übergewicht, Fehlbelastungen und Abnutzungserscheinungen verursacht werden. Auch erbliche Faktoren spielen eine Rolle. Der Fachbegriff ist Arthrose.

▷ Die Therapie des Rheumas erfolgt in erster Linie symptomatisch. Eine kausale Therapie ist selten möglich. Die Behandlung chronisch-entzündlicher Formen erfolgt meist mit starken opioiden und nichtopioiden Schmerzmitteln und/oder mit NSAR, oft in Kombination mit Glucocorticoiden. Coxibe kommen niedrig dosiert und für kurze Dauer zum Einsatz, eignen sich wegen der kardiovaskulären Nebenwirkungen jedoch nicht zur Dauertherapie.

▷ Mit der Basistherapie versucht man die Erkrankung bis zur Symptomlosigkeit zurückzudrängen. Hier stehen diverse Basisarzneimittel mit unterschiedlichen Mechanismen zur Verfügung, die durch erfahrene Rheumatologen angewandt werden sollten.

▷ In erster Linie werden Methotrexat, Sulfasalazin und Glucocorticoide eingesetzt. Biologika (TNF-α-Antagonisten) werden nur unter bestimmten Voraussetzungen gegeben.

Wiederholungsfragen zu Kapitel 3.5

1. Welche Gruppen rheumatischer Erkrankungen werden unterschieden?
2. Wodurch ist die rheumatoide Arthritis gekennzeichnet?
3. Wo liegt die Ursache für Rheumatisches Fieber?
4. Was versteht man unter DMARD (Beispiele angeben)?
5. Wie wirken NSAR bei rheumatischen Erkrankungen?
6. Wozu werden Glucocorticoide in der Rheumatherapie eingesetzt?
7. Welche(n) Vorteil(e) bringen Coxibe in der Schmerztherapie?
8. Was versteht man unter Biologika (Biologicals)?

3.6   Gichtmittel

Die Gicht (Arthritis urica) ist eine Stoffwechselkrankheit, begleitet von einem erhöhten Harnsäurespiegel im Serum (Hyperurikämie). Überschreitet die Konzentration an Harnsäure die Löslichkeitsgrenze (6,4 mg/dl, entsprechend 380 μmol/l) kann es zu einem akuten Gichtanfall, zu Nierenversagen, zu Weichteil- und Knochentophi (Knötchen), zur Gichtniere und zu Harnsäuresteinen kommen.

Die Harnsäure ist das physiologische Endprodukt des menschlichen Purinstoffwechsels. Die Purinbasen Adenin und Guanin fallen aus dem Abbau körpereigener DNA, RNA, ATP und GTP an oder gelangen über die Aufnahme zellkernhaltiger Nahrung (Fleisch, Fisch) in den Purinstoffwechsel. Der Körper bildet so täglich etwa 300 bis 400 mg Harnsäure selbst und durch den Abbau von Nahrung noch einmal 300 bis 600 mg. Purine werden über Hypoxanthin und Xanthin zur Harnsäure abgebaut, wobei für die Hydroxylierung das Enzym Xanthinoxidase verantwortlich ist (○ Abb. 3.20).

Man unterscheidet die primäre und sekundäre Gicht. Bei der **primären Gicht** handelt sich um eine chronisch verlaufende erbliche Störung des Purinstoffwechsels. Auslösefaktoren wie Überernährung, Alkohol, purinreiche Kost, verminderte Trinkmengen sind von Bedeutung. Betroffen sind vor allem Männer des mittleren und höheren Lebensalters. Die seltenere (5 %) **sekundäre Gicht** kann durch verschiedene Erkrankungen (u. a. Leukämie, Alkoholismus) und Arzneimittel (Diuretika, Ciclosporin A) verursacht werden.

> ■ MERKE
>
> Bei der Gicht handelt es sich nicht nur um eine Gelenkerkrankung, sondern um eine Allgemeinkrankheit des Stoffwechsels, die andere Krankheiten wie Arteriosklerose, Hypertonie und Fettstoffwechselstörungen hervorruft.

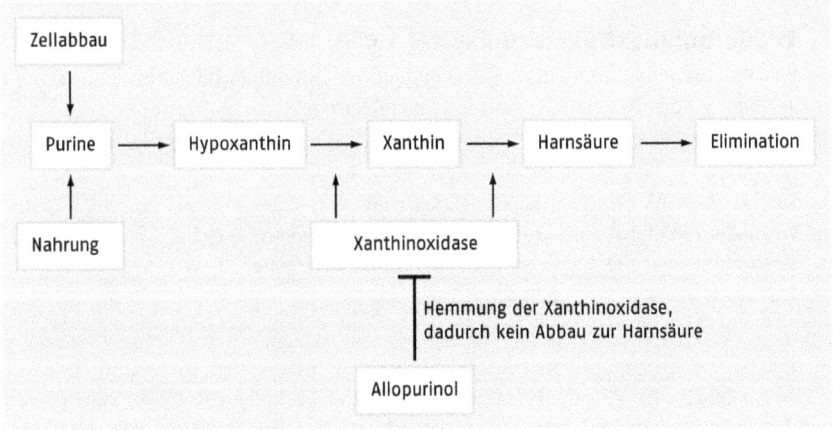

○ **Abb. 3.20** Abbau zu Harnsäure und deren Hemmung

Therapie

Ziel der medikamentösen Therapie ist es, den akuten Gichtanfall zu behandeln und die Harnsäure dauerhaft zu senken (< 6 mg/dl). Basis der Therapie ist eine **Diät** mit einer reduzierten Zufuhr an Purinen. Daneben mindern Gewichtsreduktion und Einschränkung des Alkoholkonsums das Risiko eines Gichtanfalls.

Therapie des akuten Gichtanfalls

Die Therapie dient der Beseitigung der zum Gichtanfall führenden Entzündungsreaktionen. Der akute Gichtanfall beginnt häufig mit einer schmerzhaften Schwellung des Großzehgelenks, das alle Symptome einer Entzündung aufweist. Andere Gelenke sind seltener betroffen. Ausgelöst wird der Anfall durch die Ausfällung von Harnsäurekristallen (Urate), die daraufhin von Leukozyten phagozytiert werden. Im weiteren Verlauf platzen die Leukozyten und setzen Enzyme frei, die im umliegenden Gewebe entzündliche Prozesse hervorrufen. Dadurch kommt es zu einer Verschiebung des pH-Werts ins Saure, was zu einer weiteren Ausfällung von Harnsäure führt.

Das Mitosegift **Colchicin** (Colchicum-Dispert®), ein Alkaloid der Herbstzeitlosen, hemmt die Vermehrung von Leukozyten und die Phagozytose der Harnsäure durch Leukozyten und unterbricht somit den Teufelskreis. Nebenwirkung des Colchicins in höherer Dosierung ist ein schwerer Durchfall.

Neben **nichtsteroidalen Antiphlogistika** wie Diclofenac oder Indometacin werden auch **orale Glucocorticoide** wie Prednisolon und Triamcinolon eingesetzt. Daneben ist auch **Etoricoxib** mit Erfolg angewandt worden.

Rasburicase (*Fasturtec®) wird zur Prophylaxe und Therapie einer akuten Hyperurikämie bei Patienten unter chemotherapeutischer Behandlung eingesetzt. Durch den raschen Tumorzerfall bei Chemotherapie kann die Ausscheidungskapazität der Niere für das massiv anfallende Abbauprodukt Harnsäure überschritten werden, wodurch Nierenversagen droht. Das Enzym wandelt die Harnsäure zum gut wasserlöslichen Allantoin um, das die Niere nicht schädigen kann.

TIPPS FÜR DIE BERATUNG

Unterstützend wirken auch feuchte, kühlende Umschläge am betroffenen Gelenk während des akuten Gichtanfalls (keine Wärme!).

☐ **Tab. 3.26** Arzneimittel zur Dauertherapie der Gicht

Arzneistoff	Fertigarzneimittel
Allopurinol	*Allopurinol AL®, *Zyloric®
Benzbromaron	*Benzbromaron AL®
Probenecid	*Probenecid Weimer®
Kalium-Natrium-Hydrogencitrat	Uralyt-U®

Dauertherapie der Gicht

Die Dauertherapie der Gicht ist angezeigt in den symptomlosen Intervallen zwischen den Gichtanfällen und bei der chronischen Gicht. Ziele der Dauertherapie sind:
- ▶ Senkung der Harnsäurebildung durch Urikostatika,
- ▶ Erhöhung der Harnsäureausscheidung über die Niere durch Urikosurika.

Allopurinol ist ein Urikostatikum und der wichtigste Wirkstoff in der Gichttherapie. Allopurinol hemmt die Xanthinoxidase (○ **Abb. 3.20**). Als Folge werden die gut wasserlöslichen Vorstufen Hypoxanthin und Xanthin vermehrt ausgeschieden und der Harnsäurespiegel sinkt. Allopurinol weist zahlreiche Nebenwirkungen auf. Die gefürchtetste ist das **Lyell-Syndrom**, eine seltene Hautveränderung, die durch blasige Ablösungen der Epidermis der Haut gekennzeichnet ist. Die Sterblichkeitsrate ist höher als bei Verbrennungsopfern mit gleich großen Hautschäden. Bei gleichzeitiger Gabe von Amoxicillin oder Ampicillin treten gehäuft allergische Reaktionen auf.

Der neue Xanthinoxidasehemmer Febuxostat (*Adenuric®) kann alternativ zu Allopurinol zur Senkung erhöhter Harnsäurewerte eingesetzt werden.

Sowohl **Probenecid** als auch das weitaus häufiger eingesetzte **Benzbromaron** erhöhen die Harnsäureausscheidung in der Niere, indem sie die tubuläre Rückresorption der Harnsäure hemmen. Deshalb muss darauf geachtet werden, dass durch eine erhöhte Trinkmenge und Alkalisierung des Harns eine Ausfällung der Harnsäure in den Nierentubuli vermieden wird. Kontraindikationen sind Niereninsuffizienz und Gichtnephropathie.

Eine **Kombination** aus Benzbromaron und Allopurinol scheint aufgrund der unterschiedlichen Wirkungsmechanismen günstig zu sein. Jedoch erhöht Benzbromaron gleichzeitig die Ausscheidung eines wirksamen Metaboliten des Allopurinols (Oxipurinol). Durch Kombination kann eine rasche Senkung des Harnsäurespiegels erreicht werden.

Zusammenfassung
- ▶ Bei der Gicht handelt es sich um eine Allgemeinkrankheit des Stoffwechsels, die sich in Gelenken äußert (oft Großzehgelenk).
- ▶ Im Serum kommt es zu einem erhöhten Harnsäurespiegel.
- ▶ Die primäre Gicht ist eine erbliche Störung des Purinstoffwechsels, die durch Auslösefaktoren wie Überernährung, Alkohol, purinreiche Kost verschärft wird.
- ▶ Die sekundäre Gicht wird durch eine Erkrankung oder Arzneimittel hervorgerufen.
- ▶ An erster Stelle der Behandlung steht die purinarme Diät.
- ▶ Der akute Gichtanfall wird mit Colchicin bzw. NSAR und Glucocorticoiden behandelt.
- ▶ Die Dauertherapie besteht darin, die Harnsäure beständig zu senken. Dazu wird in erster Linie der Xanthinoxidase-Hemmer Allopurinol eingesetzt, der die Bildung der Harnsäure verhindert (Urikosurika).
- ▶ Danach kommen erst Benzbromaron und Probenecid zum Einsatz. Sie erhöhen die Ausscheidungsrate der Harnsäure (Urikostatika).
- ▶ Alkalisierung des Harns unterstützt dabei die Ausscheidungsrate. Auf ausreichende Trinkmenge unter der Therapie ist zu achten.
- ▶ Betroffene Gelenke sind zu kühlen.

Wiederholungsfragen zu Kapitel 3.6

1. Definieren Sie Gicht!
2. Was versteht man unter einer primären Gicht? Kommt diese Gichtform gehäuft in der Bevölkerung vor?
3. Wie kommt es zum akuten Gichtanfall?
4. Warum steht eine Diät bei einer Hyperurikämie an erster Stelle?
5. Welche Medikamente werden während des akuten Gichtanfalls verordnet?
6. Wie erfolgt die Intervallbehandlung bzw. Behandlung der chronischen Gicht?
7. Warum sind eine Alkalisierung des Harns und eine ausreichende Trinkmenge bei einer Hyperurikämie sinnvoll?

3.7 Lokalanästhetika

Unter einer Lokalanästhesie versteht man eine örtlich begrenzte, reversible Ausschaltung der Schmerzempfindung. Angriffspunkte für die Lokalanästhetika sind die afferenten Nerven und die sensiblen Rezeptoren. Fast alle Lokalanästhetika besitzen als essentielle Strukturelemente einen lipophilen Rest (Aromat), eine Zwischenkette (Ester oder Amid) und einen hydrophilen protonierbaren Rest. Mit dem lipophilen Rest taucht das Lokalanaesthetikum in die Lipidphase der Nervenmembran ein und erschwert dadurch den Natrium-Einstrom in die Nervenzellen und unterbricht somit die Reizleitung. Schmerz und andere sensible Wahrnehmungen können nicht mehr an das Zentralnervensystem weitergeleitet werden.

Bei der Lokalanästhesie kann man je nach Art der Anwendung drei Formen unterscheiden:

- Oberflächenanästhesie,
- Leitungsanästhesie,
- Infiltrationsanästhesie.

Oberflächenanästhesie. Das Oberflächenanästhetikum wird auf die Haut, Schleimhaut oder Wundfläche gebracht und diffundiert von dort zu den sensiblen Rezeptoren und den letzten Verästelungen der sensiblen Nerven. Bei der Anwendung auf unverletzter Haut sind sie wenig wirksam, da sie die Hornschichten der Haut nur schwer durchdringen können (Ausnahme: eutektisches Gemisch aus Lidocain und Prilocain als Emla® Creme/Pflaster). Zur Anästhesie wird es auch häufig von Tattoo-Studios verlangt.

Infiltrationsanästhesie. Bei der Infiltrationsanästhesie wird das Lokalanästhetikum ins Gewebe injiziert und diffundiert dann zu den sensiblen Rezeptoren und den afferenten Nerven.

Leitungsanästhesie. Bei der Leitungsanästhesie werden bestimmte Nerven gezielt umspritzt. Die Erregungsleitung in diesen Nerven wird dadurch unterbrochen. Ein Beispiel für eine Leitungsanästhesie ist die Spinalanästhesie (Rückenmarksanästhesie).

Die Namen der Lokalanästhetika enden meist auf -cain. Häufig werden sie mit Vasokonstriktoren (Adrenalin, Noradrenalin) kombiniert, um die Verweildauer des Lokalanästhetikums am Applikationsort zu erhöhen.

3.7.1   p-Aminobenzosäure-Ester

Benzocain (Anaesthesin®) ist der Ethylester der p-Aminobenzoesäure. Es ist als Oberflächenanästhetikum Bestandteil von Halsschmerztabletten. Bei Anwendung auf großen Flächen wird Benzocain resorbiert und kann zur Methämoglobinbildung führen. Das Oberflächenanästhetikum Tetracain wird z. B. vom Zahnarzt als Spray zur Anästhesie der Einstichstelle für die Infiltrationsanästhesie und bei augenärztlichen Eingriffen verwendet (*Gingicain® D, *Ophtocain® N Augentropfen). Procain ist ein Infiltrations- und Leitungsanästhetikum, das heute vorwiegend zur Neuraltherapie („Quaddeln") angewendet wird. Nebenwirkungen bei systemischer Anwendung sind Störungen der Herzreizleitung, zentrale Erregungen und Allergien.

3.7.2   Anilide

Die Anilide bzw. Lokalanästhetika vom Amid-Typ (□ Tab. 3.27) werden in der Regel zur Infiltrations- und Leitungsanästhesie gebraucht. Die Wirkungsdauer ist länger als bei den p-Aminobenzosäureestern, trotzdem wird häufig Adrenalin als Vasokonstriktor zugesetzt. Bupivacain hat eine hohe Wirksamkeit und eine Wirkdauer bis zu 12 h.

□ **Tab. 3.27** Lokalanästhetika vom Amidtyp

Arzneistoff	Fertigarzneimittel
Lidocain	*Xylocain®, Posterisan® akut Zäpfchen, Wick Sulagil® Halsspray, Dynexan® Mundgel
Mepivacain	*Scandicain®
Bupivacain	*Carbostesin®
Prilocain	*Xylonest®, Emla®
Articain	*Ultracain®

3.7.3   Polidocanol

Polidocanol (Macrogollaurylether) wird als Oberflächenanästhetikum in verschiedenen Arzneiformen auf der Haut und Schleimhaut angewandt (Dentinox®-Gel N Zahnungshilfe, Optiderm® Creme, Anaesthesulf® Lotio). Oft kommt es auch als juckreizlindernder Zusatz in Rezepturen gegen Herpes zoster (Gürtelrose) oder Windpocken vor.

Zusammenfassung

▶ Lokalanästhesie führt zu einer örtlich begrenzten, reversiblen Ausschaltung der Schmerzempfindung. Dabei unterscheidet man: Oberflächenanästhesie, Infiltrationsanästhesie, Leitungsanästhesie.

▶ Der Zusatz von Vasokonstriktoren (Adrenalin, Noradrenalin) führt zu einer höheren Verweildauer des Lokalanästhetikums am Applikationsort.

▶ Benzocain, Tetracain, Lidocain und Polidocanol sind die Anästhetika des Apothekenalltags und sind in verschiedenen Arzneiformen wie Salben, Zäpfchen, Halstabletten und Cremes vertreten.

▶ Polidocanol (Thesit®) als atypischer Vertreter wird oft in Rezepturen verarbeitet.

▶ Die Namen der Lokalanästhetika enden normalerweise auf –cain.

Wiederholungsfragen zu Kapitel 3.7

1. Welche drei Formen der lokalen Anästhesie unterscheidet man?
2. Warum setzt man den Anästhetika häufig Vasokonstriktoren wie Adrenalin und Noradrenalin zu?
3. Welche Anästhetika werden in erster Linie in HV-Präparaten eingesetzt?

3.8 Narkotika

Bei der Narkose werden durch Lähmung des Zentralnervensystems
▶ Schmerzempfindung,
▶ Bewusstsein,
▶ Abwehrreflexe und
▶ Muskelspannung

reversibel ausgeschaltet. Damit eine Substanz als Narkotikum eingesetzt werden kann, müssen die einzelnen Regionen des Zentralnervensystems in einer bestimmten Reihenfolge ausgeschaltet werden. Um eine Analgesie zu erreichen, müssen als erstes die Funktionen des Großhirns blockiert werden. Die vegetativen Zentren, welche die Vitalfunktionen aufrechterhalten, dürfen davon nicht beeinflusst werden.

Je nach Applikationsart unterscheidet man Inhalations- und Injektionsnarkotika. Unter der **Steuerbarkeit** einer Narkose versteht man die Möglichkeit, die Narkosetiefe jederzeit steigern oder verringern zu können. Allgemein sind Inhalationsnarkotika besser steuerbar als Injektionsnarkotika.

Ein ideales Narkotikum sollte die folgenden drei Wirkungen vereinen:
▶ völlige Analgesie,
▶ Bewusstseinsausschaltung des Patienten,
▶ Muskelerschlaffung.

Um alle drei Forderungen zu erfüllen, werden meist mehrere Substanzen miteinander kombiniert. Außerdem wird vor der Narkose eine Prämedikation durchgeführt, die den Patienten auf die Narkose vorbereitet. Zur Prämedikation gehören in Abhängigkeit vom operativen Eingriff, der Narkoseart und -dauer:

▶ Tranquilizer oder Neuroleptika zur Dämpfung der psychischen Erregung und Angst,
▶ Analgetika,
▶ Glucocorticoide zur Allergieprophylaxe (Prednisolon),
▶ Antihistaminika und Metoclopramid gegen Brechreiz und ggf.
▶ Parasympatholytika (Atropin) zur Dämpfung parasympathischer Reflexe.

Durch diese Maßnahmen ist das Narkoserisiko heute auf ein Minimum reduziert.

■ MERKE

Unter Narkosebreite versteht man den Konzentrationsunterschied zwischen guter Narkose und tödlicher Vergiftung.

3.8.1   Inhalationsnarkotika

Inhalationsnarkotika sind Gase oder Flüssigkeiten mit niedrigem Siedepunkt. Ihre Steuerbarkeit ist umso besser, je schneller das Narkotikum an- und abflutet.

Distickstoffmonoxid

Distickstoffmonoxid (Lachgas, N_2O) ist ein Gas mit schwach süßlichem Geruch, das sehr gute analgetische Eigenschaften hat. Nachteilig ist jedoch, dass selbst mit hohen Konzentrationen keine tiefe Narkose erzielt werden kann. Dazu ist Lachgas nur in Kombination, meist mit halogenierten Ethern wie Isofluran und Muskelrelaxanzien, brauchbar. Als Nebenwirkung können heftige Halluzinationen erlebt werden. Lachgas ist nahezu untoxisch, solange auf ausreichende Sauerstoffzufuhr geachtet wird.

Halogenierte Ether

Halogenierte Ether sind heute die am häufigsten eingesetzten Inhalationsnarkotika. Die halogenierten Ether Enfluran (*Ethrane®) und das isomere Isofluran (*Forene®) sind nicht brennbare, farblose, etherartig riechende Flüssigkeiten mit hohem Dampfdruck, die relativ schnell an- und abfluten. Weiterentwicklungen führten durch Ersatz von Chlor- durch Fluoratome zu den weniger wasserlöslichen Verbindungen Sevofluran (*Sevorane®) und Desfluran (*Suprane®). Beide sind ähnlich gut steuerbar wie Lachgas.

Halothan

Halothan war früher das beliebteste Inhalationsnarkotikum und wird heute nur noch selten gebraucht. Es ist eine Flüssigkeit, die bei etwa 50 °C siedet. Vorteilhaft ist sein schnelles An- und Abfluten, wodurch die Narkose für die Patienten sehr angenehm wird. Das Wiedererwachen erfolgt rasch und in der Regel ohne Komplikationen. Wegen der schlechten analgetischen Wirkung wird es mit Opioiden (Fentanyl) kombiniert, ebenso mit Muskelrelaxanzien. Halothan bildet kein explosives Gemisch mit Sauerstoff und reizt auch die Schleimhäute nicht. Nachteilig sind die relativ geringe Narkosebreite sowie die Leberschädigung. Halothan wurde in der Regel in Kombination mit Lachgas eingesetzt.

3.8.2 Injektionsnarkotika

Injektionsnarkotika haben den Vorteil, dass ihre Wirkung quasi sofort nach intravenöser Injektion eintritt und sie damit die psychische Belastung des Patienten gering halten. Nachteile sind die geringe Steuerbarkeit und das damit verbundene erhöhte Narkoserisiko.

Barbiturate

In den Thiobarbituraten ist ein Sauerstoffatom des Barbituratmoleküls durch ein Schwefelatom ersetzt. Die Verbindungen sind als Natriumsalze in Trockenampullen im Handel (□ Tab. 3.28). Die Wirkdauer liegt zwischen fünf und 30 Minuten.

□ Tab. 3.28 Barbiturate

Arzneistoff	Fertigarzneimittel
Thiopental	*Trapanal®
Methohexital	*Brevimytal®

Fentanyl-Derivate

Fentanyl (*+Fentanyl®-Janssen) ist ein Opioid, das zur Anästhesie eingesetzt wird. Wegen der starken Atemdepression muss künstlich beatmet werden. Andere Verbindungen aus dieser Gruppe sind Alfentanil (*+Rapifen®), Remifentanil (*+Ultiva®) und Sufentanil (*+Sufenta®). Sufentanil wirkt 1000-mal stärker als Morphin.

Ketamin

Ketamin (*Ketamin-ratiopharm® Inj.) ist ein Injektionsnarkotikum mit ausgezeichneten analgetischen Eigenschaften, die auch noch nach dem Erwachen anhalten. Nebenwirkung ist ein starker Blutdruckanstieg zu Beginn der Narkose, sodass dieses Narkotikum u. a. nicht bei Hochdruckpatienten eingesetzt werden darf. In der Aufwachphase werden nicht selten unangenehme Träume oder Halluzinationen beschrieben. Merkwürdigerweise kommt es bei Kindern und alten Menschen nicht zu diesen „bad trips" oder nur in abgeschwächter Form. Das Auftreten kann durch gleichzeitige Gabe eines Benzodiazepins wie Midazolam (*Dormicum®) reduziert werden. Ketamin ist besonders bei sehr schmerzhaften Eingriffen oder Verbrennungen sowie in der Notfall- und Katastrophenmedizin und häufig in der Tiermedizin indiziert.

Propofol

Ein wegen seiner kurzen Wirkdauer gut steuerbares Injektionsnarkotikum ist Propofol (*Disoprivan®). Die Wirkung tritt rasch ein, der Patient erlangt auch nach länger dauernder Narkose rasch klares Bewusstsein.

Etomidat

Die narkotische Wirkung von Etomidat (*Hypnomidate®) tritt nach wenigen Sekunden ein und dauert nur kurz (drei bis vier Minuten). Wie die Barbiturate wirkt es nicht analgetisch; die therapeutische Breite ist größer.

3.8.3 Neuroleptanalgesie

Eine Anästhesie, bei der ein Neuroleptikum gleichzeitig mit einem stark wirksamen Analgetikum (z. B. Fentanyl) verabreicht wird, wird als Neuroleptanalgesie bezeichnet.

Zusammenfassung

▶ Durch Lähmung des Zentralnervensystems werden bei der Narkose Schmerzempfindung, Bewusstsein, Abwehrreflexe und Muskelspannungen unterdrückt. In erster Linie werden Injektions- und Inhalationsnarkotika eingesetzt.
▶ Heute werden die unterschiedlichen Narkoseverfahren in der Regel kombiniert. Dadurch verringert sich das Narkoserisiko.
▶ Vor einer Narkose wird eine Prämedikation, häufig mit Tranquilizern, durchgeführt.

Wiederholungsfragen zu Kapitel 3.8

1. Was bewirkt eine Narkose?
2. Welche Arzneimittelgruppe wird sehr häufig in der Prämedikation der Narkose eingesetzt?

3.9 Schlafmittel – Hypnotika

Der Mensch unterliegt einem natürlichen Wach- und Schlafrhythmus, der von der inneren biologischen Uhr und dem Hell-Dunkel-Rhythmus beeinflusst wird. Schlaf ist ein reversibler Zustand verminderten Bewusstseins, bei dem die Umwelteinflüsse ausgeschaltet werden, Kreislauf, Stoffwechsel, Gehirnaktivität und wichtige Reflexe aber erhalten bleiben. Der Sauerstoffbedarf des Gehirns ist während des Schlafes genau so groß wie im Wachzustand. Der Schlaf dient der Erholung des Körpers und ist ein lebensnotwendiger aktiver Prozess. Die dafür notwendige Schlafdauer schwankt zwischen 16 Stunden für einen Säugling und sechs Stunden für einen älteren Menschen. Den tiefsten Schlaf erreicht man in den ersten Stunden nach dem Einschlafen.

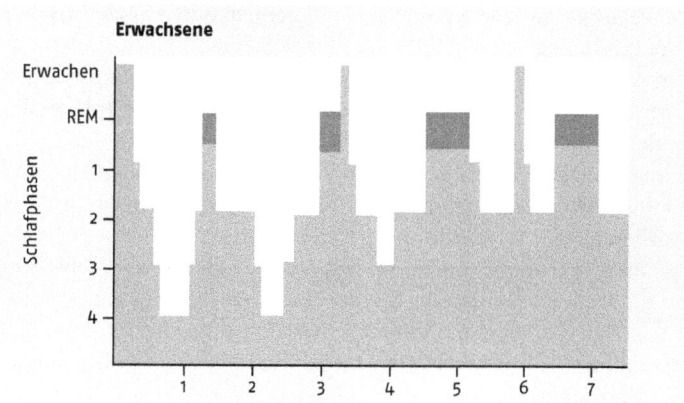

○ **Abb. 3.21** Schlafstadien (REM-Phasen sind schwarz gekennzeichnet). Nach Mutschler 2008

Man kann zwei Schlafarten unterscheiden, die sich regelmäßig abwechseln. Der **normale „orthodoxe" Schlaf** nimmt etwa 70 bis 80 % des Gesamtschlafs ein und geht nach und nach in vier Stadien der Schlaftiefe über:

▶ Einschlafstadium,
▶ Leichtschlafstadium,
▶ mitteltiefes Schlafstadium,
▶ Tiefschlafstadium.

Nach Erreichen der Tiefschlafphase werden die drei anderen Stadien in umgekehrter Reihenfolge durchlaufen und man geht in den **paradoxen Schlaf** über, der den normalen Schlaf alle 60 bis 90 Minuten für etwa 20 Minuten ablöst (○ Abb. 3.20). Der Ausdruck „paradox" entstand durch die Beobachtung, dass im Elektroenzephalogramm (EEG) nahezu ein Wachzustand zu erkennen ist, der Schläfer aber sehr schwer aufzuwecken ist. Im Elektrookulogramm (EOG) können während der paradoxen Phasen schnelle Augenbewegungen beobachtet werden (**Rapid Eye Movements**), weshalb der paradoxe Schlaf auch **REM-Phase** genannt wird. In diesen REM-Phasen wird häufig geträumt. Wird der Schläfer in dieser Phase aufgeweckt, kann er sich an den Inhalt des Traumes erinnern. Die Unterdrückung der REM-Phasen führt zu psychischen Störungen wie Angst, Gereiztheit, Konzentrationsschwäche und Halluzinationen.

Der prozentuale Anteil an REM-Phasen nimmt im Alter ab. Manche Arzneimittel (z. B. Antidepressiva) und Alkohol unterdrücken die REM-Phasen und verhindern so einen erholsamen Schlaf.

Ursachen für Ein- und Durchschlafstörungen sind vielfältig:

▶ Schwierigkeiten beim Einschlafen, Störungen des Durchschlafens und vorzeitiges Erwachen (Insomnien).
▶ Übermäßig hohes Schlafbedürfnis (Hypersomnien).
▶ Atemstillstand während des Schlafens > 10 s, häufig in Verbindung mit Schnarchen (Schlafapnoe).
▶ Lärm, Reizüberflutung, Wechselschicht (situative Schlafstörungen).

▶ Psychogene chronische Störungen hervorgerufen durch Stress (psychophysiologische Insomnie).

▶ Depressionen, organische Erkrankungen, Schmerzen (symptomatische Insomnie).

▶ Arzneimittelnebenwirkungen, z. B. bei Theophyllin, Coffein (pharmakogene Insomnie).

▶ Ohne erkennbaren Grund auftretende Schlafstörungen (idiopathische Störungen).

Schlafmittel (Hypnotika) sollten grundsätzlich nur eingenommen werden, wenn eine kausale Therapie der Schlafstörung nicht möglich ist.

Hypnotika sind Arzneimittel, die den Schlaf auslösen bzw. fördern. Bei ihnen besteht ein fließender Übergang zu den Sedativa (Beruhigungsmitteln) und den Narkotika (Anästhetika). Ein ideales Hypnotikum sollte die normalen Schlafphasen nicht beeinflussen, nicht kumulieren, keinen Hang-over-Effekt haben und nicht zur Abhängigkeit führen.

Je nach Wirkungseintritt und -dauer unterscheidet man **Einschlaf-** und **Durchschlafmittel.**

3.9.1   Antihistaminika

Die H_1-Antihistaminika besitzen wegen der Blockade zentraler H_1-Rezeptoren eine ausgeprägt sedierende Wirkung und können als Schlafmittel eingesetzt werden. Die verbreitetste Substanz aus dieser Gruppe ist Diphenhydramin (□ Tab. 3.29). Diphenhydramin wird schnell resorbiert, die Wirkung tritt nach 15 bis 30 Minuten ein und hält für etwa vier bis sechs Stunden an. Indikationen sind Ein- und Durchschlafstörungen. Nebenwirkungen sind Schwindel, Koordinationsstörungen (Reaktionsvermögen!), Übelkeit und Erbrechen. Mit Alkohol kommt es zu einer gegenseitigen Wirkungsverstärkung. Ein anderes Antihistaminikum, das als Schlafmittel angeboten wird, ist Doxylamin.

□ **Tab. 3.29** Antihistaminika

Arzneistoff	Fertigarzneimittel
Doxylamin	Hoggar Night®, Sedaplus® Saft
Diphenhydramin	Dolestan®, Betadorm®-D, Vivinox-Sleep®

3.9.2   Benzodiazepinrezeptor-Agonisten

Die Benzodiazepinrezeptor-Agonisten Zopiclon und Zolpidem (Z-Substanzen, □ Tab. 3.30) haben eine völlig andere chemische Struktur als die Benzodiazepine, greifen aber ebenso wie diese am γ-Aminobuttersäure-(GABA)-System an. Sie binden jedoch an einer anderen Andockstelle. Der Wirkungsunterschied zu den Benzodiazepinen ist deshalb vorhanden, aber gering. Sie wirken nicht so stark muskelrelaxierend und antikonvulsiv (gegen Krampfanfälle wirkend). Die Z-Substanzen unterscheiden sich aufgrund der Halbwertzeiten (HWZ). **Zopiclon** (HWZ 3 bis 6 Stunden, bei Senioren bis zu 12 Stunden) ist als Ein- und Durchschlafmittel einzu-

☐ **Tab. 3.30** Benzodiazepinrezeptor-Agonisten

Arzneistoff	Fertigarzneimittel
Zopiclon	*Ximovan®, *Zopiclon-ratiopharm®, –AL®, –Sandoz®, –Stada®
Zolpidem	*Stilnox®, Zolpidem AL®, –Sandoz®, –Stada®

ordnen. **Zolpidem** (HWZ 2 bis 3 Stunden) verkürzt die Einschlafzeit und verlängert die Schlafdauer ohne wesentliche Veränderung des physiologischen Schlafmusters. Im Vergleich zu den klassischen Benzodiazepinen scheint das Nebenwirkungsprofil günstiger zu sein.

Die Gefahr der Entwicklung von Toleranz und Abhängigkeit soll bei den Z-Substanzen nach den bisherigen Untersuchungen bei normaler Dosierung gering sein. Bei höherer Dosierung und bei Patienten mit bekannten Abhängigkeiten besteht die Gefahr des Missbrauchs.

Nebenwirkungen sind Verwirrtheit, Erinnerungsstörungen, Benommenheit, Zittern und bei Zopiclon eine Geschmacksbeeinträchtigung (bitterer Geschmack). Besonders bei älteren Patienten sollte die erhöhte Sturzgefahr beachtet werden.

3.9.3 Benzodiazepine

Benzodiazepine werden in erster Linie als Tranquilizer (Kap. 3.10) eingesetzt. Einige ihrer Derivate dienen aber auch als Hypnotika. Die Präparate werden nach kurzer, mittlerer und langer Wirkdauer unterteilt. Kurz wirksame (Lormetazepam, Temazepam, Brotizolam und Midazolam) kommen bei Einschlaf-, mittellang wirksame (Flunitrazepam) bei Durchschlafstörungen zum Einsatz (☐ Tab. 3.31). Bei den lang wirksamen (Nitrazepam, Flurazepam, Diazepam) ist der Patient noch am darauf folgenden Tag sediert. Bei deren Dauergebrauch besteht die Gefahr einer Kumulation. Benzodiazepine besitzen eine relativ große therapeutische Breite, geringe Toxizität und bewirken keine Enzyminduktion. Beim abrupten Absetzen treten Rebound-Effekte in Form von Unruhe, Angst, Schlaflosigkeit usw. auf, sodass eine erneute Einnahme erfolgt. Bei längerer Einnahme auch niedriger Dosen besteht das Risiko der Entwicklung einer Abhängigkeit und es kann aufgrund der muskelrelaxierenden Wirkung zu Gangunsicherheit und Muskelschwäche kommen. Als Muskelrelaxans wird Tetrazepam eingesetzt.

HINWEIS

Manche Patienten, besonders ältere, reagieren paradox mit Agitiertheit und Wutanfällen auf Benzodiazepine.

□ Tab. 3.31 Benzodiazepine

Arzneistoff	Fertigarzneimittel
Lormetazepam	*Noctamid®
Flunitrazepam	*Rohypnol®
Temazepam	*Remestan®, *Planum®
Nitrazepam	*Mogadan®, *Nitrazepam AL®
Flurazepam	*Dalmadorm®, *Staurodorm® Neu
Brotizolam	*Lendormin®
Midazolam	*Dormicum®
Diazepam	*Valium®

3.9.4 Weitere Schlafmittel

Chloralhydrat kann als Ein- und Durchschlafmittel verwendet werden, wobei es die Schlafphasen nicht beeinflusst. Im Fertigarzneimittel *Chloraldurat® 500 wird der Wirkstoff schnell freigesetzt, es wirkt als Einschlafmittel. Chloralhydrat wird auch rektal (*Chloralhydrat Rectiole®) bei Erregungs- und Krampfzuständen von Kindern eingesetzt. Es wird im Körper erst in seine eigentlich hypnotisch aktive Form Trichlorethanol umgewandelt. Nebenwirkungen sind vor allem Magenschleimhautreizungen, weswegen Chloralhydrat in magensaftresistenten Kapseln appliziert werden sollte. Außerdem können Leber- und Nierenschäden auftreten. Die Präparate werden nur noch selten eingesetzt.

Das Hormon **Melatonin** spielt eine wichtige Rolle beim Schlaf-Wach-Rhythmus. Melatonin ist eine körpereigene Substanz, deren Synthese und Freisetzung durch Dunkelheit angeregt und durch Licht gehemmt wird. Es zeigt damit einen typischen zirkadianen Rhythmus. Ist der Melatonin-Spiegel in jungen Jahren noch sehr hoch, so nimmt er im Alter deutlich ab. Dies führte zur Zulassung von Melatonin mit der Indikation kurzzeitige Behandlung der Insomnie ab 55 Jahren. In den USA wird Melatonin schon seit längerem gegen Jetlag eingesetzt. In Deutschland ist es unter der Bezeichnung *Circadin® im Handel.

■ MERKE

Die biologischen Vorgänge im Körper verlaufen in der Regel nach einem natürlichen Rhythmus. Haben sie einen Zyklus von etwa einer Tageslänge, werden sie als zirkadian bezeichnet.

□ **Tab. 3.32** Pflanzliche Schlaf- und Beruhigungsmittel

Arzneistoff	Fertigarzneimittel
Baldrianextrakt	Baldrian-Dispert®, Euvegal® Balance, Luvased®, Sedonium®
Kombinationen	Kytta-Sedativum®, Moradorm®, Sedariston® Tropfen plus, Selon®

Clomethiazol (*Distraneurin®) ist ein Hypnotikum, das vor allem stationär bei Alkoholikern im Delirium tremens zur Ruhigstellung eingesetzt wird (Kap 3.10.5).

Die hoch dosierte Gabe (0,5 bis 2 g) der essenziellen Aminosäure **L-Tryptophan** (Ardeydorm®, *Ardeytropin®, *Kalma®, L-Tryptophan-ratiopharm®) hat eine milde hypnotische und antidepressive Wirkung.

Pflanzliche Präparate aus Baldrian, Melisse, Hopfen, Passionsblume usw. werden seit Langem zur Förderung der Schlafbereitschaft und als milde Beruhigungsmittel eingesetzt (□ Tab. 3.32). Ihre Wirksamkeit ist nicht hinreichend belegt.

Zusammenfassung

▷ Der Mensch unterliegt einem natürlichen Wach- und Schlafrhythmus, der von der inneren biologischen Uhr und dem Hell-Dunkel-Rhythmus beeinflusst wird. Der Schlaf dient der Erholung des Körpers und ist ein lebensnotwendiger aktiver Prozess.

▷ Schlafmittel sollten nur eingenommen werden, wenn die Ursache der Schlafstörung nicht beseitigt werden kann und andere Maßnahmen nicht erfolgreich waren.

▷ Der Einsatz von Schlafmitteln sollte so kurz wie möglich sein.

▷ Die meisten Mittel können gegen Ein- und Durchschlafstörungen eingesetzt werden. Für die Abgabe in der Selbstmedikation sind nur die pflanzlichen Präparate und die Antihistaminika von Bedeutung.

▷ Die Z-Substanzen werden am häufigsten verschrieben, da sie ärmer an Nebenwirkungen sind als Benzodiazepine.

Wiederholungsfragen zu Kapitel 3.9

1. Unterscheiden Sie Hypnotika von Sedativa!
2. Welche Schlafarten unterscheidet man und wozu dient der Schlaf?
3. Nennen Sie Gründe für Schlafstörungen.
4. Welche Hypnotika spielen in der Abgabe in der Selbstmedikation eine Rolle?
5. Was versteht man unter einem „Hang-over"?
6. Aus welchen Gründen haben die sog. Z-Substanzen, den Benzodiazepinen mittlerweile den Rang abgelaufen?
7. Wie wirkt Melatonin?
8. Elisabeth K. hat gegen 22:00 Uhr einen Blutspiegel von 50 mg Diphenhydramin. Wie hoch ist der Diphenhydramin-Spiegel am anderen Tag um 13:00 Uhr? (HWZ-Diphenhydramin ca. 5 Std.).
9. Welche anderen Indikationsgebiete hat Diphenhydramin noch?

3.10   Psychopharmaka

Arzneimittel, die auf die Psyche einwirken, haben in den letzten Jahren an Bedeutung stark zugenommen. Es hat lange gedauert, bis man erkannt und akzeptiert hat, dass psychische Krankheiten auch „richtige" Krankheiten sind und genauso einer Therapie bedürfen wie physische Leiden. Die Entwicklung neuer Psychopharmaka ist nicht ganz einfach, da sich Ergebnisse aus Tierversuchen nur unter großem Vorbehalt auf den Menschen übertragen lassen. Innerhalb der Gruppe der Psychopharmaka können Antidepressiva, Neuroleptika, Tranquilizer und Psychostimulanzien unterschieden werden. Meist erfolgreicher als die reine Gabe von Psychopharmaka ist die Psychotherapie, insbesondere auf lange Sicht. Ein therapiebegleitender Einsatz ist dabei möglich.

3.10.1   Antidepressiva

Verordnungen von Antidepressiva haben sich in den letzten Jahren verdreifacht. Sie stellen im Moment die größte Gruppe der Psychopharmaka dar und werden vorwiegend zur Behandlung von Depressionen, aber auch bei Angst- und Panikstörungen, Schlafstörungen, als Adjuvans in der Schmerztherapie, zur Migräneprophylaxe sowie bei Ess-Störungen eingesetzt.

Nicht selektive Monoamin-Reuptake-Inhibitoren: Tri- und Tetrazyklische Antidepressiva

Sie alle wirken depressionslösend und stimmungsaufhellend, manche haben gleichzeitig noch eine antriebssteigernde oder sedierende Wirkung. Nicht selektive Monoamin-Reuptake-Inhibitoren (NSMRI) hemmen unselektiv die Wiederaufnahme der Neurotransmitter Noradrenalin und Serotonin in die präsynaptischen Vesikel. Dadurch wird die noradrenerge und serotoninerge Übertragung im ZNS gesteigert. Die pharmakologische Wirkung dieser Substanzen ist jedoch komplexer. Bei längerer Verabreichung kommt es zu zahlreichen adaptiven Veränderungen auf postsynaptischer Seite, z. B. auf Rezeptorebene. Insgesamt ist die Wirkung stimmungsaufhellend. Zusätzlich besitzen die NSMRI in unterschiedlichem Ausmaß auch antihistaminerge, anticholinerge Eigenschaften, die für die zahlreichen Nebenwirkungen verantwortlich sind. Schwere Depressionen sind nach wie vor die Domäne von sedierenden Antidepressiva wie Amitriptylin, Doxepin oder Trimipramin. Die Reaktionsfähigkeit kann bei der Einnahme stark eingeschränkt sein. Maprotilin und Mianserin hemmen die Noradrenalin-Wiederaufnahme und entfalten zusätzlich eine antihistaminerge Wirkung, wodurch die Nebenwirkung Müdigkeit bedingt ist. Weitere häufig eingesetzte tri- oder tetrazyklische Antidepressiva sind Opipramol, Clomipramin, Amitriptylinoxid.

Die sedierende Wirkung tritt sofort, die stimmungsaufhellende Wirkung der Antidepressiva erst nach etwa zwei- bis vierwöchiger Einnahme ein. Nebenwirkungen sind Sedierung, Tachykardie, trockener Mund und Akkomodationsstörungen. Alkohol und Hypnotika verstärken die Wirkung. Bei Überdosierung kommt es zu

☐ **Tab. 3.33** Tri- und Tetrazyklische Antidepressiva

Arzneistoff	Fertigarzneimittel
Amitriptylin	*Amitriptylin-neuraxpharm®, *Saroten®
Amitriptylinoxid	*Amioxid®, *Equilibrin®
Doxepin	*Doxepin-neuraxpharm®, *Aponal®
Trimipramin	*Trimipramin-neuraxpharm®, *Stangyl®
Clomipramin	*Anafranil®
Imipramin	*Imipramin-neuraxpharm®, *Tofranil®
Opipramol	*Opipramol-neuraxpharm®, *Insidon®
Maprotilin	*Maprolu®
Mianserin	*Mianserin-neuraxpharm®, *Tolvin*

Atemdepression, Koma und kardialen Symptomen. Bei aktivierend wirkenden Antidepressiva kann die Aktivierung vor der Stimmungsaufhellung eintreten, so dass hier die mögliche Gefahr eines Suizids besteht. In diesen Fällen sollten die Patienten von ihrem Arzt, vor allem zu Beginn der Therapie mit Tranquillanzien behandelt werden,

Selektive Serotonin-Reuptake-Inhibitoren

Ein weiterer therapeutischer Ansatz in der medikamentösen Behandlung von Depressionen basiert auf der Erhöhung der Serotoninkonzentration. Die Wiederaufnahme von Serotonin in seine Speicher wird blockiert, wodurch sich Serotonin im synaptischen Spalt anreichert. Selektive Serotonin-Reuptake-Inhibitoren (SSRI) wirken antidepressiv, aktivierend und angstlösend (☐ Tab. 3.34). Nebenwirkungen sind Schlaflosigkeit, Agitiertheit, Somnolenz, Übelkeit und Ejakulationsstörungen. SSRI gelten als Therapeutika der ersten Wahl bei Depressionen.

Serotonin-Noradrenalin-Reuptake-Inhibitoren

Serotonin-Noradrenalin-Reuptake-Inhibitoren (SNRI) hemmen gleichzeitig und selektiv die Wiederaufnahme von Noradrenalin und Serotonin. Sie wirken stimmungsaufhellend und antriebssteigernd. Einen Vorteil gegenüber den anderen Antidepressiva haben sie nicht. Duloxetin (☐ Tab. 3.35) soll noch eine analgetische Wirkung besitzen. Als Nebenwirkung von Duloxetin treten akute Blasenentleerungsstörungen auf.

☐ **Tab. 3.34** Selektive Serotonin-Reuptake-Inhibitoren

Arzneistoff	Fertigarzneimittel
Citalopram	*Cipramil®, *Citalopram Hexal®
Sertralin	*Sertralin Hexal®, *Zoloft®
Fluoxetin	*Fluctin®, *Fluoxetin-ratiopharm®
Paroxetin	*Paroxat®
Escitalopram	*Cipralex®
Fluvoxamin	*Fevarin®

☐ **Tab. 3.35** Serotonin-Noradrenalin-Reuptake-Inhibitoren

Arzneistoff	Fertigarzneimittel
Duloxetin	*Cymbalta®
Venlafaxin	*Trevilor®

Noradrenalin-Reuptake-Inhibitoren

Noradrenalin-Reuptake-Inhibitoren (NRI) verhindern selektiv die Wiederaufnahme von Noradrenalin in die Nervenzelle. Dazu zählen Reboxetin und Bupropion (☐ Tab. 3.36). Diese Substanzen haben ein günstigeres Nutzen/Risiko-Profil als die älteren tri- oder tetrazyklischen Antidepressiva und werden zunehmend eingesetzt. Bupropion wird auch in der Raucherentwöhnung eingesetzt (*Zyban®) .

Noradrenerge und spezifisch serotonerge Antidepressiva

Zu der Gruppe der noradrenergen und spezifisch serotonergen Antidepressiva (NaSSA) gehört der α_2-Antagonist Mirtazapin. **Mirtazapin** (*Remergil®, *Mirtazapin Hexal®) blockiert dabei die präsynaptischen Rezeptoren, die bei Stimulierung die Freisetzung von Noradrenalin und Serotonin hemmen. Dadurch werden mehr Neurotransmitter freigesetzt. Gleichzeitig hat Mirtazapin durch Wirkung auf H_1-Rezeptoren einen sehr guten sedierenden Effekt. Die Wirkung tritt rasch ein und gleichzeitig mit Paroxetin verabreicht wirkt es synergistisch. Markanteste Nebenwirkung ist eine Gewichtszunahme.

☐ **Tab. 3.36** Noradrenalin-Reuptake-Inhibitoren

Arzneistoff	Fertigarzneimittel
Reboxetin	*Edronax®
Bupropion	*Elontril®

MAO-Hemmer

Hemmstoffe des Enzyms Monoaminooxidase (MAO-A und -B) bremsen die Metabolisierung der Neurotransmitter Noradrenalin, Serotonin und Dopamin. In der
Folge verbessern sich Stimmung und Antrieb bei depressiven Patienten. Das strukturell mit dem Sulpirid verwandte **Moclobemid** (*Aurorix®, *Moclobemid Hexal®)
hemmt selektiv MAO-A und wirkt nicht sedierend und kaum cholinerg. **Tranylcy-
promin** (*Jatrosom®) hemmt MAO-A und -B und wirkt relativ stark antriebssteigernd und nach zwei Wochen stimmungsaufhellend. Indikation des MAO-B-Hem-
mers **Selegilin** ist die Parkinson-Erkrankung.

Trazodon

Trazodon (*Thombran®, *Trazodon Hexal®), ist ein selektiver, aber nur mäßig
starker Serotonin-Wiederaufnahmehemmer. Seine sedierende Wirkung beruht auf
der Blockade der 5-HT_2-Rezeptoren. Als Nebenwirkungen treten Müdigkeit, Kopfschmerzen, Schwindel, orthostatische Dysregulation, Krampfanfälle (selten) und als
besonders bedeutsame Komplikation eine Dauererektion auf.

Lithiumsalze

Lithiumsalze (*Quilonum®, *Hypnorex®) werden zur Prophylaxe von manisch-de-
pressiven Phasen (Phasenprophylaktikum) und zur Behandlung von Manien eingesetzt. Der Wirkungsmechanismus ist noch weitgehend unbekannt.

Johanniskraut

Johanniskrautextrakt (Jarsin®, Felis®, *Laif®, *Neuroplant®) gehört heute bei leichten
bis mittelschweren Depressionen zu den häufig verwendeten Antidepressiva. Bei
schweren Depressionen ist die Wirksamkeit nicht belegt. Nebenwirkungen sind
allergische Reaktionen und Photosensibilisierung. Johanniskraut führt zu zahlreichen
Wechselwirkungen mit anderen Arzneimitteln.

3.10.2 Neuroleptika

Neuroleptika (Antipsychotika) sind Arzneimittel, die antipsychotische, sedierende und psychomotorische Wirkungen besitzen und vor allem zur Behandlung von **Psychosen** eingesetzt werden, etwa zur Behandlung von Schizophrenie.

Schizophrenie ist eine der häufigsten Diagnosen im stationären Bereich der Psychiatrie. Die Erkrankungsrate der Bevölkerung wird auf etwa 1 % geschätzt. D. h. statistisch gesehen durchlebt jeder 100. einmal im Leben eine schizophrene Episode. Man unterscheidet eine „**Plus-Symptomatik**" (Übersteigerung des normalen Erlebens) mit Halluzinationen, Wahn, desorganisierter Sprechweise (z. B. häufiges Entgleisen, unstrukturiertes Sprechen), grob desorganisiertem Verhalten mit gesteigerter Erregung und eine „**Minus-Symptomatik**" (Einschränkung des normalen Erlebens). Grundsymptome mit Störungen des Denkens, der Sprache sowie der Affektivität (Gefühlsleben) mit Introvertiertheit, Abkehr von der Umwelt, Schaffung einer Eigenwelt bis hin zur Persönlichkeitsspaltung kennzeichnen diesen Teil. Bei **bipolaren Störungen** treten sowohl Phasen der Manie als auch der Depression auf. Bei der Manie ist die Stimmung grundlos übermäßig gehoben, die Patienten verspüren Rede- und Betätigungs- sowie Kaufdrang, manchmal mit Steigerung der psychomotorischen Aktivität bis zur Tobsucht. Während der depressiven Phasen herrschen Niedergeschlagenheit, Angst und Selbstmordgedanken vor. Von der bipolaren Form, die den Depressionen zugeordnet ist, sind Frauen häufiger betroffen als Männer.

Die wichtigste Wirkung der Neuroleptika ist ihre antipsychotische Wirkung, die eine Distanzierung des Patienten von seiner Erkrankung ermöglicht und ihn seinen Zustand als krankhaft erkennen lässt. Nach Einführung der Neuroleptika wurde deutlich, dass ein Medikament umso stärker antipsychotisch wirkte, je größer seine extrapyramidal-motorischen Nebenwirkungen waren. Als Maß für die sogenannte neuroleptische Wirkungsstärke (Potenz), nach der sich die Neuroleptika in stark-, mittelstark- und schwachpotent einteilen lassen, galt ab da das Ausmaß der Nebenwirkungen. Dies ist häufig aber auch eine Frage der Dosis. So werden viele Neuroleptika wie Promethazin, Fluspirilen, Pipamperon, Melperon oder Chlorprothixen in niedriger Dosierung als Tranquillanzien eingesetzt, da für Neuroleptika keine Abhängigkeit bekannt ist.

Schwach potente Neuroleptika

Die schwach potenten Neuroleptika (□ Tab. 3.37) wirken schwach antipsychotisch und stark sedierend. Sie sind indiziert bei psychomotorischer Agitiertheit und Erregung. Sie haben wenig extrapyramidal-motorische Nebenwirkungen, dafür aber vermehrte vegetative Auswirkungen (z. B. Gewichtszunahme).

Mittelstark potente Neuroleptika

Zuclopenthixol (*Ciatyl-Z®) wirkt mittelstark neuroleptisch und mittelstark sedierend. Indikationen sind Halluzinationen, Paranoidie (Wahnvorstellungen), aggressive Verhaltensweise bei Demenz, Manie, psychomotorische Erregungszustände bei geistiger Behinderung.

☐ **Tab.3.37** Schwach potente Neuroleptika

Arzneistoff	Fertigarzneimittel
Promethazin	*Promethazin-neuraxpharm®
Chlorprothixen	*Chlorprothixen-neuraxpharm®, *Truxal®
Levomepromazin	*Levomepromazin-neuraxpharm®
Thioridazin	*Melleril®
Sulpirid	*Dogmatil®
Perazin	*Taxilan®
Prothipendyl	*Dominal®
Melperon	*Melperon-neuraxpharm®
Pipamperon	*Dipiperon®

Starke bzw. sehr stark potente Neuroleptika

Starke Neuroleptika (☐Tab.3.38) haben eine starke antipsychotische und nur eine geringe sedierende Wirkung. Indikationen sind in hoher Dosierung Schizophrenien. Es treten wenige vegetative Wirkungen auf, allerdings besteht ein hohes Risiko von extrapyramidal-motorischen Nebenwirkungen, z.B. Akathisie (Unvermögen, ruhig zu sitzen), Dyskinesien (Bewegungsstörung, übermäßige Bewegung), Parkinsonoid und Hervorrufen epileptiformer Anfälle.

Langzeitneuroleptika

Da die Therapie mit Neuroleptika häufig eine Dauermedikation ist, wurde die Entwicklung von Langzeitpräparaten intensiv betrieben. Die bereits genannten Substanzen Perphenazin und Fluphenazin können als intramuskuläre Depotinjektionen gegeben werden, ebenso **Fluspirilen**. In ihren Nebenwirkungen gleichen sich alle Neuroleptika. Parallel zur antipsychotischen Wirkungsstärke besteht die Gefahr extrapyramidaler Nebenwirkungen. Es kommt zu Parkinson-Symptomen (Parkinsonoid) wie Tremor der Hände und des Kopfes und typischen Zungenbewegungen (die Zunge wird gespitzt durch die nach vorne gestülpten Lippen vorgeschoben). **Biperiden** (*Akineton®) mildert diese Nebenwirkungen, die oft sehr quälend für den Patienten sind und von ihm bewusst wahrgenommen werden. Weitere Nebenwirkungen sind vegetativer Art wie Mundtrockenheit, Akkomodationsstörungen, Obstipation und Miktionsstörungen (Störungen beim Wasserlassen). Auch endokrine Nebenwirkungen kommen vor wie Gynäkomastie, Galaktorrhö (milchige Absonde-

☐ **Tab. 3.38** Stark bzw. sehr stark potente Neuroleptika und Langzeitneuroleptika

Arzneistoff	Fertigarzneimittel
Haloperidol	*Haldol®
Benperidol	*Benperidol-neuraxpharm®
Fluphenazin	*Fluphenazin-neuraxpharm®, *Dapotum®
Fluspirilen	*Imap®, *Fluspi®
Perphenazin	*Decentan®
Pimozid	*Orap®
Bromperidol	*Tesoprel®

rung aus der Brustdrüse) und Potenzverlust. Leberschäden und Blutdrucksenkung sind möglich.

Sulpirid ist ein selektiver Antagonist für Dopamin-D_2-Rezeptoren und stellt eine Mischform zwischen Neuroleptikum und Antidepressivum dar. Sulpirid und die Nachfolgesubstanz **Amisulprid** (*Amisulprid Hexal®) wirken antriebssteigernd und stimmungsaufhellend, aber nicht sedierend. Indikationen sind Depressionen, akute Schizophrenien, Antriebs- und Affektstörungen sowie Schwindel. Nebenwirkungen sind Amenorrhö, Galaktorrhö sowie verstärkte sexuelle Stimulation. Extrapyramidale Nebenwirkungen treten auf. Sulpirid ist kontraindiziert bei prolactinabhängigen Tumoren sowie allen Brustkrebs-Arten.

Atypische Neuroleptika

Die neueren, atypischen Neuroleptika haben entweder keine oder nur noch sehr wenige unerwünschte extrapyramidal-motorische Nebenwirkungen. Die bekannteste Substanz ist **Clozapin**. Clozapin wird bei therapieresistenten Patienten eingesetzt. Spätdyskinesien (motorische Fehlfunktionen) treten so gut wie gar nicht auf. Bei (fast) allen Substanzen tritt hingegen eine erhebliche, häufig therapielimitierende, Gewichtszunahme und ein damit verbundenes Diabetesrisiko auf. Gefürchtete Nebenwirkung (> 1 %) von Clozapin ist die Agranulozytose. **Risperidon** kann zu erhöhtem Prolaktin-Spiegel führen, was bei Frauen zu Amenorrhö und beim Mann zu Hypogonadismus führen kann. Paliperidon ist ein Metabolit des Risperidons und liegt in Retardform vor. Weitere bekannte Vertreter (☐ Tab. 3.39) der atypischen Neuroleptika sind Olanzapin und Quetiapin.

□ **Tab. 3.39** Atypische Neuroleptika

Arzneistoff	Fertigarzneimittel
Olanzapin	*Zyprexa®
Risperidon	*Risperdal®
Quetiapin	*Seroquel®
Clozapin	*Clozapin-neuraxpharm®
Ziprasidon	*Zeldox®
Zotepin	*Nipolept®
Aripiprazol	*Abilify®
Paliperidon	*Invega®

3.10.3 Tranquillanzien

Tranquillanzien (Tranquilizer, Ataraktika), vor allem Benzodiazepine, wirken:
▶ beruhigend (sedierend),
▶ angst- und spannungslösend (anxiolytisch),
▶ antikonvulsiv (krampflösend, gegen Epilepsie),
▶ muskelrelaxierend,
▶ hypnotisch.

Tranquillanzien werden u. a. eingesetzt bei Neurosen. Dies sind Störungen der Konfliktverarbeitung, die zur Ausbildung unbewusster Komplexe führen. Typische Neurosen sind z. B. Angstneurosen, Zwangsneurosen oder Sexualneurosen. Weiterhin werden Tranquillanzien bei jeder Art von Unruhe, Angst- und Spannungszuständen, psychosomatischen Störungen sowie funktionellen Schlafstörungen, Muskelspasmen oder -verspannungen und epileptischen Erkrankungen verordnet. In Kombination mit Antidepressiva sind sie zur Initialbehandlung bei ängstlich-agitierter Depression indiziert.

Benzodiazepine

Benzodiazepine stellen die wichtigste und größte Gruppe der Tranquillanzien dar. **Diazepam** (○ Abb. 3.22) ist einer der meistgebrauchten Arzneistoffe auf der ganzen Welt. Wirkungsmechanismus: Der GABA$_A$-Rezeptor verfügt über zwei Bindungsstellen, eine für GABA und eine für Benzodiazepine. Dockt ein Benzodiazepin als Agonist an die Benzodiazepin-Bindungsstelle an, führt dies zu einer Konformationsänderung des Rezeptors. Durch die räumliche Änderung wird die Bindungsbereitschaft für GABA deutlich erhöht. Durch vermehrte GABA-Aktivität wird der Ein-

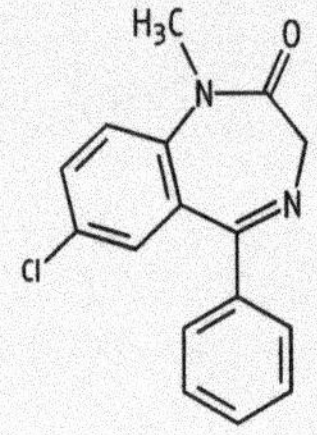

○ **Abb. 3.22** Diazepam

strom von Chloridionen in die Nervenzelle erhöht und die Erregbarkeit der Nervenzelle herabgesetzt.

Das Problem bei vielen Substanzen ist die relativ lange biologische Halbwertzeit (Diazepam mit Metaboliten bis zu 100 Stunden), sodass vor allem bei älteren Patienten, lang dauernde Effekte zu erwarten sind. Auf der anderen Seite ist die therapeutische Breite sehr groß, sodass Überdosierungen bzw. schwerwiegende Intoxikationen (Vergiftungen) sehr selten sind. Das Reaktionsvermögen kann beeinträchtigt sein. Müdigkeit und Benommenheit sind weitere unerwünschte Begleiterscheinungen. Mit Alkohol wird die Wirkung stark potenziert.

Benzodiazepine (□ Tab. 3.40) können zur psychischen Abhängigkeit mit Entzugssyndrom führen: drei bis fünf Tage nach dem Absetzen treten Unruhe, Kopfschmerzen, Übelkeit und Angst oder Schlaflosigkeit auf **(Rebound)**. Benzodiazepine sollten daher so kurz wie möglich und in einer so geringen Dosis wie möglich angewendet werden.

Generell gilt:
▶ nicht länger als drei bis vier Wochen und
▶ eine längere Therapie muss langsam ausschleichend beendet werden.

Bei einigen Menschen können nach Einnahme von Benzodiazepinen paradoxe Reaktionen (Halluzinationen, Übererregbarkeit, erhöhte Ängstlichkeit) auftreten. Wegen der muskelrelaxierenden Wirkung kann es, vorwiegend bei alten Patienten, zu schweren Stürzen mit Frakturen kommen. Bei einer dauerhaften Therapie mit Benzodiazepinen sollte der therapeutische Nutzen gründlich gegen die Gefahr der Abhängigkeit und Gewöhnung/Sucht abgewogen werden.

Ein Antagonist der Benzodiazepine ist Flumazenil (*Anexate®). Diese Substanz kommt vor allem in der Anästhesiologie zum Einsatz, wenn eine durch Benzodiazepine eingeleitete und aufrechterhaltene Narkose innerhalb von Sekunden beendet werden soll (Antidot).

Buspiron gehört nicht zu den Benzodiazepinen, hat einen verzögerten Wirkungseintritt, wirkt nicht über den GABA-Mechanismus und nicht sedierend. Indikationen sind Angstzustände, innere Unruhe, Spannungszustände.

☐ **Tab. 3.40** Tranquillanzien

Arzneistoff	Fertigarzneimittel
Benzodiazepine	
Lorazepam	*Tavor®
Bromazepam	*Bromazanil®, *Lexotanil®
Oxazepam	*Oxazepam-AL®, *Adumbran®
Alprazolam	*Alprazolam-ratiopharm®, *Tafil®
Dikaliumclorazepat	*Tranxilium®
Diazepam	*Diazepam-ratiopharm®, *Valium®
Medazepam	*Rudotel®
Clobazam	*Frisium®
Nichtbenzodiazepine	
Buspiron	*Busp® Hexal

3.10.4 Psychostimulanzien

Psychostimulanzien (☐ Tab. 3.41) wirken zentralerregend. Sie setzen Noradrenalin frei, sollen Müdigkeit überwinden und die Leistungs- und Konzentrationsfähigkeit erhöhen. Nebenbei steigern sie den Blutdruck. Wegen ihrer euphorisierenden Wirkung besteht Suchtgefahr. Die Anwendung von Psychostimulanzien ist nur in besonderen Ausnahmesituationen, z. B. bei Narkolepsie (Schlafkrankheit) sinnvoll. Sie werden häufig missbraucht.

Methylphenidat kommt beim Aufmerksamkeitsdefizit-Hyperaktivitäts-Syndrom (ADHS) bei Kindern über sechs Jahren zum Einsatz. Die Behandlung muss von einem Spezialisten für Verhaltensstörungen durchgeführt werden. Für die gleiche Indikation ist **Atomoxetin** zugelassen. Unter der Therapie mit Atomoxetin waren vermehrt Suizide und Krampfanfälle zu beobachten. Modafinil ist mit der Indikation Narkolepsie zugelassen.

Auch **Coffein** hat eine psychostimulierende Wirkung, die aber sehr viel schwächer als die von Ephedrin oder Derivaten ist.

☐ **Tab. 3.41** Psychostimulanzien

Arzneistoff	Fertigarzneimittel
Methylphenidat	*+Ritalin®, *+Concerta®, *+Medikinet®
Atomoxetin	*+Strattera®
Modafinil	*Vigil®
Coffein	Coffeinum N 0,2 g

3.10.5 Arzneimittel zur Behandlung der Alkoholkrankheit

Das Hypnotikum Clomethiazol (*Distraneurin®, s. Kap. 3.9.4) wird vor allem stationär bei Alkoholikern im Delirium tremens eingesetzt. Es ist kein spezifisches Alkoholentzugsmittel wie Disulfiram (*Antabus®). Zur Unterstützung der Aufrechterhaltung der Abstinenz bei Alkoholabhängigen ist der Arzneistoff **Acamprosat** (*Campral®) zugelassen. Eine erfolgreiche Entzugstherapie beruht allerdings auf einem umfassenden Therapiekonzept unter stationärer Betreuung.

Zusammenfassung

▶ Psychopharmaka wirken über das ZNS. Sie werden bei psychischen Störungen eingesetzt.
▶ Die bekanntesten Störungen sind: Depressionen, uni- und bipolare Störungen und Schizophrenien.
▶ Antidepressiva wirken stimmungsaufhellend und oft antriebssteigernd und werden bei Depressionen eingesetzt.
▶ Neuroleptika wirken eher dämpfend auf die Patienten und werden auch bei Psychosen eingesetzt.
▶ Tranquilizer werden bei akuten und chronischen Spannungs-, Erregungs- und Angstzuständen und als Schlafmittel eingesetzt.
▶ Psychostimulanzien haben als Haupteinsatzgebiet ADHS, ADS und Narkolepsie.
▶ Die therapiebegleitende Gabe von Psychopharmaka kann eine Psychotherapie erheblich unterstützen, insbesondere auf lange Sicht.

Wiederholungsfragen zu Kapitel 3.10

1. In welche Hauptgruppen lassen sich die Psychopharmaka einteilen? Nennen Sie zu jeder Gruppe die wichtigsten Vertreter.
2. Ordnen Sie folgende Beschreibungen Arzneimittelgruppen der Psychopharmaka zu; a: wirken antriebssteigernd und beseitigen Müdigkeit, b: wirken angstlösend, beseiti-

gen innere Unruhe, c: wirken gegen Halluzinationen, d: werden gegen Depressionen und Halluzinationen eingesetzt.
3. Welche besondere NW zeigen Neuroleptika, nach der sie sich auch einteilen lassen?
4. Die Gruppe der Antidepressiva zeigt drei Wirkungen, die bei den einzelnen Vertretern unterschiedlich ausgeprägt sind. Welche?
5. Welchen Wirkungsmechanismus zeigen fast alle Antidepressiva?
6. Welchen Wirkungsmechanismus zeigen MAO-Hemmer?
7. Was unterscheidet starke Neuroleptika von schwach potenten?

3.11 Arzneimittel gegen die Parkinsonkrankheit

Die Parkinsonkrankheit ist eine fortschreitende neurologische Krankheit des Alters, deren Therapie mit zunehmender Krankheitsdauer immer schwieriger wird. Morbus Parkinson beruht auf einem gestörten Gleichgewicht der Neurotransmitter Dopamin und Acetylcholin im Gehirn: Im Verhältnis zu Dopamin ist zu viel Acetylcholin vorhanden. Dies führt zu charakteristischen Symptomen.
Plussymptomatik durch Acetylcholin-Überaktivität:
▶ Rigor (Steifheit der Bewegungen durch zu hohen Muskeltonus),
▶ Tremor (Zittern, das während einer willkürlichen Bewegung an Intensität abnimmt).
Minussymptomatik, verursacht durch Dopamin-Mangel:
▶ Bradykinese und Akinese (Verlangsamung der Bewegung/Bewegungslosigkeit),
▶ Bradyphrenie (Verlangsamung seelischer Abläufe)
Psychovegetative Symptome:
▶ Schwitzen, Schlafstörungen, Depressionen,
▶ Talgsekretion („Salbengesicht").
Akinese bzw. Bradykinesen, Rigor und Tremor bezeichnet man auch als Parkinson-Trias.
Zur Therapie gibt es prinzipiell zwei Ansätze:
1. Aktivierung des dopaminergen Systems bzw. Ersatz des fehlenden Dopamins und
2. Dämpfung des cholinergen Systems.

3.11.1 Dopamin-Stoffwechsel beeinflussende Antiparkinsonmittel

Levodopa

Dopamin selbst kann nicht zur Behebung des relativen Dopamin-Mangels gegeben werden, da es die Blut-Hirn-Schranke nicht überwinden kann. Dazu ist jedoch seine biologische Vorstufe, die Aminosäure L-Dopa (Levodopa), in der Lage. Da das Enzym Decarboxylase Levodopa nach dessen Resorption sehr rasch zu Dopamin abbaut, müsste Levodopa in relativ hohen Dosen gegeben werden, um zu gewährleisten, dass eine wirksame Menge die Blut-Hirn-Schranke überwinden kann. Bei geringer Wirksamkeit würde man so eine große Menge an peripheren Nebenwirkungen erzeugen. Deshalb wird Levodopa mit einem **peripheren** Decarboxylase-Hemmstoff wie dem Benserazid oder Carbidopa kombiniert (□ Tab. 3.42, ○ Abb. 3.24), damit Levodopa nicht schon vor Übertritt über die Blut-Hirn-Schranke abgebaut wird.

Der Wirkungseintritt einer Dopa-Therapie erfolgt erst nach 2 bis 3 Wochen, manchmal erst nach Monaten. Die Wirkung kann auch überraschend aufhören, sodass der Patient, der über lange Zeit beschwerdefrei war, plötzlich wieder eine Akinese bekommt („On/Off-Effekt"). In diesen Fällen muss auf andere Antiparkinsonmittel umgestellt werden. Motorische (Muskelzuckungen) und vegetative Nebenwirkungen (Übelkeit, Erbrechen) sind häufig. L-Dopa kann gelegentlich psychische Veränderungen (Schlaflosigkeit, Unruhe, Agitiertheit, Halluzinationen) auslösen. Insgesamt haben sich durch die Einführung von Levodopa Lebensqualität und Lebenserwartung der Parkinson-Patienten erheblich verbessert.

Die Kombination aus Levodopa und Benserazid (*Restex®) wird außerdem beim **Restless-Legs-Syndrom** (RLS, Syndrom der ruhelosen Beine) eingesetzt. Das RLS ist eine neurologische Erkrankung einhergehend mit unruhigen Beinen, Bewegungsdrang und Missempfindungen wie Kribbeln oder Ameisenlaufen in den Beinen, seltener auch in den Armen. Oft kommt es dabei zu unwillkürlichen Bewegungen.

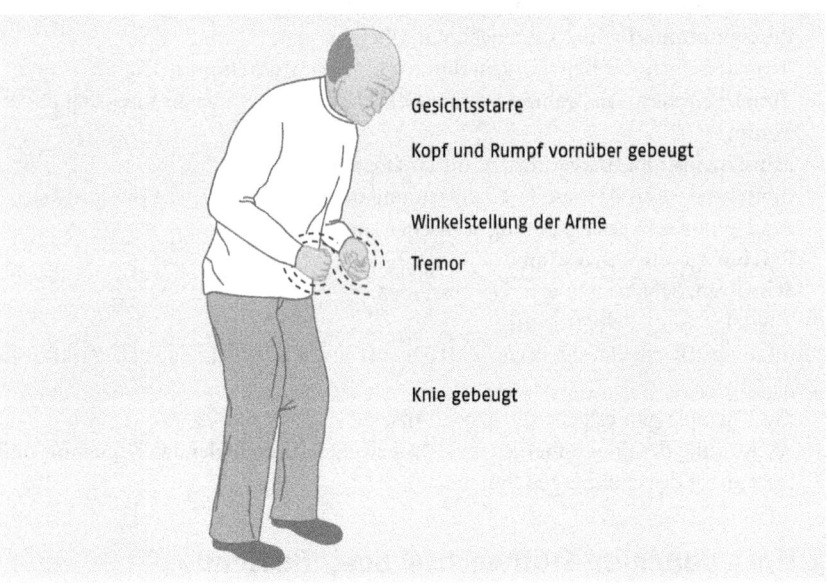

Gesichtsstarre

Kopf und Rumpf vornüber gebeugt

Winkelstellung der Arme

Tremor

Knie gebeugt

○ **Abb. 3.23** Symptome eines Parkinsonpatienten

□ **Tab. 3.42** Präparate mit Levodopa

Arzneistoff	Fertigarzneimittel
Levodopa und Benserazid	*Madopar®, *Levopar®
Levodopa und Carbidopa	*Nacom®, *Levodopa-ratiopharm® comp

Dopaminrezeptor-Agonisten

Dopaminrezeptor-Agonisten (□ Tab. 3.43) stimulieren die Dopamin-Rezeptoren direkt. Zunehmend werden die Wirkstoffe zu Beginn der Erkrankung, aber auch in Kombination mit L-Dopa im späteren Stadium eingesetzt. Bei den Dopaminrezeptor-Agonisten unterscheidet man zwischen den älteren Ergolin-Derivaten und den neueren Nichtergolin-Derivaten. **Ropinirol**, **Pramipexol** und das transdermal anwendbare **Rotigotin** sind die bedeutendsten Vertreter der Nichtergolin-Wirkstoffe. Sie sind besser wirksam und verträglicher als die Ergolin-Derivate, bei denen es zu erheblichen Herzveränderungen während der Therapie kommen kann. Während der Einnahme von Pramipexol und Ropinirol erleiden manche Patienten plötzliche Schlafattacken. Wenn dies bei einem Patienten aufgetreten ist, ist das Autofahren untersagt. Zu den Ergolinen gehören **Cabergolin, Pergolid und Bromocriptin**.

Das dopaminerge **Amantadin** erhöht die Verfügbarkeit von Dopamin an der Synapse und wirkt gut bei Rigor, Tremor und Akinese. Nebenwirkungen sind Hypotonie, örtliches Auftreten von Ödemen (Gesicht, Finger, Unterschenkel) und Magen-Darm-Beschwerden.

□ **Tab. 3.43** Dopaminrezeptor-Agonisten

Arzneistoff	Fertigarzneimittel
Nichtergolin-Derivate	
Pramipexol	*Sifrol®
Ropinirol	*Requip®
Rotigotin	*Neupro® TTS
Ergolin-Derivate	
Cabergolin	*Cabaseril®
Bromocriptin	*Bromocriptin Hexal®
Lisurid	*Dopergin®
Andere dopaminerge Substanzen	
Amantadin	*PK-Merz®

COMT-Hemmer

Entacapon ist ein Hemmstoff der **Catechol-O-M**ethyltransferase, der ausschließlich peripher (geringe Lipophilie) wirksam ist und nur in Verbindung mit Levodopa eingesetzt wird. COMT ist maßgeblich am Abbau von Levodopa zu 3-O-Methyldopa, einem inaktiven Metaboliten, beteiligt. Wird der Abbau gehemmt, steht mehr Levodopa zur Verfügung, das die Blut-Hirn-Schranke überwinden kann (○ Abb. 3.24). In Kombination mit einem Decarboxylase-Hemmer ist die optimale Bereitstellung von Levodopa garantiert (□ Tab. 3.44). **Tolcapon** hemmt auch die zerebrale COMT. Dadurch kann das Dopamin im Gehirn länger wirken. Nebenwirkungen dieser Substanz sind schwere Leberfunktionsstörungen und Hepatiden, die tödlich sein können.

□ **Tab. 3.44** COMT-Hemmer

Arzneistoff	Fertigarzneimittel
Entacapon	*Comtess®
Entacapon (kombiniert mit Levodopa und Carbidopa)	*Stalevo®
Tolcapon	*Tasmar®

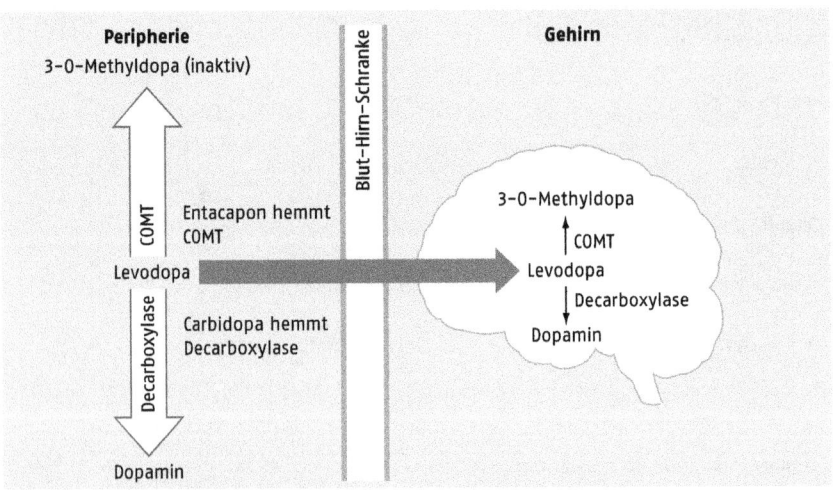

○ **Abb. 3.24** Wirkungsweise der Decarboxylase- und der COMT-Hemmer

MAO-B-Hemmer

MAO-B-Hemmer (□ Tab. 3.45) sind selektive Hemmstoffe der Monoaminoxidase B. Sie hemmen im Gehirn den Abbau von Dopamin. Dadurch wird die Wirkung von Dopamin verlängert.

□ **Tab. 3.45** MAO-B-Hemmer

Arzneistoff	Fertigarzneimittel
Rasagilin	*Azilect®
Selegilin	*Movergan®

3.11.2 Anticholinergika

Anticholinergika (□ Tab. 3.46) wirken dem überschüssigen Acetylcholin entgegen. Sie passieren die Blut-Hirn-Schranke leicht und wirken zentral anticholinerg. Insgesamt sind sie weniger effektiv als dopaminerge Mittel. Sie sind gut wirksam gegen Rigor, nicht aber gegen Akinese. Bei älteren Menschen sollten sie nicht eingesetzt werden, da sie die Hirnleistung beeinträchtigen können. **Biperiden** wird vermehrt gegen das durch Neuroleptika ausgelöste Parkinsonoid verordnet.

Metixen wirkt gut gegen Tremor, führt aber zur Toleranzentwicklung. Ein weiteres Anticholinergikum ist **Bornaprin**. Nebenwirkungen sind Mundtrockenheit, Sehstörungen und Miktionsbeschwerden sowie Beeinträchtigung der Reaktionsfähigkeit. Die Kombination mit Alkohol sollte vermieden werden.

□ **Tab. 3.46** Anticholinergika

Arzneistoff	Fertigarzneimittel
Biperiden	*Akineton®
Trihexyphenidyl	*Artane®
Bornaprin	*Sormodren®
Metixen	*Tremarit®
Procyclidin	*Osnervan®

Zusammenfassung

▶ Die Parkinson-Erkrankung gehört in die Hände eines erfahrenen Neurologen. Im Vordergrund der Therapie steht die mit der Erkrankung einhergehende Symptomatik.

▶ Bei Beginn der Erkrankung sollten zunächst Dopamin-Agonisten eingesetzt werden. Im weiteren Verlauf können die durch Levodopa bedingten Nebenwirkungen durch die Kombination mit Dopa-Decarboxylase-Hemmern und COMT- und MAO-B-Hemmern gemildert werden.

▶ Vorwiegend wird heute die Stimulierung des dopaminergen Systems und der Ersatz von Dopamin angestrebt, weniger die Reduzierung des Acetylcholin-Überschusses.

▶ Beim Umgang mit Parkinson-Patienten sollte man wissen, dass diese in vielen Momenten unbeteiligt und abwesend wirken, ohne es in dem Moment wirklich zu sein.

Wiederholungsfragen zu Kapitel 3.11

1. Der Parkinson-Patient bietet bei fortgeschrittener Erkrankung ein typisches äußeres Erscheinungsbild. Schildern Sie dieses.
2. Nennen Sie die Symptome der Parkinson-Erkrankung.
3. Was versteht man unter Rigor, Tremor und Akinese?
4. Welche psychovegetativen Störungen zeigt der Patient?
5. Nennen Sie zwei Decarboxylase-Hemmstoffe. Warum ist deren Kombination mit Levodopa (L-Dopa) sinnvoll?
6. Ein Patient erhält als Medikation: Comtess®, Madopar® 125 mg. Welche Wirkstoffe bekommt er? Beurteilen Sie, ob diese Kombination sinnvoll ist?
7. Bei den Dopaminrezeptor-Agonisten unterscheidet man zwischen den älteren Ergolin-Derivaten und den neueren Nichtergolin-Derivaten. Nennen Sie jeweils die wichtigsten Vertreter! Wie wirken diese?
8. Da bei der Parkinson-Erkrankung ein Missverhältnis zwischen Dopamin und Acetylcholin vorherrscht, setzt man Anticholinergika ein. Besitzen diese Vorteile? Nennen Sie zwei Wirkstoffe!

3.12 Muskelrelaxanzien

Muskelrelaxanzien sind Arzneimittel zur Entspannung der Skelettmuskulatur. Sie setzen den Muskeltonus herab oder lähmen den quergestreiften Muskel. Je nach Angriffspunkt unterscheidet man zentral und peripher angreifende Muskelrelaxanzien.

3.12.1 Zentralwirkende Muskelrelaxanzien

Zentralwirkende Muskelrelaxanzien greifen im ZNS an. Die Skelettmuskulatur und die Muskulatur der Bauchdecken entspannen sich, die Atemmuskulatur wird nicht beeinflusst. In höheren Dosen wirken diese Arzneimittel sedierend.

Indikationen für zentrale Muskelrelaxanzien sind Spasmen der Skelettmuskulatur, Muskelverspannungen, Hexenschuss oder Muskelschmerzen durch Erkrankungen des Bewegungsapparates.

Tetrazepam gehört zur Gruppe der Benzodiazepine und wirkt wie andere Benzodiazepine zentral muskelrelaxierend über die GABA-Rezeptoren (*Tetrazepam-ratiopharm®, *Musaril®).

Baclofen (*Lioresal®) ist ein Derivat der γ-Aminobuttersäure (GABA), einem inhibitorisch (hemmend) wirkenden Neurotransmitter des ZNS. Es wird eingesetzt bei chronisch spastischen Zuständen. Nebenwirkungen sind Sedierung, Beeinträchtigung der Reaktionsfähigkeit, Übelkeit, Erbrechen und Psychosen.

Tizanidin (*Sirdalud®) ist mit dem zentralen $α_2$-Agonisten Clonidin (*Catapresan®) strukturverwandt und hat ähnlich sedative und hypotone (Neben-)Wirkungen. Es gilt als Alternative zu Baclofen.

Tolperison (*Mydocalm®,*Tolperison Hexal®,*Viveo®) wird bei Muskelverspannungen und Spastik bei neurologischen Erkrankungen angewendet.

Weiterhin wirken **Orphenadrin** (*Norflex®), **Methocarbamol** (*Dolo-Visano®) und **Pridinol** (*Myoson®) gegen schmerzhafte Muskelverspannungen.

3.12.2 Peripher wirkende Muskelrelaxanzien

Die peripher wirkenden Muskelrelaxanzien greifen an der motorischen Endplatte an und verhindern so die neuromuskuläre Reizübertragung, wodurch eine reversible Lähmung der Muskeln eintritt. Blockieren sie dabei den Rezeptor ohne eine Depolarisation auszulösen, spricht man von nicht depolarisierenden Muskelrelaxanzien. Verbinden sie sich mit dem Rezeptor und es tritt eine Depolarisation ein, die den Muskel im depolarisierten Zustand hält, spricht man von depolarisierenden Muskelrelaxanzien. Sie werden vor allem bei großen Operationen (Thorax- und Bauchchirurgie) eingesetzt, um die quergestreifte Muskulatur zu erschlaffen. Auch für eine Intubation sind Muskelrelaxanzien erforderlich. Da die Atemmuskulatur auch gelähmt ist, muss grundsätzlich künstlich beatmet werden. Weitere Anwendungen von Muskelrelaxanzien sind Strychnin-Vergiftungen sowie Tetanus und Tollwut. Bei

Überdosierung werden zur Erhöhung der Acetylcholin-Konzentration Cholineste-rase-Hemmer gegeben (z. B. Neostigmin).

Chininsulfat (Limptar® N) wird zur Vermeidung nächtlicher Wadenkrämpfe angeboten. Vor dem Schlafengehen wird eine Tablette genommen. Nebenwirkungen, vor allem Ohrensausen, sind häufig. Für die gleiche Indikation werden **Magnesium-salze** eingesetzt (Biolectra® Magnesium 240 forte).

Botulinumtoxin (*Dysport®,*Botox®) hemmt die Ausschüttung von Acetylcholin in den synaptischen Spalt indem es ein Protein (Synaptobrevin) spaltet, das an der Freisetzung des Neurotransmitters aus den Vesikeln aktiv beteiligt ist. Die Folge ist eine irreversible Hemmung der neuromuskulären Übertragung. Erst nach Bildung neuer Nervenendigungen ist dann eine Impulsübertragung wieder möglich. Indika-tionen sind schwerer Lidkrampf (Blepharospasmus), hemifazialer (halbseitig das Gesicht betreffend) Spasmus, spastischer Schiefhals (Torticollis spasmodicus) im Erwachsenenalter, sowie Armspastik infolge eines Schlaganfalls. In der Schönheits-chirurgie zum Glätten von Falten.

Das Muskelrelaxans Dantrolen (Dantamacrin®) hemmt den Einstrom von Cal-cium in die feinsten Muskeleinheiten. Weil dadurch die Kontraktionskraft des Mus-kels sinkt, kommt es zu einer Erschlaffung der Skelettmuskulatur. Es wirkt hepato-toxisch und sollte nur unter strengster Indikationsstellung verordnet werden.

Nicht depolarisierende Muskelrelaxanzien

D-Tubocurarin wurde früher von den Indianern als Pfeilgift (Curare) benutzt. Es ist für diesen Zweck sehr geeignet, da es nur nach parentaler Anwendung wirkt, nicht aber nach oraler Aufnahme (z. B. beim Verspeisen der zuvor vergifteten Jagdbeute). In □ Tab. 3.47 sind die am häufigsten eingesetzten Wirkstoffe aufgeführt. Wichtigste Nebenwirkung ist eine Histamin-Freisetzung mit Blutdruckabfall und eine Steige-rung der Bronchialsekretion.

□ **Tab. 3.47** Nicht depolarisierende Muskelrelaxanzien

Arzneistoff	Fertigarzneimittel
Vecuronium	*Norcuron®
Rocuronium	*Esmeron®
Pancuronium	*Pancuronium-ratiopharm®

Depolarisierende Muskelrelaxanzien

Depolarisierende Muskelrelaxanzien werden in erster Linie zur Muskelrelaxation im Rahmen der Allgemeinanästhesie bei Narkosen und Operationen eingesetzt, um den Skelettmuskeltonus herabzusetzen oder vollkommen aufzuheben. Wichtigster Wirk-stoff dieser Gruppe ist Suxamethonium (*Lysthenon®, *Pantolax®). Es wirkt nur sehr kurz und wird von der Cholinesterase zu Succinat und Cholin abgebaut. Als Nebenwirkung wird am Tage nach der Anwendung von Suxamethonium häufig ein Muskelkater empfunden.

Zusammenfassung

▷ In der Apotheke werden vorrangig die zentralen Muskelrelaxanzien auf Rezept abgegeben. Botulinumtoxin wird vor allem in der Klinik eingesetzt. Tetrazepam, Baclofen und Tolperison bilden die Säulen der Therapie mit Muskelrelaxanzien.

▷ Der Einsatz von Magnesiumsalzen als Spasmolytikum bleibt auf nächtliche Wadenkrämpfe beschränkt, wenn diese auf einen Magnesiummangel zurückzuführen sind.

▷ Periphere Muskelrelaxanzien spielen für den Apothekenalltag nur eine untergeordnete Rolle, sie werden vor allem bei größeren chirurgischen Eingriffen eingesetzt.

Wiederholungsfragen zu Kapitel 3.12

1. Wieso ist der Verzehr von Tieren, die mit dem Pfeilgift Curare getötet wurden, gefahrlos möglich?
2. Zu welcher Gruppe gehören die im Apothekenalltag eingesetzten Muskelrelaxanzien. Nennen Sie zudem die wichtigsten Wirkstoffe, Arzneimittel und deren Indikation.
3. Auf welche Nebenwirkung sollte bei zentralen Muskelrelaxanzien hingewiesen werden?
4. Mit welchen Indikationen werden peripher wirksame Muskelrelaxanzien eingesetzt?

3.13 Arzneimittel gegen Epilepsie – Antiepileptika, Antikonvulsiva

Epilepsie (Fallsucht) ist der Oberbegriff für verschiedenartig auftretende zerebrale Krampfanfälle. Bei einem epileptischen Anfall werden bestimmte Nervenzellen im Gehirn plötzlich überaktiv und senden massiv Impulse aus, die auf die übrigen Bereiche des Gehirns übergreifen können. Bleibt die Überaktivität auf den Entstehungsort beschränkt, spricht man von einem **fokalen** Anfall, dehnt sie sich auf weite Teile des Hirns aus, handelt es sich um einen **generalisierten Anfall**. Der Patient ist dann deutlich bewusstseinsgetrübt oder bewusstlos. Die Klassifizierung erfolgt einerseits nach dem Entstehungsort (z. B. Temporallappen oder Schläfenlappen-Epilepsie), andererseits nach klinischen Symptomen. Danach unterscheidet man in die im Folgenden besprochenen Anfallsformen.

Nach heutigem Sprachgebrauch werden Epilepsien in fokale und generalisierte Epilepsien eingeteilt. Daneben gibt es zahlreiche Varianten von Epilepsieformen, die hier nicht näher beschrieben werden. Die **fokalen Anfälle** werden unterteilt in:

▷ Einfach fokale Anfälle (das Bewusstsein ist erhalten),
▷ komplexe fokale Anfälle (mit Bewusstseinsstörung),
▷ fokale Anfälle mit Entwicklung zu sekundär generalisierten Anfällen.

Zu den generalisierten Anfällen gehören Petit-mal- und Grand-mal-Anfälle.

Kleine generalisierte Anfälle (**Petit mal**) treten in verschiedenen Formen auf. Bei Absencen kommt es zu Bewusstseinspausen von wenigen Sekunden ohne andere Symptomatik.

Beim generalisierten tonischen und klonischen Anfall (Grand mal) folgt nach einem Vorstadium (Aura) mit Unruhe, Angst und Halluzinationen unter Bewusstseinsverlust der eigentliche Anfall mit tonischen (starken und langandauernden) Krämpfen über ein bis zwei Minuten. Hier können Schaum vor dem Mund, Zungenbiss und Urin- und Stuhlabgang auftreten. Dem Anfall folgt ein tiefer, kurzer Schlaf. Beim gehäuften Auftreten spricht man vom **Status epilepticus**. In 10 % aller Fälle führt dieser zum Tod. Da ein überlebter Status epilepticus immer zu einem Untergang von Neuronen führt und einen erneuten epileptischen Anfall wahrscheinlicher werden lässt, gilt es, den Status epilepticus zu vermeiden.

Unklassifizierbare epileptische Anfälle: Fieberkrämpfe sind in der Regel harmlose Krampfanfälle, die eine Ähnlichkeit zu den epileptischen Anfällen aufweisen. Es gibt einfache und komplexe Fieberkrämpfe. Einfache bilden ein Problem im Wiederholungsfall; bei komplexen Fieberkrämpfen können es allerdings die ersten Symptome einer später auftretenden Epilepsie sein. Fieberkrämpfe treten gehäuft bei Kindern zwischen dem sechsten Lebensmonat und dem fünften Lebensjahr bei Fieber über 38 °C auf.

Ursachen einer Epilepsie können Hirntumor, Folgen einer Enzephalitis oder frühkindliche Hirnschäden sein. Im Elektroenzephalogramm (EEG) treten ganz typische Signale auf.

Antiepileptika sollen die Krampfschwelle erhöhen, aber die normale motorische Erregbarkeit nicht beeinflussen. In therapeutischer Dosis sollten die Wirkstoffe möglichst wenig sedieren. Unter der Therapie mit Antiepileptika lässt sich eine dauerhafte Anfallsfreiheit von ungefähr 60 % erreichen; bei den fokalen Formen liegt der Prozentsatz etwas niedriger.

Ist die angestrebte **Monotherapie** mit einem Antiepileptikum nicht erfolgreich, kommt es bei der **Zusatztherapie** (Add-on) zum Einsatz eines weiteren Wirkstoffs. Oft nimmt man dazu einen Arzneistoff aus den Reihen der neuen Antiepileptika.

■ MERKE

Mit einer antikonvulsiven Behandlung sollte immer dann begonnen werden, wenn es innerhalb von sechs Monaten zu zwei Anfällen mit Bewusstseinsstörung gekommen ist.

3.13.1 Wirkungsmechanismus der Antiepileptika

Antiepileptika besitzen unterschiedliche Wirkungsmechanismen, z. T. greifen sie gleichzeitig an mehreren Stellen an. Sie wirken entweder durch Hemmung der Erregbarkeit von Neuronen und/oder sie unterdrücken die räumliche Ausbreitung der Erregung. Die Leitfähigkeit der Zellmembran wird durch Bindung an Ionenkanäle oder an Neurotransmitter-Rezeptoren verändert. Auch wird in die Metabolisierung oder Wiederaufnahme der Neurotransmitter eingegriffen und somit deren Konzentration variiert. Manche Antiepileptika wirken dadurch, dass sie Natriumkanäle blockieren, wodurch der Impuls zur Nervenzelle nicht weitergeleitet wird (z. B. Carbamazepin, Oxcarbazepin, Valproinsäure, Lamotrigin). Bei Valproat und Topiramat ist dies nur ein Teil ihres Wirkungsmechanismus. Der GABA-Rezeptor (Gamma-Aminobuttersäure-Rezeptor) ist der wichtigste hemmende Rezeptor im zentralen Nervensystem und GABA stellt im ZNS 30 % der Transmittermenge. Einige Arzneistoffe koppeln am gleichen Rezeptor wie GABA an und es kommt zur Hemmung (Benzodiazepine). Andere blockieren den Abbau von GABA (Valproinsäure), hemmen die Wiederaufnahme in die Speicher (Tiagabin) oder wirken als GABA-Analogon (Gabapentin, Pregabalin). Vigabatrin erhöht die Konzentration von GABA indem es ein GABA-abbauendes Enzym, die GABA-Aminotransferase hemmt. Durch Hemmung der Calciumkanäle und der damit verbundenen Herabsetzung der Erregungsfrequenz wirkt Ethosuximid. Valproinsäure wirkt gleich über mehrere dieser Mechanismen und aktiviert zusätzlich noch das Schlüsselenzym für die GABA-Synthese.

3.13.2 Standardsubstanzen bei der Therapie der Epilepsie
Carbamazepin

Carbamazepin (*Tegretal®, *Timonil®) wird neben seiner Anwendung als Antiepileptikum mit den Indikationen Grand mal, fokale oder psychomotorische Anfälle u. a. auch bei chronischen Schmerzen wie Trigeminusneuralgie verwendet. Es ist das am häufigsten verordnete Antiepileptikum und wirkt durch Verhinderung des Natrium-Einstroms in die Zelle. Nebenwirkungen sind Appetitlosigkeit, Übelkeit und Schwindelgefühl. Weiterhin führt Carbamazepin zur Enzyminduktion (s. Kap. 1). Ein Nachfolgepräparat mit weniger toxischen Nebenwirkungen ist **Oxcarbazepin** (*Trileptal®).

Valproinsäure

Valproinsäure (*Ergenyl®, *Orfiril®) erhöht die Konzentration von γ-Aminobuttersäure (GABA) im Gehirn. Interaktionen mit anderen Arzneimitteln sind selten. Bei Frauen im gebärfähigen Alter besteht bei einer Schwangerschaft ein Missbildungsrisiko. Valproinsäure gilt als Mittel der ersten Wahl bei generalisierten Grand-mal- und Petit-mal-Anfällen.

Benzodiazepine

Benzodiazepine werden vor allem bei akuten Anfällen eingesetzt. Clonazepam (□ Tab. 3.48) ist bei ungenügender Wirksamkeit von Diazepam und Phenytoin zur Unterbrechung des Status epilepticus geeignet. Ähnlich wirkt Clobazam. Diazepam wird beim Status epilepticus und als Rectiole bei Fieberkrämpfen in der Pädiatrie eingesetzt.

☐ **Tab. 3.48** Benzodiazepine in der Epilepsie-Therapie

Arzneistoff	Fertigarzneimittel
Clonazepam	*Rivotril®, *Antelepsin®
Clobazam	*Frisium®
Diazepam	*Valium®, *Diazepam Desitin® rectal Tube

3.13.3 Neue Antiepileptika

Pregabalin (Lyrica®) besitzt ähnliche Eigenschaften wie Gabapentin, wirkt aber über Hemmung der Calciumkanäle. Indikationen sind fokale Anfälle mit und ohne Generalisierung sowie Angststörungen. In erster Linie wird es aber bei Neuropathien eingesetzt.

Beim **Gabapentin** (*Neurontin®) ist der genaue Wirkmechanismus noch unklar, die Freisetzung von GABA wird erhöht. Die kurze Halbwertzeit erfordert eine dreimal tägliche Einnahme. Außerdem wird Gabapentin bei Neuropathien und Neuralgien (Nervenschmerzen) nach Herpesinfektionen (Gürtelrose) eingesetzt.

Der Wirkungsmechanismus von **Levetiracetam** (Keppra®) ist noch unbekannt. Das Präparat besticht durch hohe Ansprechraten und zeigt kaum Interaktionen, ist aber sehr teuer.

Lamotrigin (*Lamictal®) blockiert Natrium- und Calciumkanäle. Die Substanz vermag die exzessive Freisetzung der Neurotransmitter Glutamat und Aspartat zu hemmen. So können sich Reize nur noch vermindert von einer Nervenzelle zu einer anderen ausbreiten.

Tiagabin (*Gabitril®) hemmt die Wiederaufnahme von GABA aus dem synaptischen Spalt, wodurch die GABA-Wirkung verlängert wird.

Der Wirkungsmechanismus von **Zonisamid** (*Zonegran®) ist nicht vollständig geklärt. Es wird als Zusatztherapie zur Behandlung von fokalen Anfällen ohne oder mit sekundärer Generalisierung eingesetzt.

Vigabatrin (*Sabril®) ist zugelassen zur Kombinationsbehandlung epileptischer Anfälle, die mit konventioneller Therapie nicht ausreichend behandelbar sind und als Monotherapeutikum beim West-Syndrom.

Topiramat (Topamax®) wird in der Mono- und Zusatztherapie angewandt.

Felbamat (Taloxa®), das über verschiedene Wirkungsmechanismen verfügt, gilt als Mittel der zweiten Wahl bei Epilepsie und ist nur als Zusatztherapie bei schweren Formen zugelassen.

3.13.4 Weitere Antiepileptika

Die Succinimide Ethosuximid (*Petnidan®) und Mesuximid (*Petinutin®) werden gegen Petit mal und Absencen verwendet. Sie werden heute nur selten verordnet.

Phenytoin (*Phenhydan®, *Zentropil®) kann bei allen Epilepsieformen, außer Absencen, eingesetzt werden. Wegen zentralnervöser Nebenwirkungen wie Schläfrigkeit, Sehstörungen, Kopfschmerzen und Depressionen gilt es nur noch als Mittel der zweiten Wahl. Interaktionen mit vielen anderen Arzneistoffen sind möglich.

Das Barbiturat Phenobarbital (*Luminal®) und das Desoxybarbiturat Primidon (*Mylepsinum®) werden zur Behandlung des Grand mal eingesetzt. Nebenwirkung ist ihr hypnotischer Effekt. Sie gelten nur noch als Mittel der dritten Wahl.

Sultiam (*Ospolot®) ist ein älteres Antiepileptikum und wird vor allem bei speziellen Epilepsieformen im Kindesalter eingesetzt.

Zusammenfassung

▷ Sinn einer Behandlung der Epilepsie ist es, einen möglichst langen Zeitraum anfallsfrei zu gestalten. Dazu ist es wichtig, zunächst den exakten Anfallstyp zu diagnostizieren, um dann die Therapie einzuleiten.

▷ Man unterscheidet Epilepsien fokalen Ursprungs mit oder ohne Generalisierung und primär generalisierte Formen.

▷ Bei allen Formen gilt es, den Status epilepticus (langer epileptischer oder wiederholt auftretender Anfall) zu vermeiden.

▷ Einschleichend wird mit einer Monotherapie begonnen, die mit einer Zusatzmedikation fortgesetzt wird, falls die Monotherapie fehlschlägt. Bei fehlendem Erfolg werden in der Praxis verschiedene Varianten ausprobiert.

▷ Einige wenige Medikamente können nur in der Zusatztherapie eingesetzt werden.

▷ Carbamazepin und vor allem Valproinsäure bilden die Grundlage fast jeder Therapie. Sie machen 40 % der Verordnungen aus.

▷ Nebenwirkungen sind oft Schläfrigkeit, Verwirrtheit, starke Gereiztheit, Tremor, Sensibilitätsstörungen und Halluzinationen.

Wiederholungsfragen zu Kapitel 3.13

1. Was soll mit dem Einsatz von Antikonvulsiva erreicht werden?
2. Unterscheiden Sie zwischen fokalen (partiellen) und generalisierten Anfällen und Status epilepticus.
3. Was sind Absencen? Zu welchem Oberbegriff gehören die Absencen? Wie heißt der Fachausdruck bei einem häufigen Auftreten?
4. Welche zwei Wirkstoffe bilden immer noch die Grundsäulen der Therapie bei Epilepsie?
5. Welcher Wirkungsmechanismus ist fast allen Antiepileptika gemeinsam?
6. Wie wirken GABA-verstärkende Arzneimittel?
7. Nennen Sie zu folgenden Wirkstoffen eine Arzneispezialität: Gabapentin, Lamotrigin, Levetiracetam.

3.14 Antidementiva

Demenzen, häufigste Form ist die Alzheimer-Demenz, sind Krankheitsbilder, die durch eine, meist im höheren Lebensalter auftretende, vielfach drastische Abnahme der Hirnleistung und durch beeinträchtigtes Sozialverhalten charakterisiert sind. Mit steigendem Lebensalter nimmt die Häufigkeit zu. Ursächlich kommt es zu neuropathologischen Änderungen im Gehirn, insbesondere durch Bildung von Plaques. Als Teilursache wird eine Überstimulierung der NMDA-(N-Methyl-D-Aspartat)-Rezeptoren vermutet, was zu einer Überladung der Nervenzellen mit Ca^{2+}-Ionen führt, die Zellen schädigt und die Demenz verursacht. Einhergehend mit dem Zelluntergang kommt es zu einem Acetylcholin-Mangel. Deshalb setzt man Acetylcholinesterase-Hemmer oder NMDA-Antagonisten wie Memantin ein (□ Tab. 3.49). Weiterhin werden heute sogenannte Nootropika (hirnleistungsfördernde Substanzen) wie Piracetam oder Extrakte aus Ginkgoblättern verstärkt verordnet, deren Wirksamkeit jedoch nicht eindeutig belegt ist. Das Fortschreiten der Alzheimer-Demenz kann mit den heute zur Verfügung stehenden Substanzen nicht aufgehalten werden. Eine gewisse Verbesserung der Symptome (z. B. bessere Teilnahme an den Aktivitäten des täglichen Lebens) konnte jedoch für Cholinesterase-Hemmer und Memantin in Studien gezeigt werden.

□ **Tab. 3.49** Antidementiva

Arzneistoff	Fertigarzneimittel
Cholinesterase-Hemmer	
Donepezil	*Aricept®
Rivastigmin	*Exelon®
Galantamin	*Reminyl®
NMDA-Rezeptor-Antagonisten	
Memantin	*Axura®, *Ebixa®
Andere	
Piracetam	*Piracetam-ratiopharm®, *Normabrain®, *Nootrop®
Ginkgo-biloba-Blätterextrakt	Tebonin®, Gingium®, Ginkobil®, Rökan®, Kaveri®
Procain	Gero-H3-Aslan®

Zusammenfassung

▶ Die Therapie mit Antidementiva ist nicht unumstritten.

▶ Bis heute lässt sich die Alzheimer-Demenz nicht ursächlich behandeln.

▶ Durch Cholinesterase-Hemmer und Memantin können die Symptome zum Teil verbessert werden.

▶ Die Kunden in der Apotheke sollten darauf hingewiesen werden, dass es sich bei den apothekenpflichtigen Antidementiva und Nootropika nicht um Wundermittel handelt, obwohl ein Nutzen auch nicht ganz auszuschließen ist.

Wiederholungsfragen zu Kapitel 3.14

1. Welchen Namen hat die Gruppe der Antidementiva außerdem noch?
2. Wieso wirken Acetylcholinesterase-Hemmer gegen Demenz?
3. Welche zwei Nootropika spielen im OTC-Bereich eine Rolle?
4. Nennen Sie drei weitere Indikationen von Ginkgoextrakten.

3.15   Nicotin-Entwöhnungsmittel

Das starke Suchtgift Nicotin gilt als Ursache dafür, dass Raucher das Giftgasgemisch des Tabakrauchs (Benzol, Benzpyrene, Formaldehyd, Zyanide usw.) immer wieder inhalieren, wobei Nicotin selbst kaum schädigend auf den Organismus wirkt. Ein therapeutischer Ansatz zur Tabakentwöhnung besteht daher in der kontrollierten, ausschleichenden Gabe von Nicotin. Dazu stehen mehrere Arzneiformen (□ Tab. 3.50) zur Verfügung.

Nicotinpräparate

Orale Arzneiformen werden in Form von Kaugummis, als Lutschtabletten oder Microtabs angeboten, wobei starke Raucher mit 4 mg Einzeldosis beginnen, weniger starke Raucher mit 2 mg.

Nicotinhaltige Pflaster (TTS) stehen in drei Wirkstoffstärken zur Verfügung, um in drei Phasen einen ausschleichenden Ausstieg in ca. 12 Wochen zu ermöglichen. Nicorette® setzt dabei auf ein 16-Stunden-Pflaster, wodurch ein rauchfreier Nachtrhythmus simuliert werden soll. Die anderen Pflaster werden kontinuierlich über 24 Stunden eingesetzt.

Der **Inhaler** (Nicorette® Inhaler) besteht aus einem Mundstück und einer porösen, mit 10 mg Nicotin gefüllten Patrone, durch die pro Zug ca. 15 μg Nicotin (ein Zug aus einer Zigarette enthält 150 bis 300 μg Nicotin) aufgenommen wird. Er soll als Verhaltensersatz dienen und die Sensorik des Rauchens für 20 Minuten nachempfinden. Aus der Patrone kann mehrfach inhaliert werden.

☐ **Tab. 3.50** Raucherentwöhnungsmittel

Arzneistoff	Fertigarzneimittel
Nicotin (Kaugummi)	Nicorette®, Nicotinell® Kaugummi
Nicotin (Sublingualtabletten)	Nicorette® Microtab
Nicotin (Lutschtabletten)	NiQuitin® Mini
Nicotin (Pflaster)	Nicorette® TX Matrixpflaster, Nicotinell® 24 Stunden-pflaster, Nikofrenon®, NiQuitin® Clear
Nicotin (Inhaler)	Nicorette® Inhaler
Vareniclin	*Champix®
Bupropion	*Zyban®

Andere Entwöhnungsmittel

Ein weiterer Wirkstoff, **Vareniclin**, hat einen dualen Wirkmechanismus und dockt im Gehirn an denselben Rezeptor an wie das Nicotin: es wirkt als partieller Agonist. Der Rezeptor wird stimuliert (agonistische Wirkung) und Entzugssymptome werden vermindert. Gleichzeitig blockiert Vareniclin als Antagonist die Nicotin-Rezeptoren für Nicotin und das inhalierte Nicotin kann seine Wirkung nicht entfalten.

Weiterhin wird **Bupropion** als Retardtablette eingesetzt. Bupropion ist ein selektiver Dopamin- und Noradrenalin-Wiederaufnahmehemmer aus der Gruppe der Antidepressiva und entfaltet seine Wirkung über die verlängerte Stimulierung. Nebenwirkungen sind häufig Schlaflosigkeit, Zittern, Konzentrationsstörungen, Schwindel, Ruhelosigkeit, Angst, trockener Mund.

Die Firmen stellen zu ihren Präparaten kostenlose Begleitbroschüren zur Verfügung. Die Behandlung sollte, um die Erfolgsquote zu erhöhen, unter ärztlicher Betreuung oder im Rahmen eines Entwöhnungsprogramms erfolgen.

Zusammenfassung

▶ Die Raucherentwöhnung mit der ausschleichenden Nicotingabe wie auch der Einsatz ähnlich stimulierender Medikamente können nur als zusätzliche Unterstützung angesehen werden. Letztendlich muss der Raucher selbst entscheiden, ob er mit dem Rauchen aufhören möchte.

▶ Das pharmazeutische Personal sollte aber nicht müde werden, darauf hinzuweisen, dass das Rauchen Risikofaktor für Krankheiten wie KHK, Magengeschwüre, chronische Bronchitis und Krebs ist.

▶ Besonders rauchenden Schwangeren ist klar zu machen, dass jede Zigarette den Fetus schädigt.

Wiederholungsfragen zu Kapitel 3.15

1. Das auch in Zigaretten vorhandene Nicotin ist in mehreren Arzneiformen als Arzneimittel zugelassen. Aus welchen Gründen ist das möglich?
2. Mit welcher Dosis starten starke und schwache Raucher bei der Nicotin-Ersatztherapie?
3. Was ist das Besondere am Inhaler?
4. Welchen besonderen Wirkungsmechanismus weist Vareniclin auf?
5. Wie wirkt Bupropion?

4 Arzneimittel mit Wirkung auf das Auge – Ophthalmika

Das Auge dient in erster Linie der Aufnahme optischer Reize aus der Umwelt. Diese physikalischen Reize werden in elektrische Erregungen umgewandelt, die über den Sehnerv an das ZNS (Gehirn/Sehzentrum) weitergeleitet werden. Dort werden die Informationen verarbeitet und als Bild dargestellt. Der Mensch nimmt auf diesem Wege seine Umwelt wahr.

4.1   Anatomie und Physiologie

Anatomisch betrachtet besteht das Auge zu einem großen Teil aus dem nahezu kugelförmigen Augapfel (Bulbus oculi), der zum Schutz und zur Befeuchtung von den Augenlidern verdeckt werden kann. Die Wand des Augapfels gliedert sich in die folgenden drei Schichten (○ Abb. 4.1).

Die **äußere Augenhaut** besteht aus der undurchsichtigen, derben, weißen Lederhaut (Sklera) und der durchsichtigen Hornhaut (Cornea) im vorderen Bereich des Auges. Am Übergang der Sklera in die Cornea befinden sich sogenannte Schlemm-Kanäle, die den Abfluss des Kammerwassers in das venöse System ermöglichen.

Die **mittlere Augenhaut** enthält die **Regenbogenhaut** (Iris), den **Ziliarkörper** und die für die Nährstoffversorgung des Auges wichtige **Aderhaut** (Chorioidea). Im Zentrum der Iris liegt das „Sehloch", die Pupille. Durch zwei glatte Muskeln ist die Iris zur reflektorischen Anpassung der Pupillenweite entsprechend den Lichtverhältnissen befähigt (Mydriasis – Pupillenerweiterung, Miosis – Pupillenverengung). Der Ziliarkörper enthält den ringförmigen Ziliarmuskel, welcher die Linsenkrümmung zur Scharfstellung unterschiedlich weit entfernter Objekte anpasst (Akkommodation).

Bei der Kurzsichtigkeit (Myopie) ist der Augapfel zu lang, bei der Weitsichtigkeit (Hyperopie) ist er zu kurz. Eine Hornhautverkrümmung nennt man Astigmatismus.

Die **innere Augenhaut** enthält die **Netzhaut** (Retina) mit ihren lichtempfindlichen Rezeptoren, den Zapfen für das Farbensehen und den Stäbchen für die Wahrnehmung von Helligkeitsunterschieden. Diese Rezeptoren enthalten das Photopigment Rhodopsin, welches aus einem Proteinanteil, dem Opsin, und dem Vitamin-A-Aldehyd Retinal besteht. Über das Rhodopsin und andere, in den Zapfen enthaltene Photopigmente, werden die Lichtreize auf elektrochemischem Wege an das Zentralnervensystem weitergeleitet. An der Austrittsstelle des Sehnervs aus der Retina

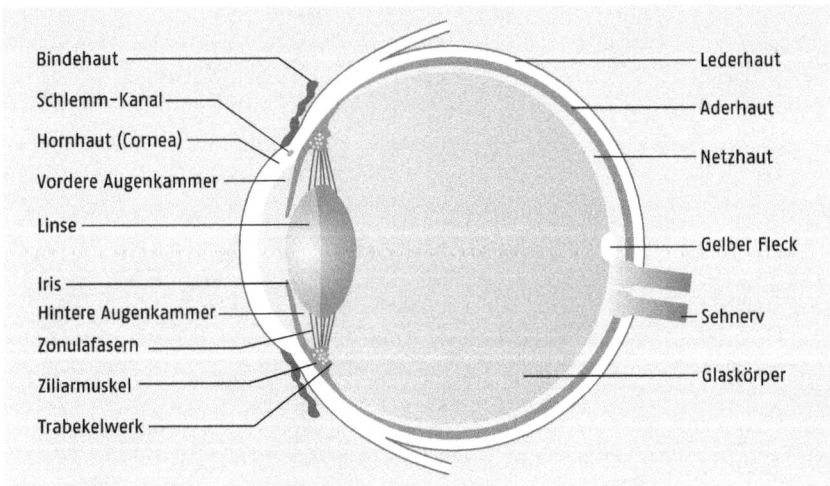

Bindehaut — Lederhaut

Schlemm-Kanal — Aderhaut

Hornhaut (Cornea) — Netzhaut

Vordere Augenkammer —

Linse —

Iris — Gelber Fleck

Hintere Augenkammer — Sehnerv

Zonulafasern —

Ziliarmuskel — Glaskörper

Trabekelwerk —

○ **Abb. 4.1** Schnitt durch das menschliche Auge in schematischer Darstellung. Nach Weber 2009

(Papille) fehlen die Photorezeptoren, man spricht vom blinden Fleck. In der Mitte der Retina liegt der gelbe Fleck (Makula). Dies ist der Punkt des „schärfsten Sehens".

Im Inneren des Augapfels befinden sich drei lichtdurchlässige Medien: das **Kammerwasser**, die **Linse** und der **Glaskörper**, wobei Letzterer den größten Teil des Augeninnenraums ausfüllt. Er besteht zu etwa 98 % aus Wasser. Das Kammerwasser wird in der hinteren Augenkammer produziert und von dort durch die Pupillenöffnung in die vordere Augenkammer transportiert, von wo es durch die Schlemm-Kanäle abfließt. Lederhaut und Kammerwasser sind für die Aufrechterhaltung der äußeren Form des Auges verantwortlich. Der physiologische Augeninnendruck beträgt etwa 10 bis 21 mmHg und ist relativ konstant.

Die **Bindehaut** (Konjunktiva) schützt das Auge vor dem Eindringen von Fremdkörpern. Die Tränenflüssigkeit ist blutisohydrisch (gleicher pH-Wert), blutisotonisch (gleicher osmotischer Druck) und dient der Reinigung, Befeuchtung und Ernährung der Hornhaut. Die Tränenflüssigkeit verdunstet oder fließt über die ableitenden Tränenwege (sog. Tränennasengang) in den hinteren Nasenraum ab. Auf dem gleichen Weg verlassen auch im Überschuss applizierte Augentropfen das Auge. Das maximale Fassungsvermögen des Bindehautsacks, in den Augentropfen gegeben werden, beträgt etwa 30 µl. Ein Tropfen hat jedoch in der Regel bereits ein Volumen von 50 µl. Ein Teil verlässt also das Auge sofort wieder, entweder über die Gesichtshaut oder über den Tränennasengang.

4.2 Erkrankungen des Auges und ihre Behandlung

In den meisten Fällen werden Arzneistoffe bei Erkrankungen des Auges in Form von wässrigen oder öligen Augentropfen oder Augensalben angewendet, wobei ölige Augentropfen und Salben eher zur nächtlichen Applikation geeignet sind, da sie die Sicht beeinträchtigen können. Vorteil der lipophilen Arzneiformen gegenüber wässrigen Augentropfen besteht in der längeren Verweildauer des Arzneistoffs am Wirkort, da Salben besser auf der Oberfläche des Augapfels haften.

Die Aufbrauchfrist von Augentropfen beträgt in der Regel in Mehrdosenbehältnissen nach Anbruch 4–6 Wochen (Ausnahme: Comod-System). Bei seltenem Gebrauch kann auf Einzeldosenbehältnisse (EDO) ausgewichen werden.

Kontaktlinsenträger sind darauf hinzuweisen, dass die Linsen bei der Applikation wirkstoffhaltiger Augenarzneimittel entfernt werden sollten. Das Einsetzen sollte frühestens 15 Minuten nach der Anwendung erfolgen. Eventuell muss ganz auf das Tragen der Kontaktlinsen verzichtet werden (Beipackzettel beachten!). Werden verschiedene Augentropfen am selben Auge verwendet, sind mindestens zehn Minuten zeitlicher Abstand zwischen der Anwendung der einzelnen Präparate einzuhalten.

Richtige Anwendung von Augentropfen:

▶ Hände waschen,

▶ Kopf zurücklehnen,

▶ unteres Lid leicht nach unten ziehen, nach oben schauen, Lidschlag unterdrücken,

▶ pro Anwendung nur einen Tropfen in den Bindehautsack einbringen,

▶ Augen für etwa zwei Minuten schließen oder Tränenkanälchen vorsichtig abdrücken.

4.2.1   Glaukom

Unter einem Glaukom (Grüner Star) versteht man die Erhöhung des Augeninnendrucks, die unbehandelt eine der häufigsten Ursachen für eine Erblindung ist. Ursächlich hierfür ist entweder eine Störung des Kammerwasserabflusses oder der -produktion. Man unterscheidet zwischen Engwinkelglaukom (Abflussstörung durch Verlegung des Kammerwinkels) und dem weitaus häufiger auftretenden Weitwinkelglaukom (Abflussstörung im Bereich des Trabekelmaschenwerks). Zu Beginn verläuft die Erkrankung meist symptomlos, später kann es zu Gesichtsfeldausfällen kommen. Eine kausale (die Ursache beseitigende) Therapie ist noch nicht möglich. Zur symptomatischen Therapie werden die im Folgenden beschriebenen Arzneistoffgruppen eingesetzt, um den Augeninnendruck zu senken.

Der **Kammerwasserabfluss** wird durch Parasympathomimetika und Prostaglandin-Derivate erleichtert.

Parasympathomimetika (Kap. 3.2), z. B. Pilocarpin (☐ Tab. 4.1), bewirken die Kontraktion des Ziliarmuskels (parasympathisch innerviert). Es kommt zu einer Verengung der Pupille, die Abflusswege für das Kammerwasser werden erweitert. Durch die Miosis kann es nach der Applikation zu Akkomodationsstörungen kommen. Die Substanz ist aufgrund dieser Nebenwirkung nur noch zweite Wahl bei der Glaukom-Therapie.

☐ **Tab. 4.1** Kammerwasserabfluss verbessernde Pharmaka

Arzneistoff	Fertigarzneimittel
Pilocarpin	*Pilomann®, *Pilocarpol®
Latanoprost	*Xalatan®, Kombination mit Tiomolol: *Xalacom®
Travoprost	*Travatan®, Kombination mit Timolol: *DuoTrav®
Tafluprost	*Taflotan®
Bimatoprost	*Lumigan®, Kombination mit Timolol: *Ganfort®

Prostaglandin-Derivate wie Latanoprost, Travoprost, Tafluprost und Bimatoprost senken den intraokulären Druck durch Verbesserung des Kammerwasserabflusses. Sie werden nur einmal täglich appliziert, vorzugsweise abends.

Die **Kammerwasserproduktion** wird durch β-Blocker, Sympathomimetika (α$_2$-Agonisten) und Carboanhydrase-Hemmer verringert (□ Tab. 4.2).

β-Blocker haben oft selbst bei bestimmungsgemäßer Anwendung systemische Nebenwirkungen. Bei empfindlichen Patienten sind asthmatische Beschwerden oder Herzrhythmusstörungen möglich. Zum Teil wird der Arzneistoff verschluckt und im Magen-Darm-Trakt resorbiert, wenn überschüssige Augentropfen über den Tränennasengang abgeführt werden. β-Blocker beeinflussen die Pupillenweite kaum und führen daher seltener zu Beeinträchtigungen des Sehvermögens als Parasympathomimetika.

Sympathomimetika (α$_2$-Agonisten) verengen die Pupille durch Herabsetzen des Sympathikustonus.

Das Enzym Carboanhydrase ist maßgeblich an der Produktion des Kammerwassers beteiligt. **Carboanhydrase-Hemmer** hemmen die Kammerwasserproduktion, der Augeninnendruck sinkt.

□ **Tab. 4.2** Kammerwasserproduktion verringernde Pharmaka

Arzneistoff	Fertigarzneimittel
β-Blocker	
Timolol	*Timo-Comod®, *Tim-Ophtal®, *Timolol CV®, *Timomann®
Levobunolol	*Vistagan®
Metipranolol	*Betamann®
Carteolol	*Arteoptic®
Sympathomimetika (α$_2$-Agonisten)	
Clonidin	*Isoglaucon®, *Clonid-Ophtal®
Brimonidin	*Alphagan®
Carboanhydrase-Hemmer	
Acetazolamid	*Diamox® Tbl., *Glaupax® Tbl.
Dorzolamid	*Trusopt®, in *Cosopt®
Brinzolamid	*Azopt®

Beim seltenen, aber schwerwiegenden akuten Glaukom-Anfall, welcher häufig mit Kopfschmerzen, Übelkeit, Erbrechen und aufgrund des sehr hohen Augeninnendrucks (bis 80 mmHg) auch mit Sehstörungen einhergeht, werden Osmodiuretika, etwa eine 20 %ige Mannitollösung, intravenös gegeben.

4.2.2   Katarakt

Die Katarakt (Grauer Star) ist eine Trübung der Linse durch Eiweißablagerungen, die meist im Alter auftritt und bisher medikamentös kaum erfolgreich behandelt werden kann. Im Gegensatz zum „Tunnelblick" beim Glaukom treten hier Ausfälle in der Mitte des Gesichtsfeldes auf.

Therapie der Wahl war früher die operative Entfernung der getrübten Linse und Ersatz durch künstliche Linsen. Heute kann die Laser-Operation im frühen Stadium eingesetzt werden. Nach einer OP oder Lasertherapie werden Augentropfen mit antientzündlichen Substanzen eingesetzt, z. B. Diclofenac (*Voltaren® ophtha) oder Flurbiprofen (*Ocuflur®).

4.2.3   Keratitis

Eine Keratitis (Hornhautentzündung) ist entweder bakteriell, durch Pilze oder durch Viren (z. B. Herpes) bedingt. Im ersten Falle erfolgt die Behandlung mit verschiedenen Antibiotika, etwa Chlortetracyclin (*Aureomycin® Augensalbe). Bei Herpes-Infektionen der Hornhaut werden Virustatika wie Aciclovir (*Zovirax® Augensalbe) eingesetzt.

4.2.4   Konjunktivitis

Eine Konjunktivitis (Bindehautentzündung) führt zu Rötung und Schwellung der Augen, häufig auch zu Juckreiz und Brennen. Man unterscheidet infektiöse und nicht-infektiöse Formen.

Infektiöse Konjunktivitis: Bei der bakteriell verursachten Konjunktivitis kommt es zu verstärkter Sekretion am Auge und zur Eiterbildung. Hat der Patient, vor allem morgens, gelbliches Sekret oder Krüstchen am Auge, sollte in jedem Fall ein Arzt hinzugezogen werden. Die Behandlung erfolgt mit **Antibiotika** (Kap. 11.1) in Form von Augentropfen und Augensalben (☐ Tab. 4.3). Eingesetzt werden **Aminoglykoside** wie Kanamycin, Gentamicin und Neomycin, weiterhin **Polypeptid-Antibiotika** (Bacitracin, Gramicidin). **Chloramphenicol**, **Tetracycline** (Chlortetracyclin) und **Gyrasehemmer** (Ofloxacin) sind ebenfalls als Ophthalmika verwendbar.

Bei der **viral verursachten Konjunktivitis** werden Virustatika wie Aciclovir am Auge angewandt. Es liegt bei jeder Form der infektiösen Konjunktivitis im Ermessen des Arztes, ob das andere Auge zwecks Infektionsprophylaxe direkt auch behandelt werden soll oder nicht.

□ **Tab. 4.3** Pharmaka zur Behandlung der infektiösen Konjunktivitis

Arzneistoff	Fertigarzneimittel
Kanamycin	*Kanamytrex®
Gentamicin	*Refobacin®
Neomycin	*Nebacetin®
Chloramphenicol	*Posifenicol® C1 % Augensalbe
Chlortetracyclin	*Aureomycin®
Ofloxacin	*Floxal®
Aciclovir	*Zovirax® Augensalbe, *Virupos® Augensalbe

Nichtinfektiöse Konjunktivitis: Eine Bindehautentzündung kann auch durch mechanische Reize (Luftzug, Staub), Überanstrengung (starres Blicken auf einen Bildschirm), Allergien oder im Rahmen einer Erkältung ausgelöst werden. Zur Behandlung werden Tetryzolin oder Tramazolin eingesetzt (□ Tab. 4.4). Diese Arzneistoffe kontrahieren die Gefäße und führen so zum Verschwinden der Rötung, des Juckreizes und des Brennens. Für die Selbstmedikation steht das Antiseptikum Bibrocathol zur Verfügung. In schweren Fällen können auch Corticosteroide wie Prednisolon, Dexamethason und Hydrocortison verwendet werden (Augenarzt!). Auch adstringierend wirkende Augentropfen, die häufig Zinksalze (Ophtal® Z) enthalten, finden Verwendung. Bei allergisch bedingter Konjunktivitis (z. B. bei Heuschnupfen) können antihistaminikahaltige Augentropfen mit Levocabastin oder Azelastin eingesetzt werden. Cromoglicinsäure (Dinatriumcromoglicat, DNCG) als Mastzell-Degranulations-Hemmer (Mastzellstabilisator) ist prophylaktisch wirksam bei allergischer Konjunktivitis und benötigt einige Tage bis zur vollen Wirkung.

PRAXISTIPP

Alpha-Sympathomimetika wie Tetryzolin sollten in der Selbstmedikation eher zurückhaltend eingesetzt werden, da sie nur symptomatisch wirken. Bei trockenem Auge sollte besser Tränenersatzflüssigkeit verwendet werden, da Alpha-Sympathomimetika die Trockenheit noch verstärken können. Auf keinen Fall dürfen Alpha-Sympathomimetika bei Glaukom eingesetzt werden.

□ **Tab. 4.4** Pharmaka zur Behandlung der nichtinfektiösen Konjunktivitis

Arzneistoff	Fertigarzneimittel
Augentropfen mit direkten Sympathomimetika als Wirkstoff	
Tetryzolin	Visine-Yxin®, Berberil® N
Tramazolin	Biciron®
Naphazolin	Proculin®
Phenylephrin	Visadron®
Antiphlogistische Augentropfen/Augensalben	
Bibrocathol	Posiformin® AS
Prednisolon	*Inflanefran®, *Predni-POS®, *Ultracortenol®
Dexamethason	*Totocortin®, *Dexa-sine®, *Spersadex®
Hydrocortison	*Ficortril® AS
Antiallergische Augentropfen	
Levocabastin	Livocab® direkt
Azelastin	Allergodil®
Cromoglicinsäure	CromoHexal®, Vividrin®, Crom-Ophtal®

4.2.5 Hordeolum

Beim Hordeolum (Gerstenkorn) liegt eine bakteriell verursachte Entzündung der Talgdrüsen des Augenlides vor, die zu schmerzhafter Schwellung und Eiterung führt. Die Behandlung (Augenarzt!) erfolgt mit antibiotischen Augensalben. Linderung kann zusätzlich durch Kühlen des betroffenen Auges erreicht werden.

4.2.6 Sicca-Syndrom

Durch verschiedene Arzneimittel (orale Kontrazeptiva, β-Blocker, Estrogene u. a.) sowie Konservierungsstoffe in Augentropfen (Benzalkoniumchlorid), Rauch und starres Blicken, z. B. auf den Bildschirm, kann es zum Aufreißen des Tränenfilms kommen. Dies ist unangenehm, meist schmerzhaft und kann zu vernarbenden Entzündungen führen. Therapeutisch werden hier **künstliche Tränen** in Form von

Augentropfen oder Augengelen eingesetzt (□ Tab. 4.5). Diese enthalten viskositätserhöhende Zusätze wie Carbomer, Polyvinylalkohol oder Hypromellose. Einige enthalten außerdem Hyaluronsäure, einen natürlichen Feuchthaltefaktor, der auch physiologisch in der Tränenflüssigkeit vorkommt und die Feuchtigkeit im Auge bindet. Künstliche Tränenflüssigkeit ohne Konservierungsmittel kann auch bei Kontaktlinsenträgern gut eingesetzt werden.

□ **Tab. 4.5** Ophthalmika zur Behandlung des Sicca-Syndroms

Arzneistoff	Fertigarzneimittel
Carbomer	Siccapos® Gel, Liquigel®
Polyvinylalkohol	Lacrimal®, Liquifilm®
Hypromellose	Sicca-Stulln®
Hyaluronsäure	Hylo-Comod®, Hylan®, Artelac®

4.2.7   Altersabhängige Makuladegeneration

Bei der altersabhängigen Makuladegeneration (AMD) kommt es durch Absterben der Netzhautzellen im Bereich des gelben Flecks (Makula) zur Abnahme der Sehfähigkeit bis hin zur Erblindung. Man unterscheidet hierbei die feuchte und die weitaus verbreitetere trockene Form. Bei der trockenen Form bildet sich durch Alterungsprozesse die Netzhaut zurück. Medikamentös lässt sich diese Form der AMD bisher nicht behandeln. Bei der gefährlicheren feuchten AMD kommt es zu Einblutungen aus den Kapillaren der Aderhaut sowie zur Bildung neuer, jedoch sehr brüchiger Gefäße unter der Netzhaut. Um dies zu unterbinden, wird die Substanz Verteporfin (*Visudyne®) intravenös verabreicht und durch Laserlicht gezielt im Auge aktiviert, wo durch Radikalbildung die Gefäßneubildung verhindert werden soll (Photodynamische Therapie). Neuere Therapien setzen auf sogenannte Angiogenese-Hemmstoffe, die auch in der Tumortherapie verwendet werden, z. B. Ranibizumab (*Lucentis®) und Pegaptanib (*Macugen®). Diese werden direkt ins Auge injiziert (intravitreal, in den Glaskörper) und sollen ebenfalls die Entstehung brüchiger Gefäße verhindern.

4.2.8   Blepharospasmus

Zur Behandlung des Blepharospasmus (Lidkrampf) eignet sich eine Zubereitung aus dem Toxin von *Clostridium botulinum*, einem der stärksten bekannten Gifte. Die Anwendung der Injektionslösung (*Botox®, *Dysport®, *Xeomin®) ist Augenärzten mit entsprechender Erfahrung vorbehalten.

Zusammenfassung

▶ Das Auge ist ein sehr sensibles Organ. Dementsprechend werden an Augenarzneimittel sehr strenge Anforderungen bezüglich ihrer Reizfreiheit (pH–Wert, Isotonie und Partikelfreiheit) gestellt.

▶ Die Anwendung unterschiedlicher Arzneiformen sollte dem Patienten genau erklärt werden. Besser noch, man lässt ihn (bei Erstverordnung) einen Tropfen bzw. Salbenstrang unter Anleitung ins Auge einbringen, um mögliche Fehler bei der Handhabung sofort zu korrigieren. Augentropfen sind nach dem Öffnen nur 4–6 Wochen zu verwenden (ausgenommen Comod-Systeme), da nach dieser Zeit eine Verkeimung der Präparate nicht auszuschließen ist (Infektionsgefahr).

▶ Bei Augensalben und anderen lipophilen Arzneiformen zur Anwendung am Auge ist auf die Beeinträchtigung der Sicht hinzuweisen, ebenso bei Präparaten, welche die Pupillenweite beeinflussen (Parasympatholytika, Parasympathomimetika).

▶ Die häufigsten Erkrankungen des Auges, die in der Apotheke eine Rolle spielen, sind das Glaukom, die Katarakt, Bindehautentzündungen, Gerstenkorn und Sicca-Syndrom.

▶ Auch bei der Gabe von Augentropfen kann es zu systemischen Nebenwirkungen kommen, da überschüssige Flüssigkeit über den Tränennasengang abgeführt wird. Die Schleimhaut in diesem Bereich ist für viele Arzneistoffe ein guter Resorptionsort.

Wiederholungsfragen zu Kapitel 4

1. Welche Arzneistoffe werden bei Glaukom eingesetzt? Was sollen sie bezwecken?
2. Was ist bei der Applikation von Augensalben und Augentropfen zu beachten? Beschreiben Sie kurz das Vorgehen bei der Applikation!
3. Welche Formen der Bindehautentzündungen können unterschieden werden?
4. Welche Arzneistoffe können im Handverkauf bei Bindehautentzündungen empfohlen werden?
5. Welche Arzneistoffe helfen bei trockenem Auge? Welche Fertigarzneimittel werden eingesetzt?

5 Arzneimittel mit Wirkung auf das Ohr

In diesem Kapitel werden zunächst Anatomie und Physiologie des Ohrs erläutert, wobei der Hörvorgang und das Gleichgewichtsorgan besondere Erwähnung finden. Danach werden die wesentlichen Erkrankungen des Ohrs und deren Therapie besprochen. In diesem Zusammenhang werden auch seltenere Krankheiten kurz vorgestellt.

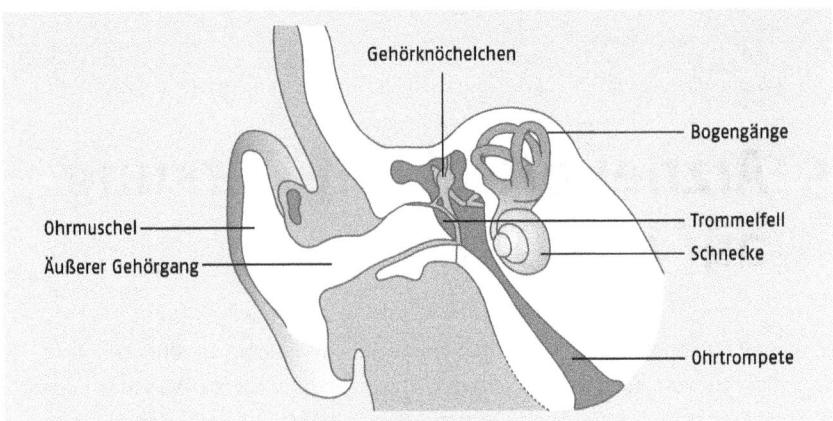

○ **Abb. 5.1** Schematische Darstellung des Ohrs. Nach Werning 2008

5.1   Anatomie

Das Ohr (○ **Abb. 5.1**) wird in drei Abschnitte eingeteilt:
- ► **Äußeres Ohr** mit Ohrmuschel und Gehörgang,
- ► **Mittelohr** mit Trommelfell, Paukenhöhle mit Gehörknöchelkette und Ohrtrompete (Eustachische Röhre oder Tuba auditiva),
- ► **Innenohr** mit knöchernem und häutigem Labyrinth, mit dem Gleichgewichtsorgan und einem schneckenförmigen Gang (Cochlea oder Hörschnecke).

5.1.1   Äußeres Ohr

Es besteht aus Knorpel und Haut, im Inneren ist es knöchern. Der Gehörgang ist S-förmig gekrümmt und vor dem Trommelfell leicht erweitert. Im knorpeligen Teil befinden sich Zeruminaldrüsen, die das Ohrenschmalz produzieren. Das äußere Ohr endet am Trommelfell.

5.1.2   Mittelohr

Das Mittelohr wird gebildet durch das Trommelfell und die Paukenhöhle. In der Paukenhöhle liegt die Gehörknöchelkette mit Hammer, Amboss und Steigbügel. Durch die Eustachische Röhre ist die Paukenhöhle mit dem Rachenraum verbunden. Beim Schlucken öffnet sich diese und es kommt zum Druckausgleich zwischen Rachenraum und Mittelohr. Durch das ovale und das runde Fenster wird das Mittelohr vom Innenohr abgegrenzt.

5.1.3 Innenohr

Das Innenohr liegt innerhalb des Felsenbeins (der härteste Knochen des Menschen) und ist dadurch besonders geschützt. Es besteht aus dem knöchernen Labyrinth, welches das häutige umgibt, und der Schnecke (Cochlea). Das Labyrinth besteht aus drei Bogengängen, die als Gleichgewichtsorgan fungieren und mit Endolymphe gefüllt sind. Sie dienen der Wahrnehmung von Drehbewegungen und ermöglichen die Orientierung im Raum. Die Schnecke ist das Organ der Hörempfindung. Beim Menschen besteht sie aus 2 1/2 Windungen. Sie weist drei Gänge auf: **Vorhofgang, Schneckengang, Paukengang.** Vorhofgang und Schneckengang sind am Ende der Schnecke durch eine winzige Öffnung (Helicotrema) miteinander verbunden und mit **Perilymphe** gefüllt. Der Schneckengang ist mit Endolymphe gefüllt und enthält das Cortische Organ, das eigentliche Hörorgan. Es besitzt etwa 20 000 Sinneszellen, die in vier Reihen angeordnet sind. Diese Sinneszellen tragen auf auf ihrer Oberfläche Härchen, deshalb werden sie auch als Haarzellen bezeichnet.

5.1.4 Hörvorgang

Schallwellen treffen, schon verstärkt durch die trichterartige Ausformung des Gehörgangs, auf das Trommelfell. Sie werden nun über die Gehörknöchelkette zum ovalen Fenster übertragen. Da die Perilymphe inkompressibel ist, erfolgt die Weiterleitung wellenförmig über den Vorhofgang in den Paukengang. Der Druckausgleich erfolgt über das runde Fenster. Beim wellenförmigen Weiterleiten wird gleichzeitig die elastische Membran des Schneckenganges verformt. Da das Cortische Organ auf dieser Membran aufliegt, werden die Haarzellen gereizt und der Impuls über den Hörnerv zum Hörzentrum der Großhirnrinde weitergeleitet.

Hohe Töne werden im vorderen Teil der Schnecke erfasst, tiefe weiter hinten an der Schneckenspitze. Jüngere Menschen hören noch von 20 bis 20 000 Hz, ältere Menschen nur noch bis 16 000 Hz.

5.2 Erkrankungen des Ohrs und ihre Behandlung

5.2.1 Erkrankungen des äußeren Ohrs

Zeruminalpfropf

Die Zeruminaldrüsen des knorpeligen Anteils des Ohrs bilden andauernd Ohrenschmalz. Härtet dieses aus und legt sich vor das Trommelfell, resultiert daraus eine Schwerhörigkeit. Ohrenschmalz ist gut wasserlöslich, aber auch ein guter Nährboden für Bakterien. Daher kann es leicht zu Entzündungen kommen.

Erhärtetes Ohrenschmalz lässt sich mit 3 %iger Wasserstoffperoxid-Lösung oder mit 10 %iger Lösung von Natriumcarbonat in Glycerol aufweichen. Danach wird das Ohr gut ausgespült. Fertigarzneimittel zum Lösen von Ohrenschmalz siehe ☐ Tab. 5.1.

☐ **Tab. 5.1** Fertigarzneimittel zum Lösen von Ohrenschmalz

Arzneistoff	Fertigarzneimittel
Docusat-Natrium, Ethanol 96 %, Glycerol	Otowaxol®
Ölsäure-Polypeptid-Kondensat	Cerumenex®
Meerwasserlösung	Audispray®

Otitis externa

Ursachen für Entzündungen des äußeren Gehörgangs (Otitis externa) sind häufig mechanische Verletzungen der Gehörgangshaut, weiterhin Ekzeme oder Allergien. Alles kann bakteriell, viral oder durch Pilze überlagert sein. Dabei treten oft Begleitsymptome wie Juckreiz und Hörverschlechterung auf.

Zur Behandlung stehen folgende Arzneistoffe zur Verfügung (☐ Tab. 5.2):

▶ Antibiotika: Ciprofloxacin, Polymyxin B, Neomycin,
▶ Virustatika: Aciclovir,
▶ Antimykotika: Clotrimazol,
▶ Corticoide: Dexamethason, Fludrocortison,
▶ Lokalanästhetika: Cinchocain, Procain, Lidocain,
▶ Entzündungshemmende Mittel: Ibuprofen,
▶ Analgetika: Phenazon.

☐ **Tab. 5.2** Fertigarzneimittel zur Behandlung der Otitis externa

Arzneistoff	Fertigarzneimittel
Phenazon, Procain, Glycerin	Otalgan®
Glycerol	Otodolor®
Polymyxin B, Neomycin, Dexamethason	*Dexa-Polyspectran® OT
Dexamethason, Cinchocain, 1,3-Butandiol	*Otobacid® N
Clotrimazol	Canesten®
Aciclovir	Zovirax®
Ciprofloxazin	*Panotile Cipro®

5.2.2   Erkrankungen des Mittelohrs

Tubenmittelohrkatarrh

Von einem Tubenmittelohrkatarrh spricht man immer dann, wenn die Eustachische Röhre durch Schwellung verstopft ist und somit der Luftaustausch zwischen Rachenraum und der Paukenhöhle über die Ohrtrompete nicht mehr gegeben ist, sodass das Ohr völlig abgeschlossen ist. Da die verbleibende Luft aus dem Mittelohr nach und nach über das Blut abtransportiert wird, entsteht ein Unterdruck, der das Trommelfell nach innen zieht. Schwerhörigkeit und Ohrenschmerzen sind die Folge. Beim Schlucken ist manchmal ein knackendes Geräusch zu hören. Die meisten kennen das Gefühl von Start und Landung im Flugzeug. Der akute Tubenmittelohrkatarrh tritt oft in Verbindung mit einer Erkältung auf und klingt nach einigen Tagen wieder ab. Bleibt der Verschluss der Ohrtrompete bestehen, sammelt sich Flüssigkeit im Mittelohr an. Dadurch verschlechtert sich die Schallübertragung ins Innenohr zusehends. Es kommt zu verstärkter Schwerhörigkeit (Leimohr).

Zur Freilegung oder Öffnung der Eustachischen Röhre werden abschwellende Nasensprays angewandt.

Weiterhin kann eine Parazentese (Durchstechung) des Trommelfells vorgenommen werden, um Flüssigkeit abzusaugen. Bei chronischen Formen wird über längere Zeit ein kleines Röhrchen (Paukenröhrchen) ins Trommelfell eingesetzt.

Otitis media

Ursache der Mittelohrentzündung (Otitis media) ist sehr oft eine über die Eustachische Röhre aufsteigende virale oder bakterielle Infektion, die zu starken Entzündungsreaktionen der Mittelohrschleimhaut führt. Falsches Niesverhalten (Verschließen beider Nasenlöcher beim Niesen) kann solch eine Infektion verursachen, es ist aber auch eine Infektion über den Blutweg möglich.

Es kommt zu starken, stechenden und pulsierenden Schmerzen, verbunden mit hohem Fieber, pochenden Ohrgeräuschen, Hörminderung und Druckgefühl. Das Trommelfell erscheint bei Betrachtung mit einem Otoskop gerötet.

Säuglinge und Kleinkinder sind im besonderen Maße gefährdet. Durch ihre andere anatomische Kopfform liegt die Eustachische Röhre nicht so senkrecht wie beim Erwachsenen, sodass sich Infekte im Nasen-Rachen-Raum leichter ins Mittelohr ausbreiten.

Die Therapie (□ Tab. 5.3) erfolgt z. B. mit Xylometazolin in Form von Nasentropfen oder Nasensprays zum Öffnen der Tuba auditiva. Analgetika und Antipyretika (z. B. Paracetamol und Ibuprofen) beseitigen die stechenden Schmerzen. Gegen bakterielle Erreger ist in schweren Fällen eine Antibiotikatherapie angezeigt. Nach Otoskopie durch den Arzt kann auch eine Schmerzstillung durch Lokalanästhetika notwendig sein.

☐ **Tab. 5.3** Fertigarzneimittel zur Behandlung der Otitis media

Arzneistoff	Fertigarzneimittel
Xylometazolin	Olynth®, NasenSpray-ratiopharm®
Paracetamol	Ben-u-ron®
Ibuprofen	Aktren®, Dolormin®
Antibiotika	
Penicilline	*Amoxicillin-ratiopharm®, *Amoxypen®
Makrolide	*Paediathrocin®, *Rulid®, *Erythromycin AI®

■ **MERKE**

Die Antibiotika Neomycin, Kanamycin und Gentamicin können bei Trommelfelldefekten ototoxisch wirken, wenn sie lokal in Form von Ohrentropfen angewandt werden.

Bei Verdacht auf Mittelohrentzündung ist der Patient unbedingt an einen Arzt zu verweisen, da eine nicht behandelte Infektion zu Komplikationen bis hin zur Schwerhörigkeit führen kann.

HINWEIS ─────────────

Häufig sind Pneumokokken und *Haemophilus influenzae* die Erreger der bakteriellen Mittelohrentzündung. Die Impfung gegen Pneumokokken und die Impfung gegen *Haemophilus influenzae* (HIB-Impfung) werden daher bei Kindern empfohlen.

Schwerhörigkeit und Taubheit

Unter Schwerhörigkeit (Hypakusis) versteht man eine oft altersbedingte Minderung des Hörvermögens. Das Ausmaß kann von einer leichten Hörminderung bis hin zur Taubheit reichen. Als Ursache sind u. a. Fehlentwicklungen, Fremdkörper, Geschwüre im Gehörgang und zu viel Ohrenschmalz möglich. Weiterhin führen berufsbedingte chronische Einwirkung von Lärm und das Hören zu lauter Musik ursächlich zur Schwerhörigkeit. So geben Kopfhörer den Pegeldruck über die Gehörknöchelkette ungemindert weiter, wodurch die Sinneszellen im Innenohr nachhaltig geschädigt werden und sogar absterben können.

Schwerhörigkeit kann außerdem durch ototoxische Medikamente wie Gentamicin verursacht werden, nach bestimmten Infektionskrankheiten auftreten und vererbt werden.

5.2.3 Erkrankungen des Innenohrs

Menière-Krankheit

Beim Morbus Menière sammelt sich vermehrt Flüssigkeit im häutigen Labyrinth des Innenohrs (Labyrinthhydrops), hervorgerufen durch ein **Missverhältnis** zwischen Produktion und Abtransport oder aus einer fehlerhaften Produktion von Endolymphe. Die daraus resultierende Innenohrdruckerhöhung führt zu den typischen Krankheitszeichen wie Drehschwindel, Gangunsicherheit, Rauschen im Ohr, Übelkeit und Erbrechen. Das Ohrgeräusch (Tinnitus) und der Hörverlust werden von Menière-Patienten als veränderlich beschrieben. Der Hörverlust kann fortschreiten und zu Schwerhörigkeit und Taubheit führen. Als Begleitsymptom beschreiben Patienten oft ein Zittern der Augen (Nystagmus). Die Menière-Krankheit wird in vier Schwerestadien eingeteilt, wobei im letzten Stadium das Gleichgewichtsorgan verloren gegangen ist.

Im Anfall kommt **Dimenhydrinat** (□Tab.5.4), das als Histamin-Rezeptorenblocker antiemetisch wirkt, ebenso zum Einsatz wie **Furosemid**, das als Diuretikum zur Volumenentlastung bei Labyrinthhydrops eingesetzt wird.

Betahistin wird zur Behandlung der Schwindelanfälle eingesetzt. Betahistin, ein Histamin-Rezeptoragonist, wirkt gefäßerweiternd und soll die Durchblutung des Innenohrs verbessern. Weiterhin werden kurzzeitig **Glucocorticoide** eingesetzt, die entzündungshemmend und abschwellend wirken.

Bei anhaltenden Beschwerden kann chirurgisch eine Drainage gelegt oder mit Hilfe eines Katheters gezielt **Gentamicin** in den Bereich des runden Fensters verbracht werden, von wo es ins Innenohr gelangt und das Gleichgewichtsorgan ausschaltet. Das ist möglich, da das Gleichgewichtsorgan empfindlicher als das Hörorgan auf das ototoxische Gentamicin reagiert. Der Verlust des einen Gleichgewichtsorgans wird durch das andere relativ rasch kompensiert.

□ **Tab. 5.4** Fertigarzneimittel zur Behandlung des Morbus Menière

Arzneistoff	Fertigarzneimittel
Dimenhydrinat	Vomex A®
Furosemid	*Furorese®
Betahistin	*Vasomotal®, *Aequamen®, Betahistin AL®
Glucocorticoide	*Prednisolon, *Decortin® H

Otitis interna

Eine Innenohrentzündung muss auf alle Fälle mit einer hohen Dosis Antibiotika behandelt werden, da durch die Entzündung das Gehör und das Gleichgewichtsorgan bedroht sein können.

5.2.4 Hörsturz

Beim Hörsturz handelt es sich um eine akute Innenohrhörverschlechterung in Sekunden oder Minuten. Sie tritt meist einseitig und ohne erkennbare Ursache (idiopathisch) auf. Der geringfügige bis völlige Hörverlust wird begleitet von Doppelhören, akustischen Phänomenen und Schwindel (Vertigo). Als Ursache werden verschiedene Faktoren diskutiert, z. B. Gefäßerkrankungen, Embolien, Allergien, Stress und Irritationen im HWS-Bereich. Patienten mit akutem Hörsturz sollten an einen Arzt verwiesen werden.

Zur Behandlung des Hörsturzes gibt es einige therapeutische Ansätze, jedoch wird nicht in jedem Fall eine Besserung erreicht. Die bessere Durchblutung des Innenohrs erreicht man mittels Infusionen (10–14 Tage), die das Blut verdünnen sollen (**Hämodilution**), bei gleichzeitiger Gabe von durchblutungsfördernden Substanzen, die gefäßerweiternd wirken. Die verwendeten Wirkstoffe sind Hydroxyethylstärke (HAES), daneben niedermolekulare Dextrane und Pentoxifyllin (□ Tab. 5.5). Als Nebenwirkungen treten Juckreiz, Schwindel und Kopfschmerz auf.

Neben der Infusionstherapie werden gleichzeitig oder alternativ systemische Corticoide wie Prednison, Prednisolon oder Methylprednisolon angewandt.

□ **Tab. 5.5** Fertigarzneimittel zur Behandlung des Hörsturzes

Arzneistoff	Fertigarzneimittel
Hydroxyethylstärke	HES, HAES®
Pentoxifyllin	*PentoHexal®, *Trental®
Prednisolon	*Decortin® H

5.2.5 Tinnitus

Beim Tinnitus (Ohrensausen, Ohrgeräusche) handelt es sich eher um ein Symptom als um eine Erkrankung. Die Symptomatik äußert sich in Rauschen, Brummen, Sausen, hochfrequentem Pfeifen, Zischen und Klingeln ohne das Vorhandensein eines tatsächlichen Geräuschs. Ursachen für einen Tinnitus sind vielfältig. Durch Erkrankungen bedingter Tinnitus lässt sich nach der Behandlung häufig beheben. Bei einem Tinnitus unbekannter Ursache erfolgt die Therapie ähnlich der bei einem Hörsturz. Weiterhin kann versucht werden, mit Ginkgoextrakten zu behandeln, wozu aber kaum gesicherte Studien vorliegen.

Anwendung von Ohrentropfen: Ohrentropfen sollen körperwarm in den Gehörgang eingebracht werden, da kalte Ohrentropfen zusätzlich Schmerz verursachen! Beim Einträufeln Ohrmuschel leicht strecken, damit die Tropfen besser appliziert werden können. Danach den Kopf längere Zeit seitlich neigen, damit die Tropfen leichter bis zum Trommelfell fließen.

Zusammenfassung

▶ Das Ohr ermöglicht uns die Wahrnehmung von Geräuschen und die Orientierung im Raum.

▶ Eine Schädigung des Systems führt zu erheblichen Störungen wie Schwindel, Gangunsicherheit.

▶ Erkrankungen können alle Teile des Ohrs betreffen, wobei die medikamentöse Behandlung des äußeren und des Mittelohrs für den Apothekenalltag interessant ist.

▶ Durch die Verbindung mit dem Rachenraum kann das Ohr durch virale und bakterielle Erkrankungen in Mitleidenschaft gezogen werden. Daher ist bei einer Mittelohrentzündung eine Antibiose in schweren Fällen angezeigt.

▶ Zur Abschwellung werden Nasensprays und -tropfen verabreicht, die beim Tubenmittelohrkatarrh auch zur Standardbehandlung gehören.

▶ Morbus Menière ist eine Innenohrerkrankung, die mit Schwindel und Hörstörungen einhergeht.

▶ Einige wenige Erkrankungen wie Tinnitus entziehen sich weitgehend einer medikamentösen Therapie.

Wiederholungsfragen zu Kapitel 5

1. Entzündungen des äußeren Gehörgangs können verschiedene Ursachen haben. Nennen Sie einige!

2. Oft werden schmerzstillende Ohrentropfen eingesetzt. Welche Wirkstoffe enthalten diese in der Regel?

3. Die vierjährige Eva W. erhält vom Kinderarzt folgende Medikation: Nasenspray-ratiopharm® für Kinder, Nurofen Saft®, Paediathrocin® TS? Welche Ohrerkrankung liegt vor? Was bewirken die einzelnen Arzneimittel?

4. Dimenhydrinat, Furosemid und Betahistin werden bei der Menière'schen Erkrankung eingesetzt. Was sollen sie bewirken?

6 Arzneimittel mit Wirkung auf die Atemwege

Die Atemwege dienen dazu, unseren Körper mit lebenswichtigem Sauerstoff zu versorgen. Nach einem Überblick über den Aufbau der Atemwege und die Regulation der Atmung behandelt dieses Kapitel die Therapie der beiden häufig vorkommenden Atemwegserkrankungen Asthma und chronische Bronchitis. Im Rahmen eines grippalen Infektes (Erkältung) sind oft die Atemwege in Mitleidenschaft gezogen. Die Beratung zu Arzneimitteln gegen Halsschmerzen, Schnupfen, Husten usw. ist ein wichtiges Aufgabengebiet in der täglichen Apothekenpraxis.

6.1 Anatomie und Physiologie des Respirationstrakts

6.1.1 Obere Atemwege

Zu den oberen Atemwegen gehören Nase, Mund, Rachen und der Kehlkopf. Die Luft gelangt beim Einatmen normalerweise zunächst in die Nase, wo sie erwärmt, befeuchtet und gereinigt wird. Die Nase besteht aus der äußeren Nase und der Nasenhöhle, die mit Schleimhaut und einem Flimmerepithel ausgekleidet ist und durch die Nasenscheidewand in zwei Hohlräume unterteilt wird. Benachbart sind die beiden Nasennebenhöhlen, weitere Nebenhöhlen sind z. B. die Kiefernhöhle und die Stirnhöhle. In der Nase ist der Geruchssinn lokalisiert. Die Schleimhaut ist von einer Sekretschicht aus einer dünnflüssigen Sol- und einer zähflüssigen Gelschicht bedeckt. Flimmerhärchen (Zilien) schlagen in der Solschicht und transportieren so die Gelschicht aus den Nasennebenhöhlen über die Nasenschleimhaut in den Rachen. Dieser Reinigungsmechanismus wird als **mukoziliäre Clearance** bezeichnet. Die Mundhöhle geht in den Rachen (Pharynx) über und dieser in die Speiseröhre (Ösophagus). Außerdem besteht eine Verbindung zur Nasenhöhle und zum Kehlkopf (Larynx). Im Rachen kreuzen sich Luftröhre (Trachea) und Speiseröhre.

6.1.2 Lunge und Bronchien

Die Lunge besteht aus zwei Lungenflügeln, von denen der rechte Flügel in drei und der linke in zwei Lungenlappen unterteilt sind (o Abb. 6.1). In der Lunge wird der Sauerstoff aus der Einatmungsluft ins Blut aufgenommen und das Kohlendioxid vom Blut in die Ausatmungsluft abgegeben. Dieser Stoffaustausch findet in den Lungenbläschen (Alveolen) statt (o Abb. 6.2). Die Luft gelangt dabei über die Luftröhre (Trachea) und die beiden Stammbronchien in die Lungenflügel. Die beiden großen Bronchien verzweigen sich in der Lunge zu kleineren Bronchien und noch kleineren Bronchiolen, die dann in die Alveolen münden. Um die Atemwege offen zu halten, sind die Luftröhre und die großen Bronchien durch Knorpelspangen versteift, die kleineren Bronchien durch Knorpelplättchen. Bronchiolen und Alveolen besitzen keine knorpeligen Versteifungen mehr. Zwischen und unter den Knorpeln befinden sich glatte Muskelfasern, die den Durchmesser der Bronchien verändern können. Die Innenwand der Luftröhre und der Bronchien ist mit Schleimhaut und einem Flimmerhaarepithel ausgekleidet. Die Schleimdrüsen sondern das Bronchialsekret (Schleim) ab. Partikel, die in die Bronchien gelangt sind, werden mit Hilfe der Flimmerhärchen Richtung Kehlkopf aus den Luftwegen heraus befördert (mukoziliäre Clearance). Die Innenwand der Alveolen ist mit Surfactant (surface active agent) ausgekleidet. Dieser Film stabilisiert die Lungenbläschen und erleichtert den Schleimtransport und Gasaustausch.

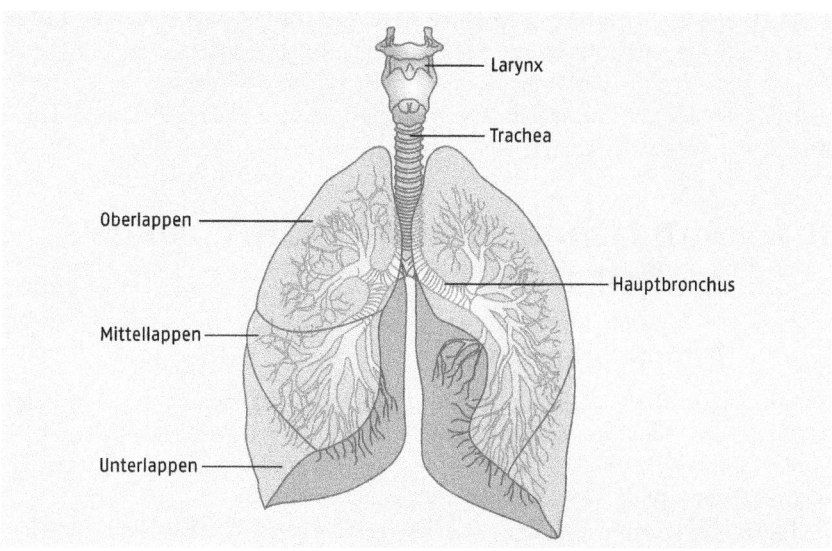

○ **Abb. 6.1** Lungen und zuleitende Atemwege in Vorderansicht. Nach Benninghoff, aus Werning 2008

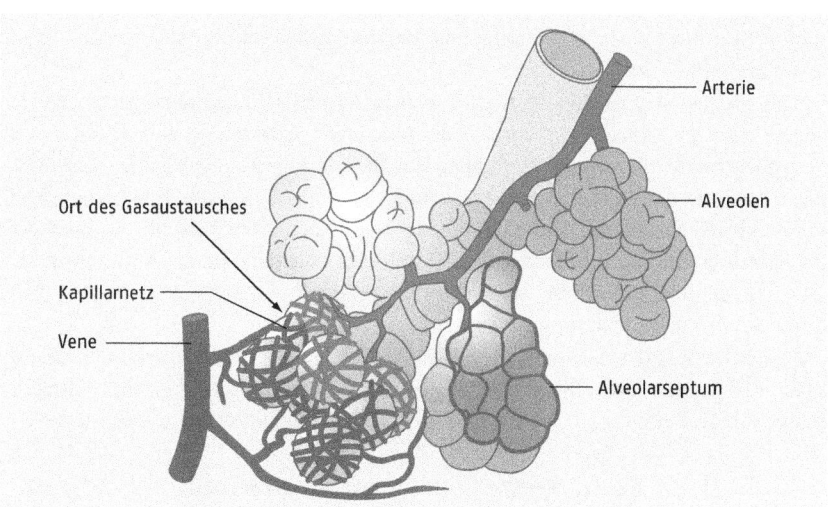

○ **Abb. 6.2** Endverzweigungen der kleinen Atemwege mit (teilweise eröffneten) Alveolen und Gefäßen. Nach Benninghoff, aus Thews, Mutschler, Vaupel 2007

6.1.3 Regulation der Atmung

Der Atemablauf wird vom Atemzentrum zentral gesteuert. In der Aortenwand befinden sich Chemorezeptoren, die kontinuierlich die Sauerstoffkonzentration im Blut messen und bei Sauerstoffmangel eine Steigerung der Atemfrequenz bewirken. Eine Zunahme der Kohlendioxid-Konzentration im Blut bewirkt ebenfalls eine Atemfrequenzsteigerung.

Die Weite der Bronchien wird durch das vegetative Nervensystem kontrolliert. Über den Sympathikus kommt es beim Einatmen zu einer Erschlaffung der glatten Bronchialmuskulatur und somit zu einer Erweiterung der Bronchien. Der Parasympathikus bewirkt in der späten Ausatmungsphase eine Kontraktion der glatten Muskulatur, wodurch die Bronchien verengt werden.

6.2 Antiasthmatika und Bronchospasmolytika

6.2.1 Asthma bronchiale

Asthma bronchiale ist eine chronisch entzündliche Erkrankung der Atemwege, charakterisiert durch bronchiale Überempfindlichkeit (Hyperreagibilität) und variable Atemwegsobstruktion. In den Industrienationen leiden ca. 5 bis 10 % der Erwachsenen und 10 bis 15 % der Kinder an Bronchialasthma.

Typische Symptome sind Atemnot, häufig anfallsartig, auch nachts und am frühen Morgen, Engegefühl in der Brust, Husten, Giemen (pfeifendes Ausatemgeräusch) und glasig-zähes Sputum (Auswurf). Die Einengung der Atemwege kommt durch Kontraktion der Bronchialmuskulatur, Schwellung der Bronchialwand und verstärkte Sekretion eines zähen Schleims, der nur unvollständig abgehustet werden kann, zustande (○ Abb. 6.3).

Unterschieden wird ein allergisches (exogenes) von dem nichtallergischen (endogenen) Asthma. Auch Mischformen kommen vor. Das allergische Asthma wird ausgelöst durch Allergene, z. B. Pollen, Hausstaubmilbenkot, Tierhaare, Schimmelpilze. Auslöser des nichtallergischen Asthmas sind z. B. Reize wie Tabakrauch, kalte Luft, industrielle Stäube und Dämpfe, Infekte. Auch Medikamente können eine Bronchialobstruktion auslösen (z. B. Betablocker, nichtsteroidale Antirheumatika, „Aspirin-Asthma"). Von einem Anstrengungsasthma spricht man bei Atemnot nach körperlicher Betätigung bzw. Sport.

Die Einteilung des Asthmas in vier Stufen (Schweregrade) beruht auf der Häufigkeit und dem Schweregrad asthmatypischer Symptome und der Einschränkung der Lungenfunktion gemessen am Peak-flow-Wert (maximale Ausatemstromstärke).

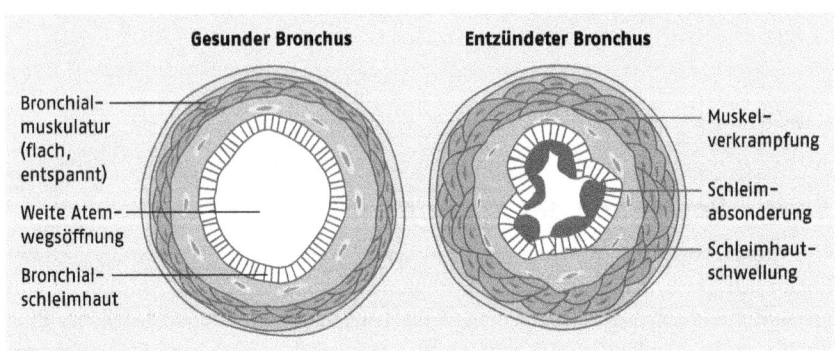

○ **Abb. 6.3** Querschnitt durch einen gesunden und einen entzündeten Bronchus

Asthmatherapie

Das allergisch bedingte Asthma kann kausal durch Meiden der Allergene oder mit einer Hyposensibilisierungstherapie (Kap. 7.8) behandelt werden. Hierbei muss zunächst ermittelt werden, gegen welches Antigen die Allergie gerichtet ist.

In der medikamentösen Therapie von Asthma bronchiale wird zwischen Dauermedikation (Controller; regelmäßige Anwendung) und Bedarfsmedikation (Reliever) unterschieden (s. Stufenplan der Asthmatherapie, □ Tab. 6.1).

□ **Tab. 6.1** Stufenplan der Asthmatherapie (Nach Nationale Versorgungsleitlinie Asthma 2010)

Medikation	Stufe 1	Stufe 2	Stufe 3	Stufe 4	Stufe 5
Bedarfsmedikation	Kurzwirksame β₂-Sympathomimetika (u. U. Parasympatholytika)	Kurzwirksame β₂-Sympathomimetika (u. U. Parasympatholytika)	Kurzwirksame β₂-Sympathomimetika (u. U. Parasympatholytika)	Kurzwirksame β₂-Sympathomimetika (u. U. Parasympatholytika)	Kurzwirksame β₂-Sympathomimetika (u. U. Parasympatholytika)
Dauermedikation	Keine Dauermedikation nötig	Inhalative Glucocorticoide (niedrige Dosis) Alternativen: Leukotrien-rezeptor-Antagonisten	Inhalative Glucocorticoide (niedrige Dosis) plus langwirksames β₂-Sympathomimetikum Alternativ: Inhal. Glucocorticoide (mittlere bis hohe Dosis) Inhal. Glucocorticoide (niedrige Dosis) plus Montelukast Inhalatives Glucocorticoid (niedrige Dosis) plus Theophyllin	Inhalative Glucocorticoide (mittlere bis hohe Dosis) plus langwirksames β₂-Sympathomimetikum evtl. plus Montelukast und/oder Theophyllin	Wie Stufe 4. Zusätzlich orale Glucocorticoide Bei allerg. Asthma evtl. Omalizumab

6

Die Ziele der Asthmatherapie sind:
▶ Wiederherstellung und Erhaltung einer normalen oder bestmöglichen Lungen-
funktion,
▶ Verbesserung der Lebensqualität,
▶ Verhinderung einer krankheitsbedingten Beeinträchtigung der körperlichen Ak-
tivitäten und der physischen und geistigen Entwicklung,
▶ Vermeidung von Asthmaanfällen.

> **■ MERKE**
>
> **Bedarfsmedikamente** (Reliever): β_2-Sympathomimetika, Parasympatholytika, Theo-
> phyllin in Lösung (Tropfen, Brausetablette, Trinkampulle).
> **Dauermedikamente** (Controller): Glucocorticoide, Leukotrien-Antagonisten, retar-
> diertes Theophyllin, Mastzellstabilisatoren, monoklonale Antikörper.

Um die Nebenwirkungsrate gering zu halten, sollte die Wirkstoffdosis so viel wie
nötig, aber so wenig wie möglich betragen und die inhalative Therapie der oralen
vorgezogen werden. Zur inhalativen Therapie stehen Dosieraerosole (klassische und
atemzuggesteuerte) und Pulverinhalatoren (z. B. Diskus®, Turbohaler®, Novolizer®,
Easyhaler®) zur Verfügung. In regelmäßigen Abständen sollte der Arzt die Therapie
überprüfen und gegebenenfalls anpassen. Empfehlenswert für den Patienten sind das
Führen eines Asthma-Tagebuchs und regelmäßige Peak-Flow-Messungen.

Durchführung einer **Peak-Flow-Messung**: Mithilfe eines kleinen handlichen Ge-
rätes wird die maximale Ausatemstromstärke gemessen. Der Patient pustet mit
aufrechtem Oberkörper so kräftig wie möglich in das Gerät und notiert den Wert.
Diese Messung wiederholt er noch zweimal und schreibt den höchsten der drei Werte
in sein Asthma-Tagebuch. Den persönlichen Bestwert ermittelt der Patient mit
seinem Arzt. Die Peak-Flow-Werte geben Auskunft über die Weite der Atemwege.
Der Arzt kann den Krankheitsverlauf und die Wirkung der Medikamente besser
beurteilen und die Therapie gegebenenfalls anpassen. Der Patient kann frühzeitig eine
Verengung seiner Bronchien feststellen und einem drohenden Asthmaanfall durch
entsprechende Maßnahmen gegensteuern.

β_2-Sympathomimetika

Die β_2-Sympathomimetika reduzieren die Symptome und wirken hauptsächlich er-
schlaffend auf die glatte Muskulatur der Atemwege. Außerdem hemmen sie die
Mediatorfreisetzung und steigern die mukoziliäre Clearance. Auf die chronische
Entzündung der Bronchien haben die β_2-Sympathomimetika keinen Einfluss. Die
Verträglichkeit ist meist gut, Nebenwirkungen wie erhöhte Herzfrequenz (Tachy-
kardie), Unruhe, Tremor, Kopfschmerzen treten erst bei Inhalation hoher Dosen auf.
Wegen der gegensätzlichen Wirkung kann es bei gleichzeitiger Einnahme von
Betablockern zu Wechselwirkungen kommen. Die bronchienerweiternde Wirkung
wird abgeschwächt.

In der Gruppe der Bedarfsmedikamente sind die **kurzwirksamen β_2-Sympatho-
mimetika** (□ Tab. 6.2) zur Inhalation bei weitem die wichtigsten. Sie werden bei akuten
Atembeschwerden und als Notfallspray im akuten Asthmaanfall eingesetzt. Nach
relativ kurzer Zeit bemerkt der Patient die Wirkung und bekommt besser Luft.

☐ **Tab. 6.2** Kurzwirksame β_2-Sympathomimetika für die Asthmatherapie

Arzneistoff	Fertigarzneimittel
Fenoterol	*Berotec®
Salbutamol	*Sultanol®, *Apsomol®, *BronchoSpray®
Terbutalin	*Aerodur®

Langwirksame β_2-Sympathomimetika (☐ Tab. 6.3) zur Inhalation dienen in Kombination mit Glucocorticoiden als Basistherapie ab Asthmastufe 3 oder bei ausgeprägten nächtlichen Beschwerden. Sie werden regelmäßig angewendet.
β_2-Sympathomimetika zur oralen Einnahme haben keine Bedeutung mehr. Die inhalative Therapie wird aufgrund der besseren Verträglichkeit bevorzugt.

☐ **Tab. 6.3** Langwirksame β_2-Sympathomimetika für die Asthmatherapie

Arzneistoff	Fertigarzneimittel
Formoterol	*Foradil®, *Oxis®, *Formatris®, *Forair®
Salmeterol	*Serevent®, *Aeromax®

Parasympatholytika

Parasympatholytika (Anticholinergika) wie Ipratropiumbromid (*Atrovent®) werden in der Asthmatherapie kaum noch eingesetzt (evtl. bei älteren Asthma-Patienten). Sie wirken besser bei reflektorisch ausgelöster Bronchienverengung und bei der chronisch-obstruktiven Bronchitis (COPD).

Glucocorticoide

Das Prinzip der Therapie mit Glucocorticoiden besteht darin, durch Reduktion des Entzündungsprozesses im Bronchialsystem eine Verbesserung der Lungenfunktion und eine klinische Stabilisierung zu erreichen und die Häufigkeit von Asthma-Anfällen zu begrenzen.

Ab Asthmaschweregrad 2 werden Glucocorticoide zur regelmäßigen Anwendung (bevorzugt inhalativ, meist zweimal täglich) eingesetzt. Sie wirken in erster Linie entzündungshemmend und schleimhautabschwellend. Gleichzeitig vermindern sie die bronchiale Überempfindlichkeit und erhöhen die β-Rezeptorendichte in den Bronchien, was zu einer (erwünschten) Wirkungsverstärkung der β_2-Sympathomimetika führt. Eine für den Patienten spürbare Wirkung tritt erst nach einigen Tagen regelmäßiger (!) Anwendung ein.

PRAXISTIPP

Grundsätzlich sollten nach jeder Inhalation eines Glucocorticoids der Mund mit Wasser gespült oder die Zähne geputzt werden; zusätzlich kann eine Inhalation vor dem Essen empfohlen werden. Bei manchen Patienten tritt Heiserkeit, Mundtrockenheit oder ein Soor-Befall der Mund- und Rachenschleimhaut auf. Bei Mundsoor empfiehlt sich die lokale Behandlung mit einem geeigneten Antimykotikum (z. B. Nystatin, Moronal®). Die Verwendung eines Spacers (großvolumige Inhalationshilfe) kann die Anwendung vereinfachen, die Wirksamkeit erhöhen und unerwünschte Nebenwirkungen (vor allem bei Anwendung eines corticoidhaltigen Dosieraerosols) reduzieren.

☐ **Tab. 6.4** Inhalativ angewandte Glucocorticoide

Arzneistoff	Fertigarzneimittel
Fluticasonpropionat	*Flutide®, *Atemur®
Fluticason + Salmeterol	*Viani®, *Atmadisc®
Budesonid	*Pulmicort®, *Budes®, *Novopulmon®
Budesonid + Formoterol	*Symbicort®
Beclometason	*Ventolair®, *Junik®, *Bronchocort® novo
Beclometason + Formoterol	*Foster®
Ciclesonid	*Alvesco®

Bei Ciclesonid handelt es sich um ein Prodrug, das nach Inhalation erst in der Lunge in den aktiven Metaboliten umgewandelt wird. Lokale Nebenwirkungen (Mundsoor) sollen seltener auftreten. Es wird nur einmal täglich inhaliert und kann auch ohne Spacer angewendet werden.

Die Kombination von einem lang wirkenden β_2-**Sympathomimetikum mit Glucocorticoiden** führt zu einer besseren Compliance wegen der ein- bis zweimal täglichen Anwendung nur eines Inhaliergerätes. Wegen der schlechteren Dosisanpassung sind diese Fixkombinationen nicht bei instabilem Asthma oder bei Ersteinstellung geeignet.

Bei schwerem Asthma und einer nicht ausreichenden inhalativen Corticoid-Dosis werden **systemische Glucocorticoide** (z. B. Prednisolon) eingesetzt. Bei Tabletteneinnahme sollte die inhalative Dosis trotzdem beibehalten werden. Meist ist die orale Therapie nur vorübergehend (z. B. bei Verschlechterung der Peak-Flow-Werte durch Atemwegsinfekte oder starken Allergenkontakt) erforderlich. Bei eventueller Daueranwendung sollte wegen der Nebenwirkungen möglichst niedrig dosiert werden

(5–10 mg Prednisolon/Tag). Neben Salbutamol und Theophyllin gehören orale oder intravenös applizierte Glucocorticoide zur Therapie eines Asthmaanfalls.

Theophyllin

Theophyllin (*Bronchoretard®, *Euphylong®, *Theophyllin retard ratiopharm®) erweitert die Bronchien, hat aber auch eine antiinflammatorische Komponente. Der Mechanismus der bronchodilatatorischen Wirkung von Theophyllin ist nicht vollständig geklärt. Aufgrund der relativ geringen therapeutischen Breite, großen Unterschieden in der Bioverfügbarkeit und interindividuellen Unterschieden in der Pharmakokinetik wird eine Bestimmung der Plasmakonzentration empfohlen, um die optimale Dosis zu finden.

Zur Asthmaprophylaxe wird es retardiert eingesetzt, vor allem bei nächtlichen Beschwerden. Für den Asthmaanfall steht es als Brausetablette, Trinkampulle oder Lösung zur Verfügung bzw. wird intravenös appliziert.

Die Einnahme anderer Medikamente kann zu Wechselwirkungen führen. Die Theophyllin-Wirkung wird verstärkt durch z. B. Makrolidantibiotika, Ciprofloxacin, was zum verstärkten Auftreten von Nebenwirkungen (Unruhe, Schlaflosigkeit, Magen-Darm-Beschwerden, Tachykardie) führen kann. Enzyminduktoren wie Carbamazepin erniedrigen den Theophyllin-Plasmaspiegel. Raucher bauen Theophyllin schneller ab und benötigen eine etwas höhere Dosis.

Leukotrienrezeptor-Antagonisten – Antileukotriene

Leukotriene gehören zu den Entzündungsmediatoren und wirken stark bronchokonstriktorisch. Sie erhöhen die Schleimproduktion und fördern die Ödembildung in den Bronchien. **Montelukast** (*Singulair®) blockiert bestimmte Leukotrienrezeptor-Subtypen und verhindert somit die Leukotrien-Wirkungen. Es wird bei Kindern eingesetzt oder als Zusatzmedikament bei Asthma Stufe 2 und 3. Es wird oral als Film-, Kautablette oder Granulat eingenommen, bevorzugt vor dem Schlafengehen.

Mastzellstabilisatoren

Zu den Mastzellstabilisatoren gehört **Cromoglicinsäure** (DNCG, Intal® N, Cromo-Hexal®). Dieser Wirkstoff verhindert die Freisetzung von z. B. Histamin aus den Mastzellen und die Bildung anderer Entzündungsmediatoren (Leukotriene, Interleukine). Mastzellstabilisatoren sind als Dosieraerosol bei leichtem allergischem Asthma und evtl. bei Kindern indiziert (zur Prophylaxe), werden aber wegen ihrer schwachen Wirkung und der mehrmals täglichen Anwendung nur selten eingesetzt. Oft wird stattdessen ein niedrig dosiertes Glucocorticoid verwendet.

Die Kombination mit einem β-Sympathomimetikum (*Aarane®, *Allergospasmin®) kann zur Prophylaxe des Anstrengungsasthmas eingesetzt werden.

Monoklonale Antikörper

Patienten mit allergischem Asthma bilden verstärkt IgE-Antikörper, die z. B. an Mastzellen andocken und bei Allergenkontakt die Ausschüttung der Entzündungsmediatoren bewirken. **Omalizumab** (*Xolair®) bildet Komplexe mit den IgE-Antikörpern und verhindert somit die Mediatorausschüttung. Es wird eingesetzt bei schwerstem allergischem Asthma, wenn Glucocorticoide nicht ausreichend helfen, und muss alle zwei bis vier Wochen subkutan injiziert werden.

Hinweise für Asthmapatienten

▶ Meiden der Asthmaauslöser,
▶ Erlernen der richtigen Inhalationstechnik (Dosieraerosol, Pulverinhalator),
▶ Peak-Flow-Messungen und Führen eines Asthma-Tagebuchs,
▶ Schulung (auch der Angehörigen): richtiges Verhalten bei Atemnot/im Asthmaanfall,
▶ Atemübungen, körperliches Training.

6.2.2 Chronisch-obstruktive Bronchitis

Die chronisch-obstruktive Bronchitis (COPD, chronic obstructive pulmonary disease) ist eine Entzündung der Luftwege mit starker Schleimproduktion, chronischem Husten und Atemnot bei Belastung, später auch in Ruhe, da der Körper nicht ausreichend mit Sauerstoff versorgt werden kann. Vor allem Raucher leiden häufig an chronischer Bronchitis (morgendlicher Raucherhusten), da bei ihnen das Flimmerepithel geschädigt ist. Der Reinigungsmechanismus kann nicht stattfinden, Fremdkörper verbleiben in den Bronchien und führen zu Entzündungen und starker Schleimproduktion. Weitere Ursachen können häufige virale Infekte oder Luftschadstoffe sein. Mit zunehmendem Lebensalter nimmt die COPD-Häufigkeit zu.

Aus einer chronischen Bronchitis kann sich ein **Lungenemphysem** (Lungenüberblähung) entwickeln. Wegen der Atemwegsobstruktion muss gegen einen erhöhten Widerstand ausgeatmet werden. Die Lungenbläschen werden irreversibel geschädigt und gehen zugrunde. Es wird weniger Sauerstoff aufgenommen.

Therapie

Kausale Therapie ist das Einstellen des Rauchens bzw. Meiden der Luftschadstoffe (evtl. Berufswechsel).

Als **Bronchodilatatoren** kommen wie in der Asthmatherapie β_2-**Sympathomimetika** zum Einsatz. Neu in der Therapie ist die Substanz **Indacaterol** (*Onbrez® Breezhaler®), ein langwirksames β_2-Sympathomimetikum, bei dem bereits die einmal tägliche Anwendung zu einer Besserung der Symptomatik führt.

Da bei der chronischen Bronchitis neben anderen Mediatoren auch Acetylcholin an der Bronchokonstriktion und vermehrten Schleimproduktion beteiligt ist, werden häufiger **Parasympatholytika** zur Inhalation eingesetzt, ggf. auch in fixer Kombination mit kurz wirkenden β_2-Agonisten (*Berodual®). Ein lang wirkendes Anticholinergikum ist Tiotropiumbromid (*Spiriva®), es muss nur einmal täglich inhaliert werden.

Bei fehlender Besserung werden zusätzlich **Theophyllin** und **Glucocorticoide** eingesetzt. Expektoranzien und ausreichende Flüssigkeitszufuhr erleichtern das Abhusten des Schleims. Folge eines unzureichenden Schleimabtransports können bakterielle Sekundärinfektionen sein, daher werden bei Verschlimmerungen (Exazerbationen) häufig Antibiotika benötigt. Sinnvoll ist eine Schutzimpfung gegen Influenzaviren (Grippe) und Pneumokokken, da sich die Lungenfunktion bei COPD-Patienten bei akuten Atemwegsinfekten verschlechtert. Bei sehr schwerer COPD ist eine Sauerstoffzufuhr erforderlich.

6.3 Arzneimittel bei Erkältung und Grippe

Die (echte) **Grippe** (Influenza) wird durch Viren verursacht. Die Übertragung erfolgt in der Regel durch direkte Kontakte (Hände schütteln) und seltener durch Tröpfcheninfektion (Husten, Niesen). Symptome sind ein Katarrh (seröse Entzündung) der oberen Luftwege mit Schnupfen, Husten, Heiserkeit, Fieber, Muskel- und Kopfschmerz. Gegen die echte Grippe kann prophylaktisch eine Impfung (Oktober/November, Impfschutz nach zwei Wochen) durchgeführt werden (*Begrivac®, *Mutagrip®, *Influvac®, *Fluad®). Ein Schutz vor Erkältungskrankheiten besteht aber nicht.

Die Arzneimittel zur Behandlung der Influenza Zanamivir (*Relenza®) und Oseltamivir (*Tamiflu®, auch zur Prophylaxe zugelassen) stammen aus der Gruppe der Neuraminidasehemmer. *Relenza® muss inhaliert werden, *Tamiflu® kann als Kapsel eingenommen werden.

Der **grippale Infekt** („Erkältung") ist eine leichtere, in der Regel virale und nur selten bakterielle Infektion. Auf trockenen Schleimhäuten können sich Viren leichter niederlassen. Klimaanlagen, Heizungsluft, aber auch Zugluft oder Kälteeinwirkung begünstigen die Infektanfälligkeit. Die Erkältung beginnt meist mit Kratzen im Hals, danach folgen Schnupfen und Reizhusten, der in einen produktiven Husten übergeht. Sie wird symptomatisch behandelt. Eine banale Erkältung klingt normalerweise spontan ab. Mit verschiedenen Wirkstoffen lassen sich jedoch die Symptome mildern und das Wohlbefinden verbessern. Unterstützend sinnvoll sind ausreichende Flüssigkeitszufuhr und Ruhe.

> ● **MERKE**
>
> **Grippe:** hohes Fieber, Kopf- und Gliederschmerzen, Abgeschlagenheit, schnell einsetzender Husten, starkes Krankheitsgefühl.
> **Erkältung, grippaler Infekt:** Halsschmerzen, Schnupfen, etwas später Husten, leichtes Fieber.

Die Symptome der Erkältungskrankheit (grippaler Infekt) können gelindert werden durch:
- Rachentherapeutika,
- Rhinologika,
- Antitussiva,
- Expektoranzien,
- Analgetika/Antipyretika,
- ggf. sogenannte Immunstimulanzien zur Steigerung der Abwehrkräfte,
- Kombinationspräparate gegen Erkältungskrankheiten.

6.3.1   Rachentherapeutika

Zu den Erkrankungen des Mund-Rachen-Raumes gehören Pharyngitis, Tonsillitis, Laryngitis, Stomatitis (Mundschleimhautentzündung), Gingivitis (Zahnfleischentzündung).

Die **Pharyngitis** ist eine schmerzhafte Entzündung der Rachenschleimhaut. Die Symptome sind Kratzen im Hals, geröteter Rachen und Schluckbeschwerden, die sehr schmerzhaft sein können. Es kann sich hieraus eine Mandelentzündung entwickeln.

Bei der Mandelentzündung (**Tonsillitis**, Angina tonsillaris) handelt es sich meist um eine Infektion der Gaumenmandeln, vor allem durch Streptokokken verursacht. Die Mandeln sind gerötet, angeschwollen und evtl. vereitert, zusätzlich tritt Fieber auf. Die Tonsillitis muss ärztlich behandelt werden.

Sind die Stimmbänder oder der Kehlkopf entzündet, spricht man von einer **Laryngitis**. Auslösende Faktoren können neben einer Virusinfektion auch Rauch oder eine starke Beanspruchung der Stimme sein. Das vorherrschende Symptom ist Heiserkeit.

Die wichtigsten Behandlungsmöglichkeiten bei Heiserkeit und Halsschmerzen sind Stimme schonen und viel trinken bzw. lutschen und evtl. ein wärmender Schal.

Halstabletten enthalten häufig Lokalanästhetika (Lidocain, Benzocain), Analgetika (Flurbiprofen), Antibiotika (Tyrothricin), Antiseptika (Cetylpyridiniumchlorid, Chlorhexidin, Hexetidin, Cetrimoniumbromid), Ambroxol, Menthol (□ Tab. 6.5). Sie werden mehrmals täglich langsam im Mund zergehen gelassen. Durch das Lutschen wird der Speichelfluss angeregt und die Schleimhaut befeuchtet. Lokalanästhetika wirken durch die lokale Betäubung der Schleimhaut schmerzstillend. Lidocain ist wegen des geringeren allergischen Potenzials dem Benzocain vorzuziehen. Auch der Schleimlöser Ambroxol wirkt leicht lokalanästhetisch. Der Zusatz eines Antibiotikums ist eigentlich überflüssig. Häufig sind zunächst Viren Auslöser einer Halsentzündung und für die Bekämpfung evtl. vorhandener Bakterien wäre die Dosis zu gering.

Gurgellösungen wirken nur im Mund-Rachen-Raum, sie erreichen die tieferen Regionen nicht. Ein Spray ist etwas besser geeignet. In Gurgellösungen ist häufig Chlorhexidin enthalten (Anwendung auch bei Stomatitis und Gingivitis). Chlorhexidin (Chlorhexamed®) wirkt länger anhaltend und stärker antimikrobiell als Hexetidin (Hexoral®). Bei längerer Anwendung kann es zu Geschmacksverlust und einer bräunlichen Verfärbung der Zunge und Zähne kommen, die aber reversibel ist.

Die Wirksamkeit der Rachentherapeutika ist begrenzt. Sie können die Beschwerden nur ein wenig lindern. Zusätzlich kann Paracetamol gegen Halsschmerzen eingesetzt werden. Bei anhaltenden stärkeren Halsschmerzen ist zum Arztbesuch zu raten, evtl. ist ein Antibiotikum zur oralen Einnahme erforderlich.

☐ **Tab. 6.5** Lokal wirksame Rachentherapeutika

Arzneistoff	Fertigarzneimittel
Halstabletten	
Cetylpyridiniumchlorid, Benzocain	Dobendan Strepsils® Dolo
Flurbiprofen	Dobendan Strepsils® direkt
Cetylpyridiniumchlorid	Dobendan Strepsils®
Tyrothricin, Benzalkoniumchlorid, Benzocain	Dorithricin®
Tyrothricin, Cetrimoniumbromid, Lidocain	Lemocin®
Amylmetacresol, Levomenthol, (2,4-Dichlor-phenyl)-methanol	NeoAngin®
Ambroxol	Mucoangin®
Primelwurzelextrakt	Ipalat®
Isländisch Moos	Isla Moos®, Isla Mint®, Isla Cassis®
Emser Salz mit oder ohne Menthol	Emser® Pastillen
Rachensprays	
Lidocain, Cetylpyridiniumchlorid, Dequali-niumchlorid	Wick Sulagil®
Kamillenblütenextrakt, Kamillenöl, Anisöl, Pfefferminzöl	Kamillosan® Mund- und Rachenspray
Hexetidin	Hexoral® Spray
Fusafungin	Locabiosol®

6.3.2 Rhinologika

Die Nasenschleimhaut ist besonders leicht einer Infektion mit Rhinoviren ausgesetzt, was zu Nasenschleimhautschwellung und **Schnupfen** führt. Die Symptome einer akuten Rhinitis sind eine Behinderung der Nasenatmung, bedingt durch die ange-schwollene Schleimhaut, wässriges, klares Sekret (Fließschnupfen), Niesreiz und ein beeinträchtigter Geruchs- und Geschmackssinn. Ist die Schleimhaut geschädigt, können sich in der Folge leicht Bakterien ansiedeln. Dies führt zu einer infektiösen Rhinitis mit gelblich-grünem Sekret. Der Infekt kann sich auf die Nebenhöhlen (Sinusitis) und das Mittelohr (Otitis media) ausbreiten.

Zur symptomatischen **Behandlung** der akuten Rhinitis werden α- **Sympathomi-metika** in Form von Tropfen, Sprays oder Gelen eingesetzt (□ Tab. 6.6). Sie wirken gefäßverengend und damit schleimhautabschwellend, vermindern den Sekretfluss und verbessern die Nasenatmung. Konservierungsmittelfreie Nasensprays werden reizfreier vertragen und sollten empfohlen werden. Als Nebenwirkung können bei Resorption Blutdrucksteigerung und Atemstörungen auftreten, die vor allem bei Säuglingen und Kleinkindern gefährlich sein können. Sie müssen daher eine niedrigere Dosis erhalten. Auch bei Patienten mit zu hohem Blutdruck oder einem Glaukom ist Vorsicht geboten.

□ **Tab. 6.6** α-Sympathomimetika bei akuter Rhinitis

Arzneistoff	Fertigarzneimittel
Xylometazolin	Olynth®, Otriven®, Nasenspray-ratiopharm® E, Schnupfen-Endrine®, Nasic® (mit Dexpanthenol)
Oxymetazolin	Nasivin®, Wick® Sinex
Tramazolin	Ellatun®, Rhinospray®

Bei **Dauergebrauch** eines abschwellenden Nasensprays kann es zur medikamentös bedingten Rhinitis (chronische Rhinitis, Rhinitis sicca) kommen. Ein verstärktes Anschwellen der Nasenschleimhaut nach Absetzen macht eine erneute Anwendung des Nasensprays erforderlich. Durch die Gefäßverengung kommt es bei längerer Anwendung zu einer verminderten Durchblutung und Austrocknung der Schleimhaut und zu einer Schädigung des Flimmerepithels. Um eine Gewöhnung zu vermeiden sollten α-Sympathomimetika nicht länger als eine Woche angewendet werden.

Viele **oral einzunehmende Schnupfenmittel** sind inzwischen vom Markt verschwunden. Es gibt z. B. noch Aspirin complex® (eine Kombination von ASS und Pseudoephedrin). Wegen der Nebenwirkungen (Blutdruckerhöhung, Tachykardie, Arrhythmien, Erhöhung des Augeninnendrucks) ist es nur bedingt zu empfehlen. Eine lokale Behandlung zur Befreiung der Nase bei Schnupfen ist vorzuziehen.

Zur Befeuchtung einer **trockenen Nasenschleimhaut** (Klimaanlage, Heizungsluft, ergänzend bei Schnupfen) können Nasensprays mit isotonischer Kochsalzlösung oder Meerwasser evtl. mit Zusatz von Dexpanthenol empfohlen werden (mar plus®, Rhinomer®, Olynth® salin, Nasicur®). Bei einer wunden Nase wirkt eine Nasensalbe mit Dexpanthenol (z. B. Bepanthen® Augen- und Nasensalbe) pflegend und abheilend. Enthaltene Vaseline kann allerdings zu einem Verkleben der Flimmerhärchen führen. Zur Pflege der Nasenschleimhaut ist alternativ auch die Verwendung eines Nasenöls (z. B. Gelositin®, Coldastop®) möglich.

Sinusitis

Typisch für eine Sinusitis (Nasennebenhöhlenentzündung) sind neben einer behinderten Nasenatmung Druck und Schmerz im Bereich der Wangenknochen und der Stirn, die sich verstärken, wenn der Kopf nach unten gebeugt wird, und eitriges Sekret. Die Sinusitis wird ebenfalls mit einem abschwellenden Nasenspray und zusätzlich einem Schleimlöser behandelt. **Myrtol** (Gelomyrtol®, -forte) und **Cineol** (Soledum®) wirken sekretolytisch, leicht antientzündlich und verbessern die Zilientätigkeit und den Abtransport des Schleims. Ein weiteres pflanzliches Präparat ist Sinupret®, -forte. Auch eine Heißwasserinhalation (z. B. Kamillenblüten, Kamillosan®) kann empfohlen werden. Allerdings ist bei Kamille das Allergisierungspotenzial zu beachten. Bei ausbleibender Besserung nach einer Woche oder Verschlimmerung mit Fieber ist ein Arzt zu konsultieren und evtl. ein Antibiotikum erforderlich.

6.3.3 Antitussiva

Antitussiva sind Arzneimittel, die am Hustenzentrum im Stammhirn angreifen und hauptsächlich die Hustenfrequenz senken. Husten ist ein Schutzreflex, der durch Reizung der Schleimhaut der Luftwege ausgelöst wird. Antitussiva dienen der Behandlung von trockenem Reizhusten. Bei Produktion größerer Sekretmengen sollten sie nicht eingesetzt werden, da das Abhusten des Sekrets behindert werden kann. Der akute Erkältungshusten ist meist zunächst trocken und kann in einen produktiven Husten übergehen. Ein Husten, der länger als zwei Wochen anhält bzw. mit Atemnot und Fieber einhergeht, gehört in die Hand eines Arztes.

Viele Antitussiva kommen aus der Gruppe der Morphin-Derivate, das **Codein** hat die größte Bedeutung (☐ Tab. 6.7). Die antitussive Wirkung steht im Vordergrund, die analgetische und euphorisierende Wirkung ist im Vergleich zu Morphin nur gering ausgeprägt. Da Codein noch eine atemdepressive Wirkung aufweist, darf es nicht an Säuglinge verabreicht werden. Nebenwirkungen des Codeins sind Sedierung und Obstipation. Andere zentral wirksame Antitussiva, sind **Dihydrocodein** und **Noscapin**. Wegen eines gewissen Suchtpotenzials sollten sie nur kurzfristig eingesetzt werden.

Nicht verschreibungspflichtige Hustenstiller als Saft, Tropfen, Kapseln oder Pastillen zum Lutschen können in der Selbstmedikation empfohlen werden, wenn der Reizhusten tagsüber sehr belastend ist bzw. der Patient nachts nicht zur Ruhe kommt. Pflanzliche Hustenreizstiller sind auch für Kleinkinder gut geeignet. **Dextromethorphan** ist ebenfalls ein Morphin-Derivat, aber nicht verschreibungspflichtig, obwohl es eine suchterzeugende und euphorisierende Wirkung bei Einnahme über längere Zeit bzw. in hohen Dosen haben kann. Aus diesem Grund sollte bei der Abgabe in der Selbstmedikation eine missbräuchliche Anwendung (besonders bei Jugendlichen) ausgeschlossen werden. Dextromethorphan sollte nicht bei Asthma, obstruktiven Lungenerkrankungen und in Kombination mit Alkohol eingenommen werden. Die Wirkung zentraldämpfender Arzneimittel wird verstärkt. **Pentoxyverin** hat neben einer zentralen antitussiven Wirkung auch einen peripheren Effekt an den Hustenrezeptoren.

☐ **Tab. 6.7** Antitussiva

Arzneistoff	Fertigarzneimittel
Codein	*Codicaps® mono, *Optipect® Kodein forte
Dihydrocodein	*Paracodin®
Noscapin	*Capval®
Dextromethorphan	Hustenstiller-ratiopharm®, NeoTussan®, Wick® Hustensirup gegen Reizhusten
Pentoxyverin	Sedotussin® Hustenstiller, Silomat® Saft/Tropfen
Dropropizin	Larylin®
Levodropropizin	*Quimbo®
Eibischwurzel	Phytohustil®

Zu den peripheren Hustenreizstillern gehören **Dropropizin** und **Levodropropizin**. Sie lagern sich an die Schleimhäute der Bronchien an, bilden einen Film, der den Hustenreiz unterdrückt und wirken leicht spasmolytisch. Unterstützend bei Reizhusten können Pastillen mit z. B. Isländisches Moos (Isla Moos®, Isla Mint®, Isla Cassis®), Thymian (Bronchicum® Pastillen) oder Primelwurzel (Ipalat®) und Hustenbonbons gelutscht werden.

6.3.4 Expektoranzien

Husten ist neben der mukoziliären Clearance ein wichtiger Selbstreinigungsmechanismus der Atemwege. Durch eine Virusinfektion ist die Tätigkeit des Flimmerepithels beeinträchtigt, die Viskosität des Schleims erhöht und die Schleimhaut der Trachea und Bronchien entzündet (akute Bronchitis). Die angegriffene Schleimhaut erleichtert eine bakterielle Sekundärinfektion, die an einem gelblich-grünlichen Auswurf erkennbar sein kann und mit einem Antibiotikum behandelt werden muss. Bei einer reinen Virusinfektion ist das Sekret meist klar.

Expektoranzien sind Substanzen, welche die Entfernung von Bronchialsekret aus den Bronchien und der Trachea erleichtern oder beschleunigen (sekretomotorische Wirkung) oder das zähe Bronchialsekret verflüssigen (sekretolytische oder mucolytische Wirkung). Wichtig ist eine ausreichende Flüssigkeitszufuhr.

Zur Verflüssigung zähen Bronchialsekrets kommt **Acetylcystein** (☐ Tab. 6.8) zum Einsatz, das Disulfidbrücken in Proteinen „sprengen" kann. Durch Zerkleinerung der kompakten Schleimmassen werden diese abhustbar, die Viskosität des Schleims im Respirationstrakt nimmt ab. **Ambroxol** und **Bromhexin** wirken ebenfalls sekretoly-

☐ **Tab. 6.8** Expektoranzien

Arzneistoff	Fertigarzneimittel
Acetylcystein	NAC, ACC®, Fluimucil®
Ambroxol	Mucosolvan®, Frenopect®, Stas® Hustenlöser
Bromhexin	Bisolvon®
Guaifenesin	Wick® Hustenlöser Sirup
Efeublätter	Prospan®, Hedelix®, Sinuc®
Thymian	Tussamag®, Thymipin®, Melrosum®, Aspecton®, Bronchicum® Elixier (+Primelwurzel)
Ätherische Öle	Cineol: Soledum® Kapseln, Myrtol: Gelomyrtol®, –forte, Eucalyptusöl: Exeu®

tisch und sekretomotorisch. Sie regen die Surfactant-Bildung an (s. o.) und verbessern die mukoziliäre Clearance. Ambroxol wirkt außerdem leicht hustenstillend. Nach dem Essen eingenommen sind die chemischen Hustenlöser besser magenverträglich. In Präparaten wie *Ambrodoxy® oder *Ambroxol Al® comp ist Ambroxol mit dem Antibiotikum Doxycyclin kombiniert und daher verschreibungspflichtig.

Als pflanzliche Alternative können zahlreiche Drogen eingesetzt werden, die entweder Saponine oder ätherische Öle enthalten. Die Wirksamkeit von **Thymian** und **Efeu** ist gut belegt. Entsprechende Extrakte wirken sekretolytisch, bronchospasmolytisch, stimulieren die Tätigkeit des Flimmerepithels und fördern dadurch den Abtransport des Schleims. **Pelargonium-Extrakt** (Umckaloabo®) soll die unspezifische Immunabwehr verbessern, die Anheftung der Krankheitserreger an die Bronchialschleimhaut vermindern und den Abtransport des Schleims unterstützen.

Eine Kombination von Antitussivum und Expektorans ist nicht sinnvoll, da der vom Expektorans gelöste Schleim nicht so gut abgehustet werden kann, wenn das Antitussivum den Hustenreiz unterdrückt. Falls erforderlich könnte der Hustenlöser tagsüber und der Hustenreizstiller eine Stunde vor dem Zubettgehen eingenommen werden, um nachts den Hustenreiz zu unterdrücken.

Präparate, die **ätherische Öle** enthalten, werden auch äußerlich als Einreibemittel, als Erkältungsbad oder übergossen mit heißem Wasser zur Inhalation eingesetzt (z. B. Transpulmin®, Pinimenthol®, Bonchoforton®). Babix® Inhalat enthält Eucalyptus- und Fichtennadelöl und kann auch bei Säuglingen eingesetzt werden. zwei bis vier Tropfen werden auf die Kleidung (nicht auf die Haut) gegeben und können so inhaliert werden.

6.3.5   Kombinationspräparate bei Erkältungskrankheiten

Viele Patienten möchten am liebsten **ein** Arzneimittel gegen „Grippe". Im Handel sind Kombinationspräparate (□ Tab. 6.9) gegen mehrere Symptome eines grippalen Infekts. Ob die Zusammensetzung für den Patienten geeignet ist, sollte kritisch hinterfragt werden. Gegen Kopf- und Gliederschmerzen sind Paracetamol, Acetylsalicylsäure und Ibuprofen geeignet. Diese Analgetika wirken auch fiebersenkend, was bei einer banalen Erkältung mit evtl. leicht erhöhter Temperatur nicht notwendig ist. Antihistaminika (Doxylamin, Chlorphenamin) wirken zu Krankheitsbeginn ein wenig gegen Niesreiz und laufende Nase. Wegen diverser Neben- und Wechselwirkungen ist ihr Einsatz abzulehnen. Ein Antitussivum (Dextromethorphan) ist nur bei Reizhusten sinnvoll. Gegen Schnupfen ist ein α-Sympathomimetikum zur lokalen Anwendung vorzuziehen. Orale Sympathomimetika (Phenylephrin, Pseudoephedrin, Phenylpropanolamin) führen häufig zu Nebenwirkungen wie Herzklopfen oder Blutdruckerhöhung.

□ **Tab. 6.9** Kombinationspräparate bei grippalen Infekten

Fertigarzneimittel	Enthaltene Arzneistoffe
Doregrippin®	Paracetamol, Phenylephrin
Contac® Erkältungstrunk forte	Paracetamol, Phenylephrin, Dextromethorphan
Grippostad C®	Paracetamol, Chlorphenamin, Ascorbinsäure, Coffein
Aspirin® complex	Acetylsalicylsäure, Pseudoephedrin
Wick Daymed®	Paracetamol, Dextromethorphan, Phenylpropanolamin
Wick Medinait®	Paracetamol, Dextromethorphan, Doxylamin, Ephedrin

Zusammenfassung

▶ Zu den oberen Atemwegen gehören Nase, Mund, Rachen und der Kehlkopf, zu den unteren Atemwegen die Lunge mit den Bronchien.

▶ Chronische Erkrankungen der unteren Atemwege sind Asthma bronchiale und chronische Bronchitis.

▶ Die Therapie des Bronchialasthmas erfolgt je nach Schweregrad nach einem Stufenschema.

▶ Bedarfsmedikamente wie kurzwirksame β_2-Sympathomimetika haben eine schnelle bronchienerweiternde Wirkung und werden bei Atemnot eingesetzt.

▶ Glucocorticoide als wichtigste Gruppe der Dauermedikamente wirken entzündungslindernd in den Bronchien und müssen regelmäßig angewendet werden.

▶ Im Rahmen einer viralen Infektion der Atemwege (grippaler Infekt) sind zuerst die oberen Atemwege betroffen. Häufig auftretende Symptome sind Halsschmerzen und Schnupfen. Später entwickelt sich der Husten. Begleitend können Fieber und Kopf- und Gliederschmerzen hinzukommen.

▶ Die Therapie des grippalen Infekts ist nur symptomatisch möglich. Antibiotika sind erst angezeigt, wenn Bakterien (Sekundärinfektion) Verursacher der Beschwerden sind.

▶ Gegen die echte Grippe ist eine Schutzimpfung prophylaktisch möglich. Zur Behandlung kann der frühzeitige Einsatz eines Virustatikums die Krankheitsdauer verkürzen. Ergänzend wird symptomatisch behandelt.

▶ Die Wirkung von Halstabletten ist begrenzt. Sie enthalten häufig Lokalanästhetika zur Schmerzlinderung und desinfizierende Wirkstoffe.

▶ Bei Schnupfen kann ein abschwellendes Nasenspray die Nasenatmung verbessern. Es sollte nur kurzzeitig angewendet werden.

▶ Bei der Auswahl eines geeigneten Hustenmittels ist der trockene Reizhusten von dem schleimproduzierenden Husten abzugrenzen.

Wiederholungsfragen zu Kapitel 6

1. Beschreiben Sie den Aufbau der Atemwege.
2. Welche Auslöser können bei Asthmapatienten zu einer Atemnot führen?
3. Ein Asthmapatient wird mit *Sultanol® und *Pulmicort® therapiert. Um welchen Asthmaschweregrad könnte es sich handeln? Wie wirken die beiden Medikamente? Welches ist das Bedarfs-, welches das Dauermedikament?
4. Welche Tipps können Sie einem Asthmatiker geben, um den häufig auftretenden Mundsoor bei der Anwendung eines inhalativen Glucocorticoids zu vermeiden?
5. Warum ist das Führen eines Asthma-Tagebuches sinnvoll?
6. Was ist der Unterschied zwischen einer Grippe und einem grippalen Infekt?
7. Warum darf ein abschwellendes Nasenspray nur kurzzeitig angewendet werden?
8. Welchen physiologischen Zweck erfüllt der Husten?
9. Ein Kunde verlangt einen Hustensaft. Was müssen Sie im Beratungsgespräch abklären?

7 Arzneimittel mit Wirkung auf das Blut und Immun- system

In diesem Kapitel werden die Aufgaben und Bestandteile des Blutes sowie Möglichkeiten vorgestellt, einzelne Bestandteile des Blutes zu ersetzen. Es werden Wege
aufgezeigt, wie das Blutgerinnungssystem beeinflusst werden kann, einerseits mit
gerinnungsfördernden und andererseits mit gerinnungshemmenden Substanzen.
Weiterhin werden Ursachen und Therapie der Blutarmut und der erhöhten Blutfettwerte vermittelt. Auch werden Abwehrfunktionen des Blutes erörtert und wie die
Immunlage des Körpers durch Impfungen verbessert werden kann.

7.1   Aufgaben und Bestandteile

Das Blut erfüllt im Körper zahlreiche Aufgaben. Die wichtigsten sind:

▶ Transport von Sauerstoff aus der Lunge in die Gewebe und von Kohlenstoffdioxid aus den Geweben in die Lunge,
▶ Transport von Nährstoffen, Abbauprodukten, Hormonen und anorganischen Ionen,
▶ Aufrechterhaltung des physiologischen pH-Wertes mit Hilfe verschiedener Puffersysteme,
▶ Wärmeregulation des Körpers durch Abführen der gebildeten Wärmeenergie an die Körperoberfläche,
▶ Infektionsabwehr.

Die durchschnittliche Blutmenge des Menschen beträgt etwa acht Prozent seines Körpergewichtes, beim Erwachsenen etwa fünf bis sechs Liter. Blut besteht aus **Blutzellen** und **Blutplasma**, in dem die Blutzellen suspendiert sind (Blutserum = Blutplasma ohne Fibrinogen). Der Blutzellanteil kann auch durch den sogenannten Hämatokrit-Wert ausgedrückt werden:

$$\text{Hämatokrit} = \frac{\text{Volumen der Blutzellen}}{\text{Volumen des Blutes}}$$

Multipliziert man den Hämatokrit-Wert mit 100, erhält man den prozentualen Anteil der Blutzellen am Blutvolumen. Der **Hämatokrit-Wert** liegt normalerweise zwischen 0,41 und 0,48. Bei Aufenthalten in großen Höhen kann er aber auch höhere Werte annehmen, weil dort eine größere Erythrozytenmenge gebildet wird, um das geringere Sauerstoffangebot zu kompensieren.

Eine Übersicht über Blut und die Blutbestandteile zeigt ○ Abb. 7.1.

7.1.1   Blutzellen

Prinzipiell kann man drei Blutzellarten unterscheiden:
▶ Erythrozyten   (rote Blutkörperchen),
▶ Leukozyten   (weiße Blutkörperchen),
▶ Thrombozyten   (Blutplättchen).

Alle Blutzellen entstehen aus den Blutstammzellen des Knochenmarks (○ Abb. 7.2). Die durchschnittliche Menge der einzelnen Blutzellarten im Blut sowie deren Größe kann □ Tab. 7.1 entnommen werden.

Erythrozyten

Erythrozyten stellen mit Abstand den Hauptanteil der Blutzellen. Sie sehen unter dem Mikroskop aus wie kleine Scheiben, die in der Mitte von beiden Seiten eingedellt sind. Die Erythrozyten werden im roten Knochenmark der platten Knochen und der Gelenkenden der Röhrenknochen aus **Stammzellen** gebildet. Ihre Lebensdauer beträgt etwa 120 Tage, dann werden sie in Milz, Leber und Knochenmark abgebaut

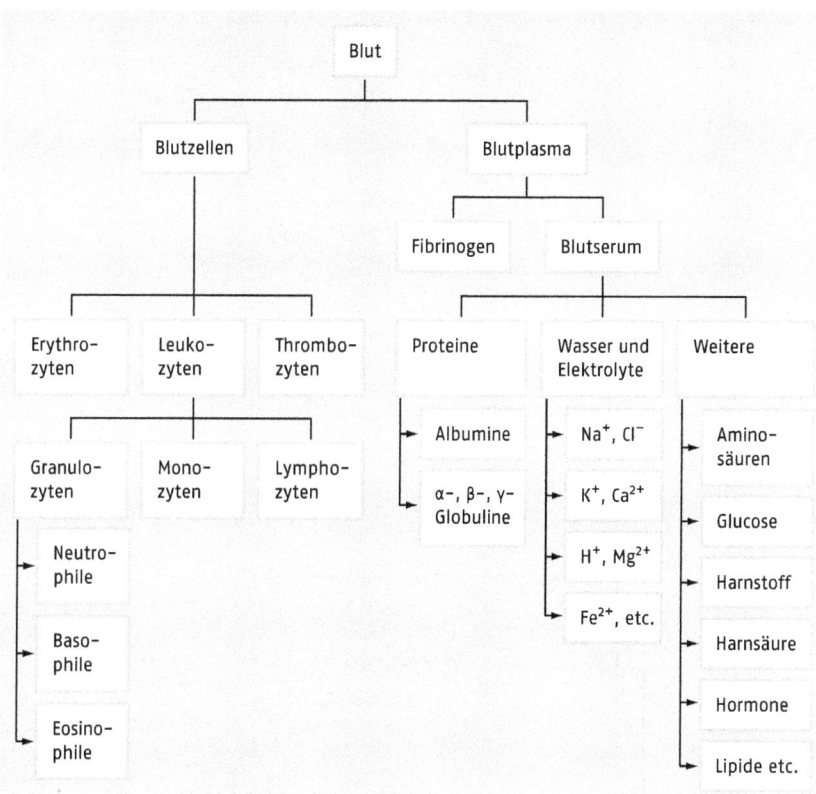

○ **Abb. 7.1** Übersicht über Blut und Blutbestandteile

□ **Tab. 7.1** Übersicht über die Blutzellen und deren Menge

Zellbestandteile	Zelluläre Bestandteile (etwa 45 %)
Erythrozyten	~ 5 Mio. pro μl Blut
Leukozyten davon Granulozyten davon Lymphozyten davon Monozyten	~ 4 000–9 000 pro μl Blut ~ 70 % ~ 25 % ~ 5 %
Thrombozyten	~ 250 000 pro μl Blut

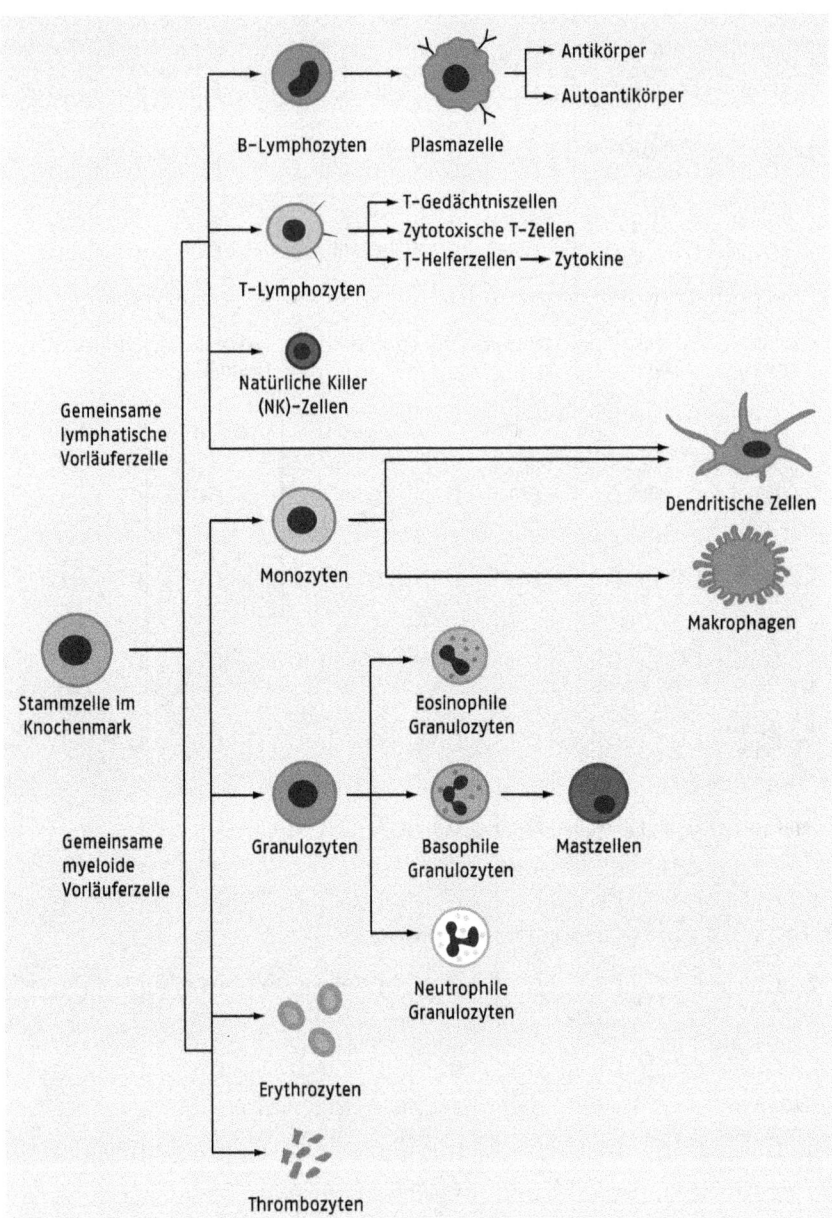

○ **Abb. 7.2** Differenzierung der Blutzellen

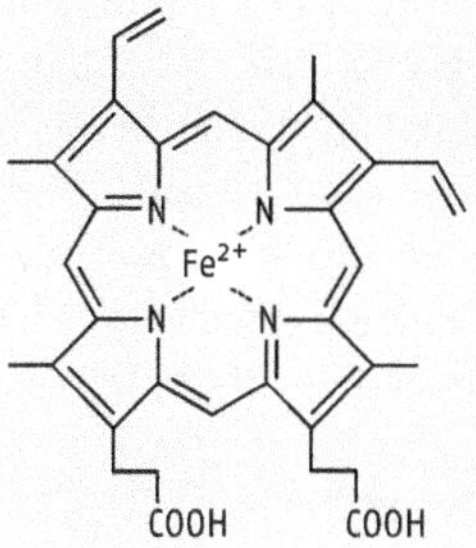

○ **Abb. 7.3** Häm

(phagozytiert). Hauptaufgabe der Erythrozyten ist der Transport des Sauerstoffs von der Lunge in die Gewebe. Weiterhin wirken sie beim Abtransport des Kohlenstoffdioxids aus den Geweben in die Lunge sowie bei der pH-Regulation des Blutes mit.

Den Vorgang der Erythrozyten-Neubildung nennt man **Erythropoese**. Die Regulation dieser Zellproduktion erfolgt über mehrere Stufen: Sinkt die Zahl der Erythrozyten im Körper, kommt es zu einer Beeinträchtigung der Sauerstoffversorgung (Hypoxie). Als Reaktion darauf wird in der Niere der sogenannte **R**enale **E**rythropoetische **F**aktor (REF) freigesetzt, der im Blutplasma die Freisetzung von Erythropoetin bewirkt. Das **Erythropoetin** (kurz EPO) stimuliert dann im Knochenmark die Erythropoese. Bei Krebs- oder Dialysepatienten muss Erythropoetin zum Teil substituiert werden, um einer Anämie vorzubeugen. Dieses Erythropoetin wird heute gentechnisch hergestellt. Häufig kommt z. B. das rekombinante humane Erythropoetin zum Einsatz (z. B. *Neo Recormon®).

Erythrozyten bestehen zu etwa 30 % aus Hämoglobin, welches das für den Sauerstofftransport wichtige Häm enthält. Häm ist der rote Farbstoff des Blutes und enthält zweiwertiges Eisen (Fe^{2+}) als Zentralatom (○ Abb. 7.3). Jedes Hämoglobinmolekül besteht aus vier Eiweiß-Ketten mit je einem Häm.

Die Hämoglobin-Konzentration (Hb-Wert) ist ein wichtiger Laborparameter und stark alters- und geschlechtsabhängig. Folgende Hb-Werte gelten als normal:
▶ Männer 13,5 bis 17,5 g/dl (8,4 bis 10,9 mmol/l),
▶ Frauen 12 bis 16 g/dl (7,5 bis 9,9 mmol/l).

In den Lungen wird unter Aufnahme von Sauerstoff der Hämoglobin-Sauerstoff-Komplex (HbO_2) gebildet, wodurch das arterielle Blut hellrot erscheint. In den Geweben der Peripherie wird der Sauerstoff für oxidative energieliefernde Prozesse an die Zellen abgegeben. Gleichzeitig wird das Stoffwechselprodukt Kohlenstoffdioxid (CO_2) aus den Zellen ins Blut aufgenommen. Die Farbe des sauerstoffarmen venösen Blutes ist dunkelrot.

Die Funktion des Hämoglobins als Sauerstofftransporteur kann durch Kohlenmonoxid, Methämoglobinbildner oder Hämolyse beeinträchtigt werden.

Kohlenmonoxid hat eine 200-mal größere Affinität zum Fe^{2+} des Hämoglobins als Sauerstoff. Für einen Luftsauerstoffgehalt von 20 % bedeutet das, dass bei 0,1 % CO-Gehalt gleich viele Hämoglobinmoleküle mit O_2 wie mit CO besetzt sind. Die Sauerstoffversorgung ist in einem solchen Zustand lebensgefährlich eingeschränkt. Kohlenmonoxid entsteht bei unvollständigen Verbrennungen (schlechtziehende Öfen, Autoabgase) und ist im Tabakrauch reichlich vorhanden. So sind bei starken Rauchern ständig 5 % des Hämoglobins mit CO besetzt, bei tiefen Lungenzügen bis zu 10 %.

Da nur zweiwertiges Eisen Sauerstoff transportieren kann, ist dieser Transport durch **Methämoglobin** (zum Fe^{3+} oxidiertes Eisen-Ion des Hämoglobins), nicht möglich. Der Organismus des Erwachsenen kann Methämoglobin in gewissem Umfang in Hämoglobin zurückverwandeln. Bei Säuglingen ist dieses Enzym jedoch noch nicht voll aktiv. Gefährdungen für den Säugling bestehen heute noch durch nitrithaltiges Wasser, Sulfonamide und Chinin.

Unter **Hämolyse** versteht man den Austritt von Hämoglobin aus den Erythrozyten.

Leukozyten

Leukozyten werden in drei Gruppen unterteilt und dienen im weitesten Sinne der Immunabwehr:
▶ Granulozyten (neutrophile, eosinophile, basophile),
▶ Monozyten,
▶ Lymphozyten.

Granulozyten

Die Granulozyten werden im Knochenmark gebildet, ihre Lebensdauer beträgt etwa drei Tage. Granulozyten tragen ihren Namen nach den vielen kleinen Granula (Körnchen) in ihrem Zellleib. Je nach Anfärbbarkeit mit neutralen, basischen und sauren (z. B. Eosin) Farbstoffen werden sie weiter in drei Gruppen unterteilt.

Neutrophile Granulozyten stellen mit etwa 60 % die größte Gruppe der Leukozyten dar. Sie enthalten viele proteolytische (eiweißspaltende) Enzyme, die sie in die Lage versetzen, artfremdes Eiweiß aufzunehmen und abzubauen (Phagozytose). Wegen dieser Eigenschaft werden sie auch als **Mikrophagen** bezeichnet. Mikrophagen können sich amöbenartig fortbewegen.

Eosinophile Granulozyten sind wichtig zur Abwehr von Infektionen mit Würmern und Parasiten. Bei allergischen Reaktionen dienen sie dem Abbau von Antigen-Antikörper-Komplexen. Sie sind zur Phagozytose befähigt.

Basophile Granulozyten und **Mastzellen** phagozytieren nicht. Sie enthalten viel Histamin, Heparin und Serotonin.

Monozyten

Monozyten sind etwa doppelt so groß wie Granulozyten. Als **Makrophagen** (Riesenfresszellen) phagozytieren sie ganze Zellen und verdauen sie mit Hilfe ihrer Enzyme. Auch sie werden im Knochenmark gebildet und bewegen sich amöboid.

Lymphozyten

Bei Erwachsenen beträgt der Anteil der Lymphozyten an den Leukozyten etwa 30 %, bei Kindern ist es erheblich mehr. Lymphozyten werden außer im Knochenmark in lymphatischen Geweben wie Milz, Thymus, Rachenmandeln und Lymphknoten gebildet. Eine Hauptaufgabe ist die Antikörper-Produktion.

Unterschreitet die Gesamtzahl der Leukozyten 4000/µl, spricht man von einer **Leukopenie**, überschreitet sie 10 000/µl, von einer **Leukozytose**. Unter Leukämie versteht man die unkontrollierte Bildung von Leukozyten. Es ist eine maligne Entartung und gehört daher zu den Krebserkrankungen.

Thrombozyten

Die Aufgabe der Thrombozyten (Blutplättchen) ist es, eine Blutung zu stillen und die Blutgerinnung zu unterstützen. Zur Blutstillung ballen sich die Thrombozyten zusammen (**Thrombozytenaggregation**) und bilden einen ersten mechanischen Pfropf. Weiterhin setzen sie Serotonin frei, das eine Kontraktion der Gefäße an der Blutungsstelle bewirkt und so die Blutstillung unterstützt. Gleichzeitig wird die eigentliche Blutgerinnung eingeleitet, bei der durch Zusammenballung von Plasmaproteinen ein massiver Verschluss der Blutungsstelle erzeugt wird (Kap. 7.3). Thrombozyten sind erheblich kleiner als Erythrozyten. Ihre Lebensdauer beträgt etwa ein bis zwei Wochen.

7.1.2   Blutplasma und Blutserum

Blutplasma ist Blut ohne seine zellulären Bestandteile. **Blutserum** ist Blutplasma ohne Fibrinogen, ein Proteinbestandteil des Blutplasmas. Lässt man Blut gerinnen, so steht das gelblich-klare Serum über dem festen Bodensatz.

Das Blutplasma besteht zu mehr als 90 % aus Wasser. Etwa sieben bis acht Prozent des Plasmas nehmen die Plasmaproteine ein, der Rest sind Elektrolyte, Kohlenhydrate und viele andere Substanzen, die im Plasma gelöst an alle Stellen des Körpers transportiert werden können.

Der prozentuale Anteil der Albumine ist mit 60 % am größten, die restlichen 40 % der Proteine bilden die Globuline (α_1-, α_2-, β- und γ-Globuline). **Albumine** sind relativ kleine Plasmaproteine. Ihre Hauptaufgabe ist die **Regulierung des osmotischen Drucks** im Blut. Da sie selbst die Kapillarwände der Gefäße nicht passieren können, üben sie einen kolloidosmotischen Druck aus und verhindern den Austritt großer Wassermengen aus den Gefäßen. Weiterhin spielen die Albumine als **Transportproteine** für z. B. Arzneistoffe eine große Rolle. Dabei ist zu bedenken, dass immer nur der jeweils freie Arzneistoff pharmakologisch aktiv ist, metabolisiert und ausgeschieden werden kann.

Auch **Globuline** können als Transportproteine fungieren. Hierzu gehören die Lipoproteine, die Fett durch das Plasma transportieren, das Transferrin, welches Eisen transportiert, oder das Transcortin, welches das Nebennierenrindenhormon Cortisol trägt. Auch die für die Blutgerinnung wichtigen Proteine **Prothrombin** und **Fibrinogen** gehören zur Globulinfraktion. Die γ-Globuline werden auch als **Immunglobuline** oder Antikörper bezeichnet und haben wichtige Aufgaben bei der Infektabwehr. Neben der Transportaufgabe und der Aufrechterhaltung des osmotischen Druckes dienen die Plasmaproteine auch zur Konstanthaltung des pH-Wertes im Blut und zur Ernährung des Organismus.

☐ **Tab. 7.2** Blutgruppen

Blutgruppe	Hämagglutinogen der Erythrozyten	Antikörper im Serum
A	A	Anti B
B	B	Anti A
AB	A und B	Keine
0	Keine	Anti-A und Anti-B

7.1.3   Blutgruppen

Die Erythrozyten tragen an ihren Oberflächen Antigene. Die beiden stärksten Antigene tragen die Namen A- und B-Hämagglutinogen und ihr Auffinden im Blut führte zur Unterteilung in die unterschiedlichen Blutgruppen (☐ Tab. 7.2).

So besitzt ein Mensch der Blutgruppe A Erythrozyten, die an ihrer Oberfläche das Hämagglutinogen A haben. Im Blutplasma befinden sich gleichzeitig Antikörper (Anti-B), die gegen das Hämagglutinogen B gerichtet sind. Umgekehrt sind die Verhältnisse bei einem Angehörigen der Blutgruppe B. Ein Vertreter der Blutgruppe 0 hat weder A- noch B-Antigene an den Erythrozyten und sowohl Anti-A als auch Anti-B im Plasma. Menschen der Blutgruppe AB tragen beide Antigene an den Erythrozyten und besitzen weder Anti-A noch Anti-B im Plasma. Aus diesem Grund muss vor jeder Bluttransfusion eine Probe durchgeführt werden, bei der Erythrozyten und Plasma von Spender und Empfänger auf eventuelle Reaktionen getestet werden (Kreuzprobe).

Träger der Blutgruppe 0 gelten als Universalspender, Träger der Blutgruppe AB als Universalempfänger. Anzumerken bleibt, dass die Erythrozyten dabei, vom Blutplasma befreit, in isotonischer Kochsalzlösung verabreicht werden. Heute wird, abgesehen von Notfällen, nur blutgruppengleiches Blut übertragen.

Neben diesem AB0-System ist noch das **Rhesus-System** wichtig. Weist ein Mensch das D-Antigen an den Erythrozyten auf, bezeichnet man sein Blut als Rh-positiv, fehlt das D-Antigen, als Rh-negativ. Komplikationen treten auf, wenn eine Mutter Rh-negativ, der Fetus aber Rh-positiv ist. Häufig werden in späteren Stadien der Schwangerschaft die Zotten der Plazenta dünn und reißen gelegentlich. Dadurch gelangen rote Blutkörperchen in den Blutkreislauf der Mutter, welche die Bildung von Antikörpern auslösen. Während der Geburt gelangen verstärkt Erythrozyten des Kindes in den Blutkreislauf der Mutter, wodurch die Antikörperproduktion intensiviert abläuft. Bei der nächsten Geburt eines Rh-positiven Kindes kommt es dann zu schweren Schäden im erythropoetischen System des Feten. Um einen solchen Zwischenfall zu vermeiden, gibt man Rh-negativen Müttern nach der Geburt Rh-positiver Kinder **Anti-D-Immunglobulin** (*Rhesogam®), also Anti-D-Antikörper, welche die körpereigene Ausbildung von Antikörpern unterdrücken.

HLA-System

Die HLA (Humane Leukozyten-Antigene) sind Moleküle auf der Oberfläche von Körperzellen, ähnlich den Blutgruppenantigenen auf den Erythrozyten. Die Antigene wurden zuerst auf der Oberfläche von Leukozyten entdeckt und erhielten daher ihren Namen. Sie markieren jede Zelle des Körpers als körpereigen für Abwehrzellen, die diese dann als solche erkennen und deshalb nicht angreifen. Die Zusammenstellung der Antigene ist für jeden Menschen einzigartig, genetisch festgelegt und ändert sich zeitlebens nicht. Die HLA sind aus mehreren Gründen bedeutsam.

Bei **Transplantationen** sind die HLA ein wichtiger Faktor. Je ähnlicher die HLA auf den Geweben zwischen Spender und Empfänger sind, desto größer sind die Chancen auf eine erfolgreiche Transplantation. Deshalb wird vor Blutstammzell- oder Organtransplantationen ein HLA-Abgleich zwischen Spender und Empfänger durchgeführt.

Bestimmte HLA kommen bei einigen Erkrankungen gehäuft vor: HLA-B27 bei Morbus Bechterew, HLA-DR2 bei Multipler Sklerose und HLA-DR4 bei Rheumatoider Arthritis. Somit kann eine HLA-Typisierung der sicheren Diagnose dienen.

7.2   Plasmaersatzmittel

Plasmaersatzmittel werden bei Volumenmangel im Gefäßsystem eingesetzt. Dieser Volumenmangel kann durch erhebliche Blutverluste, gesteigerte Wasserabgabe nach starkem Erbrechen oder Durchfall oder auch nach plötzlicher Weitstellung aller Kapillargefäße auftreten. Letzteren Zustand nennt man Schock; der Blutdruck fällt dabei rapide ab. Blutverluste bis zu 500 ml kann der Körper ohne große Schwierigkeiten verkraften. Gewebsflüssigkeit ersetzt dann das Plasma, die Regeneration der Blutzellen dauert aber etwa einen Monat.

Plasmaersatzflüssigkeiten füllen also nur das Volumen innerhalb der Gefäße auf. Sie müssen lange genug im Gefäßsystem verweilen, d. h. die Moleküle müssen groß genug sein, um nicht gleich durch die Gefäßwände ins Gewebe zu diffundieren. Isotonische Kochsalzlösung ist daher keine geeignete Plasmaersatzflüssigkeit.

Die ideale Plasmaersatzflüssigkeit ist eine Lösung menschlichen Albumins (**Humanalbumin**). Sie enthält keine Blutgruppenantikörper und kann daher unabhängig von der jeweiligen Blutgruppe eingesetzt werden. Nachteil dieser Ersatzflüssigkeit ist ihr sehr hoher Preis.

Dextrane sind Polysaccharide, die in verschiedenen Molekulargewichtsfraktionen hergestellt werden können. Größere Moleküle verbleiben länger im Plasma als kleinere. Deltadex® wird auch zur Verbesserung der Mikrozirkulation durch Auflösung von Erythrozyten- und Thrombozytenaggregaten verwendet. Als Nebenwirkungen können allergische Reaktionen (anaphylaktische Reaktionen) auftreten.

Baut man das Proteingerüst der **Gelatine** teilweise zu Polypeptiden ab, die dann mit Harnstoff vernetzt werden, kommt man zu einem Derivat, das als Haemaccel® im Handel ist. Die biologische Halbwertzeit beträgt etwa vier Stunden.

Hydroxy(a)ethylstärke (*HAES®) wird häufig zur Hämodilution (Blutverdünnung) eingesetzt, im Zusammenhang mit durchblutungsfördernden Substanzen auch beim Hörsturz.

7.3   Arzneimittel mit Wirkung auf die Blutgerinnung

Bei der Verletzung eines Blutgefäßes tritt Blut in den extravasalen Raum aus (aus dem Gefäß in das umliegende Gewebe). Als erste Gegenmaßnahme verschließen die Thrombozyten mechanisch die Austrittsstelle und führen so zur Blutstillung. Die Thrombozyten verschmelzen miteinander (Thrombozytenaggregation) und setzen Serotonin frei, das durch Gefäßkontraktion die Blutzufuhr zur Blutungsstelle drosselt. Dieser Thrombozytenpfropf ist aber kein dauerhafter Verschluss, sondern nur eine „erste Hilfe". Zur Stabilisierung des Verschlusses wird gleichzeitig das Blutgerinnungssystem (○ Abb. 7.4) aktiviert, bei dem aus dem Plasmaprotein Fibrinogen das Fibrin gebildet wird. Viele Fibrinmoleküle lagern sich zu einem Fibrinpolymer zusammen, welches das „Leck" dauerhaft verschließt.

Die Gerinnungsreaktion wird auf zwei unterschiedlichen Wegen aktiviert, die man als endogen (intrinsisch) und exogen (extrinsisch) bezeichnet. Die exogenen Signale stammen aus den Gewebezellen, die unmittelbar außerhalb der Blutgefäße liegen und bei ihrer Zerstörung Aktivierungsreaktionen in Gang setzen, die schließlich zur Aktivierung des Faktor X zu Faktor Xa (a für aktiviert) führen. Im endogenen System wird die Verletzung durch Veränderung der Gefäßoberfläche „erkannt", Reaktionen werden in Gang gesetzt, die ebenfalls mit der Freisetzung des Faktors Xa enden.

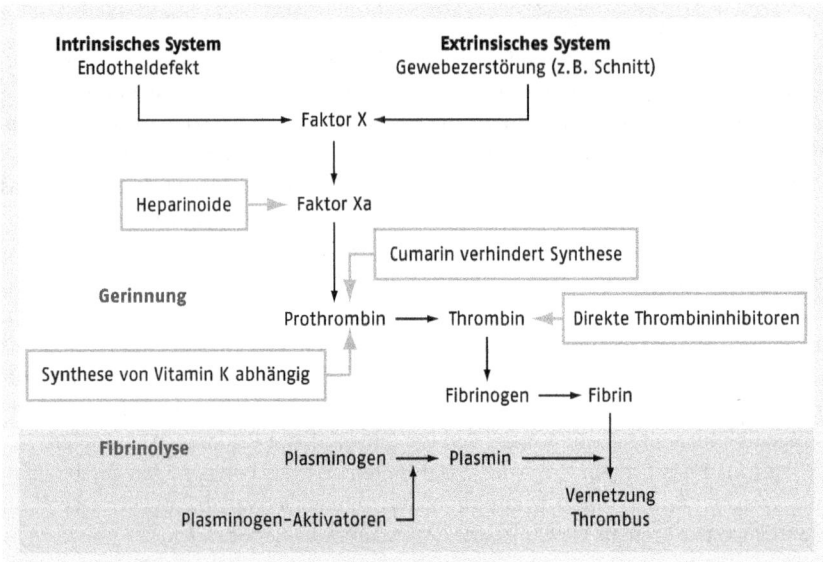

○ **Abb. 7.4** Darstellung des Blutgerinnungssystems (vereinfacht)

> ■ MERKE
>
> Der entscheidende Weg der Blutgerinnung läuft immer über den Faktor Xa, der direkt an der Fibrinbildung beteiligt ist.

7.3.1 Blutgerinnungsfördernde Stoffe

Blutgerinnungsfördernde Mittel, sog. Hämostyptika, werden zur Hämostase (Blutstillung) z. B. bei abnormer Blutungsbereitschaft/hämorrhagischer Diathese) und lebensbedrohlichen Blutungen eingesetzt. Bei einer durch Thrombozytenmangel ausgelösten Blutung können die Blutplättchen in Form von Thrombozyten-Konzentraten ersetzt werden. Für die medizinische Behandlung sind vor allem Präparate wichtig, die einen angeborenen oder erworbenen Mangel an Gerinnungsfaktoren beheben, z. B. einen Mangel an Faktor VIII (Hämophilie A) oder Faktor IX (Hämophilie B). Menschen mit einer Hämophilie haben eine erhöhte Blutungsneigung. Die bekannteste Störung ist das Willebrand-Jürgens-Syndrom, die häufigste erblich bedingte Blutgerinnungsstörung. Durch zu schwache oder verzögerte Blutgerinnung kann es dabei schon bei geringen Verletzungen wie z. B. Stoß zu inneren und äußeren Blutungen kommen. Behandelt wird die Erkrankung durch Transfusion mit einem Konzentrat aus Gerinnungsfaktoren und dem speziellen Willebrand-Faktor.

Die in der Therapie eingesetzten Gerinnungsfaktoren werden entweder aus Spenderblut oder gentechnologisch (rekombinant) hergestellt. Im Gegensatz zur Dauertherapie bei Hämophilie gibt es auch die sogenannte On-Demand-Behandlung, bei der die Gerinnungsfaktoren nur bei Bedarf oder zu bestimmten Zeiten verabreicht werden wie z. B. bei einer anstehenden Operation oder bei akuten Blutungen.

Die Dosierung des Gerinnungspräparates richtet sich nach dem Typ der Blutung und dem Schweregrad der Erkrankung. Eingesetzt werden

► Blutgerinnungsfaktor VIII (*Recombinate®) und Moroctocoq, ein rekombinanter Blutgerinnungsfaktor VIII (*Refacto®), Indikation: Therapie und Prophylaxe von Blutungen bei Patienten mit Hämophilie A,

► Nonacog alfa (*Benefix®), Indikation: Therapie und Prophylaxe von Blutungen bei Patienten mit Hämophilie B,

► Desmopressinacetat (*Minirin® parenteral, *Octostim® Nasenspray), Indikation: Steigerung der Faktor-VIII-Gerinnungsaktivität bei leichter bis mittelschwerer Hämophilie A und Willebrand-Jürgens-Syndrom.

Mangel an Vitamin K

Vitamin K wird zur Synthese zahlreicher Blutgerinnungsfaktoren, z. B. des Prothrombins in der Leber, gebraucht. Mangelzustände treten dadurch auf, dass es als fettlösliches Vitamin bei Gallensaftmangel nicht ausreichend resorbiert wird. Weiterhin nach einer Antibiotikatherapie, weil mit den schädlichen Bakterien gleichzeitig Kolibakterien abgetötet werden, die Vitamin K in einem gewissen Umfang synthetisieren. Als Konakion® MM wird es als Gegenmittel bei Überdosierungen von Antikoagulanzien eingesetzt. Der Wirkungseintritt ist verzögert, da die entsprechenden Gerinnungsfaktoren in der Leber erst synthetisiert werden müssen. Zur Stillung von

Blutungen können weiterhin Blutgerinnungsfaktoren eingesetzt werden (*Tissucol®). Sie eignen sich zur lokalen Blutstillung.

7.3.2   Blutgerinnungshemmende Stoffe

Arzneimittel, welche die Blutgerinnung hemmen, nennt man **Antikoagulanzien**. Sie werden in erster Linie zur Prophylaxe von Thromben eingesetzt. Ein Thrombus ist ein Blutgerinnsel aus Fibrin, Thrombozyten und eingelagerten Erythrozyten. Wird ein solcher Thrombus vom Ort seiner Entstehung durch den Blutstrom fortgerissen und setzt sich dann in einer Endarterie fest, nennt man dies eine Embolie. Das Gebiet hinter dem festsitzenden Thrombus wird nicht mehr durchblutet, es kommt zu Sauerstoffmangel (Ischämie) und schließlich zum Absterben dieses Gewebes (Nekrose). Besonders häufig und gefährlich sind solche Embolien im Herzen (**Herzinfarkt**), im Gehirn (**Schlaganfall, Apoplexie**) und in der Lunge (**Lungenembolie**).

Acetylsalicylsäure, Dipyridamol

Acetylsalicylsäure (ASS) ist der am häufigsten eingesetzte Thrombozytenaggregationshemmer. ASS (HerzASS-ratiopharm®, Aspirin® protect 100, Godamed® 100 TAH, ASS 100 AL®) wird wegen ihrer Eigenschaft, die Aggregation der Blutplättchen zu hemmen, zur Schlaganfall- oder Herzinfarktprophylaxe eingesetzt. Zur Blutplättchen-Aggregation sind folgende Reaktionsschritte notwendig: Das Enzym Cyclooxygenase fördert die Synthese von Prostaglandinen, aus denen dann in den Blutplättchen Thromboxan A_2 entsteht. Thromboxan A_2 beschleunigt das Zusammenballen der Thrombozyten. Wird die Cyclooxygenase gehemmt, kommt es so in Folge zu der erwünschten Thrombozytenaggregationshemmung. Die Wirkung von Acetylsalicylsäure beruht auf der Inaktivierung der COX-1 durch Acetylierung.

Für die Hemmung der Thrombozytenaggregation ist eine relativ niedrige Dosierung an ASS von 30 bis 300 mg pro Tag ausreichend. Der Effekt hält auch nach Absetzen des Präparates noch mehrere Tage an, da es sich um eine irreversible Hemmung handelt. Die Wirkung wird erst durch die Bildung neuer Thrombozyten aufgehoben. Die gleichzeitige Gabe anderer Antikoagulanzien ist mit einem erhöhten Blutungsrisiko verbunden.

Dipyridamol wird in Kombination mit ASS (*Aggrenox® retard) eingesetzt. Es hemmt die Thrombozytenaggregation und wirkt gefäßerweiternd. Die Kombination ist der Monotherapie mit ASS überlegen.

ADP-Hemmstoffe

Clopidogrel (□ Tab. 7.3) ist chemisch mit dem seit längerer Zeit bekannten **Ticlopidin** verwandt. Diese Wirkstoffe hemmen die Thrombozytenaggregation, indem die Bindung von Adenosindiphosphat (ADP) an den Rezeptor der Thrombozyten gehemmt wird. Die Thrombozyten besitzen neben dem ADP-Rezeptor an ihrer Oberfläche noch weitere Rezeptoren, unter anderem auch den sogenannten Glykoprotein-Rezeptor (GP-IIb/IIIa), der für die Quervernetzung zwischen den Thrombozyten verantwortlich ist (Bindung von Fibrinogen zwischen den Rezeptoren). Die Vernetzung

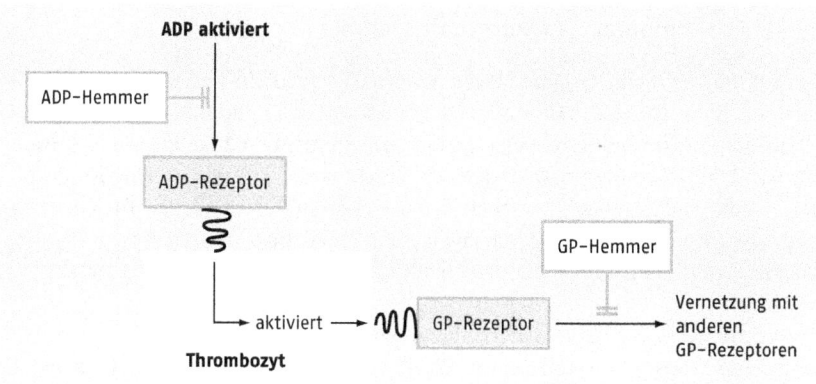

○ **Abb. 7.5** Wirkungsweise der ADP- und GP-Hemmer

☐ **Tab. 7.3** ADP-Hemmstoffe

Arzneistoff	Fertigarzneimittel
Clopidogrel	*Iscover®, *Plavix®
Ticlopidin	*Tiklyd®, *Ticlopidin AL
Prasugrel	*Efient®

der Thrombozyten über diesen GP-IIb/IIIa-Rezeptorkomplex erfolgt erst nach Aktivierung durch ADP. Somit unterbleibt bei einer Blockade der ADP-Rezeptoren auch die Thrombozytenaggregation.

Die Dosierung von Clopidogrel liegt bei 75 mg, die von Ticlopidin bei 250 bis 500 mg pro Tag. Nach dem Absetzen hält diese Wirkung etwa sieben weitere Tage an, was ungefähr der Lebensdauer der Thrombozyten entspricht. Als Nebenwirkungen treten vermehrt Blutungen auf. Veränderungen des Blutbildes (Leukopenie, Thrombopenie) werden bei Ticlopidin häufiger beobachtet als bei Clopidogrel. Der neue Wirkstoff **Prasugrel** ist zwar besser wirksam als Clopidogrel, jedoch besteht unter der Therapie ein erhöhtes Risiko für Blutungskomplikationen. Angewandt werden diese Arzneimittel zur Prophylaxe eines Thrombus nach überstandenem Herzinfarkt und zur Vermeidung von Re-Stenosen (Wiederverengung) nach Stent-Implantationen. Als Stent bezeichnet man eine kleine Gefäßstütze, die mit Hilfe eines Katheters z. B. in eine Koronararterie eingepflanzt wird und im Körper verbleibt.

HINWEIS

Kombination von ASS und Clopidogrel:
Nach neuesten Untersuchungen scheint eine Kombination aus diesen Substanzen zur Herzinfarktprophylaxe deutlich besser zu sein als die Einzeltherapie. Zudem empfiehlt die europäische Gesellschaft für Kardiologie die Kombinationstherapie über sechs Monate für beschichtete Stents (*Duoplavin®).

GP-IIb/IIIa-Hemmer – Glykoproteinhemmer

Die Substanzen dieser Gruppe blockieren die Glykoprotein-Rezeptoren GP-IIb/IIIa auf der Zelloberfläche der Thrombozyten und somit den Endpunkt des Prozesses, der schließlich die Thrombozytenaggregation herbeiführt. Durch aktivierende Substanzen wie ADP, Thrombin usw. ändert der Rezeptor normalerweise seine Konformation, wodurch Fibrinogen zwischen den Rezeptoren verschiedener Thrombozyten eingelagert werden kann. Dadurch entsteht ein Thrombus. Werden diese Rezeptoren blockiert, ist diese „Brückenbildung" nicht mehr möglich und die Aggregation wird verhindert.

Abciximab (☐ Tab. 7.4) ist das F_{ab}-Fragment eines chimären monoklonalen Antikörpers. Es bindet irreversibel an den GP-IIb/IIIa-Rezeptor und verhindert somit die Thrombozytenaggregation. GP-IIb/IIIa-Hemmer werden parenteral verabreicht. Der Einsatz erfolgt im Krankenhaus, z. B. bei drohendem Herzinfarkt oder bei herzchirurgischen Eingriffen. Ähnlich wirken Eptifibatid und Tirofiban.

☐ **Tab. 7.4** GP-IIb/IIIa-Hemmer

Arzneistoff	Fertigarzneimittel
Abciximab	*ReoPro®
Eptifibatid	*Integrilin®
Tirofiban	*Aggrastat®

Cumarin-Derivate

Synthetische Cumarin-Derivate (☐ Tab. 7.5) hemmen die Blutgerinnung, indem sie antagonistisch auf Vitamin K wirken. Dadurch wird die Bildung einiger Gerinnungsfaktoren in der Leber gehemmt. Da zunächst noch ausreichende Mengen an Gerinnungsfaktoren vorhanden sind, ist der Wirkungseintritt verzögert. Durch hohe Dosen an Vitamin K lässt sich die Wirkung nach einiger Zeit wieder aufheben. Die Dosierung der Cumarin-Derivate hat individuell zu erfolgen, wobei die Gerinnungsfähigkeit des Blutes regelmäßig kontrolliert wird (INR, International Normalized Ratio, der Zielwert liegt häufig zwischen 2,0–3,0). Cumarin-Derivate zeigen zahlreiche Interaktionen mit anderen Arzneimitteln. In Schwangerschaft und Stillzeit dürfen Cumarin-Derivate nicht gegeben werden, da sie die Plazentaschranke überwinden bzw. in die Muttermilch übertreten können und so die Gerinnungsfähigkeit des Blutes beim Säugling beeinträchtigen.

□ **Tab. 7.5** Cumarin-Derivate

Arzneistoff	Fertigarzneimittel
Phenprocoumon	*Marcumar®, *Phenpro-ratiopharm®
Warfarin	*Coumadin®

Niedermolekulares Heparin

Zur Verhütung thromboembolischer Prozesse nach Operationen (z. B. Hüftoperationen) werden Injektionen von Heparinfraktionen mit einer mittleren Molekülmasse von 4 000 bis 6 000 Da vorgenommen.

Niedermolekulares Heparin, □ Tab. 7.6) bildet mit Antithrombin, einem natürlich vorkommenden Hemmstoff der Blutgerinnung, einen Komplex, der die hemmende Wirkung auf Thrombin beschleunigt und den Faktor Xa relativ selektiv inaktiviert. Durch diesen Eingriff wird die Blutgerinnung gehemmt. Verschiedene Nebenwirkungen treten bei niedermolekularen Heparinen seltener auf im Vergleich zu unfraktioniertem Heparin, deshalb werden sie heute bevorzugt eingesetzt.

□ **Tab. 7.6** Niedermolekulare Heparine

Arzneistoff	Fertigarzneimittel
Enoxaparin	*Clexane®
Certoparin	*Mono-Embolex®
Nadroparin	*Fraxiparin®
Dalteparin	*Fragmin®
Tinzaparin	*Innohep®

Unfraktioniertes Heparin

Heparin ist ein körpereigener, physiologischer Hemmstoff der Blutgerinnung. Chemisch handelt es sich dabei um ein Gemisch verschiedener Schwefelsäureester eines Polysaccharids aus Glucuronsäure und Glucosaminen. Das Molekulargewicht der unfraktionierten Heparine liegt zwischen 12 000 und 15 000. Heparin wirkt im Gegensatz zu den Cumarin-Derivaten sofort nach der Applikation. Unfraktioniertes Heparin (□ Tab. 7.7) hat den gleichen Wirkungsmechanismus wie niedermolekulares Heparin und die gleichen Indikationen. Der Nutzen lokaler Anwendung von Heparin in Salben und Gelen bei Blutergüssen oder Prellungen ist umstritten. Zur Thromboseprophylaxe wird unfraktioniertes Heparin wegen vermehrten Auftretens von Nebenwirkungen nur noch selten eingesetzt, niedermolekulare Heparine werden bevorzugt.

□ **Tab. 7.7** Unfraktioniertes Heparin

Arzneistoff	Fertigarzneimittel
Heparin-Calcium	*Heparin-Calcium-5000-ratiopharm®
Heparin in Gelen und Salben	Hepathrombin®, Thrombareduct®, Thrombophob®

Antidot bei Überdosierung ist das basische Polykation **Protamin**, welches das Polyanion Heparin binden kann.

Weitere antithrombotische Mittel

Verschiedene weitere antithrombotische Mittel (□ Tab. 7.8) werden in bestimmten Situationen anstelle von Heparin eingesetzt. So bietet **Rivaroxaban** den Vorteil, dass es oral eingenommen werden kann. Danaparoid kann bei Patienten eingesetzt werden, die unter Heparin die schwerwiegende Nebenwirkung Heparin-induzierte Thrombozytopenie (HIT) erleiden und deshalb nicht mit Heparin behandelt werden können. Auch bei **Fondaparinux** ist das Risiko für die Nebenwirkung HIT minimal. In der Selbstmedikation werden Heparin und Chondroitin zur lokalen Behandlung von Blutergüssen, Prellungen und Thrombosen angeboten, die Resorbierbarkeit der Wirkstoffe ist aber schlecht, sodass ihre Wirksamkeit umstritten ist.

□ **Tab. 7.8** Weitere antithrombotische Mittel

Arzneistoff	Fertigarzneimittel
Danaparoid	*Orgaran®
Fondaparinux	*Arixtra®
Rivaroxaban	*Xarelto®
Chondroitinsulfat	Hirudoid® Creme, Gel, Salbe
Chondroitinsulfat und Salicylsäure	Mobilat® DuoAktiv Salbe

Direkte Thrombininhibitoren

Die direkten Thrombininhibitoren stellen eine neue Gruppe der Antikoagulanzien dar. Sie hemmen die Gerinnung unabhängig vom Antithrombin, indem sie direkt an Thrombin binden und somit die Bildung von Fibrin aus Fibrinogen unterbinden.

Die Einsatzgebiete dieser Substanzgruppe sind recht vielfältig. Argatroban und Lepirudin werden als alternative Antikoagulanzien bei Patienten mit HIT eingesetzt. Diese Substanzen werden injiziert. Dabigatran wird oral eingesetzt zur Vorbeugung

☐ **Tab. 7.9** Direkte Thrombininhibitoren

Arzneistoff	Fertigarzneimittel
Argatroban	*Argatra®
Dabigatran	*Pradaxa®
Bivalirudin	*Angiox®
Lepirudin	*Refludan®

von thromboembolischen Ereignissen nach Hüft- oder Kniegelenkersatz. Bivalirudin wird im Rahmen der Herzinfarkttherapie eingesetzt.

Fibrinolytika

Die physiologische Substanz des Organismus, die Fibringerinnsel auflösen kann (Fibrinolytikum), ist das Plasmin, das im Plasma in der inaktiven Vorstufe, dem Plasminogen vorliegt. (○ **Abb. 7.4**) Durch Gabe von Aktivatoren (z. B. **Streptokinase**) kann medikamentös die Umwandlung von Plasminogen in aktives Plasmin angeregt werden. Während Streptokinase unabhängig vom Vorhandensein eines Fibringerinnsels zur Freisetzung von Plasmin führt, bildet der rekombinante Plasminogen-Aktivator **Alteplase** oder rt-PA (*Actilyse®) zunächst einen Komplex mit Fibrin und erlangt erst dadurch die volle Enzymaktivität. An Fibrin gebundenes rt-PA hat eine höhere Affinität zu Plasminogen als freies rt-PA. Dadurch ist die hohe Selektivität für fibrinhaltige Thromben begründet. Eingesetzt werden Fibrinolytika bei arteriellen Verschlusserkrankungen, Herzinfarkt, Lungenembolien und Schlaganfall. Weitere Wirkstoffe sind APSAC (Anistreplase, *Eminase®), Reteplase und Tenecteplase. Letztere sind Abkömmlinge des natürlichen t-PA (tissue Plasminogen-Activator).

Zusammenfassung

▶ Blut ist, wie der Volksmund schon sagt, ein ganz besonderer Saft. Neben vielfältigen Transportaufgaben sind hauptsächlich die unterschiedlichen Aufgaben der Blutzellen von Bedeutung.

▶ Erythrozyten transportieren Sauerstoff und Kohlenstoffdioxid.

▶ Leukozyten sind für die Immunabwehr verantwortlich.

▶ Thrombozyten sind wichtig für die Blutgerinnung.

▶ Mit Medikamenten ist es möglich, auf Blutgerinnung und deren Hemmung Einfluss zu nehmen, was eine entscheidende Rolle bei der Prophylaxe von Herzinfarkt, Schlaganfall, Thrombosen und Lungenembolien spielt.

▶ Die Auflösung von Thromben mit Fibrinolytika und der Einsatz von Plasmaersatzmitteln bleiben der Intensivmedizin vorbehalten.

Wiederholungsfragen zu den Kapiteln 7.1–7.3

1. Welche Aufgaben besitzen Erythrozyten, Leukozyten und Thrombozyten?
2. Welche Antigene befinden sich auf den Erythrozyten der Blutgruppe 0?
3. Bringen Sie folgende Begriffe der Blutgerinnung und Fibrinolyse in die richtige Reihenfolge: Fibrinogen – Prothrombin – Plasminogen – Fibrin – Plasmin – Thrombin.
4. Wie kommt die Wirkung von *Marcumar® zustande?
5. Patient Hans Günther B. lebt nach der Devise „viel hilft viel" und nimmt lieber 500 mg ASS als 100 mg, um einem Herzinfarkt vorzubeugen. Was meinen Sie dazu?
6. Welchen Wirkungsmechanismus besitzen Fibrinolytika?
7. Mit welchen Indikationen werden *Clexane® und *Mono-Embolex® eingesetzt?

7.4   Antianämika

Antianämika werden gegen eine Anämie eingesetzt. Unter einer Anämie versteht man die Verminderung der Erythrozytenzahl, des Hämatokrits und/oder des Hämoglobins. Beim Vorliegen einer Anämie wird das Gewebe nicht mehr ausreichend mit Sauerstoff versorgt. Symptome von Anämien sind verminderte Leistungsfähigkeit, blasse Haut, Zunahme der Herzfrequenz, Ohrensausen, Atemnot, Schwindel und Schwarzwerden vor den Augen.

7.4.1   Eisenmangelanämie – hypochrome Anämie

Das vom Dünndarm aufgenommene Eisen wird an die Stellen des Verbrauchs weitergeleitet. Verbraucher sind eisenhaltige Enzyme (Funktionseisen), das rote Knochenmark (Bildung von Hämoglobin) und die Muskulatur (Bildung von Myoglobin). Überschüssiges Eisen wird als Ferritin in Depots gelagert, in erster Linie in der Leber, Milz und im Knochenmark. Im Darm wird normalerweise nur so viel Eisen resorbiert wie nötig ist, um den täglichen Verlust von etwa 1 bis 2 mg auszugleichen. Jugendliche und Erwachsene sollten je nach Alter und Geschlecht zwischen 10 und 12 mg Eisen pro Tag zu sich nehmen. In der Stillzeit sind es 20 mg Eisen pro Tag, in der Schwangerschaft sogar 30 mg/Tag. Wird nicht genügend Eisen aufgenommen oder wird es vermehrt verbraucht, kommt es zur Eisenmangelanämie. Eisenmangelanämien stellen weltweit die häufigste Anämieform dar. Gründe für Eisenmangelanämien können sein:

▷ Blutverluste (z. B. starke Menstruationsblutungen),
▷ erhöhter Eisenbedarf in Wachstum und Schwangerschaft,
▷ Eisenresorptionsstörungen,
▷ unzureichende Eisenzufuhr mit der Nahrung (Vegetarier, Veganer),
▷ Störungen beim Einbau von Fe^{2+} in Hämoglobin.

Die Substitution von Eisen (□ Tab. 7.10) ist die wichtigste therapeutische Maßnahme. Für eine orale Therapie sind nur zweiwertige (Fe^{2+}) Eisenpräparate sinnvoll, weil dreiwertige Eisenverbindungen (Fe^{3+}) adstringierend und ätzend auf die Schleimhaut wirken und darüber hinaus nur sehr schlecht resorbiert werden. Auch zweiwertige Präparate reizen die Schleimhaut. Trotzdem sollten Eisenpräparate zur

□ **Tab. 7.10** Eisenpräparate

Arzneistoff	Fertigarzneimittel
Eisen(II)-gluconat	Lösferron®, Floradix® Saft
Eisen(II)-fumarat	Ferrum Hausmann®, Rulofer®
Eisen(II)-sulfat	Kendural® C , Eryfer® 100, Plastulen® Eisen
Eisen(II)-succinat	Ferrlecit® 2 Dragees
Eisen(II)-glycin-sulfat	Ferro sanol® duodenal, -gyn

besseren Resorption nach Möglichkeit vor den Mahlzeiten auf nüchternen Magen eingenommen werden. Zur Vermeidung der Oxidation des zweiwertigen Eisens ist vielen Präparaten Ascorbinsäure als Reduktionsmittel beigegeben.

TIPPS FÜR DIE BERATUNG

▶ Die Einnahme von Eisenpräparaten sollte 1/2–1 Stunde vor einer Mahlzeit, bevorzugt am Morgen, erfolgen.
▶ Die Einnahme sollte mit Wasser oder besser mit Orangensaft erfolgen.
▶ Den Patienten auf die Möglichkeit der Dunkelfärbung des Stuhls hinweisen.
▶ Wechselwirkungen mit einigen Arzneistoffen (z. B. Tetracyclinen usw.) möglich, deshalb sollte ein Abstand von zwei Stunden eingehalten werden.

7.4.2 Makrozytäre Anämien

Makrozytäre (megaloblastäre) Anämien sind durch eine gestörte Entwicklung der Erythrozyten infolge eines Vitamin B_{12}- oder Folsäure-Mangels gekennzeichnet. Durch die abnorm großen Erythrozyten ist ihre Zahl stark vermindert.

Perniziöse Anämie

Die perniziöse Anämie ist eine Anämieform, die auf einen Mangel an Vitamin B_{12} (Cyanocobalamin) zurückzuführen ist. Vitamin B_{12} ist notwendig, um die Erythrozyten-Vorstufen zu vollwertigen Blutzellen reifen zu lassen. Sein Mangel führt zur Ausbildung von Megalozyten, übergroßen Erythrozyten, die ihre Funktionen nicht erfüllen können. Der Grund für einen Vitamin-B_{12}-Mangel kann zum einen eine unzureichende Zufuhr von Vitamin B_{12} mit der Nahrung sein (z. B. bei strengen Vegetariern und Veganern). Zum anderen ist zur Resorption dieses Vitamins im Darm die Anwesenheit des in der Magenschleimhaut gebildeten intrinsischen Faktors (intrinsic factor) notwendig. Fehlt dieser, ist auch eine orale Gabe von Vitamin

B_{12} nutzlos. Sinnvoll ist hier nur die parenterale Applikation (i. m.) von B_{12}-Depot-Präparaten (Cytobion®, B12-Steigerwald®). Die Therapie muss bei Resorptionsstörung zeitlebens durchgeführt werden.

Folsäuremangelanämie

Die Folsäure ist ein Vitamin, das im Körper benötigt wird, um Biosynthesereaktionen zu katalysieren. Ein Mangel an Folsäure äußert sich vor allem in einer Störung der Embryonalentwicklung und der Erythropoese (Kap. 13.1). Wie bei der perniziösen Anämie entstehen auch bei der Folsäuremangelanämie Megalozyten. Folsäuremangel tritt bei unausgeglichener Ernährung auf (z. B. bei Alkoholikern). Folsäure ist sehr thermolabil, sodass sie in gekochten Speisen kaum zu finden ist. Beispiele für Folsäurepräparate sind der ☐ Tab. 7.11 zu entnehmen.

☐ **Tab. 7.11** Folsäurepräparate

Arzneistoff	Fertigarzneimittel
Folsäure	Folsan®, Folgamma®, Lafol®, Folio®
Folsäure und Eisen(II)-sulfat	Kendural-Fol®, Ferro-Folsan®

Eisenkomplexbildner

Bei Einnahme großer Eisenmengen sind Überdosierungen möglich. Sie führen zu Übelkeit, Kopfschmerzen und Eisenablagerungen (Hämosiderosen). Patienten mit verschiedenen seltenen und vererbbaren Formen der Anämie (Thalassämie, Sichelzellanämie) sind häufiger auf Bluttransfusionen angewiesen, wobei es zu einer Eisenüberladung kommen kann. Überschüssiges Eisen kann nicht verstoffwechselt werden und schädigt wichtige Organe wie Leber und Herz. Der Wirkstoff **Deferasirox** (*Exjade®) bindet überschüssiges Eisen, das dann über den Stuhl ausgeschieden wird. Ebenso wirkt **Deferoxamin** (*Desferal®), das die Eisenausscheidung erhöht, ohne das Eisen des Hämoglobins zu beeinträchtigen.

Zusammenfassung

▶ Die Blutarmut kann auf Eisenmangel, Vitamin-B_{12}- und Folsäuremangel zurückgeführt werden, was zu einer Unterversorgung des Körpers mit Sauerstoff und den daraus resultierenden Begleiterscheinungen führt.

▶ Ist der Mangel nicht maligner Form, lassen sich alle Anämieformen mit Eisen-, Vitamin-B_{12}- und Folsäure-Gabe schnell in den Griff bekommen.

▶ Eisen- und Folsäuregaben sind besonders während einer Schwangerschaft angezeigt.

▶ Bei Dialysepatienten wird die Anämie durch die mangelnde Bildung von Erythropoetin in der Niere verursacht. Diese Patienten können mit gentechnisch hergestelltem Erythropoetin behandelt werden.

Wiederholungsfragen zu Kapitel 7.4

1. Warum sollen Eisenpräparate nach Möglichkeit nüchtern genommen werden?
2. Wie heißt die makrozytäre Anämie mit einem weiteren Namen und welche Anämieformen zählen dazu?
3. Warum werden bei der oralen Therapie Fe^{2+}-Salze mit Vitamin C den dreiwertigen vorgezogen?
4. Besonders für Schwangere ist die Zufuhr von Folsäure wichtig. Warum?

7.5 Lipidsenker

Fetttransport

Nach der Resorption werden die wasserunlöslichen Fette (Lipide) im Plasma transportiert und zwar in Lipoproteinen. Lipoproteine sind Lipid-Protein-Komplexe. Aufgebaut sind sie aus Triglyceriden, Cholesterin, Phospholipiden und Eiweiß (Apolipoprotein). Die Komponenten sind in den einzelnen Lipoproteinen unterschiedlich stark vertreten. Die wichtigsten sind u. a.:

▶ Very Low Density Lipoproteins (**VLDL**) mit sehr geringer Dichte bestehen zu 50 % aus Triglyceriden.
▶ **Chylomikronen** sind sehr große Partikel mit einem Durchmesser bis zu 1 μm. Sie transportieren vor allem Triglyceride. Durch die Lipoproteinlipase, welche die Triglyceride in Glycerin und Fettsäuren spaltet, werden sie aus dem Blut entfernt.
▶ Low Density Lipoproteins (**LDL**) enthalten viel Cholesterol. Sie entstehen durch den Abbau der VLDL-Proteine unter Einbau von Cholesterol. Bei Anstieg dieser Lipoproteinfraktion besteht ein erhöhtes Risiko für eine Arteriosklerose. Hierbei lagern sich Lipide an den Arterieninnenwänden ab und verengen so die Gefäße. Die LDL-Proteine werden deshalb auch manchmal als „schlechtes Cholesterin" bezeichnet und stellen den Hauptrisikofaktor für Herzinfarkte dar.
▶ High Density Lipoproteins (**HDL**) enthalten viel Protein. Sie werden in der Leber gebildet und sind in der Lage, Cholesterol von der Gefäßwand wieder abzutransportieren. Ein hoher Anteil an HDL erniedrigt daher das Arteriosklerose-Risiko („gutes Cholesterin").

Eine Erhöhung der Blutfettwerte nennt man **Hyperlipoproteinämie**, wobei eine oder mehrere Lipoproteinfraktionen erhöht sein können. Ist der LDL-Wert für die Erkrankung bestimmend, spricht man oft auch von **Hypercholesterolämie**, bei VLDL- und LDL-Erhöhung von **kombinierter Hyperlipidämie** (häufig), bei erhöhten Triglyceridwerten von **Hypertriglyceridämie**. Die Laborwerte können sich auf das Gesamtcholesterin oder das LDL-Cholesterin beziehen und müssen deshalb bei einer Beratung hinterfragt werden.

Nach Ursachen unterscheidet man die genetisch bedingte **primäre** und die **sekundäre** Hyperlipoproteinämie (durch Grunderkrankungen wie Diabetes, Übergewicht, Alkoholabusus).

Therapie der Fettstoffwechselstörungen

Grundlage einer lipidsenkenden Therapie ist eine strikte Ernährungsumstellung durch Verzicht auf tierische Fette bzw. eine Fettmodifikation. So kann mediterrane Kost das Herzinfarktrisiko deutlich senken. Der Mensch ist auf Cholesterin für die Biosynthese körpereigener Hormone wie Sexualhormone und Corticosteroide, von Vitamin D_3 und Gallensäuren angewiesen. Dazu reicht die körpereigene Produktion an Cholesterin aus. Eine Ernährungsumstellung genügt nicht, wenn genetisch bedingte Stoffwechselstörungen vorhanden sind, in diesen Fällen muss zusätzlich medikamentös behandelt werden. In jedem Fall ist es wichtig, Risikofaktoren wie Hypertonie, Übergewicht und das Rauchen auszuschalten bzw. zu minimieren.

Die Therapieziele für LDL-Cholesterinkonzentrationen liegen, je nach bestehendem Risiko (Diabetes, KHK), zwischen < 160 mg/dl bis < 100 mg/dl. Ein Therapieziel von < 100 mg/dl gilt generell für Diabetiker und Patienten nach überstandenem Herzinfarkt (Arzneiverordnungsreport 2009).

HINWEIS

Ein allgemeiner Cholesterinwert von z. B. 200 mg/dl ist wenig aussagekräftig. Entscheidend ist der HDL-Anteil. Aus dem Verhältnis von LDL zu HDL kann eine Aussage zum Risiko getroffen werden. Liegt der LDL-Wert (z. B. 150 mg/dl), geteilt durch den HDL-Anteil (z. B. 55 mg/dl) bei einem Wert unter drei, so ist das Risiko nicht erhöht.

7.5.1   CSE-Hemmer

Die verschiedenen Wirkstoffe vermögen durch Blockade eines Enzyms direkt in die Biosynthese des Cholesterols einzugreifen, man bezeichnet sie daher als CSE-Hemmer (**Cholesterolsyntheseenzym-Hemmer**) oder spezifischer als **HMG-CoA-Reduktase-Hemmer** oder als **Statine** (□ Tab. 7.12). Die Hydroxymethylglutaryl-Coenzym-A-Reduktase ist das Schlüsselenzym der Cholesterolbiosynthese. Die Synthese anderer Steroide wird durch die spezifischen Enzymblocker nicht beeinflusst. Durch Hem-

□ **Tab. 7.12** CSE-Hemmer

Arzneistoff	Fertigarzneimittel
Simvastatin	*SimvaHexal®, *Simvabeta®, *Zocor®
Pravastatin	*Pravastatin-ratiopharm®, *Pravastatin Hexal®
Fluvastatin	*Cranoc®, *Locol®
Rosuvastatin	*Crestor®
Atorvastatin	*Sortis®
Lovastatin	*LovaHexal®, Mevinacor®

mung dieses Enzyms sinkt die Cholesterolkonzentration im Plasma. Als Gegenregulation bildet der Körper vermehrt LDL-Rezeptoren aus, die nun Cholesterin binden (Up-Regulation) und in die Zelle aufnehmen. Folglich nimmt die Konzentration an LDL und Gesamtcholesterin ab. Statine werden eingesetzt bei Hypercholesterolämie, zur Behandlung der primären oder kombinierten Hyperlipidämie begleitend zu einer Diät. Nebenwirkungen sind Kopfschmerzen, Myopathien bis zur Rhabdomyolyse (Auflösung des Muskels) und Leberfunktionsstörungen. Eine Rhabdomyolyse tritt häufiger bei einer Kombinationstherapie mit Fibraten, Nicotinsäure-Derivaten und Ciclosporin auf. Weiterhin kann es bei einer Langzeittherapie mit Statinen zu Trübungen der Augenlinse (Katarakt) kommen.

Ein 2009 zugelassener Wirkstoff, **Rosuvastatin**, sollte allerdings, bis gesicherte Ergebnisse vorliegen, niedrig dosiert werden, um eine mögliche Rhabdomyolyse zu vermeiden. Vorwiegend wird Rosuvastatin bei Hypercholesterolämie und Dyslipidämien (niedriges HDL, erhöhte Triglyceride) eingesetzt.

7.5.2 Cholesterolresorptionshemmer

Ezetimib (*Ezetrol®) ist ein Cholesterolresorptionshemmer (-Inhibitor). Er lagert sich am Bürstensaum des Dünndarms an und verhindert selektiv die Aufnahme von Nahrungscholesterin und Cholesterin aus der Galle ins Blut. Zugelassen ist Ezetimib bei Hypercholesterolämie oder kombinierter Hyperlipidämie, wenn die Therapie mit einem Statin nicht ausreicht. Die Kombination von Ezetimib mit Simvastatin (*Inegy®) hat einen synergistischen Effekt.

7.5.3 Ionenaustauscher

Colestyramin ist ein Ionenaustauscher, der nicht resorbiert wird. Er bindet im Darm Gallensäuren, die daraufhin mit den Fäzes ausgeschieden werden. Gallensäuren (im Gallensaft) sind die Voraussetzung dafür, dass Nahrungsfette emulgiert werden können. Bei deren Bindung kann mit der Nahrung aufgenommenes Fett (Cholesterin) nicht resorbiert werden. Der enterohepatische Kreislauf wird unterbrochen. Da der Organismus den durch die erhöhte Ausscheidung entstandenen Gallensäurenbedarf durch Neusynthese von Gallensäuren aus Cholesterol decken muss, sinkt der Cholesterol-Spiegel. Indikation für den Einsatz von Ionenaustauschern ist die primäre Hypercholesterolämie bei einer gleichzeitigen Diät und Anwendung von Statinen. Nebenwirkungen sind vor allem Fettresorptionsstörungen, die zu Hypovitaminosen der fettlöslichen Vitamine A, D, E, K und Steatorrhö (Fettstuhl) führen können. Auch ist an Resorptionsverminderung gleichzeitig verabreichter Arzneimittel zu denken. Ähnlich wirkt der Gallensäuren-Komplexbildner **Colesevelam** (☐ Tab. 7.13).

☐ **Tab. 7.13** Ionenaustauscher

Arzneistoff	Fertigarzneimittel
Colestyramin	*Colestyramin Hexal®, *Quantalan®
Colesevelam	*Cholestagel®

7.5.4   Fibrate

Fibrate leiten sich von der Clofibrinsäure ab. Sie senken erhöhte Triglycerid-Blut-spiegel um bis zu 30 %. Weiterhin kommt es zu einer verstärkten Umwandlung von VLDL in LDL. Der VLDL-Gehalt sinkt. Die cholesterinsenkende Wirkung der Fibrate ist weniger ausgeprägt. Indikation für die Fibrate ist daher die Hypertriglyceridämie.

Substanzen wie **Etofibrat** und **Etofyllinclofibrat** (☐ Tab. 7.14) werden nur noch selten verordnet. Häufiger kommen heute in der Apothekenpraxis die Clofibrat-Analoga **Bezafibrat**, **Fenofibrat** und **Gemfibrozil** vor. Diese senken zudem den LDL-Blutspiegel und erhöhen den HDL-Blutspiegel. Nebenwirkungen sind gastroin-testinale Störungen wie Erbrechen, Übelkeit und Völlegefühl, Muskelkrämpfe und -schwäche sowie Leberfunktionsstörungen. Kontraindikation besteht bei Leber-erkrankungen und bei Niereninsuffizienz. Insgesamt sind die Fibrate den CSE-Hemmern bezüglich der Senkung des Cholesterin-Spiegels unterlegen und werden nicht mehr so oft verordnet.

☐ **Tab. 7.14** Fibrate

Arzneistoff	Fertigarzneimittel
Fenofibrat	*Fenofibrat Hexal®, *Cil®, *Lipidil®
Bezafibrat	*Bezafibrat-ratiopharm®
Gemfibrozil	*Gevilon®
Etofibrat	*Lipo-Merz®
Etofyllinclofibrat	*Duolip®

7.5.5 Nicotinsäure und Nicotinsäureanaloga

Nicotinsäure ist eines der ältesten lipidsenkenden Mittel und gehört zur Gruppe der Lipolysehemmstoffe. Ihr Wirkungsmechanismus beruht auf:
- Hemmung der Triglyceridlipase im Fettgewebe → weniger Bildung von Triglyceriden,
- Hemmung der Triglyceridsynthese in der Leber,
- Aktivierung der Lipoproteinlipase.

Hohe Dosen von Nicotinsäure senken dadurch den Triglycerid- und den LDL-Spiegel. Nicotinsäure wird eingesetzt in Kombination mit Statinen oder als Monotherapie bei Unverträglichkeiten von Statinen (□ Tab. 7.15). Nicotinsäure wird verwendet bei erhöhten Cholesterin- oder Triglyceridwerten. Nebenwirkungen sind Magen-Darm-Beschwerden, Juckreiz, Hautpigmentierung und Leberschäden. Nach Einnahme von Nicotinsäure kommt es häufig zu plötzlichen Hitzewallungen mit abnormer Gesichtsrötung (Flush). Ein neu eingeführtes Kombinationspräparat enthält neben Nicotinsäure den neuen Wirkstoff Laropiprant, der diese unerwünschte Wirkung verhindern soll. Laropiprant blockiert die Rezeptoren, an die sich Prostaglandin D_2 anlagert, das den Flush auslöst.

□ Tab. 7.15 Nicotinsäure und Nicotinsäureanaloga

Arzneistoff	Fertigarzneimittel
Xantinolnicotinat	Complamin® spezial
Nicotinsäure	*Niaspan®
Nicotinsäure und Laropiprant	*Tredaptive®
Etofibrat – Glykoldiester von Clofibrinsäure und Nicotinsäure	*Lipo-Merz®

7.5.6 Omega-3-Fettsäuren

Eicosapentaensäure (EPA) oder Docosahexaensäure (DHA) senken die Triglyceride. Die Omega-3-Säurenethylester (*Omacor®, *Zodin®) werden zur Sekundärprophylaxe nach Herzinfarkt und zusätzlich zur Standardbehandlung mit Statinen zur Senkung erhöhter Blutfettwerte eingesetzt.

Zusammenfassung

▶ Hyperlipoproteinämien sind der größte Risikofaktor für Gefäßerkrankungen und KHK.

▶ Die Hyperlipoproteinämien sind entweder genetisch bedingt oder Folge einer Erkrankung.

▶ Die schädlichste Wirkung besitzt das LDL, wohingegen HDL das Arteriosklerose-Risiko senkt.

▶ Grundlage der Therapie ist eine strikte Ernährungsumstellung verbunden mit einer gezielten Behandlung der erhöhten Blutfettwerte.

▶ Die Therapie wird heute in erster Linie mit Statinen durchgeführt. Daneben oder ergänzend zu den Statinen werden noch resorptionshemmende und die Ausscheidung fördernde Arzneimittel eingesetzt.

▶ Fibrate können Triglyceride gut senken, werden aber nur noch selten eingesetzt.

▶ Die Nicotinsäure-Derivate werden wieder häufiger verordnet.

Wiederholungsfragen zu Kapitel 7.5

1. Ordnen Sie jeder aufgeführten Gruppe einen Wirkstoff zu. A. CSE-Hemmer, B. Resorptionshemmer, C. Ionenaustauscher, D. Nicotinsäure-Derivate.
2. Mit welchen Namen werden die Statine noch belegt?
3. Wie wirken die CSE-Hemmer?
4. Aus welchen Gründen ist die Kombination aus Nicotinsäure und Laropiprant (*Tredaptive®) sinnvoll?
5. Ein Patient weist einen Gesamtcholesterinwert von 200 mg/dl auf. Was sollten Sie noch von ihm in Erfahrung bringen?
6. Zwischen welchen Werten sollte das Therapieziel für den LDL-Wert liegen?

7.6   Abwehrfunktionen des Blutes

Die Aufgabe des Immunsystems ist der Schutz des Körpers gegen körperfremde Bestandteile, welche die Körperzellen schädigen können. Dringen Antigene in den Körper des Menschen ein, so setzen sofort Abwehrreaktionen ein. **Antigene** können **Erreger** (Bakterien, Viren, Pilze, Protozoen), **fremde Moleküle** (Pollen, Chemikalien, tierische Eiweiße, Arzneimittel) oder **Tumorzellen** sein.

Bei den Abwehrfunktionen unterscheidet man:

▶ **Unspezifische** (angeborene) **Abwehrmechanismen** (humorale und zelluläre Mechanismen):
  – wirken gleich beim ersten Kontakt mit den schädlichen Substanzen,
  – sind bei allen Fremdstoffen gleich intensiv.

▶ **Spezifische** (erworbene) **Abwehrmechanismen:**
  – Erstkontakt mit dem Antigen zur Anregung der Antikörperbildung erforderlich,
  – hohe Spezifität,
  – Bildung von Gedächtniszellen.

Bei beiden Mechanismen sind zelluläre (Abwehrzellen) und humorale (durch eine Körperflüssigkeit und ihren Inhalt vermittelte) Kräfte beteiligt.

7.6.1 Unspezifische humorale Abwehr

Komplementsystem und Lysozym

Das Komplementsystem ist ein wesentlicher Bestandteil der körperlichen Immunabwehr. Es besteht aus mehr als 25 Einzelkomponenten und Regulatoren. Sie reagieren in einer bestimmten Reihenfolge (Kaskade). Zu den Aufgaben des Komplementsystems zählen die **Aktivierung des Immunsystems** und die direkte **Zerstörung** eingedrungener Erreger (Lyse). Die Hauptaufgabe liegt in der Markierung bestimmter Mikroorganismen durch Antikörper (**Opsonierung**). Erst dadurch können Phagozyten die Fremdstoffe erkennen und vernichten. Diese Mechanismen sind stets abrufbar und bilden die ersten Abwehrreaktionen in der Frühphase einer Infektion. Inzwischen wurde noch ein dritter Weg gefunden, der zur Aktivierung des Komplementsystems führt und als Lektinweg bezeichnet wird.

Wirkungen des Komplementsystems sind:
- Lyse von Zellen,
- Kontaktvermittlung zur Einleitung der Phagozytose (Opsonierung),
- Anlockung von Zellen mit Abwehrfunktionen, z. B. von Makrophagen durch Hervorrufen einer Entzündungsreaktion.

Lysozym ist ein Enzym, welches in Körpersekreten (Speichel, Schweiß usw.) vorkommt. Es wird beim Zerfall phagozytierender Zellen frei und kann die Wände grampositiver Bakterien zersetzen.

Zytokine

Zytokine (Lymphokine) sind Proteine oder Glykoproteine, die regulatorisch wirken. Sie werden von unterschiedlichen Zellen (Makrophagen, B-Lymphozyten, T-Lymphozyten u. a.) gebildet und wirken auf die produzierende Zelle selbst (autokrin), auf die Nachbarzelle (parakrin) oder die ausgeschüttete Substanz wird über die Blutbahn bis zum Zielorgan transportiert (endokrin).

Die wichtigsten Zytokine sind:
- Interleukine (IL),
- Interferone (IFN),
- Tumornekrosefaktoren (TNF),
- Koloniestimulierende Faktoren (CSF).

Interleukine

Interleukine (IL) steuern in erster Linie die Lymphozyten-Funktion. Es gibt etwa 70 Interleukine, wovon man zirka 20 eine genaue Wirkung zuordnen kann. ▢ Tab. 7.16 zeigt eine kleine Auswahl an Interleukinen.

☐ **Tab. 7.16** Auswahl an Interleukinen, Vorkommen und Aufgabe

Interleukine	Vorkommen	Aufgabe
IL-2	In T-Zellen	Anregung des Wachstums von Lymphozyten
IL-3	In T-Zellen, Mastzellen	Anregung des Wachstums blutbildender Zellen
IL-4	In T-Zellen, Mastzellen	Steigerung der Synthese von Immunglobulinen
IL-5	In T-Zellen, Mastzellen, Makrophagen.	Aktivierung von B-Lymphozyten
IL-17	In T-Zellen	Stimulation von Entzündungsreaktionen

Interferone

Bei den **Interferonen** (IFN) unterscheiden wir je nach Herkunft α-, β-, γ- Interferone. Die IFN wirken vor allem antiviral und immunmodulierend. Von einem Virus befallene Zellen schütten Zytokine aus, um noch nicht befallene Nachbarzellen zu warnen. Die so gewarnten Zellen produzieren dann ein antivirales Schutzprotein, das nicht virusspezifisch ist. IFN wirken zudem immunmodulierend (das Immunsystem beeinflussend) und aktivieren natürliche Killerzellen und T-Lymphozyten. Bei verschiedenen virusbedingten Krebserkrankungen kommt **Interferon beta** zum Einsatz, bei schubweise verlaufender Multipler Sklerose rekombinantes **Interferon beta-1 a**, sowie **Interferon beta-1 b**. **Interferon alfa-2 a** ist für verschiedene Leukämieformen, malignes Melanom, Hepatitis B und C u. a. zugelassen (☐ Tab. 7.17), ebenso wie das **Interferon alfa-2 b**, das für eine ähnliche Indikation eingesetzt wird. Als Zusatztherapie zur Verringerung der Häufigkeit von schweren Infektionen bei Patienten mit chronischer Granulomatose (geschwulstartige Bindegewebswucherungen) wurde **Interferon gamma-1 b** zugelassen.

☐ **Tab. 7.17** Interferone

Arzneistoff	Fertigarzneimittel
Interferon alfa-2 a	*Roferon®-A
Interferon alfa-2 b	*IntronA®
Interferon beta	*Fiblaferon®
Interferon beta-1 a	*Avonex®, *Rebif®
Interferon beta-1 b	*Betaferon®, *Extavia®

Tumornekrosefaktoren

Die **Tumornekrosefaktoren** (TNF) beeinflussen das Zellwachstum. Die beiden bekannten Zytokine TNF-α und TNF-β werden an unterschiedlichen Stellen gebildet, haben aber die gleiche Wirkung. Sie hemmen das Zellwachstum einerseits, können es andererseits aber auch fördern. Außerdem leiten sie Entzündungsreaktionen im Gewebe ein oder unterhalten diese (Entzündungsmediator). Der Tumornekrosefaktor wird hauptsächlich von Makrophagen ausgeschüttet und kann verschiedene Prozesse auslösen. Dazu zählen **Apoptose** (Zelltod), Zellwachstum und Zelldifferenzierung. **TNF-α-Antagonisten** werden u. a. erfolgreich gegen Rheuma eingesetzt.

Koloniestimulierende Faktoren

Die **Koloniestimulierende Faktoren** (CSF) sind in erster Linie an der Blutbildung (Hämatopoese) beteiligt. GM-CSF stimulieren das Wachstum von Granulozyten und Monozyten. M-CSF stimulieren das Wachstum von Makrophagen und Lymphozyten. Erythropoetin fördert das Wachstum von Erythrozyten. CSF werden unter anderem unterstützend in der Tumortherapie eingesetzt (Kap. 14.2.12).

Fieber

Die Informationsstelle für die Thermoregulation (Beibehaltung der Kerntemperatur von etwa 36,5 °C) liegt im vorderen Hypothalamus. Über Thermorezeptoren der Haut und Temperaturfühler im Inneren erfolgt ein stetiger Abgleich der Temperatur. Bei Wärmebelastung wird vermehrt Wärme abgegeben (Schweißbildung und starke Hautdurchblutung), bei Kältebelastung Wärme gespeichert. Die Gefäße sind eng gestellt. Fieber ist Thermoregulation auf einem hohen Niveau. Exogene Pyrogene (pyros = Feuer) wie z. B. Bakterien stimulieren die Bildung eines endogenen Pyrogens, das den Stoffwechsel der Thermoregulationszellen beeinflusst. Folge ist, dass der Sollwert für die Thermoregulation nach oben verstellt wird. Deshalb wird nun die normale Körpertemperatur als unterkühlt empfunden, man fröstelt. Bei der Rückkehr zur normalen Temperatur wird die Kerntemperatur als zu hoch empfunden. Folge sind Schweißausbrüche und Wärmegefühl. Durch Fieber wird das gesamte Immunsystem angeregt.

7.6.2 Unspezifische zelluläre Abwehr

Die Phagozytose ist die Form der unspezifischen zellulären Abwehr und wird von **Granulozyten** (Mikrophagen) und **Monozyten** (Makrophagen, Riesenfresszellen) durchgeführt. Sie zählen zu den Leukozyten. Granulozyten umfließen die Krankheitserreger, nehmen sie in sich auf und verdauen sie. Die Makrophagen sammeln die Erreger ein und beseitigen geplatzte Granulozyten, indem diese einverleibt werden. Sie produzieren selbst Verdauungssaft und überleben mehrere Wochen.

7.6.3   Spezifische humorale Abwehr

Eine spezifische Abwehrreaktion des Organismus gegenüber fremden Substanzen stellt die Antigen-Neutralisation mit Antikörpern dar. Dringen körperfremde Stoffe ein und rufen diese Abwehrmaßnahmen im Körper hervor, nennt man sie **Antigene.** Dies sind meist große Moleküle mit einem Molekulargewicht > 3000 Da. Dabei wirkt nicht die ganze Fremdzelle als Antigen, sondern nur bestimmte Makromoleküle auf ihr rufen die Bildung von Antikörpern hervor. Natürlich vorkommende Antigene besitzen mehrere solcher **Epitope** auf ihrer Oberfläche. Kleinmolekulare Fremdstoffe **(Haptene)** können durch Bindung an körpereigene Proteine oder Makromoleküle solche Antigeneigenschaft erlangen (Vollantigen). Der Körper bildet daraufhin gegen die Antigene spezifische **Antikörper** aus. Antikörper sind als streng spezifische, dem Antigen direkt entgegengesetzte Einheiten anzusehen (Schlüssel-Schloss-Prinzip). Durch die Bildung eines Antigen-Antikörper-Komplexes wird das Antigen neutralisiert und unschädlich gemacht. Gleichzeitig werden sogenannte Gedächtniszellen gebildet, die ein Antigen auch nach Jahren sofort wiedererkennen. Die für die Antikörperproduktion wichtige Blutzellgruppe sind die B-Lymphozyten.

Antikörper gehören zu den Globulinen. Da sie an der Abwehr beteiligt sind, bezeichnet man sie auch als **Immunglobuline.** Es gibt ca. 10 Millionen verschiedene Antikörper. Diese lassen sich in fünf Klassen einteilen: IgM, IgA, IgG, IgD, IgE.

Der Anteil an **IgG** (○ Abb. 7.6) überwiegt im Serum. IgG besteht aus zwei leichten Ketten (Light- oder L-chains) und zwei schweren Ketten (Heavy- oder H-chains). L- und H-Ketten sind über Disulfidbrücken miteinander verbunden. Die Antigenbindungsstelle liegt in dem verbundenen Teil zwischen L- und H-Kette (Antigen binding fragment, F_{ab}). Der F_c-Teil bindet an F_c-Rezeptoren, z. B. auf B-Lymphozyten, er dient also sozusagen als Andockstelle. IgG wird zur Prophylaxe von Viruserkrankungen wie Mumps oder Hepatitis A eingesetzt. Der Schutz hält vier Wochen an.

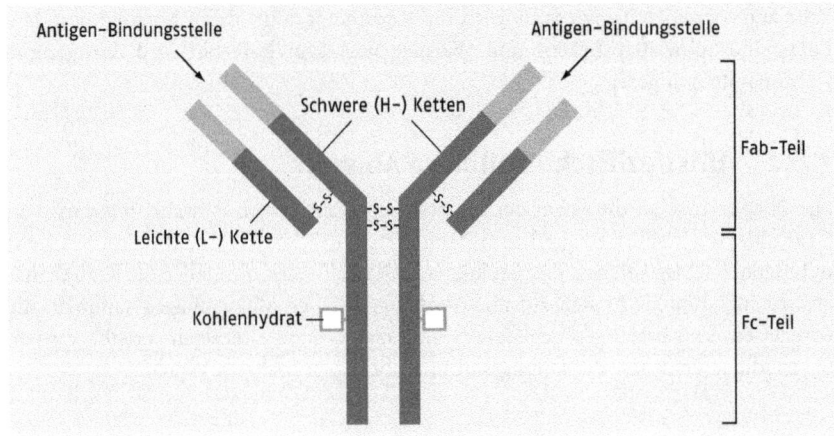

○ **Abb. 7.6** Aufbau eines Immunglobulin-G-Moleküls (vereinfacht). Nach Thews, Mutschler, Vaupel 2007

Besonderheiten der einzelnen Immunglobuline:

▷ IgG-Antikörper werden vor allem bei einer Infektion mit einem schon bekannten Erreger gebildet und können die Plazenta-Schranke überwinden.

▷ IgE-Antikörper werden in größeren Mengen bei einer Allergie gebildet. Sie sind außerdem an der Abwehr von Würmern und Parasiten beteiligt.

▷ IgD-Antikörper sind in ihrer Funktion bisher nur wenig bekannt.

▷ IgA-Antikörper sind auf die Abwehr in Schleimhäuten spezialisiert.

▷ IgM-Antikörper werden als Fünffachmolekül sehr früh bei einer Infektion gebildet, besonders bei unbekannten Erregern.

7.6.4 Spezifische zelluläre Abwehr

Das Lymphsystem durchzieht den Körper ähnlich wie das Blutgefäßsystem. Hier sammeln sich die Immunzellen und fließen mit der Lymphflüssigkeit zu den Krankheitsherden und zu den Lymphknoten. Verantwortlich für die immunologische Abwehr sind die weißen Blutkörperchen, die Leukozyten. 30 % aller Leukozyten sind **Lymphozyten**, die hauptsächlich im Knochenmark, in Milz, Thymusdrüse und Mandeln gebildet werden. Man unterscheidet kurzlebige und langlebige Formen. Bei den Lymphozyten unterscheidet man zwei Arten: T-Lymphozyten und B-Lymphozyten.

Die spezifische zelluläre Abwehr wird vor allem von den **T-Lymphozyten** übernommen. Aktiviert werden die T-Lymphozyten durch antigenpräsentierende Zellen (APZ) wie Makrophagen, Dendritische Zellen und B-Lymphozyten. Die APZ nimmt zunächst den Erreger auf und baut diesen zu kleinen Erregerfragmenten ab. Diese Fragmente werden dann mit Hilfe bestimmter Membranproteine (HLA) auf der Oberfläche der APZ präsentiert. Dieser dargebotene Komplex aus HLA und Erregerfragment wird nur von den T-Lymphozyten erkannt, die den zum Antigen passenden T-Zell-Rezeptor besitzen. Die Bindung führt zur Aktivierung des T-Lymphozyten und zu seiner Vermehrung. Eine Übersicht über die Wirkungsweise vermittelt ○ Abb. 7.7.

Die T-Lymphozyten differenzieren sich aus und werden zu T-Killerzellen (Immunozyten), T-Helferzellen und T-Suppressorzellen. Die besondere Aufgabe der **Immunozyten** ist es, die als fremdartig erkannten Zellen zu zerstören. **T-Helferzellen** aktivieren in erster Linie B-Lymphozyten und die **T-Suppressorzellen** verhindern übersteigerte Abwehrreaktionen.

Die **B-Lymphozyten** werden zu Plasmazellen, die daraufhin Antikörper produzieren. Die Antikörper bilden einen Antigen-Antikörper-Komplex aus, woraufhin die Vernichtung des Komplexes durch Fresszellen erfolgt. Gleichzeitig werden **Gedächtniszellen** gebildet, die bei einer erneuten Infektion mit dem Erreger direkte Abwehrmaßnahmen einleiten.

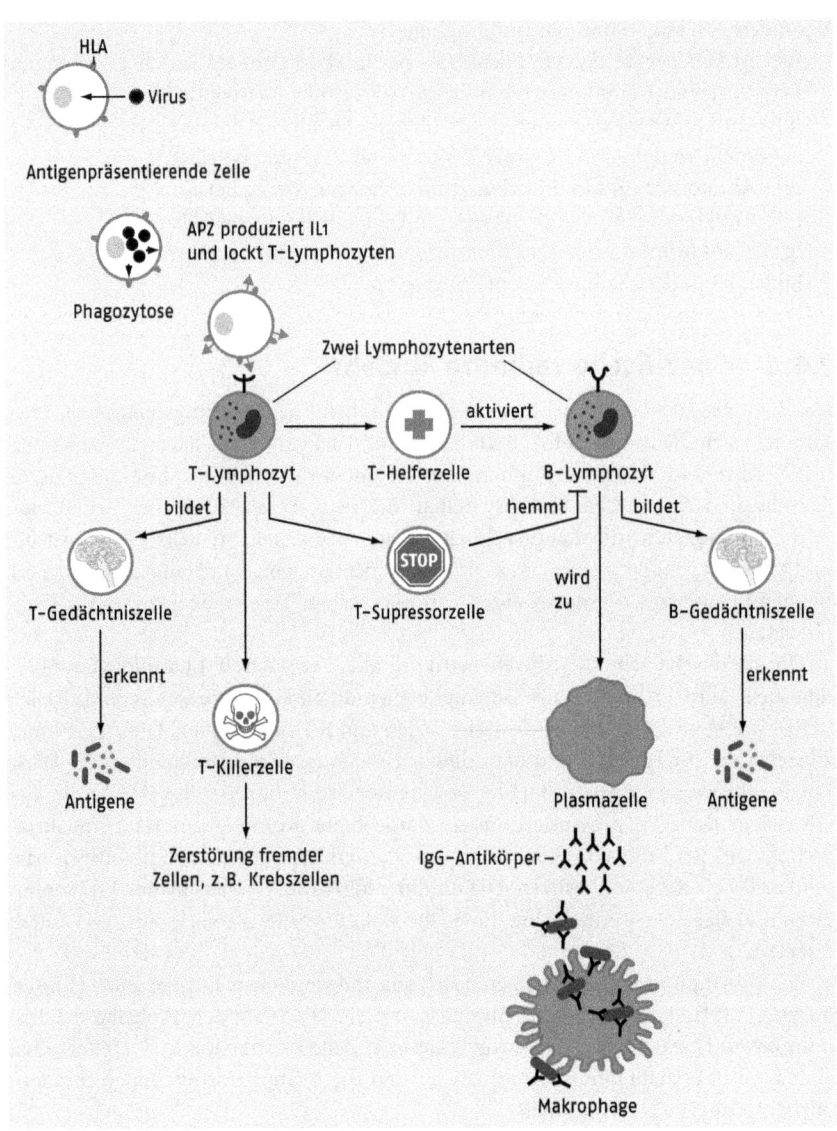

○ **Abb. 7.7** Immunabwehr (vereinfacht)

Zusammenfassung

▶ Bei der Abwehrfunktion des Blutes spielen unspezifische und spezifische Abwehr-mechanismen eine Rolle, die humoral und zellulär sein können.

▶ Zur unspezifischen humoralen Abwehr gehören:
  – Komplementsystem,
  – Lysozym,
  – Zytokine: Interleukine (IL), Interferone (IFN), Tumornekrosefaktoren (TNF), Koloniestimulierende Faktoren (CSF), Fieber.

▶ Zur unspezifischen zellulären Abwehr gehören:
  – Mikrophagen
  – Makrophagen.

▶ Zur spezifischen humoralen Abwehr gehört:
  – Antigen-Antikörper-Bildung.

▶ Zur spezifischen zellulären Abwehr gehören:
  – Lymphozyten (T- und B-Lymphozyten).

7.6.5 Immunsuppressiva

Verschiedene medizinische Indikationen erfordern eine Unterdrückung des körper-eigenen Abwehrsystems. **Ciclosporin A** (□ Tab. 7.18) hemmt humorale und zelluläre Immunreaktionen und ist zur Vermeidung von Abstoßungsreaktionen nach Herz-, Lungen- und Nierentransplantationen sowie zur Behandlung einer Reihe von Auto-immunerkrankungen zugelassen. **Azathioprin** (Prodrug) ist ein Purinantimetabolit und wird zu Mercaptopurin verstoffwechselt, das als atypischer Baustein die Synthese von DNA blockiert und somit die Vermehrung der T- und B-Zellen hemmt.

Mycophenolatmofetil (Prodrug) wird zu Mycophenolsäure umgewandelt und wirkt über eine selektive Hemmung der DNA-Synthese der Lymphozyten.

□ **Tab. 7.18** Immunsuppressiva

Arzneistoff	Fertigarzneimittel
Azathioprin	*Azathioprin-ratiopharm®, *Imurek®
Ciclosporin A	*Sandimmun®, *Cicloral®
Mycophenolatmofetil	*CellCept®
Tacrolimus	*Prograf®
Sirolimus	*Rapamune®
Muromonab-CD 3	*Orthoclone® OKT-3

Tacrolimus hemmt in erster Linie die Aktivierung von T-Lymphozyten. Dem Tacrolimus strukturell ähnlich sind **Everolimus** und **Sirolimus**, die ebenfalls zur Vorbeugung der Organabstoßung bei Nierentransplantationen zugelassen sind.

Muromonab-CD 3 ist ein aus Mauszellen (murin) entwickelter monoklonaler Antikörper gegen menschliche T-Lymphozyten. Durch Ankopplung des monoklonalen Antikörpers am membranständigen CD 3-Molekül des T-Lymphozyts wird dessen T-Zell-Rezeptor blockiert und die Erkennung von Antigenen verhindert. Als muriner Antikörper weist er erhebliche Nebenwirkungen auf. Besser verträglich ist der chimäre (Maus/Mensch-) monoklonale Antikörper Basiliximab.

Indikation der genannten Wirkstoffe ist die Prophylaxe von Abstoßungsreaktion nach Transplantationen.

Glucocorticoide (Prednison, Prednisolon) hemmen die zellulären Immunreaktionen stark, in hohen Dosen auch die Bildung von Antikörpern und werden oft mit anderen Immunsuppressiva kombiniert.

7.6.6 Immunstimulanzien

Zur Steigerung der unspezifischen körpereigenen Abwehr, insbesondere zur Vorbeugung häufig rezidivierender Infekte der Atem- oder der Harnwege, werden im Bereich der Selbstmedikation verschiedene Pflanzenextrakte, bakterielle und homöopathische Mittel eingesetzt. Hierher gehören Fertigarzneimittel (□ Tab. 7.19), die u. a. Extrakte verschiedener Echinacea- oder Pelargonien-Arten enthalten. Extrakte aus der

□ **Tab. 7.19** Immunstimulanzien

Arzneistoff	Fertigarzneimittel
Homöopathische Mittel	
Echinacea angustifolia Ø, Eupatorium perfoliatum Ø, Aconitum Ø, Belladonna Ø	Contramutan® D Tabletten
Aconitum D 4, Baptisia D 2, Belladonna D 4, Bryonia D 2, Myristica sebifera D 3, Echinacea Ø	Echinacin® akut
Bakterielle Mittel	
Lysierte, immunaktive Fraktionen aus ausgewählten E. coli-Stämmen	*Uro-Vaxom®
Pflanzliche Mittel	
Echinaceae purpureae herba	Echinacin®, Esberitox® mono, Echinacea-ratiopharm® liquid
Echinaceae pallidae radix	Lymphozil® Lutschtabletten

Wurzel von *Echinacea pallida* werden unterstützend bei grippalen Infekten eingesetzt, Inhaltsstoffe aus dem Kraut von *Echinacea purpurea* werden zur Anregung der Immunabwehr bei rezidivierenden Infekten im Bereich der Atemwege und der ableitenden Harnwege verwendet. Die Wirksamkeit dieser unspezifischen Immunstimulanzien gilt heute als umstritten.

Wiederholungsfragen zu Kapitel 7.6

1. Nennen Sie drei Beispiele für Antigene.
2. Unterscheiden Sie spezifische und unspezifische Abwehr voneinander.
3. Zu welchem Abwehrsystem gehören Zytokin, Fieber und Lysozym?
4. Was ist mit der spezifischen humoralen Abwehr gemeint?
5. Wie heißen Granulozyten und Monozyten mit einem anderen Namen?
6. Welche Zellgruppe übernimmt die zelluläre Abwehr?
7. Welche Fraktion bildet 30 % der Leukozyten, wo werden sie gebildet und wie heißen die Leukozyten mit einem anderen Namen?
8. Welche zwei Arten unterscheidet man bei den Lymphozyten?

7.7   Impfstoffe und Immunisierung

Unter einer **Immunisierung** versteht man die Verabreichung von Impfstoffen (Vakzine) oder Immunseren mit dem Ziel, den Organismus gegen eine Infektionskrankheit immun (unempfindlich) zu machen.

Man unterscheidet zwei Arten der Immunisierung:

▷ Aktive Immunisierung,
▷ passive Immunisierung.

Die **aktive Immunisierung** (◻ Tab. 7.20) verhilft dem Körper zur eigenen aktiven Abwehr, die **passive Immunisierung** (◻ Tab. 7.21) kommt zum Einsatz, um den bereits erkrankten Körper bei seinen Abwehrmaßnahmen zu unterstützen. Wird zeitgleich sowohl aktiv, als auch passiv immunisiert, spricht man von einer **Simultanimpfung**.

Bei der Aktivimmunisierung grenzt man weiter ab: **Standardimpfungen** werden von der STIKO (**St**ändige **Impfko**mmission des Robert-Koch-Instituts) empfohlen und bieten einen guten Schutz gegen weit verbreitete Infektionskrankheiten. **Indikationsimpfungen** werden zur Abdeckung persönlicher Risiken in Beruf oder Freizeit (Reiseprophylaxe) verabreicht. **Postexpositionelle Impfungen** kommen zum Einsatz, um den Erkrankten selbst oder seine Kontaktpersonen zu schützen. Nach einer Grundimmunisierung mit mehreren Impfungen ist bei manchen Impfstoffen von Zeit zu Zeit eine **Auffrischungsimpfung** erforderlich, wenn nicht mehr genügend Antikörper vorhanden sind.

☐ **Tab. 7.20** Impfstoffarten bei aktiver Immunisierung

Typ	Krankheit
Lebendimpfstoffe	
Viral	Masern
	Mumps
	Röteln
	Windpocken
	Gelbfieber
Bakteriell	Tuberkulose (in Deutschland nicht mehr empfohlen)
Totimpfstoffe	
Viral	Grippe
	Hepatitis A+B (rekombinant)
	Poliomyelitis nach Salk (inaktiviert)
	Frühsommer-Meningo-Enzephalitis (FSME)
	Gebärmutterhalskrebs
Bakteriell	Cholera (Schluckimpfung)
	Pertussis (Keuchhusten)
	Typhus
Isolierte Antigene	HIB-Infektion
	Pneumokokken-Infektion
	Meningokokken-Infektion
Toxoidimpfstoffe	
Inaktivierte Toxine	Diphtherie
	Tetanus

☐ **Tab. 7.21** Passive Immunisierung

Impfstoffart	Impfstoff
Antitoxine	Gasbrand-Antitoxin
	Botulismus-Antitoxin
	Diphtherie-Antitoxin
Immunglobuline	Hepatitis-A-Immunglobulin
	Hepatitis-B-Immunglobulin
	Röteln-Immunglobulin
	Tollwut-Immunglobulin
	Varicella-zoster-Immunglobulin
	Anti-Rh(D)-Immunglobulin

Aktive Immunisierung

Die in den Impfstoffen enthaltenen Antigene regen im Körper die Bildung von spezifischen Antikörpern an, die dem Körper eine zum Teil jahre- bis lebenslange Immunität verleihen. Oft sind die Antigene an ein Adsorptionsmittel (Adjuvans, Booster) gebunden, was zu einer verlangsamten Freisetzung der Antigene führt. Durch diese sogenannten **Adsorbatimpfstoffe** kann die Bildung von Antikörpern erheblich gesteigert und die Immunabwehr verbessert werden. Die meisten **„Wirkungsverstärker"** (Aluminiumhydroxid, bestimmte Aminosäuren und Peptide) sind schon seit Jahren bekannt. Bei dem 2009 verabreichten Impfstoff gegen die Neue Grippe (Schweinegrippe) *Pandemrix® wurde allerdings ein noch nicht in Langzeitstudien getesteter Booster (Squalen, DL-α-Tocopherol und Polysorbat 80) verabreicht, was zu erheblichen Diskussionen geführt hat.

Einige Menschen bilden gegen bestimmte Impfstoffe keine Antikörper aus. Solche Menschen bezeichnet man als **Non-Responder**. Dies ist höchstwahrscheinlich genetisch bedingt.

Bei der aktiven Immunisierung wird nach Art der verwendeten Antigene unterschieden in:

▶ **Lebendimpfstoffe**, die aus lebenden, vermehrungsfähigen, aber abgeschwächten (attenuierten) Keimen bestehen (Injektion oder Schluckimpfung).
▶ **Totimpfstoffe**, die durch chemische oder physikalische Maßnahmen inaktivierte Erreger oder deren Antigene enthalten. Sie sind nicht mehr vermehrungsfähig.
▶ **Toxoid-Impfstoffe** die aus inaktiviertem Toxin bestehen.

Von **Vollkeim-Impfstoffen** spricht man, wenn sie aus dem gesamten inaktivierten Erreger bestehen. Benutzt man nur Bruchstücke des Erregers, um die Produktion von Antikörpern anzuregen, handelt es sich um nichtzelluläre Impfstoffe, die man weiter unterteilen kann. Bilden Teilstücke des Erregers den Impfstoff, bezeichnet man ihn als **Spaltimpfstoffe**.

Subunit-Impfstoffe enthalten isolierte und gereinigte Antigene.

Rekombinante Impfstoffe sind gentechnisch hergestellt, wobei ein markantes Teilstück des Erregers von gentechnisch veränderten Hefezellen nachgebaut, isoliert, aufbereitet und dann als Impfstoff verwendet wird.

Konjugierte Impfstoffe bestehen aus mehreren isolierten, aneinandergekoppelten Bausteinen des Erregers. Dazu wird ein immunogener Bestandteil des Erregers an ein Eiweiß gebunden. Das Protein wirkt gleichzeitig als Vehikel und verstärkt noch die Immunantwort.

DNA-Impfstoffe liefern die genetische Information über das Antigen direkt in die Zellen des Geimpften. Dadurch sollen die Zellen in die Lage versetzt werden, selbst den Impfstoff zu produzieren. Solche Arzneistoffe befinden sich zurzeit in der Erprobung.

In **Kombinationsimpfstoffen** (□ Tab. 7.22) werden verschiedene Impfstoffe gemischt und mit einer Injektion verabreicht. Dies erniedrigt die Anzahl der Impfungen und erhöht die Compliance.

Reiseimpfungen orientieren sich am Zielgebiet, an der Reiseart und werden individuell zusammengestellt. Teilweise sind diese zum Schutz der einheimischen Bevölkerung gegen eingeschleppte Erkrankungen behördlich vorgeschrieben (Gelbfieber). In der Apotheke ermöglichen Computer-Programme eine individuelle Beratung.

> ■ **MERKE**
>
> Die meisten Kinderkrankheiten werden durch Viren hervorgerufen, wohingegen die Geißeln der Menschheit (Cholera, Pest und Tuberkulose) meistens bakterielle Ursache haben.

□ **Tab. 7.22** Impfstoffe

Aktive Immunisierung, Mehrfachimpfungen	
Hepatitis A (HA) und Hepatitis B (HB)	*Twinrix®
Diphtherie, Tetanus, Pertussis	*Boostrix®
Masern, Mumps, Röteln	*MMRvaxPro®, *Priorix®
Diphtherie, Tetanus, Pertussis, Polio, Haemophilus influenzae	*Pentavac®, *Infanrix IPV + HIB®
Diphtherie, Tetanus, Pertussis, Polio, Haemophilus influenzae, HB	*Infanrix Hexa®

☐ **Tab. 7.22** Impfstoffe (Fortsetzung)

Aktive Immunisierung, Einfachimpfungen	
Grippe, Neue Grippe	*Begrivac®, *FluVaccinol®
Pneumokokken	*Pneumovax®
FSME	*Encepur®, *FSME-immun®
Hepatitis A	*HAVpur®, *Havrix®
Hepatitis B	*HBVAXPRO®, *Engerix®
Humanes Papilloma Virus (HPV)	*Gardasil®, *Cervarix®
Poliomyelitis	*IPV-Virelon®
Rotaviren	*Rotarix®
Tetanus	*Tetanol®
Windpocken	*Varilrix®
Passive Immunisierung	
Tetanus	*Tetagam®
Rhesusprophylaxe mit Anti-D-Immunglobulin	*Rhophylac®

Zusammenfassung

▶ Schutzimpfungen gehören zu den segensreichsten Fortschritten in der Medizin und haben neben hygienischen Maßnahmen und Antibiotikatherapie erheblich zum Anstieg der Lebenserwartung beigetragen. Das können auch Impfgegner nicht leugnen.

▶ Lebendimpfstoffe führen meistens zu einer lebenslangen Immunität, bestimmte Personen (z. B. immunsupprimierte Patienten) können diese Impfstoffe jedoch nicht bekommen, da sonst ernsthafte Nebenwirkungen befürchtet werden müssen.

▶ Bei Impfungen mit Totimpfstoffen ist eine durch den Impfstoff verursachte Erkrankung ausgeschlossen, sie bedürfen aber der regelmäßigen Auffrischung.

▶ Bei Krankheitserregern, die Toxine ausscheiden, rufen nicht die Erreger die Krankheit hervor, sondern deren Toxin.

▶ Von der Verträglichkeit sind rekombinante und konjugierte Impfstoffe allen anderen vorzuziehen, wobei die Zukunft den DNA-Impfstoffen gehören könnte.

▶ Kombinationsimpfstoffe liegen wegen ihrer Compliance in der Verordnung weit vorn.

▶ Passivimpfstoffe, die im Apothekenalltag auftauchen, sind diejenigen zur Tetanus- und Rhesusprophylaxe.

Wiederholungsfragen zu Kapitel 7.7

1. Bei den Impfungen setzen sich immer mehr Kombinationsimpfungen durch, warum?
2. Was versteht man bei den Impfungen unter Abkürzungen wie: D, T, HIB, IPV, HA, HB, MMR?
3. Nennen Sie fünf Standard-Impfungen, welche die STIKO empfiehlt, wofür steht STIKO?
4. Was bedeutet aktive Impfung, was passive? Was sind Lebendimpfstoffe, was Totimpfstoffe? Nennen Sie bitte Beispiele dazu.
5. Pentavac® bedeutet, dem Namen nach, was genau?
6. Gegen welche Erreger wirkt ein Grippeimpfstoff, warum muss er jedes Jahr von der WHO neu zusammengestellt werden?
7. Wie heißt das Virus, das den Gebärmutterhalskrebs auslöst? Nennen Sie bitte eine Arzneispezialität.

7.8 Allergien

Allergie ist die Bezeichnung für eine **überschießende Immunreaktion** des Körpers auf körperfremde, eigentlich unschädliche oder vorher tolerierte Substanzen (Antigene, Allergene). Dabei kann man gegen jeden Stoff allergisch reagieren, der nicht körpereigen ist. Dies sei am Beispiel des Heuschnupfens kurz erklärt. Dringen Fremdstoffe, z. B. Pollen, in einen gesunden Körper ein, werden diese durch Makrophagen beseitigt. Bei einem allergisch veranlagten Menschen kommt es aber nach der Phagozytose zu einer übermäßigen Bildung von Antikörpern des Typs IgE, die sich auf den Mastzellen anlagern. Gleichzeitig werden Gedächtniszellen angelegt. Beim Zweitkontakt setzen sich nun Allergene zwischen zwei an eine Mastzelle gebundene Antikörper, wodurch diese eine Art Brücke bilden. Die Mastzelle wird aktiviert, platzt auf und schüttet Histamin aus **(Mastzellendegranulation).** Zugleich werden Prostaglandine und Leukotriene gebildet, welche die allergische Reaktion mit auslösen und unterhalten (○ Abb. 7.8).

Eine Allergie kann von leichten Hautausschlägen bis zu lebensbedrohlichen Reaktionen (anaphylaktische allergische Reaktion vom Soforttyp) reichen (□ Tab. 7.23).

Allergien vom **Soforttyp** werden meist durch Blütenpollen, Tierhaare, Nahrungsmittel, Schimmelpilze, Hausstaub(milben), Insektengifte und Arzneistoffe wie ASS, Penicilline und Sulfonamide ausgelöst. Auch Latex kann eine Allergie vom Soforttyp auslösen (Latex-Allergie z. B. bei Handschuhen). Von einer **Kreuzallergie** wird z. B. gesprochen, wenn bei einer erwiesenen Allergie gegen ASS jemand bei Ibuprofen-Einnahme ebenfalls allergisch reagiert. Kreuzallergien kommen auch häufig bei Pollenallergikern vor, die dann zusätzlich auf bestimmte Lebensmittel allergisch reagieren. Bei einer **Kontaktallergie** (□ Tab. 7.23) werden durch Auslöser bestimmte Hautbereiche zum Jucken, Röten, Schwellen oder Nässen gebracht. Häufige Auslöser sind Duftstoffe oder Metalle wie Nickel.

Tritt eine Allergie nur zu bestimmten Zeiten auf (Pollenallergie) spricht man von einer **saisonalen Allergie**, ist sie das ganze Jahr über vorhanden, bezeichnet man sie als **perenniale Allergie** (z. B. Hausstaub).

1. Kontakt

Übermäßig hohe Produktion an IgE 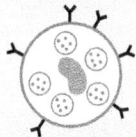 und
Anlagerung an Mastzellen

2. Kontakt

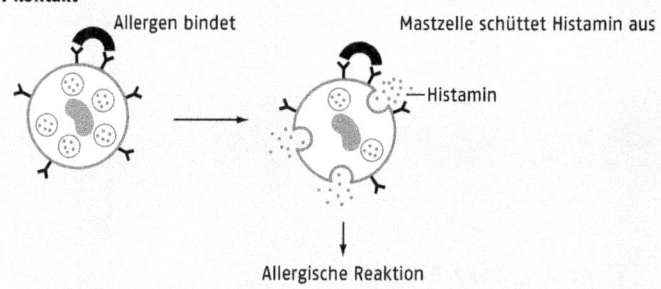

○ **Abb. 7.8** Mastzellendegranulation

☐ **Tab. 7.23** Allergietypen und Beispiele für das klinische Erscheinungsbild

Typen	Reaktionszeit	Klinik
Typ 1: Soforttyp, IgE-Antikörper, anaphylaktischer Typ	Sekunden bis Minuten	Asthma, Urtikaria, Angioödem, allergische Rhinitis und Konjunktivitis, anaphylaktischer Schock
Typ 2: zytotoxischer Typ	6 bis 12 Stunden	Agranulozytose, Blutgruppen-Unverträglichkeiten
Typ 3: Immunkomplex-Typ	6 bis 12 Stunden	Serumkrankheiten, allergische Alveolitis
Typ 4: Spättyp (verzögerter Typ)	12 bis 72 Stunden	Kontaktallergien (Nickel)

■ **MERKE**

Das Entstehen einer Allergie ist dosisunabhängig. Bei bestehender Allergie ist die wichtigste Maßnahme das auslösende Allergen zu vermeiden.

☐ **Tab. 7.24** Übersicht über allergische Reaktionen einiger Körperbereiche (Auswahl)

Organ	Allergische Reaktion
Haut	Hautrötung (Erythem), Nesselsucht (Urtikaria), Ausschlag (Exanthem), Juckreiz (Pruritus), Kontaktekzem, Neurodermitis
Atemwege	Heuschnupfen (Rhinitis allergica), Mundschleimhautentzündung (Stomatitis), Nasennebenhöhlenentzündungen (Sinusitis) und Asthma bronchiale
Augen	Allergische Konjunktivitis
Magen-Darm-Trakt	Durchfall (Diarrhö), Übelkeit, Gastritis
Allgemeine Reaktion	Fieber, Schock

7.8.1   Therapie der Allergie

Hier kommen drei Möglichkeiten in Betracht:

▶ Ausschaltung des Allergens,
▶ Hyposensibilisierung,
▶ Antiallergika.

Ausschaltung des Allergens

Die **Ausschaltung des Allergens** ist nur teilweise möglich (Hausstaub), durch einen Berufswechsel (z. B. bei Zement-, Mehlallergie), Abschaffung des Haustiers oder durch vorübergehenden oder ständigen Ortswechsel (Klima).

Hyposensibilisierung

Bei einer Hyposensibilisierung (spezifische Immuntherapie) werden, nach vorherigem Nachweis einer Sensibilisierung durch z. B. Hauttests, die verursachenden Allergene in sehr niedriger Dosierung subkutan oder sublingual verabreicht (☐ Tab. 7.25), wobei die verabreichte Menge im Laufe der Behandlung kontinuierlich bis zu einer Erhaltungsdosis ansteigt. Der Körper wird dadurch in die Lage versetzt, allmählich vermehrt Immunglobulin G (IgG) zu bilden, das die Allergene unwirksam macht. Eine Hyposensibilisierung kann mehrere Jahre dauern. Die Erfolgsquote ist allergenabhängig. Empfohlen wird die Hyposensibilisierung bei allergischer Rhinokonjunktivitis, allergischem Asthma bronchiale und Insektengiftallergien.

☐ **Tab. 7.25** Präparate zur Hyposensibilisierung

Fertigarzneimittel	Zusammensetzung
*Alk 7®	Definierte Allergene (SE-Einheiten) aus Gräser- und Roggenpollen/Birkenpollen/Frühblüherpollen (Birke/Hasel/Schwarzerle)/Beifußpollen zur s. c. Injektion.
*Allergovit®	Verschiedene Pollen als Fertigarzneimittel oder indiv. Rezeptur, standardisiert in TE (Therapeutische Einheiten)
*Novo Helisen® Depot	Allergenextrakt, an Aluminiumhydroxid gebunden, aus Pollen, Epithelien, Pilzen, Milben u. a.

Antiallergika

Glucocorticoide

Glucocorticoide unterdrücken die Entzündungsreaktionen bei gleichzeitiger immunsuppressiver und antiödematöser Wirkung. Beim allergischen Asthma bewirken diese Substanzen eine Verminderung der Schleimproduktion und die Empfindlichkeit der Bronchien gegenüber den Mediatoren sinkt. Glucocorticoide werden in der Regel inhaliert, in schweren Fällen werden sie zusätzlich in Tablettenform gegeben. Bei Allergien gegen Pollen oder Hausstaub ist auch die Anwendung in Form von Augentropfen oder Nasensprays, bei Allergien der Haut als Cremes und Salben möglich (s. Kap. 10.8.1).

Antihistaminika

H_1-**Antihistaminika** der ersten Generation (☐ Tab. 7.26) blockieren die H_1-Rezeptoren in der Peripherie und zum Teil auch im Zentralnervensystem. Viele der charakteristischen Nebenwirkungen sind auf die Wirkungen im ZNS zurückzuführen (Müdigkeit, aber auch der Einsatz als Antiemetikum).

☐ **Tab. 7.26** Antihistaminika der 1. Generation

Arzneistoff	Fertigarzneimittel
Dimetinden	Fenistil® Gel, Tabletten, Tropfen
Hydroxyzin (Metabolit ist Cetirizin)	*Atarax®
Clemastin	Tavegil® Gel, Tabletten
Chlorphenoxamin	Systral® Gel
Bamipin	Soventol® Gel
Ketotifen	*Ketof® Sirup

Die Wirkstoffe Dimetinden, Hydroxyzin und Clemastin haben kaum noch Bedeutung als orale Antiallergika, werden aber, außer Hydroxyzin, weiterhin äußerlich angewandt, ebenso Bamipin. H_1-Antihistaminika der ersten Generation werden heute insbesondere bei Reisekrankheit (Dimenhydrinat) und als Schlafmittel (Diphenhydramin, Doxylamin) eingesetzt. Ihre Anwendung mit Analgetika in Kombinationspräparaten gegen grippale Infekte ist umstritten (Chlorphenamin). Außerdem wird Ketotifen als orales Antiallergikum aus dieser Gruppe verordnet.

Die **neueren H_1-Antihistaminika** (□ Tab. 7.27) blockieren vornehmlich die peripheren H_1-Rezeptoren und verhindern so die typischen Reaktionen auf Histamin wie Vasodilatation und erhöhte Permeabilität der Kapillaren. Sie können die Blut-Hirn-Schranke schlecht passieren und haben nur geringe sedierende Eigenschaften.

Cetirizin, Loratadin, Ebastin, Mizolastin und Terfenadin sind die wichtigsten Vertreter der oralen Antihistaminika. Levocetirizin, Desloratadin und Fexofenadin sind das aktive Enantiomer von Cetirizin bzw. die aktiven Metaboliten von Loratadin und Terfenadin. Desloratadin hat zwar eine längere HWZ als Loratadin, Loratadin wird aber in der Leber zu Desloratadin umgewandelt. Fexofenadin wirkt, im Gegensatz zu Terfenadin, nicht arrhythmogen (Arrhythmien erzeugend) und stellt damit einen Fortschritt dar. Cetirizin wirkt ein wenig stärker sedierend als die anderen Vertreter. Indikation: Allergische Rhinitis mit allergischer Konjunktivitis, Urtikaria.

Die Wirkstoffe Azelastin und Levocabastin werden als Nasensprays und Augentropfen angewandt.

□ **Tab. 7.27** Antihistaminika der 2. Generation

Arzneistoff	Fertigarzneimittel
Cetirizin	Cetirizin Hexal®
Loratadin	Lorano®
Mizolastin	*Mizollen®, *Zolim®
Terfenadin	*Terfenadin Al®
Levocetirizin	*Xusal®
Desloratadin	*Aerius®
Fexofenadin	*Telfast®
Azelastin	*Allergodil® AT, NT, Tabl., Allergodil® akut
Levocabastin	Livocab®, Livocab® direkt
Ebastin	*Ebastel®

Hemmung der Histaminfreisetzung

Die Degranulationshemmer (**Cromone**) sind Wirkstoffe, die speziell der Prophylaxe von Allergiesymptomen dienen. Mastzellen sind Zellen des Immunsystems (basophile Granulozyten), die bei einer allergischen Reaktion aktiviert werden und Histamin ausschütten. Mastzellstabilisatoren stabilisieren die Zellmembran und reduzieren die Histamin-Ausschüttung. **Cromoglicinsäure** ist wichtigster Vertreter dieser Gruppe (□ Tab. 7.28). Zur Herstellung von Arzneimitteln wird aufgrund besserer Löslichkeit das **Di**natriumsalz der **C**romoglicinsäure (Natriumcromoglicat oder **DNCG**) verwendet.

Daneben haben auch Azelastin und Ketotifen diesen membranstabilisierenden Effekt. Lodoxamid wird nur in Form von Augentropfen appliziert. Indikation: Prophylaxe allergischer Erkrankungen, da die Wirkung verzögert eintritt, Asthma bronchiale, allergische Rhinitis mit Konjunktivitis, Lebensmittelallergien.

Lokal juckreizstillend wirken außerdem Anästhetika, Zinkoxid, das daneben austrocknend wirkt, und systemisch Calciumsalze, welche die Permeabilität an den Gefäßen normalisieren, antiödematös und juckreizlindernd sind.

□ **Tab. 7.28** Degranulationshemmer

Arzneistoff	Fertigarzneimittel
Natriumcromoglicat (DNCG)	CromoHexal®, Augentropfen, Nasenspray, Dosieraerosol
Nedocromil	Irtan® AT
Lodoxamid	Alomide® AT

Leukotrienrezeptor-Antagonisten

Leukotrienrezeptor-Antagonisten blockieren den Rezeptor der Leukotriene und heben deren Wirkungen auf. Leukotriene werden bei Entzündungen und allergischen Reaktionen verstärkt gebildet (durch Lipoxygenase aus Arachidonsäure). Sie verengen die Atemwege sehr stark und führen zu einer Schleimhautschwellung. Die Blockade der Leukotrienwirkung führt zur Besserung der Asthmasymptome. Montelukast (*Singulair®) wird durch CYP3A4 metabolisiert. Deshalb ist Vorsicht bei der Verordnung anderer Arzneimittel geboten. Montelukast darf nicht zur Behandlung des akuten Asthmas eingesetzt werden.

Wiederholungsfragen zu Kapitel 7.8

1. Definieren Sie den Begriff Allergie.
2. Mit welchen Begriffen werden die ganzjährige und die zeitlich begrenzte Allergie belegt?
3. Wie wirkt das Antiallergikum Cetirizin? Sind Nebenwirkungen zu erwarten?
4. Nennen Sie fünf Wirkstoffe der H_1-Antihistaminika der neueren Generation?
5. Welche Wirkstoffe sind eher zur Prophylaxe geeignet und warum?
6. Wie wirkt Montelukast?

7.9   Multiple Sklerose

In diesem Kapitel wird die Erkrankung Multiple Sklerose (MS, Encephalomyelitis disseminata) sowie ihre Therapie vorgestellt. Die Multiple Sklerose wird häufig direkt mit dem Rollstuhl assoziiert. In den letzten Jahren haben sich jedoch in der Entwicklung neuer Arzneistoffe zur Therapie der MS große Fortschritte ergeben, sodass das Fortschreiten der Erkrankung (Progression) zumindest beeinflusst, wenn auch nicht aufgehalten werden kann.

Krankheitsbild Multiple Sklerose

Bei der Multiplen Sklerose handelt es sich um eine chronisch-entzündliche Erkrankung des Zentralnervensystems. In Deutschland sind ca. 140 000, weltweit geschätzte 2,5 Mio. Menschen betroffen, Frauen darunter deutlich häufiger als Männer. Die MS zählt zu den Autoimmunerkrankungen, das Immunsystem greift also körpereigenes Gewebe an, in diesem Fall die eiweißhaltige Hüllschicht der Nervenbahnen (Myelinschicht). Die **Ursachen** sind noch weitgehend unklar. Vermutet werden bakterielle oder virale Infektionen, bestimmte Umwelteinflüsse sowie in gewissem Umfang auch genetische Faktoren. Eine Beeinflussung des Verlaufs durch psychischen und auch physischen Stress kann ebenfalls nicht ausgeschlossen werden.

Der Beginn der Erkrankung liegt sehr häufig zwischen dem 20. und 40. Lebensjahr. Bis zur Diagnose dauert es im Durchschnitt jedoch etwa dreieinhalb Jahre, da häufig zunächst andere Erkrankungen als Ursache vermutet werden, z.B. ein Schlaganfall. Sehstörungen werden auf das zunehmende Alter geschoben, Gleichgewichtsstörungen auf Schäden im vestibulären System (Gleichgewichtsorgan im Ohr). Eine frühe Diagnose mit zeitigem Therapiebeginn kann jedoch von großer Bedeutung für den Verlauf der Erkrankung sein.

Verlauf der Erkrankung

Es kommt bei der Multiplen Sklerose durch **fehlgesteuerte Immunzellen** (Leukozyten) zu entzündlichen Schäden der myelinhaltigen Isolierschicht verschiedener Nervenbahnen (o Abb. 7.9). Dies wiederum zieht den Verlust der elektrischen Leitfähigkeit der Nervenfasern nach sich. Dadurch treten typische neurologische Ausfallerscheinungen wie Sensibilitätsstörungen (Taubheitsgefühl, Kribbeln), motorische Störungen wie Gangunsicherheit, Gleichgewichtsstörungen und Sehstörungen auf. Weitere mögliche Symptome sind Abgeschlagenheit, verminderte Leistungsfähigkeit und Störungen der Blasenfunktion.

Normalerweise können diese Immunzellen die Blut-Hirn-Schranke nicht passieren. Bei MS-Patienten, besonders während Phasen akuter Entzündungen im ZNS, ist diese Barriere jedoch in ihrer Funktion gestört. Die falsch programmierten Leukozyten können in das ZNS eindringen und die Myelinscheiden beschädigen.

Je länger und häufiger akute Entzündungen vorhanden sind, desto weniger ist das Nervengewebe in der Lage, beschädigte Markscheiden zu erneuern. Das führt zu einer zunehmenden Zahl und Größe von Narben (**multiplen Sklerosen**). Das vielfältige Erscheinungsbild hängt von der Zahl dieser Vernarbungen, aber auch von deren Lage ab. Bei günstigen Verlaufsformen kann es durchaus zu jahrzehntelangen Stillständen

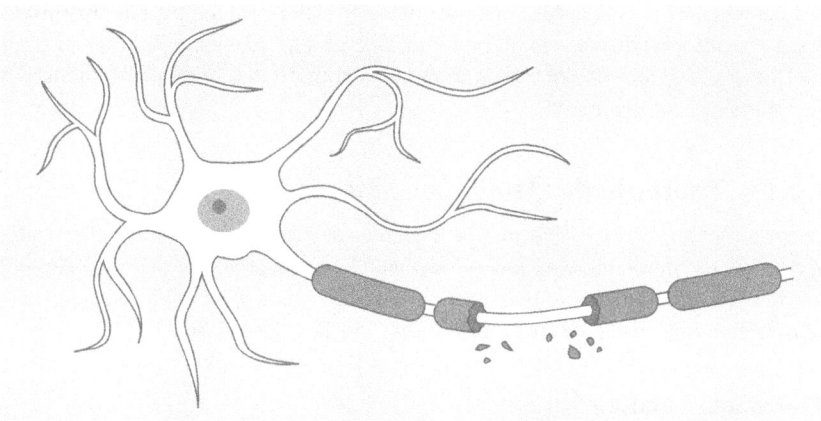

○ **Abb. 7.9** Geschädigter Nerv: Durch das Fehlen der Isolierschicht ist die Reizleitung gestört/verlangsamt.

kommen. Nach einzelnen Aktivitätsphasen können sich die Symptome sogar völlig zurückbilden. Die Multiple Sklerose ist in Verlauf und Beschwerdebild von Patient zu Patient unterschiedlich, sodass sich allgemeingültige Aussagen zu Symptomatik und Verlauf nur bedingt treffen lassen. Man nennt sie auch die „Krankheit mit 1000 Gesichtern".

Die **Diagnose** gestaltet sich relativ schwierig, da es keine gesicherten Marker im Blut oder anderen Körperflüssigkeiten gibt. Bei einer Untersuchung des Nervenwassers (Liquor) lassen sich bei MS-Patienten charakteristische Eiweiße und Antikörper (Immunglobulin G, IgG) in größerer Menge nachweisen. Wichtig für die Diagnose sind Dauer und evtl. Häufigkeit der aufgetretenen Symptome.

Die MS kann sehr unterschiedlich verlaufen. Man unterscheidet grob drei Formen:
▶ schubförmiger Verlauf,
▶ sekundär chronisch fortschreitender (progredienter) Verlauf,
▶ primär chronisch-progredienter Verlauf.

Am häufigsten vertreten ist der **schubförmige Verlauf**, bei dem es in unregelmäßigen Abständen zum Auftreten bestimmter, für jeden Patienten anderer Symptome kommt. Die Symptome entwickeln sich meist innerhalb weniger Tage und klingen in der Regel innerhalb einiger Wochen bis Monate wieder vollständig ab. Später kann es sein, dass die Rückbildung der Symptome nur noch unvollständig erfolgt. Es kommt zu bleibenden Behinderungen. Unter einem „Schub" versteht man eine akute Verschlechterung bestehender Symptome oder ein plötzliches Auftreten neuer neurologischer Ausfälle.

Der schubförmige Verlauf kann nach 10 bis 15 Jahren, eventuell auch erst später, in einen **sekundär chronisch-progredienten Verlauf** übergehen. Bei diesem schreitet die Erkrankung nun schleichend fort, d. h. es kommt zu einer kontinuierlichen Zunahme der Einschränkungen des Patienten, ohne dass sich akute Entzündungszeichen bemerkbar machen, etwa durch plötzliche Verschlimmerung der Symptomatik. Schübe können weiterhin zusätzlich das Befinden des Patienten beeinträchtigen.

Eine seltenere Form der MS (nur etwa 10 % der Fälle) stellt der **primär chronisch-progrediente Verlauf** dar, bei dem es von Beginn an ohne akute Schübe zu einer kontinuierlichen Verschlechterung kommt. Es kommt zu keiner Rückbildung der Symptome (keine Remission).

7.9.1   Therapie der Multiplen Sklerose

Bei der Therapie wird unterschieden zwischen der Behandlung akut auftretender Symptome (Schubtherapie) und der Basistherapie, die über einen längeren Zeitraum durchgeführt wird, um das Fortschreiten der Erkrankung zu verlangsamen. Eine kausale Therapie bzw. eine Heilung ist derzeit noch nicht möglich.

Therapie des akuten Schubs

Eine Behandlung ist erforderlich, wenn massive Störungen koordinativer Fähigkeiten auftreten, die eine Sturz- und Verletzungsgefahr für den Patienten bedeuten. In diesem Fall wird meist sofort mit einer **Glucocorticoid-Stoßtherapie** reagiert. Hierzu bekommt der Patient zunächst an drei bis fünf aufeinanderfolgenden Tagen jeweils 1000 mg eines Corticoids, z. B. Prednisolon oder Methylprednisolon, als Infusion oder Injektion. Ist die Symptomatik auch nach fünf Tagen hoch dosierter Corticoidgabe nicht deutlich besser, kann die Therapie ausschleichend beendet werden. Durch diese Arzneistoffe wird die Entzündung zurückgedrängt, die Schubdauer verkürzt und die Ausprägung der Symptome gemildert. Die Vermehrung der Immunzellen wird durch die immunsuppressive Wirkung gebremst, außerdem die Funktion der Blut-Hirn-Schranke wieder hergestellt, sodass die schädigenden Immunzellen nicht mehr in das ZNS übertreten können.

Mögliche Nebenwirkungen dieser hohen Corticoiddosen sind z. B. Schlafstörungen und verstärktes Auftreten von Magen- und Zwölffingerdarmgeschwüren. Aus diesem Grund wird oft zusätzlich ein Protonenpumpenhemmer, z. B. Omeprazol, gegeben, um die empfindliche Magenschleimhaut für die Dauer der Corticoidgabe zu schützen. Corticosteroide eignen sich aufgrund der bei Langzeitgabe auftretenden Nebenwirkungen nicht zur Basistherapie!

Basistherapie bei Multipler Sklerose

Ziel der Basistherapie ist die Reduktion der Zahl und Schwere der Schübe sowie die Verzögerung der Krankheitsprogression.

Immunmodulatorische Therapie

Bei der Therapie mit immunmodulatorischen Substanzen (□ Tab. 7.29) soll die Anzahl fehlprogrammierter T-Lymphozyten reduziert und somit der Autoimmunangriff vermindert werden. Dabei wird das „normale" Immunsystem kaum eingeschränkt. Drei Arzneistoffgruppen sollen hier näher beschrieben werden:

▶ β-Interferone,
▶ Glatirameracetat,
▶ Natalizumab.

☐ **Tab. 7.29** Immunmodulatorische Substanzen zur Therapie der Multiplen Sklerose

Arzneistoff	Fertigarzneimittel
Interferon beta-1 a	*Rebif®, *Avonex®
Interferon beta-1 b	*Betaferon®, *Extavia®
Glatirameracetat	*Copaxone®
Natalizumab	*Tysabri®

Bei den **β-Interferonen** handelt es sich um körpereigene Substanzen, die Immun-reaktionen verstärken oder abschwächen können. Ihre wichtigste Wirkung bei der MS-Therapie ist die Hemmung der T-Zell-Vermehrung (antiproliferative Wirkung). Dadurch kommt es zur Schwächung des immunologischen Angriffs auf die Myelin-scheiden. Die β-Interferone werden gentechnologisch gewonnen aus Ovarialzellen des Chinesischen Hamsters (CHO-Zellen, Interferon beta-1 a) bzw. in Bakterien-kulturen produziert (Interferon beta-1 b). Interferon beta-1 a ist zum einen für die subkutane Injektion als *Rebif® und für die intramuskuläre Injektion als *Avonex® im Handel. *Rebif® wird dreimal wöchentlich appliziert, die Injektion von *Avonex® erfolgt einmal in der Woche. Interferon beta-1 b ist ebenfalls zur subkutanen Injek-tion gedacht und wird alle zwei Tage gegeben. Nebenwirkungen der Interferone sind vor allem grippeähnliche Symptome wie Schüttelfrost, Kopf- und Gliederschmerzen, besonders zu Therapiebeginn. Außerdem kann es zu Rötungen und Juckreiz an der Einstichstelle kommen.

Glatirameracetat ist ein synthetisches Aminosäure-Gemisch, bestehend aus Ala-nin, Glutamin, Lysin und Tyrosin. Der genaue Wirkmechanismus von Glatiramer-acetat konnte noch nicht aufgeklärt werden. Man geht davon aus, dass er modifizie-rend in die Immunprozesse eingreift, die für die Entstehung der Multiplen Sklerose verantwortlich sind. Hierzu wird es täglich subkutan injiziert. Als unerwünschte Wirkung kann es kurz nach der Injektion zu einer Vasodilatation, zu Herzrasen, Dyspnoe und Schwitzen kommen. Zumindest die erste Gabe erfolgt daher unter ärztlicher Aufsicht.

Eine relativ neue Arzneistoffgruppe ist seit 2006 in der Therapie der schubförmig verlaufenden MS durch **Natalizumab** (*Tysabri®) vertreten. Es handelt sich dabei um einen humanisierten monoklonalen Antiköper. Die Applikation erfolgt einmal mo-natlich ambulant als Infusion im Krankenhaus oder in speziellen neurologischen Praxen. Als Nebenwirkung treten häufig Harnwegsinfekte oder Überempfindlich-keitsreaktionen, sowie Kopfschmerzen, Übelkeit und Erbrechen auf. Als sehr schwer-wiegende Nebenwirkung ist die **P**rogressive **M**ultifokale **L**eukenzephalopathie (PML) einzustufen, eine Virusinfektion des ZNS, die unter der Therapie mit Natalizumab in einigen Fällen aufgetreten ist. Sie kann unter Umständen zum Tode führen. Bei geschwächtem Immunsystem (Therapie mit Immunsuppressiva) ist die Gabe von Natalizumab daher kontraindiziert.

☐ **Tab. 7.30** Immunsuppressiva

Arzneistoff	Fertigarzneimittel
Mitoxantron	*Ralenova®
Cyclophosphamid	*Endoxan®
Azathioprin	*Imurek®, Azathioprin Hexal®
Methotrexat	*Lantarel®, *MTX Hexal®

Immunsuppressive Therapie

Bei schwerwiegenden Fällen werden auch erfolgreich Immunsuppressiva eingesetzt („second-line-Therapie"), wenn andere Arzneistoffe versagt haben. Diese „unterdrücken" das körpereigene Immunsystem. Es handelt sich um Substanzen, die sonst z. B. auch in der Krebstherapie oder in der Rheumatherapie Verwendung finden. Bei der Multiplen Sklerose werden **Mitoxantron, Cyclophosphamid, Methotrexat (MTX)** oder **Azathioprin** eingesetzt. Alle vier Substanzen hemmen die Vermehrung von Immunzellen und vermindern dadurch die Entzündungsreaktion. Mitoxantron und Cyclophosphamid müssen parenteral verabreicht werden, bei MTX und Azathioprin ist auch die orale Gabe möglich. Als Nebenwirkung können z. B. Störungen der Blutbildung oder eine verminderte Infektabwehr auftreten.

Symptomatische Therapie

Die Symptomatik bei dieser Erkrankung ist äußerst vielseitig und muss individuell behandelt werden.

Zur Behandlung von Spastiken kann das zentral wirksame **Muskelrelaxans** Baclofen (*Lioresal®) eingesetzt werden.

Gegen die ausgeprägte Müdigkeit und Erschöpfung bei MS-Patienten, in Fachkreisen auch als „Fatigue" bekannt, wird die Substanz **Modafinil** (*Vigil®) eingesetzt, die ursprünglich für die Therapie der Narkolepsie (einer Krankheit, bei der die Patienten auch tagsüber einfach einnicken) entwickelt wurde.

Da die MS-Symptomatik oft von depressiven Verstimmungen begleitet wird, kommen auch **Antidepressiva** zum Einsatz.

Gegen Schmerzen werden die bekannten **Analgetika** eingesetzt.

Bei Blasenfunktionsstörungen, z. B. wenn der Patient über ständigen Harndrang klagt, können **Parasympatholytika** wie Tolterodin (*Detrusitol®) oder Trospiumchlorid (*Spasmex®) eingesetzt werden.

Nichtmedikamentöse Therapie

Unterstützend werden Maßnahmen wie Physiotherapie, z. B. bei spastischen Störungen, psychologische Betreuung sowie Ernährungsberatung in die Therapie mit einbezogen. Einige Nahrungsbestandteile, etwa bestimmte Fettsäuren in tierischen Fetten, wirken entzündungsfördernd. Diese gilt es für Betroffene zu meiden. Bei Blasenfunktionsstörungen kann ein bestimmtes Training der Beckenbodenmuskulatur Abhilfe schaffen.

Zusammenfassung

▶ Zur Therapie der Multiplen Sklerose werden Wirkstoffe aus den verschiedensten Arzneistoff-Klassen eingesetzt. Je nach Beschwerdebild muss die Medikation individuell angepasst werden.

▶ Die Basistherapie stellt die Grundlage der Behandlung dar. Sie soll das Fortschreiten der Erkrankung verzögern. Hierzu werden Substanzen eingesetzt, die in das körpereigene Immunsystem eingreifen, entweder modulierend (beeinflussend) oder unterdrückend (immunsuppressiv).

▶ Zudem wird bei akuten Schüben mit einer hohen Dosis an Corticosteroiden reagiert, welche die Entzündung zurückdrängen soll, um die Symptomatik schnell zu verbessern und den Schub rasch zu beenden.

▶ Der Therapie liegt immer ein mehrere Bereiche umfassendes Gesamtkonzept zugrunde. Die Therapiezweige ergänzen sich gegenseitig.

8 Arzneimittel mit Wirkung auf das Herz-Kreislauf-System

In diesem Kapitel werden Aufbau und Funktion des Herz-Kreislauf-Systems sowie dessen häufigste Erkrankungen und ihre Therapie bzw. die Therapieziele erläutert. Der Leser soll die Angriffspunkte der unterschiedlichen Arzneimittelgruppen erkennen und ein Verständnis für ihre (häufig einander ergänzende) Wirkung entwickeln.

8.1   Anatomie und Physiologie

8.1.1   Herz

Das Herz ist die zentrale Pumpe des Kreislaufs. Dieser Muskel treibt die Transportvorgänge in allen Blutgefäßen an. Blutgefäße, Blut und Herz bilden zusammen das Herz-Kreislauf-System (kardiovaskuläres System), welches den gesamten Organismus mit Sauerstoff (O_2) und Nährstoffen versorgt und Stoffwechselprodukte sowie Kohlendioxid (CO_2) wieder abtransportiert. Das menschliche Herz hat eine Masse von ca. 300 g und etwa die Größe einer geballten Faust. Man unterteilt es in eine linke und rechte Hälfte. Beide Hälften bestehen jeweils aus einem Vorhof (Atrium) und einer Kammer (Ventrikel).

Das gesamte Herz ist von einem Herzbeutel (**Perikard**) umgeben, dessen äußere Schicht aus Bindegewebe besteht und mit dem Zwerchfell verwachsen ist. Die Herzwand besteht aus drei Schichten: Die innenliegende heißt **Endokard** und bedeckt den gesamten Innenraum des Herzens. In der Mitte liegt das **Myokard**, die Muskelschicht der Herzwand. Sie besteht aus einer Sonderform quergestreifter Muskulatur. Das **Epikard** ist die äußere Schicht der Herzwand. Im Inneren des Herzens sorgen vier Herzklappen dafür, dass das Blut nur in eine Richtung fließen kann.

Das Herz zeichnet sich durch ein eigenständiges Erregungsbildungs- und Erregungsleitungssystem aus. Das primäre Erregungsbildungszentrum ist der **Sinusknoten** an der Eintrittsstelle der oberen Hohlvene in den rechten Vorhof. Von dort läuft die Erregung zum atrioventrikulären Knoten (AV-Knoten) an der Kontaktstelle Vorhof/Kammer und von dort über die His′schen Bündel und die Kammerschenkel (Tawara-Schenkel) in die Purkinje-Fasern, sodass alle Herzmuskelfasern mit der Erregungsleitung verbunden sind. Der Sinusknoten sorgt für die rhythmische Kontraktion des Herzens mit etwa 70 Impulsen pro Minute (Pulsfrequenz). Fällt der Sinusknoten aus, übernimmt der **AV-Knoten** mit einer niedrigeren Frequenz die Erregungsbildung. Bei dessen Ausfall springen **tertiäre Zentren** mit noch langsamerer Schlagfolge ein. Neben dieser autonomen Reizbildung im Herzen greifen Sympathikus und Parasympathikus regulierend in die Erregungsvorgänge ein, ohne sie jedoch primär auszulösen.

Die Ausbildung eines Aktionspotenzials im Herzen (○ Abb. 8.1) unterscheidet sich von der einer normalen Nervenfaser (Kap. 3.1.2). Die Summe aller Potenzialverläufe während eines Herzschlages ist leicht messbar, kann als **Elektrokardiogramm** (EKG) aufgezeichnet und zur Diagnose von Herzerkrankungen ausgewertet werden.

Das EKG gliedert sich in unterschiedliche Phasen, die als P-Welle, QRS-Komplex und T-Welle bezeichnet werden. Die einzelnen Phasen der Erregungsleitung sind daran gut erkennbar. Die **P-Welle** stellt die Erregungsausbreitung im Vorhof dar. Die Rückbildung der Vorhoferregung geht im **QRS-Komplex**, der Erregungsausbreitung über die Kammern, unter. In der **T-Welle** zeichnet sich die Rückbildung der Kammererregung ab. Störungen der Herztätigkeit wie etwa der Herzinfarkt lassen sich durch charakteristische Veränderungen in den einzelnen Phasen des EKGs nachweisen.

Die Blutversorgung des Herzmuskels erfolgt vor allem während der Diastole „von außen" über die Koronararterien. Sie entspringen aus der Aorta kurz nach deren

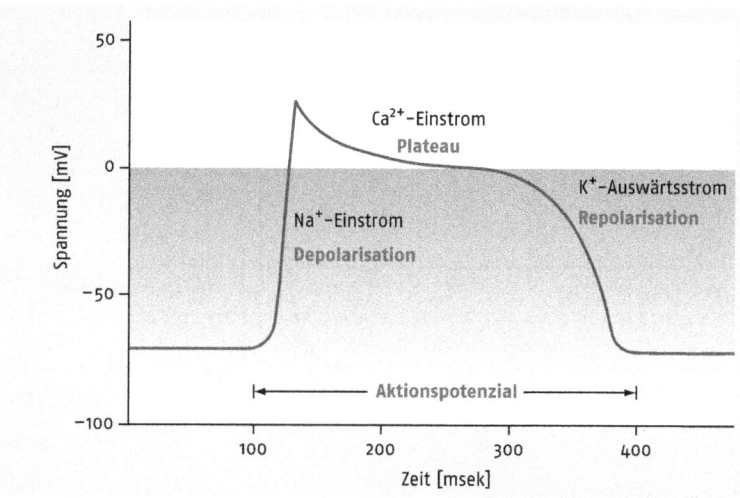

○ **Abb. 8.1** Aktionspotenzial einer Herzmuskelzelle

Austrittsstelle aus dem Herzen. Bei einer Steigerung der Herzfrequenz wird die Diastole im Verhältnis zur Systole stärker verkürzt, dadurch wird die Sauerstoffversorgung des Herzmuskels verringert. Somit ist eine dauerhafte Frequenzsteigerung unökonomisch, bei sportlichen Aktivitäten ist sie jedoch nützlich, um den Organismus kurzfristig mit mehr Blut und Sauerstoff zu versorgen.

8.1.2 Blutgefäßsystem

Das Blutgefäßsystem dient dem Transport und der Verteilung des Blutes und damit der Versorgung des Organismus mit Sauerstoff und Nährstoffen. Die Blutgefäße werden in zwei große Gruppen unterteilt. Gefäße, die Blut vom Herzen wegleiten, heißen **Arterien**; solche, die Blut zum Herzen hinleiten, nennt man **Venen**. Das venöse Blut, das aus der Körperperipherie zum Herzen gelangt, tritt über die Hohlvene in den rechten Vorhof ein und wird von der rechten Kammer über die Lungenarterie zur Lunge gepumpt. Dort findet dann beim Atmen der Gasaustausch Kohlenstoffdioxid gegen Sauerstoff statt. Über die Lungenvenen fließt das mit Sauerstoff angereicherte Blut zum linken Vorhof (kleiner oder „Lungenkreislauf"), von dort in die linke Kammer und dann über die Aorta zurück in den peripheren Blutkreislauf. Nun werden Gewebe und Organe mit Sauerstoff und Nährstoffen versorgt, bevor die Vena cava das sauerstoffarme Blut aus dem großen Körperkreislauf schließlich zurück zur rechten Herzkammer führt. ○ Abb. 8.2 zeigt die Gliederung in Körper- und Lungenkreislauf.

Während nahezu das gesamte Blutvolumen im kleinen Kreislauf durch die Lungen fließt, findet im großen Kreislauf eine Verteilung des Blutstroms statt.

Die Aorta ist die größte Arterie des Körpers. Das Blut gelangt von der linken Herzkammer in die Aorta, diese verzweigt sich in kleinere elastische (dehnbare) Arterien. Anschließend gelangt das Blut in noch kleinere Arteriolen. Diese sind von

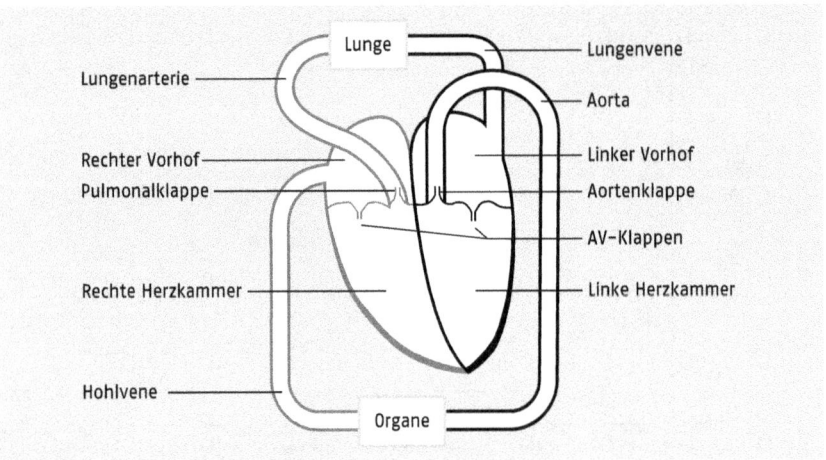

○ **Abb. 8.2** Lungen- und Körperkreislauf

Muskeln umgeben und dienen der Blutdruckregulation durch Eng- und Weitstellung. In den peripheren Arterien ist eine rhythmische Veränderung des Drucks festzustellen, mit dem das Blut vorwärts getrieben wird, wogegen im venösen System eine gleichmäßige Strömung herrscht. Schließlich münden die Arteriolen in die arteriellen Kapillaren (Durchmesser 5 bis 15 µm), in denen der Stoffaustausch mit den Gewebezellen stattfindet. Im Kapillargebiet hat der Blutfluss die geringste Geschwindigkeit. Außerdem sind die dünnen Gefäßwände für das Plasmawasser und die in ihm gelösten Substanzen durchlässig, während große Moleküle (z. B. Proteine) diese Barriere nicht überwinden können. Die Gewebezellen werden so mit Nährstoffen versorgt, gleichzeitig können sie „Abfallstoffe" (Stoffwechselprodukte) abgeben. Der größte Teil des Plasmawassers wird dann von den venösen Kapillaren wieder aufgenommen und abtransportiert. Sie vereinigen sich zu größeren Gefäßen, den Venolen und schließlich zu den Venen, die zum Herzen zurückführen. Die Venen besitzen im Beinbereich sogenannte Venenklappen, die den Blutfluss nur in eine Richtung ermöglichen. Das venöse System wird auch als **Niederdrucksystem** bezeichnet, da in den venösen Gefäßen ein großer Teil des Blutvolumens gespeichert werden kann. Dagegen zählt man die arteriellen Gefäße zum Hochdruck- oder **Widerstandssystem**.

Der vom Herzen stammende **hydrostatische Blutdruck** beträgt in den arteriellen Kapillaren etwa 40 bis 45 mmHg. Plasmaeiweiße können die Kapillarwände nicht durchdringen. Sie halten Plasmawasser in den Gefäßen zurück und üben somit einen **onkotischen (kolloidosmotischen) Druck** von 25 bis 30 mmHg aus, der dem hydrostatischen Druck entgegen gerichtet ist. Als Summe dieser beiden Effekte resultiert ein Druck von etwa 10 bis 20 mmHg, Plasmawasser strömt aus den arteriellen Kapillaren ins Gewebe. In den venösen Kapillaren ist der hydrostatische Blutdruck im Vergleich dazu erheblich niedriger. Da der kolloidosmotische Druck des Plasmaeiweißes wesentlich höher ist als der hydrostatische Blutdruck in den Venen, entsteht ein Sog. So werden etwa 90 % des Flüssigkeitsvolumens wieder in die venösen Kapillaren aufgenommen. Ein kleiner Teil des Plasmawassers und kleinere Proteine, die in der Lage sind, die Kapillarwand zu passieren, werden zusätzlich über die Lymphgefäße abtransportiert. Die Lymphgefäße ähneln den Venen und haben auch Klappen. Ist dieses Flüssigkeitsaustauschsystem gestört und tritt vermehrt Plasmawasser in den Interstitialraum aus, so spricht man von einem Ödem (Ansammlung von Wasser im Gewebe). Die Ursachen für das Auftreten eines Ödems sind vielfältig. So kann es etwa bei Funktionsstörungen verschiedener Organe (Herz- oder Leberinsuffizienz) zum Austritt von Flüssigkeit ins Gewebe kommen.

8.1.3 Regulation des Kreislaufsystems

Im Ruhezustand arbeitet das Herz mit einer Frequenz von etwa 70 Schlägen pro Minute. Bei jeder Kontraktion werden etwa 70 ml Blut ausgeworfen. Daraus ergibt sich ein Herz-Zeit-Volumen (Herz-Minuten-Volumen) von etwa fünf Litern (70×70 ml). Der Körper ist in der Lage, sein Kreislaufsystem den jeweiligen Bedürfnissen möglichst optimal anzupassen. Wird in einem Organ kurzfristig viel Blut benötigt, kann durch Weitstellung der Blutgefäße in diesem Organ die Durchblutung erhöht werden, während andere, in diesem Augenblick nicht so wichtige Organe weniger stark durchblutet werden. Auch das Herz-Zeit-Volumen wird den jeweiligen Bedürfnissen angepasst. Zur Selbstregulation der Durchblutungsintensität einzelner Organe gibt es mehrere Wege. Beim Anfall großer Mengen an Stoffwechselprodukten (z. B. CO_2) werden die Blutgefäße weitgestellt (Vasodilatation) und das Organ somit besser durchblutet. Außerdem werden gefäßaktive Substanzen freigesetzt, welche die Blutgefäße ebenfalls erweitern (z. B. Histamin, Stickstoffmonoxid/NO) oder auch verengen (Vasokonstriktion z. B. Angiotensin) können. Die zentrale Kontrolle des Herz-Kreislauf-Systems obliegt dem Kreislaufzentrum (Vasomotorenzentrum) im verlängerten Rückenmark (Medulla oblongata), weitere Regulationszentren sitzen im Hypothalamus. Die Beeinflussung der Gefäßtätigkeit kann entweder nerval (Sympathikus, Parasympathikus) oder hormonal (Adrenalin) erfolgen.

8.1.4 Blutdruck

Der Blutdruck ergibt sich durch das Herz-Zeit-Volumen und den peripheren Widerstand, der abhängig ist vom Durchmesser der Blutgefäße. Der von der Herzkontraktion herrührende Druck wird als systolischer, der von der Erschlaffung des Herzmuskels ausgehende als diastolischer Blutdruck bezeichnet. Für die Armarterie, bei der der Blutdruck am einfachsten zu messen ist, liegt der normale systolische Blutdruck für einen jungen Menschen bei 120 mmHg, der diastolische Blutdruck bei etwa 80 mmHg. Der Blutdruck beträgt also 120/80 mmHg (sprich: „120 zu 80"). „mmHg" steht für Millimeter Quecksilbersäule, eine ältere Einheit für den Druck.

■ MERKE

▶ Systole: Kontraktions- und Austreibungsphase.
▶ Diastole: Erschlaffungs- und Füllungsphase.

Mit zunehmendem Alter steigt vor allem der systolische Druck. Der Blutdruck unterliegt einer zirkadianen Rhythmik (tageszeitabhängige Schwankung). Tagsüber ist er in der Regel höher als in der Nacht. Die höchsten Werte werden normalerweise am frühen Morgen gemessen. Der Blutdruck kann darüber hinaus aus vielen weiteren Gründen schwanken. Psychische Einflüsse (Aufregung) erhöhen den systolischen und diastolischen Wert, körperliche Belastung vor allem den systolischen.

Blutdruckmessung

Zur Messung des Blutdrucks wird das indirekte Verfahren nach Riva-Rocci angewendet. Dazu wird eine Druckmanschette um den Oberarm gelegt und so weit aufgepumpt, dass der angezeigte Druck höher als der erwartete systolische Wert liegt. Die Oberarmarterie ist abgebunden, das arterielle Blut kann nicht fließen. Das Ventil der Armmanschette wird nun langsam geöffnet, der Druck auf das Gefäß sinkt. Unterschreitet der Manschettendruck den systolischen Blutdruck, beginnt das Blut stoßartig zu fließen. Diesen Blutfluss kann man mit einem Stethoskop hören (Korotkoff-Geräusch). Der Manschettendruck wird nun weiter gesenkt. Unterschreitet er den diastolischen Wert, kann das Blut nun ungehindert fließen, das Geräusch verschwindet wieder. Mittlerweile finden zumeist vollautomatische Blutdruckmessgeräte Verwendung. Die Blutdruckmessung wird in vielen Apotheken als Dienstleistung angeboten. Weiterhin sind hier auch Oberarm- oder Handgelenks-Messgeräte für den häuslichen Gebrauch erhältlich.

8.1.5   Ziel der Therapie von Herz-Kreislauf-Erkrankungen

Die Therapie von Erkrankungen des Herz-Kreislauf-Systems soll die Sauerstoffversorgung des gesamten Organismus sicherstellen bzw. verbessern. In den meisten Fällen reicht ein einzelner Wirkstoff nicht aus, es werden Kombinationen unterschiedlicher Substanzen eingesetzt. Aufgrund der vielfältigen Ursachen für Herz-Kreislauf-Erkrankungen ergeben sich immer mehrere Angriffspunkte für die Therapie.

Die Wirkungen von Arzneimitteln am Herzen werden mit der folgenden Nomenklatur ausgedrückt (s. Kasten).

Wirkung von Arzneimitteln am Herzen
- Beeinflussung der Herzfrequenz   → chronotrope Wirkung.
- Beeinflussung der Kontraktionskraft → inotrope Wirkung.
- Beeinflussung der Erregungsbildung   → bathmotrope Wirkung.
- Beeinflussung der Erregungsleitung   → dromotrope Wirkung.

Die Beeinflussung kann dabei verstärkend (**positiv**) oder vermindernd (**negativ**) sein. Beispiel: Erhöht ein Arzneimittel die Pulsfrequenz, so wirkt es positiv chronotrop.

8.2 Arzneimittel gegen Bluthochdruck – Antihypertensiva, Antihypertonika

Hypertonie (Bluthochdruck) ist eine krankhafte (pathologische) Erhöhung des Blutdrucks. Von Bluthochdruck spricht man heute schon bei Werten $\geq 140/90$ mmHg. Liegt der Blutdruck dauerhaft darüber, ist die Indikation zur Behandlung bereits gegeben. Eine Übersicht über die Hypertoniestadien gibt □ Tab. 8.1. In etwa 80 % der Fälle ist die Ursache der Hypertonie unbekannt, man spricht von einer „essenziellen" (primären) Hypertonie. Die häufigste Form der Hypertonie mit bekannter Ursache (sekundäre Hypertonie) ist die renale Hypertonie.

Hochdruckpatienten haben eine deutlich verminderte Lebenserwartung. Die ständige Blutdruckerhöhung führt z. B. zum unverhältnismäßigen Wachstum der Herzmuskulatur (Hypertrophie). Außerdem kommt es oft zur Wandverdickung in den Blutgefäßen, sodass der Widerstand zusätzlich erhöht ist. Eine Hypertonie gilt als absoluter **Risikofaktor für Herzinfarkt und Schlaganfall** (Apoplex). Als weitere Risikofaktoren für kardiovaskuläre Zwischenfälle sind Diabetes mellitus, Rauchen, Übergewicht (Adipositas) und Fettstoffwechselstörungen zu nennen.

Bei der Behandlung des Bluthochdrucks wie auch bei allen anderen Herz-Kreislauf-Erkrankungen geht es nicht allein um die Hypertonie, sondern vielmehr um Begleit- und Folgeerkrankungen, die unter Umständen viel bedrohlicher sind als die Blutdruckerhöhung an sich.

Hauptziel der Behandlung ist die Reduktion des kardiovaskulären Gesamtrisikos. Dies erfordert sowohl die Senkung des Blutdrucks als auch die Therapie aller zusätzlichen Risikofaktoren. Bei allen Hypertonikern sollte der Blutdruck auf Werte unter 140/90 mmHg gesenkt werden. Bei Diabetikern und Patienten mit Begleiterkrankungen, die das Herz-Kreislauf-System betreffen, sollte der Zielblutdruck kleiner als 130/80 mmHg sein.

□ **Tab. 8.1** Übersicht über Hypertoniestadien

Klassifikation	Systolisch (mmHg)	Diastolisch (mmHg)
Optimal	< 120	< 80
Normal	< 130	< 85
Hochnormal	130–139	85–89
Schweregrad 1 (leicht)	140–159	90–99
Schweregrad 2 (mittelschwer)	160–179	100–109
Schweregrad 3 (schwer)	≥ 180	≥ 110

Hinweise für Hypertoniker

▶ Beendigung des Rauchens,
▶ Gewichtsreduktion,
▶ Verminderung des Alkoholkonsums,
▶ Körperliche Bewegung und Sport,
▶ Reduktion des Kochsalzkonsums,
▶ Ernährung mit Obst und Gemüse, aber wenig tierischen und gesättigten Fetten.

Ist durch diese nichtmedikamentösen Maßnahmen der Blutdruck nicht auf den angestrebten Wert zu senken, so können die im Folgenden beschriebenen Substanzen zur medikamentösen Therapie eingesetzt werden.

8.2.1   Am Sympathikus angreifende Stoffe

β-Sympatholytika

Die β-Sympatholytika (β-Adrenozeptor-Antagonisten, Kap. 3.3) besitzen einen breiten Anwendungsbereich bei Herz-Kreislauf-Erkrankungen und sind im Allgemeinen gut verträglich. Sie zeigen besonders gute Wirksamkeit bei jüngeren Patienten (< 55 Jahre). Mit zunehmendem Lebensalter nimmt die Sympathikus-Aktivität mehr und mehr ab, die Ursachen des Bluthochdrucks liegen eher im Bereich verengter Gefäße.

Vorzugsweise sollten Substanzen eingesetzt werden, die selektiv die β_1-Rezeptoren am Herzen blockieren, damit möglichst wenige unerwünschte Wirkungen auftreten. Besondere Aufmerksamkeit gilt in diesem Zusammenhang Patienten, die zusätzlich an Asthma leiden (β_2-Rezeptoren an den Bronchien).

Durch Blockade der β-Rezeptoren wird die gesamte Herzaktivität herunter reguliert. Die Therapie muss immer einschleichend über viele Wochen begonnen und auch ebenso bei Therapieende oder -wechsel ausschleichend beendet werden. Viele Patienten fühlen sich zu Beginn der Therapie müde und abgeschlagen, weil Herzfrequenz und Blutdruck vermindert sind. Die Herzleistung nimmt erst einmal ab. Mit der Zeit reguliert sich die Rezeptorzahl, es kommt zu einer Down-Regulation, da die ständige Überstimulation durch Adrenalin/Noradrenalin vermindert ist. Die Herzarbeit wird ökonomisiert.

Zum Einsatz kommen heute verschiedene Substanzen (□ Tab. 8.2), die sich in ihrer Wirkung nur wenig unterscheiden. Der erste Vertreter dieser Klasse, **Propranolol**, wirkt unselektiv an $\beta_{1/2}$-Rezeptoren. **Metoprolol, Bisoprolol, Atenolol** und **Nebivolol** wirken vor allem auf β_1-Rezeptoren (kardioselektiv). Sie werden daher heute bevorzugt verordnet. Eine β_2-Blockade lässt sich bei höheren Dosen jedoch nie ganz verhindern. Die Endung „-olol" deutet meist auf eine Substanz aus dieser Klasse hin.

☐ **Tab. 8.2** β-Sympatholytika

Arzneistoff	Fertigarzneimittel
Propranolol	*Dociton®, *Propra-ratiopharm®
Metoprolol	*Beloc® ZOK, *Metodura® Znt
Bisoprolol	*Concor®, *Bisolich®
Atenolol	*Tenormin®, *Atenolol-ratiopharm®
Nebivolol	*Nebilet®, *Nebivolol Stada®

α_1-Sympatholytika

8

Die Blockade der α_1-Rezeptoren durch α_1-Sympatholytika (α_1-Blocker, α_1-Adreno-zeptor-Antagonisten) an den Gefäßen (Arterien, Arteriolen) bewirkt eine Erschlaffung der glatten Gefäßmuskulatur. Der periphere Widerstand sinkt und dadurch auch der Blutdruck. Die α_1-Blocker werden bei Hypertonie nur noch selten eingesetzt. Zu dieser Arzneistoffgruppe zählen Doxazosin, Terazosin und Urapidil. α_1-Blocker werden außerdem bei Prostatavergrößerung eingesetzt, um den Harnabfluss zu erleichtern.

Carvedilol (*Querto®, *Dilatrend®) blockiert gleichzeitig α- und β-Rezeptoren und trägt somit über zwei Wege zur Blutdrucksenkung bei. Über die Blockade der α-Rezeptoren kommt es einerseits zur Gefäßerweiterung. Die Abschirmung der β-Rezeptoren an Herz und Niere sorgt auf der anderen Seite für eine Senkung des Herz-Zeit-Volumens (Herzfrequenz, Kontraktionskraft). Außerdem kommt es zur Vasodilatation durch eine Hemmung der Bildung gefäßverengender Substanzen in der Niere.

Antisympathotonika (α_2-Agonisten)

Im Gegensatz zu den α_1-Rezeptoren, die bei Stimulation gefäßverengende Effekte zeigen, kommt es durch einen Angriff an den α_2-Rezeptoren im verlängerten Rückenmark (Medulla oblongata) zu einer Erschlaffung der Gefäßmuskulatur (s. Kap. 3.3) durch eine verminderte Freisetzung der Überträgersubstanz Noradrenalin. Das früher häufig verordnete **Clonidin** (☐ Tab. 8.3) hat in den letzten Jahren als Antihypertonikum an Bedeutung verloren. Eine Weiterentwicklung des Clonidins stellt **Moxonidin** dar, welches weniger Nebenwirkungen wie Mundtrockenheit und orthostatische Dysregulation zeigt. Insgesamt werden Antisympathotonika in der Hypertonietherapie nur noch als Substanzen zweiter Wahl eingesetzt, wenn für andere Arzneistoffklassen Kontraindikationen bestehen oder die gewünschte Wirkung auf anderem Wege nicht erreicht wird.

☐ **Tab. 8.3** Antisympathotonika

Arzneistoff	Fertigarzneimittel
Clonidin	*Catapresan®, *Clonidin–ratiopharm®
Moxonidin	*Cynt®, *Physiotens®, *Moxobeta®
Reserpin + Clopamid	*Briserin®N

Reserpin, ein Rauwolfia-Alkaloid, bewirkt eine Entleerung der Speichervesikel von Noradrenalin. Dadurch wird die Stimulation sympathischer Rezeptoren vermindert, der Blutdruck wird nachhaltig gesenkt. Die Behandlung muss einschleichend begonnen werden, da die gefüllten Noradrenalin-Speicher zunächst entleert werden. Aufgrund seines Nebenwirkungsprofils wird Reserpin nur noch in geringer Dosis und in Kombination mit dem Diuretikum Clopamid eingesetzt. Unerwünschte Wirkungen bei der Therapie mit Antisympathotonika sind häufig orthostatische Dysregulation (vor allem zu Beginn der Therapie), Schwindelgefühl und verlangsamte Herzfrequenz (Bradykardie). Außerdem kommt es (bei Clonidin häufiger als bei Moxonidin) zu Mundtrockenheit und Sedierung.

8.2.2 Diuretika

Die Diuretika (Kap. 9) haben sich in der Hypertonie-Therapie als äußerst effektiv erwiesen und tauchen in fast jeder Kombinationstherapie auf. Sie sind jedoch auch zur alleinigen Therapie der Hypertonie zugelassen und werden bevorzugt bei älteren Patienten als Substanzen erster Wahl eingesetzt. Ihre Wirkung beruht zunächst auf einer Reduktion des Plasmavolumens durch eine erhöhte Harnausscheidung. Das Herz-Zeit-Volumen nimmt ab. Nach längerer Gabe kommt es zur Normalisierung des Plasmavolumens, aber der blutdrucksenkende Effekt bleibt erhalten. Als Ursache hierfür werden verschiedene Anpassungsmechanismen des Körpers angenommen.

In der Therapie des Bluthochdrucks werden vorzugsweise die länger wirksamen Thiazid-Diuretika wie Hydrochlorothiazid (HCT, *Esidrix®, außerdem in vielen Kombinationen) oder Xipamid (*Aquaphor®) eingesetzt. Schleifendiuretika wie Furosemid und Torasemid sind weniger gut geeignet, da sie eine stark ausschwemmende Wirkung besitzen. Diese Substanzen werden z. B. zum Ausschwemmen von Ödemen bei Herzinsuffizienz eingesetzt.

8.2.3 Calciumkanalblocker

Calcium ist für die Kontraktion der Herzmuskulatur von Bedeutung. Calciumkanalblocker (Calciumantagonist, ☐ Tab. 8.4) verringern den Calciumeinstrom in die Muskelzellen und bewirken somit eine Erschlaffung der glatten Gefäßmuskulatur. Die blutdrucksenkende Wirkung dieser Substanzen beruht demnach vor allem auf der Verminderung des peripheren Gefäßwiderstandes. Dadurch sinkt der Sauerstoff-

☐ **Tab. 8.4** Calciumkanalblocker

Arzneistoff	Fertigarzneimittel
Nifedipin	*Adalat®, *NifeHexal®
Nitrendipin	*Bayotensin®, *Nitrendipin AL®
Amlodipin	*Norvasc®, *Amlodipin 1A Pharma®
Verapamil	*Isoptin®, *Verapamil-ratiopharm
Gallopamil	*Procorum®
Diltiazem	*Dilzem®, *DiltaHexal®

bedarf des Myokards. Der Effekt ist umso stärker, je höher der Blutdruck zu Therapiebeginn ist.

Innerhalb dieser Arzneistoffgruppe unterscheidet man folgende Calciumkanalblocker:

▶ Dihydropyridin-Typ,
▶ Verapamil-Typ,
▶ Diltiazem, welches sich strukturell in keine der beiden Klassen einordnen lässt.

In seinem Wirkprofil ähnelt Diltiazem dem Verapamil-Typ. Einige der Substanzen vom Dihydropyridin-Typ werden auch zur Behandlung der koronaren Herzkrankheit (KHK) eingesetzt. Als Nebenwirkung können Kopfschmerzen auftreten bzw. bestehende chronische Kopfschmerzen verstärkt werden. Bei Arzneistoffen vom Nifedipin-Typ muss durch die Blutdrucksenkung mit einem reflektorischen Anstieg der Herzfrequenz gerechnet werden (Reflextachykardie). Verapamil und Diltiazem werden auch bei Herzrhythmusstörungen (Antiarrhythmika der Klasse IV) verwendet.

8.2.4 ACE-Hemmer

Die antihypertensive Wirkung dieser Substanzklasse (☐ Tab. 8.5) beruht vor allem auf der Hemmung des **Angiotensin-Konversions-Enzyms** (Angiotensin-Converting-Enzym, ACE), welches die Bildung des stark gefäßverengenden Angiotensin II aus seiner Vorstufe Angiotensin I katalysiert. Der periphere Widerstand nimmt ab, der Blutdruck sinkt. Durch einen weiteren Effekt (verminderte Bildung des Mineralocorticoids Aldosteron) kommt es außerdem zu einer schwachen diuretischen Wirkung. Einen zusätzlichen Beitrag zur Blutdrucksenkung liefern die „Kinine" (z. B. Bradykinin), die ebenfalls durch das Enzym ACE abgebaut werden und deren Konzentration durch die ACE-Hemmer nun ansteigt. Diese Kinine wirken gefäßerweiternd. Als unerwünschte Wirkung tritt allerdings häufig ein quälender Reizhusten auf, der durch Antitussiva nicht zu unterbinden ist. Dies ist bei der Beratung

☐ **Tab. 8.5** ACE-Hemmer

Arzneistoff	Fertigarzneimittel
Captopril	*Lopirin®, *ACE-Hemmer-ratiopharm®
Enalapril	*Benalapril®,*EnaHexal®, in *Zaneril®
Ramipril	*Delix®, *Ramipril dura®
Lisinopril	*Acerbon®, *LisiHexal®, *Lisibeta®

zur Behandlung von Reizhusten in der Selbstmedikation zu beachten. Der Arzt kann in diesem Falle die Therapie auf andere Substanzklassen umstellen. Außerdem kann es, wie bei fast allen Blutdruck-Medikamenten, zu Therapiebeginn zu Müdigkeit, Kopfschmerzen oder Schwindel kommen. In wenigen Fällen kommt es durch ACE-Hemmer zu akutem Nierenversagen, insbesondere bei Patienten mit eingeschränkter Nierenfunktion.

Die im Handel befindlichen zahlreichen ACE-Hemmer unterscheiden sich in ihrer Wirkung qualitativ kaum. Nur in ihrer Pharmakokinetik ergeben sich Abweichungen. Erster Vertreter war Captopril, welches als einziger ACE-Hemmer aufgrund seiner kurzen Halbwertzeit zwei- bis dreimal täglich gegeben werden muss. Bei allen anderen genügt eine ein- bis zweimal tägliche Einnahme, was die Compliance des Patienten fördert. Häufig verordnete „Prile" sind **Enalapril, Ramipril** und **Lisinopril**. Eine geringere Bedeutung haben Quinapril, Fosinopril, Perindopril und Spirapril. Captopril und Lisinopril liegen bereits in ihrer Wirkform vor. Alle anderen ACE-Hemmer sind Prodrugs und werden erst bei der ersten Leberpassage aktiviert.

8.2.5 Angiotensin-II-Rezeptor-Antagonisten

Während ACE-Hemmer relativ früh in die Bildung gefäßaktiver, blutdrucksteigernder Substanzen eingreifen, beruht die Wirkung der Angiotensin-II-Rezeptor-Antagonisten (AT_1-Antagonisten, Sartane) auf der Blockade eines Angiotensin-II-Rezeptor-Subtyps (AT_1-Rezeptor). So kann die gefäßverengende Substanz, das Angiotensin II, zwar gebildet werden, aber es kommt nicht zur Wirkung. Der blutdrucksenkende Effekt entspricht im Großen und Ganzen dem der ACE-Hemmer. Bei den Sartanen entfällt jedoch der Reizhusten als Nebenwirkung, und es wird zusätzlich die Wirkung des Angiotensin II verhindert, welches auf anderem Wege als über ACE gebildet wird. Nachteilig sind zurzeit noch die wesentlich höheren Therapiekosten. Auch hier gibt es wieder eine Reihe von Vertretern mit qualitativ gleichwertiger Wirkung, von denen **Losartan** (☐ Tab. 8.6) die erste Substanz auf dem Markt war. Die weiteren unterscheiden sich nur in ihrer Pharmakokinetik (Metabolisierung, Wirkdauer usw.). Valsartan und Losartan werden außer bei Hypertonie auch zur Therapie der Herzinsuffizienz eingesetzt. Olmesartan und Valsartan sind auch in einer Fixkombination mit Amlodipin im Handel.

☐ **Tab. 8.6** Angiotensin-II-Rezeptor-Antagonisten

Arzneistoff	Fertigarzneimittel
Losartan	*Lorzaar®
Candesartan	*Atacand®
Valsartan	*Diovan®
Irbesartan	*Aprovel®, *Karvea®
Telmisartan	*Micardis®, *Kinzalmono®
Eprosartan	*Teveten®, *Emestar®
Olmesartan	*Votum®, *Olmetec®
Olmesartan + Amlodipin	*Sevikar®, *Vocado®
Valsartan + Amlodipin	*Exforge®

Eine relativ neue Substanz, deren Bedeutung für die Hypertonietherapie noch weiter untersucht wird, ist **Aliskiren** (*Rasilez®), ein Renin-Antagonist, der durch Unterdrückung der enzymatischen Wirkung des Renins die Bildung von Angiotensin I aus seiner Vorstufe Angiotensinogen verhindert. Verwendet wird Aliskiren zur Monotherapie oder in Kombination mit Hydrochlorothiazid (*Rasilez® HCT).

8.2.6 Sonstige Vasodilatatoren

Besonders durch Vasodilatation der kleineren Arterien und Arteriolen wird der periphere Widerstand und dadurch der Blutdruck gesenkt.

Dies kann z. B. durch **Nitroprussid-Natrium** (*Nipruss®) erreicht werden, welches den körpereigenen Vasodilatator NO (Stickstoffmonoxid) freisetzt. Hierdurch kommt es zur Erweiterung von arteriellen und venösen Gefäßen. Da es intravenös verabreicht werden muss, beschränkt sich seine Anwendung hauptsächlich auf die Notfallbehandlung bzw. den Klinikgebrauch.

Minoxidil (*Lonolox®), ein Kaliumkanalöffner, verringert den Tonus der glatten Muskulatur. Außer als Antihypertensivum findet es Verwendung bei erblich bedingtem Haarausfall („androgenetische Alopezie", Regaine®).

Dihydralazin (*Nepresol®) erweitert ebenfalls die Gefäße auf bisher weitgehend unbekanntem Wege und wird auch als Antihypertensivum eingesetzt.

Bei Durchblutungsstörungen (periphere, zerebrale wie auch Durchblutungsstörungen der Herzkranzgefäße) sind Vasodilatatoren kontraindiziert, da es durch die Erweiterung der gesunden Gefäße zu einer Umverteilung des Blutes kommt. Die verengten, bereits vorher schlecht durchbluteten Bereiche bekämen noch weniger Sauerstoff.

8.2.7   Stufenschema zur Behandlung der Hypertonie

Im Vordergrund der Hypertoniebehandlung stehen der Schutz vor Myokardinfarkt, Herzinsuffizienz usw. (Kardioprotektion), der Schutz der Nieren (Nephroprotektion) und der Schutz vor zerebrovaskulären Ereignissen wie Schlaganfall (○ Abb. 8.3). In der **Stufe 1**, also bei leichteren Hypertonieformen, wird häufig nur **ein** Arzneimittel entweder aus der Gruppe der β-Blocker oder der Diuretika, Calcium-Antagonisten, ACE-Hemmer und AT_1-Blocker verordnet (Monotherapie) oder eine Kombinationsbehandlung mit zwei niedrigdosierten Medikamenten durchgeführt.

Verläuft die Behandlung nicht zufriedenstellend, erfolgt eine Kombination mit einem weiteren Arzneimittel. In dieser **Stufe 2** wird oft entweder ein Diuretikum mit einem Mittel der Stufe 1 kombiniert oder es wird ein Calcium-Antagonist mit einem ACE-Hemmer oder AT_1-Blocker kombiniert.

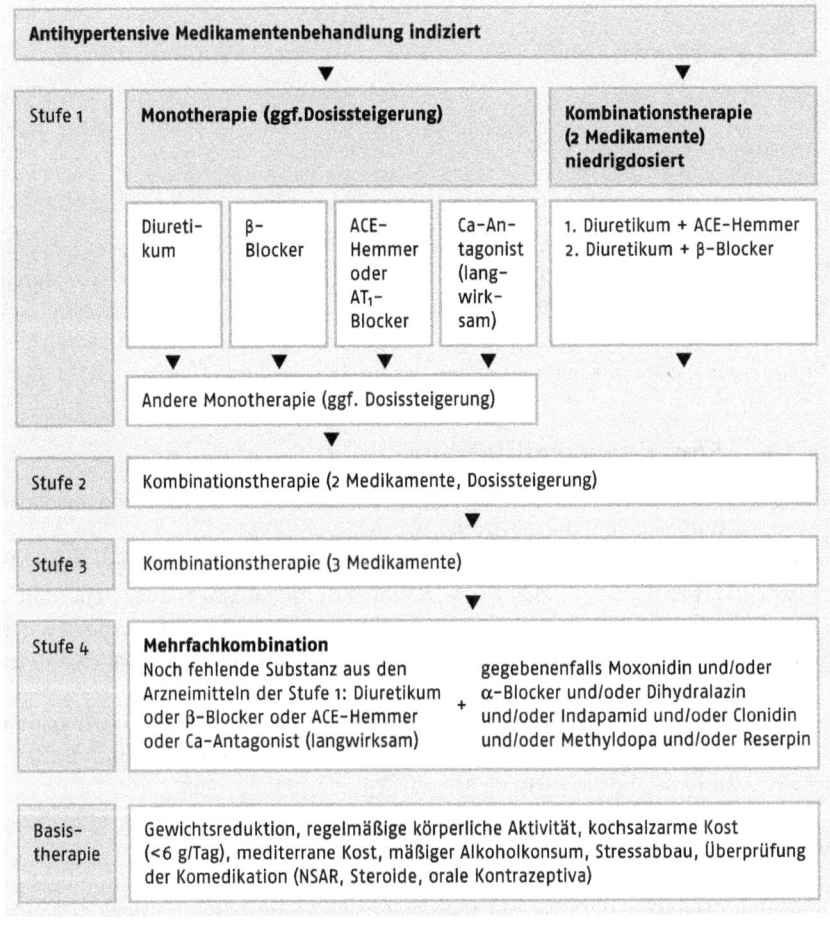

○ **Abb. 8.3** Stufenplan der Hypertoniebehandlung. Nach Hausärztliche Leitlinie, Therapie der Hypertonie, 2010

Bei nicht ausreichender Wirkung geht man in der **Stufe 3** zu einer Dreierkombination über, z. B. bestehend aus Diuretikum + β-Blocker + ACE-Hemmer (oder AT_1-Blocker).

In der **Stufe 4** werden mehrere Arzneimittel kombiniert, gegebenenfalls kommen auch Clonidin, Reserpin, Dihydralazin oder Methyldopa zum Einsatz.

Zur Behandlung der Hypertonie werden neben Monopräparaten zahlreiche Kombinationspräparate angeboten, da je nach Schweregrad der Hypertonie häufig mehrere Wirkstoffe mit unterschiedlichen Angriffspunkten zur ausreichenden Blutdrucksenkung erforderlich sind. Kombinationspräparate erleichtern die Einnahme und verbessern die Compliance des Patienten.

HINWEIS

Leitlinien sind Ausarbeitungen von Fachleuten zu bestimmten Themen, hier Krankheitsbildern wie Hypertonie, die es den Ärzten erleichtern sollen, die richtige Arzneimittelauswahl für den jeweiligen Patienten zu treffen. Sie entstehen auf der Grundlage europäischer Empfehlungen. Der Arzt wählt also nicht willkürlich eine Substanz, sondern findet in diesen Leitlinien einen Anhaltspunkt, was zum Zeitpunkt der Arzneimittelauswahl als Therapiestandard gilt. Es handelt sich hierbei jedoch nur um Empfehlungen, der Arzt verfügt weiterhin über seine „Therapiefreiheit". Er entscheidet unter Berücksichtigung vieler patientenspezifischer Faktoren, z. B. Begleitmedikation (Interaktionen) oder Begleiterkrankungen, welche Substanz er verordnet.

8.2.8 Schwangerschaftshypertonie

Ein dauerhaft erhöhter Blutdruck kann für das Ungeborene unter Umständen lebensbedrohlich sein. Daher ist ab einem bestimmten Wert die Therapie auch während einer Schwangerschaft angezeigt. Häufig wird hierzu **Methyldopa** (*Presinol®) eingesetzt. Alternativ können die **$β_1$-selektiven β-Blocker** Atenolol, Bisoprolol und Metoprolol gegeben werden. Von Diuretika ist aufgrund der Verringerung des Blutvolumens Abstand zu nehmen. ACE-Hemmer und AT_1-Blocker zeigen zusätzlich Teratogenität und sind daher ebenfalls kontraindiziert.

8.3 Arzneimittel gegen Hypotonie – Antihypotonika

Eine Hypotonie liegt bei einem Blutdruck unter 100/60 mmHg vor. Die Lebenserwartung von Hypotonikern ist im Vergleich zu Normotonikern erhöht. Eine therapeutische Behandlung ist daher nur notwendig, wenn Symptome wie Schwindel, Müdigkeit, Schwarzwerden vor den Augen, Schweißausbrüche und Schwäche den Patienten stark beeinträchtigen. In diesen Fällen ist ein Arztbesuch anzuraten, da auch Organschäden ursächlich sein könnten, die in jedem Fall behandelt werden sollten. Eine Hypotonie tritt häufig bei plötzlichem Lagewechsel (schnelles Aufstehen am Morgen) auf. Man bezeichnet diese Form als orthostatische Hypotonie (Orthostase, orthostatische Dysregulation). Hier hilft oft schon die Empfehlung, rasches

Aufstehen, vor allem morgens bzw. nach längerem Liegen, zu vermeiden. Durch sportliche Aktivitäten und ausreichende Flüssigkeitszufuhr kann der Kreislauf zusätzlich unterstützt werden (auch ergänzend zur Einnahme von Arzneimitteln). Zur Therapie können direkte Sympathomimetika wie **Etilefrin** (*Effortil®) oder **Midodrin** (*Gutron®) eingesetzt werden. Sie steigern die Herzaktivität (Kap. 3.3).

8.4 Arzneimittel gegen Herzrhythmus- störungen – Antiarrhythmika

Bei Herzrhythmusstörungen (Arrhythmien) ist die Herzschlagfolge aus dem Takt geraten. Man fasst unter diesem Begriff die im Folgenden beschriebenen Formen zusammen. **Tachykardie** ist eine Erhöhung der Herzschlagfrequenz in Ruhe auf > 100 Kontraktionen pro Minute. Eine Tachykardie (Herzjagen) kann psychisch bedingt sein, aber auch organische Ursachen haben (Herzinfarkt, Hypokaliämie). Unter **Vorhofflattern** versteht man Vorhofkontraktionen mit Frequenzen von 200 bis 300 pro Minute, schnelleres Flattern bis zu 600 pro Minute nennt man Vorhofflimmern. Analog spricht man bei den Herzkammern von **Kammerflattern** oder **Kammerflimmern**. Es handelt sich um lebensbedrohliche Zustände, die zum Herzstillstand führen können, da das Herz seine Pumpfunktion nicht mehr wahrnehmen kann. Als Ursachen kommen Myokardschädigungen, ungenügende Sauerstoffversorgung (Ischämie), Unterkühlung oder ein Unfall mit elektrischem Strom in Frage.

Als **Bradykardie** bezeichnet man eine Erniedrigung der Herzschlagfrequenz auf < 60/Minute. Bradykardien findet man bei Schilddrüsenunterfunktion sowie bei Leistungssportlern im Ruhezustand.

Extrasystolen sind zusätzliche Herzschläge zum normalen Rhythmus. Sie können ebenfalls psychisch oder organisch bedingt sein und treten z. B. bei Schädigungen des Myokards (Herzmuskels) und bei Koronarsklerose auf.

Unter **AV-Überleitungsstörungen** versteht man Störungen bei der Reizweitergabe vom AV-Knoten zum Ventrikel. Man unterscheidet **Erregungsbildungs-** und **Erregungsleitungsstörungen**. Ist z. B. der atrioventrikuläre Knoten blockiert (AV-Block, Erregungsleitungsstörung), so dauert es eine Weile, bis ein untergeordnetes Zentrum die Erregungsbildung übernimmt. Die Folgen sind Mangeldurchblutung im Gehirn und Ohnmacht durch Sauerstoffmangel. Die Erregungsbildungsstörungen lassen sich ferner nach ihrem Ursprung in nomotope (vom Sinusknoten ausgehende) und heterotope (ektope, von untergeordneten Reizbildungszentren wie AV-Knoten, His-Bündel, Tawara-Schenkel oder Purkinje-Fasern ausgehende) Störungen unterteilen.

8.4.1 Antiarrhythmika

Ziel der medikamentösen Therapie von Arrhythmien ist die Normalisierung der Herzschlagfolge. Je nach Art der Rhythmusstörung soll die Herzfrequenz und/oder die Erregungsleitung vom Vorhof zur Kammer beeinflusst werden. Die unregelmäßigen, zu schnellen Kontraktionen sind nicht nur unangenehm für den Patienten, sondern auch unökonomisch für den Organismus, da das Herz mehr Sauerstoff verbraucht. Antiarrhythmika sollen je nach Art der Rhythmusstörung die Herzfrequenz steigern oder senken, zusätzliche Erregungen unterbinden bzw. die Überleitungsgeschwindigkeit erhöhen oder erniedrigen.

Bei **bradykarden Rhythmusstörungen** werden Substanzen zur Steigerung der Herzfrequenz eingesetzt, z. B. β-Sympathomimetika wie Adrenalin (*Suprarenin®) und Orciprenalin (*Alupent®) oder Parasympatholytika wie Atropin und Ipratropiumbromid (*Itrop®). Es handelt sich hierbei um Notfallmedikamente. Die Applikation erfolgt intravenös.

Für die Behandlung **tachykarder Arrhythmien** stehen vier Klassen von Antiarrhythmika zur Verfügung. Sie werden entsprechend ihrer Wirkung auf die Abläufe in den Herzmuskelzellen unterteilt. Die Begriffe Aktionspotenzial und Refraktärzeit spielen hier eine Rolle. Ausgelöst wird ein **Aktionspotenzial** durch einen elektrischen Impuls aus dem Sinusknoten, der eine Verschiebung von Elektrolytkonzentrationen verursacht. Es strömen Natrium-Ionen und Calcium-Ionen in die Herzmuskelzellen ein und Kalium-Ionen treten aus (**Depolarisation**). Dadurch erfolgt eine Kontraktion der Herzmuskelzellen. Während der Kontraktionsphase und auch noch kurz danach kann die Zelle keine weiteren Reize aufnehmen (**Refraktärzeit**). Das bedeutet, sie ist unempfänglich für einen zu diesem Zeitpunkt ankommenden Reiz. Erst wenn der Ausgangszustand der Ionenverteilung wieder erreicht ist (**Repolarisation**), kann die Zelle wieder reagieren.

Antiarrhythmika (□ **Tab. 8.7**) werden in vier Klassen eingeteilt:
- membranstabilisierende Antiarrhythmika (Natriumkanalblocker),
- β-Sympatholytika (Betablocker),
- Kaliumkanalblocker,
- Calciumkanalblocker (Calciumantagonisten).

Weitere wirksame Substanzen gegen schnelle Arrhythmien sind die Herzglykoside, Adenosin und auch die Mineralien Kalium und Magnesium.

Antiarrhythmika der Klasse I – membranstabilisierende Antiarrhythmika

Diese Antiarrhythmika hemmen den Einstrom von **Natrium-Ionen** in die Zellen, sie werden deshalb auch als Natriumkanalblocker bezeichnet und verringern die Reizleitungsgeschwindigkeit (negativ dromotroper Effekt). Man unterteilt sie in die Klassen Ia bis Ic.

Zu den Wirkstoffen der **Klasse Ia** gehören Chinidin, Ajmalin und Prajmalium. Durch ihre Blockade des Natrium-Einstroms und des Kalium-Ausstroms wird die Dauer des Aktionspotenzials verlängert. **Chinidin** vermindert die Überleitungsgeschwindigkeit, senkt die Herzfrequenz und bewirkt eine periphere Gefäßdilatation, die das Herz entlastet. Nebenwirkungen sind Übelkeit und Erbrechen sowie Überempfindlichkeitsreaktionen (Gefahr der Agranulozytose). Bei Patienten mit Herzinsuffizienz ist zu beachten, dass Chinidin weiterhin eine negativ inotrope Wirkung besitzt. **Ajmalin** wird wegen seiner schlechten Resorbierbarkeit nach oraler Gabe nur parenteral angewendet. **Prajmalium**, ein Derivat des Ajmalins, wird besser resorbiert. Nebenwirkungen sind Leberschäden sowie Reizleitungsstörungen.

Klasse-Ib-Antiarrhythmika wie Lidocain, Phenytoin und Mexiletin hemmen den Einstrom von Natrium-Ionen und erhöhen den Ausstrom von Kalium-Ionen. Dadurch ist die Dauer des Aktionspotenzials etwas verkürzt. **Lidocain**, ein Lokalanäs-thetikum, ist Mittel der Wahl bei ventrikulären Extrasystolen (von der Herzkammer ausgehend) und ventrikulären Tachykardien. Es hemmt die Reizleitung in den Purkinje-Fasern. Wegen seines großen First-Pass-Effektes kann Lidocain nur paren-teral angewandt werden. Vorteilhaft ist bei manchen Patienten, dass der Blutdruck nur wenig gesenkt wird. Das Antiepileptikum **Phenytoin** wird vor allem bei Arrhyth-mien als Folge von Digitalis-Überdosierungen eingesetzt. Nebenwirkungen sind Schwindel und Benommenheit.

Rhythmusnormalisierende Substanzen der **Klasse Ic** nehmen eine Zwischenstel-lung zwischen den oben angeführten Gruppen ein. Das Aktionspotenzial ist kaum verändert, die Refraktärzeit ein wenig verlängert. Die bekanntesten Wirkstoffe sind Flecainid und Propafenon. **Flecainid** wird oral rasch resorbiert und hat eine gute Bioverfügbarkeit. Als Nebenwirkungen treten Schwindel, Übelkeit, Doppeltsehen und Kopfschmerz auf. **Propafenon** ähnelt strukturell den β-Blockern. Es besitzt einen ausgeprägten First-Pass-Effekt, die Bioverfügbarkeit beträgt nur ca. 50 %. Ne-benwirkungen sind Schwindel, Augenflimmern, Übelkeit, Mundtrockenheit, Potenz-störungen und Gallenstau (Cholestase).

Für kein Antiarrhythmikum der Klasse I konnte bis heute der Nachweis einer Lebensverlängerung erbracht werden. Sie werden heute nur noch selten eingesetzt.

Antiarrhythmika der Klasse II – β-Sympatholytika

β-Sympatholytika (β-Adrenozeptor-Antagonisten, β-Blocker) wie **Propranolol, Ate-nolol** und **Metoprolol** wirken negativ dromotrop und negativ bathmotrop. Dadurch wird der Herzschlag verlangsamt. Sie senken die Empfindlichkeit der Herzmuskelzellen für körpereigene stimulierende Substanzen wie Adrenalin. Nachweislich sinkt durch ihren Einsatz die Mortalität der Patienten. Daher gelten sie als **Basisantiarrhythmika.** Bei allen anderen Antiarrhythmika-Klassen (mit Ausnahme von Amiodaron) konnte dies bisher nicht nachgewiesen werden (weitere β-Blocker s. Kap. 3.3, Kap. 8.2).

Antiarrhythmika der Klasse III – Kaliumkanalblocker

Sie hemmen den Ausstrom von Kalium-Ionen aus den Zellen (Repolarisation). Dadurch wird die Refraktärzeit verlängert. Zu dieser Gruppe gehören Amiodaron und Sotalol. **Amiodaron**, ein iodhaltiges Antiarrhythmikum, wird bei supraventri-kulären und ventrikulären Rhythmusstörungen eingesetzt. Es senkt wie die β-Blocker die Mortalität, weist jedoch erhebliche Nachteile auf wie lange Halbwertzeit, Anrei-cherung im Gewebe, unerwünschte Arzneimittelwirkungen wie Hornhautverfär-bung, Schilddrüsenfunktionsstörungen durch das enthaltene Iod und Lichtempfind-lichkeit. Daher wird es nur eingesetzt, wenn mit anderen Substanzen der Therapie-erfolg nicht ausreichend ist. Neu in der Behandlung des Vorhofflatterns bzw. –flim-merns ist eine strukturell ähnliche Substanz mit weniger Nebenwirkungen namens **Dronedaron.**

Sotalol, welches strukturell zur Klasse der β-Blocker gehört, zeigt zusätzlich zu seinen β-sympatholytischen Wirkungen einen rhythmusnormalisierenden Effekt.

Antiarrhythmika der Klasse IV –Calciumkanalblocker

Calciumkanalblocker (Calciumantagonisten) blockieren den langsamen Einstrom von Calcium-Ionen in die Zelle. Dadurch vermindern sie die Erregungsbildung und -ausbreitung. Sie wirken negativ bathmotrop und negativ dromotrop. Der Herzschlag ist verlangsamt. Außerdem sinkt der periphere Gefäßwiderstand durch einen Angriff an Calciumkanälen der glatten Gefäßmuskulatur (Kap. 8.2)

Verapamil wird zur Behandlung supraventrikulärer Tachykardien und Extrasystolen eingesetzt. Wegen des großen First-Pass-Effekts müssen bei oraler Therapie viel höhere Dosen gegeben werden als bei parenteraler Anwendung.

Gallopamil, ein Analogon des Verapamil, und **Diltiazem** sind weitere Substanzen mit gleicher Wirkung.

CAVE: Calciumkanalblocker vom Dihydropyridin-Typ, z. B. Nifedipin, wirken **nicht** antiarrhythmisch (Kap. 8.6)!

Weitere Antiarrhythmika

Digitalisglykoside

Digitalisglykoside (Herzglykoside) wirken negativ chronotrop und negativ dromotrop (weitere Wirkungen s. Kap. 8.5). Sie sind Mittel der Wahl bei Vorhofflattern und -flimmern. Bei ventrikulären Rhythmusstörungen sind sie dagegen wegen der Gefahr des Kammerflimmerns kontraindiziert.

Adenosin

Adenosin (*Adrekar®) wird in erster Linie in der Klinik eingesetzt. Es eignet sich zur Behandlung supraventrikulärer paroxysmaler Tachykardien, vor allem wenn andere

☐ **Tab. 8.7** Antiarrhythmika

Arzneistoff	Fertigarzneimittel
Klasse I: membranstabilisierende Antiarrhythmika, Natriumkanalblocker Klasse Ia	
Chinidin	*Cordichin®
Ajmalin	*Gilurytmal®
Prajmalium	*Neo-Gilurytmal®
Klasse Ib	
Lidocain	*Xylocain®
Phenytoin	*Epanutin®, *Phenhydan®

☐ **Tab. 8.7** Antiarrhythmika (Fortsetzung)

Arzneistoff	Fertigarzneimittel
Klasse Ic	
Propafenon	*Rytmonorm®, *Propafenon AL®
Flecainid	*Tambocor®
Klasse II: β-Blocker mit antiarrhythmischer Wirkung	
Propranolol	*Dociton®, *Propra-ratiopharm®
Atenolol	*Tenormin®, *AteHexal®
Metoprolol	*Beloc Zok®
Bisoprolol	*Concor®, *BisoHexal®
Klasse III: Kaliumkanalblocker	
Amiodaron	*Cordarex®, *Amiodaron-ratiopharm®
Dronedaron	*Multaq®
Sotalol	*Sotalex®, *SotaHexal®
Klasse IV: Calciumkanalblocker	
Verapamil	*Isoptin®, *VeraHexal®, *VeraLich®
Gallopamil	*Procorum®
Diltiazem	*Dilzem®, *DiltaHexal®
Andere Antiarrhythmika	
Adenosin	*Adrekar®
Digitoxin	*Digimerck®
Digoxin	*Lanicor®
Metildigoxin	*Lanitop®
β-Acetyldigoxin	*Novodigal®

Antiarrhythmika (z. B. Verapamil) kontraindiziert sind. Es besitzt eine Halbwertzeit von unter zehn Sekunden und wird als Bolus-Injektion (zusätzliche Dosis) intravenös verabreicht. Die Wirkung tritt sehr rasch innerhalb von 60 Sekunden ein.

8.5 Arzneimittel gegen Herzinsuffizienz

Herzinsuffizienz ist ein Zustand, bei dem die vom Herzen ausgeworfene Blutmenge nicht ausreicht, um die normalen Sauerstoff- und Nährstoffanforderungen des Körpers zu decken. Es entsteht ein Missverhältnis zwischen dem Sauerstoffbedarf des Körpers und dem Sauerstoffangebot, welches das Herz bereitstellen kann. Das Herz-Zeit-Volumen (HZV, syn. Herz-Minuten-Volumen) ist zu gering. Die allgemeine Leistungsfähigkeit nimmt ab.

Ursachen für eine Herzinsuffizienz können sein:
▶ Mechanische Faktoren wie langdauernde Überbelastung des Herzens aufgrund erhöhten Widerstands (z. B. durch Hypertonie), Herzklappenfehler, Ausfall von Herzmuskelfasern (nach Herzinfarkt), Herzrhythmusstörungen;
▶ biochemische Faktoren wie ungenügende Durchblutung der Herzkranzgefäße (Koronarinsuffizienz).

Man unterscheidet zwischen Rechtsherz-, Linksherz- und Globalinsuffizienz, abhängig davon, ob die rechte, die linke oder beide Herzhälften betroffen sind. Bei einer **Rechtsherzinsuffizienz** kommt es zu einer Stauung des Blutes im großen Kreislauf, der Druck in den Venen ist erhöht, sodass Plasmawasser aus den Gefäßen austritt. Die Folge sind Ödeme in den Beinen und in der Bauchhöhle (Aszites). Bei der **Linksherzinsuffizienz** tritt der Stau im Lungenkreislauf auf, der Druck in den Lungenvenen ist erhöht. Symptome wie Atemnot (besonders im Liegen) und Lungenödeme sind die Folge. Man spricht von Asthma cardiale (lat. cardia, Herz).

Des Weiteren lassen sich noch die **akute** und die **chronische** Herzinsuffizienz voneinander abgrenzen. Eine akute Herzinsuffizienz kann zum Beispiel durch eine Entzündung des Herzmuskels, einen Myokardinfarkt oder eine starke Überbelastung des Herzens, etwa bei einer Lungenembolie, hervorgerufen werden. Häufige Ursachen für eine chronische Herzinsuffizienz sind koronare Herzkrankheit (KHK), Hypertonie oder Herzrhythmusstörungen. Allgemeine **Symptome einer Herzinsuffizienz** sind nächtlicher Harndrang und eine geringere Belastungsfähigkeit des Herzens. Der Organismus versucht, die Insuffizienz durch verschiedene Maßnahmen zu kompensieren: Herzvergrößerung, Steigerung der Schlagfrequenz, Verdickung des Myokards und Gefäßverengung. Gesteuert werden diese Kompensationsmechanismen des Organismus durch den Sympathikus. ☐Tab. 8.8 zeigt die Einteilung der Herzinsuffizienz nach New York Heart Association (NYHA) in vier Schweregrade.

8.5.1 Therapie der akuten Herzinsuffizienz

Zur Therapie der **akuten Herzinsuffizienz** (Notarzt!) werden Katecholamine wie Adrenalin (*Suprarenin®) und Dobutamin als direkte Sympathomimetika oder auch Parasympatholytika wie Ipratropiumbromid (*Itrop®) eingesetzt. Glyceroltrinitrat senkt durch Gefäßerweiterung die Vorlast (Preload, Druck des einströmenden Blutes

☐ **Tab. 8.8** Einteilung der Herzinsuffizienz nach New York Heart Association (NYHA)

Stadium	Symptome
NYHA I	Bei alltäglichen körperlichen Anstrengungen keine Symptome wie Erschöpfung, Rhythmusstörungen oder Atemnot
NYHA II	Einschränkung der körperlichen Leistungsfähigkeit bei stärkerer Belastung
NYHA III	Einschränkung der körperlichen Leistungsfähigkeit bei leichter/normaler Belastung
NYHA IV	Beschwerden bereits in Ruhe, keine körperliche Belastung mehr möglich

in den rechten Vorhof, Wandspannung) und erleichtert so die Herzarbeit. Außerdem bewirkt es zusätzlich eine Erweiterung der großen Arterien, wodurch die Nachlast (Afterload, Druck des zurückströmenden Blutes auf die Aortenklappe) reduziert wird. Glyceroltrinitrat wird im Notfall intravenös appliziert.

8.5.2   Therapie der chronischen Herzinsuffizienz

Noch vor wenigen Jahren wurden vor allem Substanzen eingesetzt, welche die Schlagkraft des Herzens erhöhen (positiv inotrope Substanzen). Herzwirksame Glykoside wie Digitoxin, Digoxin, Metildigoxin oder β-Acetyldigoxin waren erste Wahl. Metildigoxin und β-Acetyldigoxin sind partialsynthetische Vertreter, abgeleitet vom Digoxin (Kap. 8.4, Antiarrhythmika). Herzglykoside unterliegen einem **enterohepatischen Kreislauf**, weshalb sie nur in sehr geringen Mengen gegeben werden müssen. Weiterhin haben sie eine geringe therapeutische Breite. Eine Blutspiegelkontrolle während der Therapie kann sinnvoll sein. Bei Nierenfunktionsstörungen ist eine Dosisanpassung erforderlich. Bei Überdosierung treten Übelkeit und Appetitlosigkeit, weiterhin typische Sehstörungen (Gelbsehen, „Xanthopsie") und Herzrhythmusstörungen auf. Zur Behandlung werden in erster Linie Kalium-Salze eingesetzt.

Nach heutigem Erkenntnisstand bietet diese Therapieform keinen Vorteil für die Lebenserwartung der Patienten, da der Herzmuskel zwar kräftiger schlägt, hierbei aber auch mehr Energie verbraucht. Inzwischen werden Arzneistoffe eingesetzt, die nicht einfach die Kontraktionskraft verstärken, sondern vielmehr die Herzarbeit ökonomisieren. Dies erreicht man durch Arzneistoffe, welche die Vorlast oder die Nachlast senken.

■ MERKE

▶ **Vorlast (Preload):** Druck in der Herzkammer am Ende der Diastole.
▶ **Nachlast (Afterload):** Widerstand, den die Herzmuskulatur bei der Entleerung der Kammer überwinden muss.

Zur Therapie der chronischen Herzinsuffizienz werden folgende Arzneistoffgruppen, oft auch in Kombination (□ Tab. 8.9), eingesetzt, um das Herz zu entlasten und seine Pumpleistung zu verbessern.

ACE-Hemmer

Nachdem in Studien nachgewiesen werden konnte, dass durch ACE-Hemmer die Lebenserwartung bei Herzinsuffizienz verbessert werden kann, gehören sie heute als Basis zur Therapie. Bei Unverträglichkeit werden AT$_1$-Antagonisten eingesetzt. **ACE-Hemmer** und **AT$_1$-Antagonisten** werden in Kapitel 8.2 besprochen.

□ **Tab. 8.9** Substanzen, die die Kontraktionskraft steigern und Substanzen, die die Herzarbeit ökonomisieren

Stoffgruppe	Arzneistoffe (Fertigarzneimittel)	Indikation
Substanzen, die die Kontraktionskraft steigern		
Katecholamine	Dopamin, Dobutamin	Akute Herzinsuffizienz
Phosphodiesterase-Hemmstoffe	Milrinon (*Corotrop®), Enoximon (*Perfan®)	
Herzglykoside	Digitoxin (*Digimerck®), Digoxin (*Lanicor®), Metildigoxin (*Lanitop®), β-Acetyldigoxin (*Novodigal®)	Chronische Herz-insuffizienz
Substanzen, die die Herzarbeit ökonomisieren		
Diuretika	Furosemid (*Lasix®), Torasemid (*Torem®, *Unat®), Piretanid (*Arelix®)	
Angiotensin-II-Rezeptorblocker (AT$_1$-Antagonisten, Sartane)	Valsartan (*Diovan®), Irbesartan (*Karvea®), Losartan (*Lorzaar®), Candesartan (*Atacand®, *Blopress®), Olmesartan (*Votum®, *Olmetec®), Telmisartan (*Micardis®)	Chronische Herz-insuffizienz
β-Rezeptorenblocker (β-Sympatholytika)	Metoprolol (*Beloc ZOK®), Bisoprolol (*Concor®), Carvedilol (*Querto®), Nebivolol (*Nebilet®)	
ACE-Hemmer	Ramipril (*Delix®, *Vesdil®), Lisinopril (*Acerbon®), Enalapril (*Xanef®, *Benalapril®), Captopril (*Lopirin®, *ACE-Hemmer ratiopharm®)	

8

Diuretika

Diuretika gehören zur Standardtherapie bei Herzinsuffizienz. Sie sollten in der Regel mit ACE-Hemmern kombiniert werden. Es handelt sich um Substanzen, welche die Kochsalz- (NaCl-) und Wasser-Ausscheidung erhöhen und dadurch das Blutvolumen verringern. Sowohl Vorlast als auch Nachlast werden dabei gesenkt. Die beiden wichtigsten Diuretika-Gruppen sind **Schleifendiuretika** (Furosemid) und **Thiazide** (Hydrochlorothiazid, HCT).

Kaliumsparende Diuretika, z. B. Aldosteron-Antagonisten wie Spironolacton, hemmen die Natrium- und Wasserrückresorption und verstärken dabei die Kaliumrückresorption (Kaliumretention). Außerdem gehören in diese Gruppe die Substanzen Triamteren und Amilorid, welche jedoch nur in Kombination mit einem Thiazid- oder Schleifendiuretikum eingesetzt werden, da ihre alleinige diuretische Wirkung nur relativ schwach ausgeprägt ist. Die Arzneistoffe aus dieser Klasse verringern den Kaliumverlust, der bei anderen Diuretika häufig auftritt (Kap. 9.3).

β-Sympatholytika

β-Sympatholytika (β-Blocker, s. Kap. 8.2) galten lange Zeit als kontraindiziert bei der Therapie der Herzinsuffizienz, da sie eine **negativ inotrope Wirkung** aufweisen. In den letzten Jahren hat sich die Lehrmeinung jedoch gewandelt. Bis zum Erreichen der vollen Wirkung vergehen bis zu drei Monate. Da durch die eingesetzten Substanzen wie **Metoprolol, Carvedilol, Bisoprolol** und **Nebivolol** die Sympathikusaktivität vermindert wird, fühlt sich der Patient zu Beginn der Therapie meist müde und abgeschlagen.

Nitrate

Nitrate, z. B. Isosorbidmono- und -dinitrat (ISMN, ISDN) wie auch Pentaerythrityltetranitrat (PETN), können unterstützend bei chronischer Herzinsuffizienz gegeben werden, wenn gleichzeitig eine Koronarinsuffizienz besteht. Diese Substanzen werden in Kapitel 8.6 ausführlicher behandelt.

8.6 Arzneimittel gegen ischämische Herzerkrankungen

Die Versorgung des Herzmuskels mit Sauerstoff und Nährstoffen erfolgt über zwei Koronararterien, bei denen wie bei allen Arterien sklerotische Veränderungen oder Spasmen auftreten können, die den Blutstrom beeinträchtigen. Diese sogenannte Koronarsklerose ist die wichtigste Ursache der **koronaren Herzkrankheit** (KHK), deren Spektrum von einer Angina pectoris bis zum Herzinfarkt reicht.

Bei Arteriosklerose in den peripheren Arterien spricht man von **peripherer arterieller Verschlusskrankheit** (**pAVK**).

Risikofaktoren für Koronarsklerosen sind u. a. Rauchen, Übergewicht (Adipositas), Bluthochdruck (Hypertonie), Fettstoffwechselstörungen (Hyperlipoprotein-ämie) und Diabetes mellitus. Beim Vorliegen von drei dieser Risikofaktoren ist die Lebenserwartung bereits erheblich verringert.

Bei einer Koronarsklerose kommt es zu einem Missverhältnis zwischen Sauerstoff-Angebot und Sauerstoff-Verbrauch. Diesen Zustand nennt man Angina pectoris. Bei körperlicher Belastung des Patienten oder bei Stress, im fortgeschrittenen Erkran-kungsstadium auch im Ruhezustand, kann der Sauerstoffbedarf des Myokards nicht mehr gedeckt werden, es kommt zum Angina-pectoris-Anfall mit Todesängsten und starken Schmerzen im Brustraum, die charakteristisch in den linken Arm ausstrah-len. Ist die Blutzufuhr über eine Koronararterie dann völlig unterbunden, stirbt der nicht mehr versorgte Teil des Myokards aufgrund mangelnder Sauerstoffzufuhr ab (Nekrose) und vernarbt. Das abgestorbene Muskelgewebe wird durch unspezifisches Bindegewebe ersetzt, das allerdings selbst keine Kontraktionskraft mehr besitzt. Dieses Krankheitsbild nennt man **Herzinfarkt.** Ist das abgestorbene Gebiet nur klein, kann der Infarkt unbemerkt überlebt werden. Erstreckt sich die Nekrose jedoch über ein größeres Areal, so besteht Lebensgefahr oder es tritt der sofortige Tod ein.

Ziel der Therapie der KHK ist einerseits die Prophylaxe, andererseits die rasche Beendigung akuter Anfälle der Angina pectoris. Die Herzinfarktgefahr soll verringert werden. Dadurch soll die Lebensqualität verbessert und die Sterblichkeit gesenkt werden. Arzneistoffe werden eingesetzt zur

▶ Senkung des Sauerstoffbedarfs des Myokards,
▶ Erhöhung des Sauerstoffangebots,
▶ Beseitigung von Koronarspasmen und als
▶ Thrombozytenaggregationshemmer.

8.6.1 Therapie des Herzinfarkts

Der akute Herzinfarkt stellt einen Notfall dar, der sofortiger ärztlicher Behandlung bedarf. Daher ist bereits bei Verdacht auf Herzinfarkt unverzüglich der Rettungs-dienst zu alarmieren. Symptome eines **Herzinfarkts** sind Vernichtungsschmerz hinter dem Brustbein, Ausstrahlung des Schmerzes in Hals, Schulter und Arme, Todesangst, kalter Schweiß und meist auch ein Absinken des Blutdrucks (ähnlich Angina pectoris).

Durch den Notarzt werden verschiedene Notfalltherapeutika gegeben („MONA"): **M**orphin zur Schmerzlinderung, Sauerstoff (**O**xygen) zur Erhöhung des O_2-Ange-bots, **N**itrate zur Gefäßerweiterung (Verbesserung der Koronardurchblutung, Sen-kung des O_2-Bedarfs) und **A**cetylsalicylsäure, ein Thrombozytenaggregationshem-mer, der ebenfalls die Durchblutung der Herzkranzgefäße verbessert. Da Patienten mit akutem Herzinfarkt meist Todesangst haben und in Panik geraten, wird zusätz-lich ein Benzodiazepin wie Diazepam (*Valium®) i. v. gegeben. Dabei wird die angstlösende und die sedierende Wirkkomponente dieser Stoffklasse genutzt.

8.6.2 Therapie der Angina pectoris

Die Angina pectoris kann als Vorstufe des Herzinfarktes angesehen werden, bei der noch eine gewisse Durchblutung des Myokards gegeben ist. Zur Prophylaxe und Therapie werden die folgenden Wirkstoffe eingesetzt.

Nitrate

Ester der Salpetersäure (**Nitrate**) wie Glyceroltrinitrat (Nitroglycerin) gehören zu den wirksamsten Arzneimitteln im akuten Angina-pectoris-Anfall (□ Tab. 8.10). Sie setzen den aktiven Metaboliten **Stickstoffmonoxid** (NO) frei, der stark vasodilatierend wirkt ("NO-Donatoren"). Besonders im venösen Blutgefäßsystem kommt es zur Erweiterung, wodurch die Vorlast sinkt. Gleichzeitig wird durch eine Erweiterung großer Arterien die Nachlast kurzfristig reduziert. Der Sauerstoffbedarf des Herzens sinkt.

Glyceroltrinitrat wird im Angina-pectoris-Anfall perlingual in Form von Zerbeißkapseln oder als Sublingualspray eingesetzt. Über die Mundschleimhaut gelangt der Wirkstoff rasch in die Blutbahn. Die Wirkung tritt innerhalb weniger Sekunden bis Minuten ein, hält jedoch auch nur relativ kurze Zeit an. Gefährdete Patienten sollten grundsätzlich ein Glyceroltrinitrat-Präparat (Spray oder Zerbeißkapsel, "Nitrospray") mit sich führen. Alternativ zum Glyceroltrinitrat kann auch **Isosorbiddinitrat** (ISDN) zur Anfallskupierung verabreicht werden. Es wirkt ebenfalls recht schnell, zusätzlich jedoch auch langanhaltend, sodass es außerdem zur Prophylaxe eingesetzt werden kann.

Weiterhin eignen sich zur Prophylaxe Depot-Präparate mit Glyceroltrinitrat, die den Wirkstoff kontinuierlich freisetzen, sodass ein ausreichend hoher Nitroglycerin-Spiegel über längere Zeit aufrechterhalten wird (z. B. *Nitroderm® TTS). Bei der Therapie mit Salpetersäureestern ist zu beachten, dass nach einiger Zeit, meist bereits in weniger als 24 Stunden, eine sogenannte **Nitrat-Toleranz** auftritt. Die Substanzen verlieren aus noch unklarer Ursache an Wirksamkeit. Daher ist es wichtig, regelmäßige "Nitratpausen" (mindestens acht Stunden) einzulegen. Weitere Salpetersäureester zur Prophylaxe sind **Isosorbidmononitrat** (ISMN) und **Pentaerythrityltetranitrat** (PETN).

Als Nebenwirkungen treten während der Anwendung von NO-Donatoren heftige Kopfschmerzen (**Nitratkopfschmerz**) auf, die auf die Gefäßerweiterung zurückzuführen sind. Die gleichzeitige Gabe von Salpetersäure-Estern und PDE-5-Hemmern

□ **Tab. 8.10** Nitrate

Arzneistoff	Fertigarzneimittel
Glyceroltrinitrat	*Nitrolingual®, *Nitroderm® TTS
Isosorbiddinitrat	*Isoket®
Isosorbidmononitrat	*Corangin®, *IS 5 mono-Ratiopharm®
Pentaerythrityltetranitrat	*Pentalong®

wie Sildenafil (*Viagra®) ist kontraindiziert, da es durch die verstärkte Vasodilatation zu lebensbedrohlichen Blutdruckabfällen kommen kann.

Molsidomin

Molsidomin (*Corvaton®, *MolsiHexal®) weist einen ähnlichen Wirkungsmechanismus wie die Nitrate auf. Es senkt die Vorlast effektiver, jedoch ist der Wirkungseintritt langsamer. Daher kann es nur zur Prophylaxe, nicht zur Anfallskupierung eingesetzt werden. Bei Molsidomin handelt es sich wie bei allen hier aufgeführten NO-Donatoren um ein Prodrug. Eine Nitrattoleranz tritt nicht auf. Die übliche Dosierung beträgt zweimal täglich 8 mg in retardierter Form. Bei schnell freisetzenden Tabletten muss die Gabe bei geringerer Einzeldosis häufiger erfolgen.

Calciumkanalblocker

Sie hemmen den Einstrom von Calcium in die Zelle. Die Kontraktilität der Myokardfasern ist dadurch herabgesetzt, der Sauerstoffbedarf gesenkt. Der periphere Gefäßwiderstand wird durch Erweiterung der Arterien reduziert. An den Koronararterien können sie Koronarspasmen lösen. Calcium-Antagonisten werden auch bei Bluthochdruck und Herzrhythmusstörungen eingesetzt. Man unterscheidet hierbei Substanzen vom Dihydropyridin-, vom Verapamil- und vom Diltiazem-Typ.

Dihydropyridin-Typ: Nifedipin und seine Strukturverwandten Nitrendipin und Nisoldipin sowie Amlodipin und Lercanidipin (□ Tab. 8.11) wirken hauptsächlich **gefäßerweiternd** und **negativ inotrop.** Als Gegenregulation des Körpers kommt es zu einem vorübergehenden Anstieg der Herzfrequenz (Reflextachykardie). Weitere Nebenwirkungen sind Kopfschmerzen und Schwindelgefühl.

Verapamil-Typ: Verapamil und die Analogsubstanz Gallopamil (□ Tab. 8.12) wirken im Gegensatz zu Nifedipin negativ chronotrop und negativ bathmotrop. Sie sollten daher nicht bei Bradykardie eingesetzt werden. Indikationen sind Hypertonie, Angina pectoris und Tachyarrhythmien.

Diltiazem-Typ: Diltiazem (*Dilzem®, *Dilti-ct®) gleicht in seiner Wirkungsweise und seinen Indikationen dem Verapamil.

□ **Tab. 8.11** Calciumkanalblocker vom Dihydropyridin-Typ

Arzneistoff	Fertigarzneimittel
Nifedipin	*Adalat®, *NifeHexal®
Nitrendipin	*Bayotensin®, *Nitrendipin-ratiopharm®
Nisoldipin	*Baymycard®
Amlodipin	*Norvasc®
Lercanidipin	*Corifeo®, *Carmen®, Kombination mit Enalapril: *Zaneril®

☐ **Tab. 8.12** Calciumkanalblocker vom Verapamil–Typ

Arzneistoff	Fertigarzneimittel
Verapamil	*Isoptin®, *Cordichin®, Kombination mit Trandolapril: *Tarka®
Gallopamil	*Procorum®

β–Sympatholytika

β-Sympatholytika (β-Blocker, β-Adrenozeptor-Antagonisten, s. Kap. 3, Kap. 8.2) werden zur Prophylaxe des Angina-pectoris-Anfalls eingesetzt. Sie verringern den Sauerstoffbedarf des Herzens durch Verlangsamung der Herzfrequenz und Reduktion der Kontraktionskraft. Weitere Indikationen für β-Blocker sind Hypertonie und Arrhythmien, daher werden sie besonders gern eingesetzt, wenn zusätzlich zur KHK eine dieser Begleiterkrankungen vorliegt.

I_f–Kanalblocker

Der I_f-Kanal (I_{funny}) ist ein Ionenkanal, der für Natrium, Kalium und Calcium durchlässig ist. Durch diese Ionen werden am Herzen Aktionspotenziale und damit Kontraktionen ausgelöst. Die Hemmung dieses Kanals durch die Substanz **Ivabradin** (*Procoralan®) senkt damit die Herzfrequenz, ohne die Sympathikusaktivität zu beeinflussen. Ivabradin verringert dadurch Herzarbeit und Sauerstoffbedarf und kann bei β-Blocker-Unverträglichkeit gegeben werden.

Phosphodiesterase-Hemmstoffe

Trapidil, ein unspezifischer Phosphodiesterase-Hemmstoff (PDE-Hemmstoff), erweitert die Gefäße und senkt dadurch den Blutdruck. Das Sauerstoffangebot steigt durch Erweiterung der Koronarien. Es kann zur Prophylaxe und im akuten Anfall eingesetzt werden. Ein weiterer Inhibitor dieses Enzyms, der zur Behandlung **pulmonaler arterieller Hypertonie** (PAH, „Lungenhochdruck") eingesetzt wird, ist der PDE-5-Hemmer Sildenafil. **Sildenafil** und zwei strukturell ähnliche Substanzen (**Tadalafil** und **Vardenafil**) werden außerdem zur Therapie der **erektilen Dysfunktion** eingesetzt (☐ Tab. 8.13).

□ **Tab. 8.13** PDE-Hemmstoffe

Arzneistoff	Fertigarzneimittel
Trapidil	*Rocornal®
Sildenafil	*Revatio®, *Viagra®
Tadalafil	*Cialis®
Vardenafil	*Levitra®

8.7 Arzneimittel zur Therapie zerebraler Durchblutungsstörungen

Zerebrale Durchblutungsstörungen beruhen ebenfalls zu etwa 90 % auf arteriosklerotischen Veränderungen der Blutgefäße. Therapeutisch werden Thrombozytenaggregationshemmer (TAH) wie Acetylsalicylsäure oder Clopidogrel und Ticlopidin sowie Plasmaexpander (Dextrane, Hydroxyethylstärke) eingesetzt, besonders bei Schlaganfällen und Hörstürzen. Zur Verbesserung der Durchblutung im Gehirn werden **Nootropika** wie Piracetam sowie Naftidrofuryl und Ginkgo-biloba-Extrakt eingesetzt (□ **Tab. 8.14**).

□ **Tab. 8.14** Arzneimittel bei zerebralen Durchblutungsstörungen

Arzneistoff	Fertigarzneimittel
Piracetam	*Nootrop®
Naftidrofuryl	*Dusodril®
Ginkgo-biloba-Extrakt	Tebonin®, Rökan®, Gingium®

8.8 Arzneimittel zur Therapie peripherer Durchblutungsstörungen

Wie bei den Herzkranzgefäßen kann auch die Durchblutung peripherer Gefäße gestört sein. Diese Störungen können nervös bedingt sein oder durch Gefäßverschluss entstehen (Arteriosklerose, Entzündungen des Gefäßendothels). Bei der Arteriosklerose bildet sich zunächst im Inneren des Gefäßes ein Ödem der Gefäßwand aus, in das sich Lipide des Blutes einlagern. Es entstehen sogenannte arteriosklerotische Plaques.

Die Durchblutung der nachfolgenden Gewebe ist dadurch stark beeinträchtigt. Besonders betroffen sind die Beinarterien. Jedes Bein verfügt nur über eine einzige versorgende Arterie. Es gibt dagegen mehrere zurückführende Venen. Ein wichtiger Risikofaktor für das Auftreten peripherer Durchblutungsstörungen ist das Rauchen. Die Wirksamkeit gefäßerweiternder Substanzen gilt als nicht gesichert. In erster Linie sind hier nichtmedikamentöse Maßnahmen wie systematisches Gehtraining sowie die Ausschaltung bzw. die Behandlung bestehender Risikofaktoren (Rauchen, Diabetes mellitus, Hypertonie, Fettstoffwechselstörungen) angezeigt.

8.8.1 Arterielle Durchblutungsstörungen

Die arterielle Verschlusskrankheit (AVK) ist in 90 % der Fälle durch eine Arteriosklerose bedingt. Durch die reduzierte Sauerstoffversorgung der Extremitäten kommt es hier zu Schmerzen, zunächst nur bei Belastung, später auch im Ruhezustand, die den Patienten oftmals zum Stehenbleiben zwingen („Schaufensterkrankheit", Claudicatio intermittens, intermittierendes Hinken). Durch regelmäßiges Gehtraining lassen sich die Beschwerden häufig enorm bessern. Maßstab ist hierbei die vom Patienten schmerzfrei überwindbare Gehstrecke. Bleibt der gewünschte Therapieerfolg aus, stehen dann unterschiedliche Arzneistoffklassen zur Verfügung, welche die Fließfähigkeit des Blutes verbessern sollen:

▶ Thrombozytenaggregationshemmer, z. B. Acetylsalicylsäure, Clopidogrel.
▶ Vasodilatatoren wie Buflomedil (*Defluina peri®), Naftidrofuryl oder Pentoxifyllin (Xanthin-Derivat, ähnlich Theophyllin).
▶ Der PDE-3-Hemmer Cilostazol (*Pletal®),

wobei eine merkliche Verbesserung nur für Naftidrofuryl und Cilostazol nachgewiesen werden konnte. Diese erweitern die Gefäße, indem sie Gefäßspasmen lösen. Zudem verbessern sie die Fließeigenschaften des Blutes. Cilostazol wirkt zusätzlich kontraktionskraftsteigernd (positiv inotrop).

8.8.2 Varizen und Hämorrhoiden

Eine weitere Erkrankung peripherer Gefäße sind Krampfadern (Varizen). Die Venen sind „ausgeleiert", sodass die Venenklappen nicht mehr richtig schließen können. Der Transport des venösen Blutes in Richtung Herz ist somit beeinträchtigt, das Blut versackt in den Beinen. Varizen finden sich besonders häufig an den Beinen und im Analbereich (Hämorrhoiden).

Therapie von Varizen

Krampfadern (Varizen, Krampfaderbildung = Varikosis) entstehen meist aufgrund einer Bindegewebsschwäche. Die oberflächlichen Beinvenen sind erweitert und treten hervor. Die Venenklappen schließen nicht mehr richtig, es kommt zu einem venösen Blutstau mit den Folgen Ödembildung, Venenentzündung (Thrombophlebitis) und Unterschenkelgeschwüre (Ulcus cruris varicosum). Das Gesamtkrankheitsbild heißt **chronisch-venöse Insuffizienz** (CVI). Zur Therapie von Krampfadern eignen sich neben der operativen Entfernung der Venen oder deren Verödung allgemeine Maßnahmen wie Gewichtsreduktion, Radfahren, Schwimmen, Beingymnastik sowie das Tragen von Kompressionsstrümpfen. Die Wirksamkeit einer medikamentösen Therapie ist umstritten. Zur oralen Behandlung werden Präparate verwendet, die **Rosskastaniensamen-Extrakt** (Venostasin®) oder Flavon-Derivate wie Rutosid (Venoruton®) enthalten. Daneben werden Arzneimittel mit Trockenextrakt aus **rotem Weinlaub** (Antistax®) eingesetzt. Sie sollen die Permeabilität der Kapillaren herabsetzen und den venösen Rückstrom verbessern. Sowohl Rosskastanien- und Weinlaubextrakte wie auch Heparin werden äußerlich in Form von Salben oder Gelen eingesetzt.

Therapie von Hämorrhoiden

Bei Hämorrhoiden handelt es sich um Krampfadern im Analbereich. Jeder Mensch hat diese Venen, aber nicht bei jedem bereiten sie Probleme. Die Symptome sind abhängig vom Entwicklungsstadium der Hämorrhoiden:
- ▷ Im **Stadium I** treten Juckreiz und Blutungen auf.
- ▷ Im **Stadium II** treten die Hämorrhoiden beim Absetzen des Stuhles nach außen, ziehen sich aber spontan wieder zurück.
- ▷ Im **Stadium III** ziehen sie sich nach dem Stuhlgang nicht mehr in den Enddarm zurück, können aber manuell zurückgeschoben werden.
- ▷ Im **Stadium IV** können sie nicht mehr in den Enddarm zurückgeschoben werden.

Die Diagnose Hämorrhoidalleiden kann immer erst nach ärztlicher Untersuchung gestellt werden, da ähnliche Symptome auch bei Tumoren im Enddarm (Rektumkarzinomen) auftreten können.

PRAXISTIPP ————————————————————————————————

Vor einer Abgabe von Hämorrhoidensalben im Handverkauf sollte in einem Beratungsgespräch geklärt werden, ob die Hämorrhoiden von einem Arzt diagnostiziert wurden. Ansonsten sollte der Patient zur Untersuchung an einen Arzt verwiesen werden.

——

Zur Therapie der Hämorrhoiden eigenen sich, genau wie bei Krampfadern, Bewegung sowie operative Maßnahmen. Die Hämorrhoiden können durch Abbinden (Ligatur) oder Vereisen mit flüssigem Stickstoff entfernt werden. Auch eine Verödung (Sklerosierung) mit Polidocanol (*Aethoxysklerol®) ist möglich. Zur symptomatischen Therapie werden zahlreiche Salben, Zäpfchen und Analtampons angeboten. Diese enthalten:
- ▷ **Lokalanästhetika** (Kap. 3.7, Quinisocain, Polidocanol, Lidocain), welche die Schmerzen lindern und dadurch auch Spasmen des Schließmuskels lösen, wodurch die Durchblutung verbessert wird.
- ▷ **Corticosteroide** (*Posterisan® corte), die antiphlogistisch wirken, aber wegen ihrer Nebenwirkungen nur kurzfristig eingesetzt werden sollen.
- ▷ **Metallsalze** (Zink, Aluminium, Titandioxid, Bismut), die adstringierend wirken und dadurch eine Schrumpfung des Schleimhautepithels herbeiführen.
- ▷ **Phytopharmaka** wie Hamamelisextrakte, die eine mäßige antiphlogistische Wirkung besitzen.

Als Arzneiform eignet sich die Salbe generell besser als das Zäpfchen, da dieses den Analkanal zu schnell passiert und seine Wirkstoffe in erster Linie im Rektum freisetzt.

Als besondere Arzneiform gibt es sogenannte Hämotamps. Hier wird das Zäpfchen bei der Herstellung mit einer Mulleinlage verbunden, die das Zäpfchen an der Stelle fixiert, an der es den Wirkstoff freisetzen soll (*Dolo Posterine®). Aufgrund des Rückrufes bufexamachaltiger Zubereitungen sind einige Zubereitungen vom Markt verschwunden. Noch auf dem Markt befindliche Präparate sind z.B. Eulatin NH, Haenal® akut, Hametum®, LidoPosterine®, Faktu® Lind.

In der Beratung kann dem Patienten neben einer ausreichenden Flüssigkeitszufuhr von mindestens zwei Litern täglich eine ballaststoffreiche Ernährung oder die Einnahme von Lactulose empfohlen werden. Dies trägt zur Stuhlerweichung bei. Bei dem Wunsch einer zeitnahen Stuhlerweichung und -entleerung können Glycerolzäpfchen (Glycilax®) empfohlen werden.

☐ **Tab. 8.15** Übersicht über Arzneistoffe bei Herz-Kreislauf-Erkrankungen

	Wirkstoffe	Indikationen	Wirkmechanismus	Nebenwirkungen
Betablocker (β-Sympatholytika), Endung –olol (Klasse-II-Antiarrhythmika)	Metoprolol, Propranolol, Atenolol, Bisoprolol, Carvedilol, Nebivolol	KHK, Herzinsuffizienz, Herzrhythmusstörungen, Hypertonie	Sympathikustonus ↓, Kontraktionskraft ↓, Herzfrequenz ↓	Bradykardie, Müdigkeit, Bronchialspasmen, Maskierung von Hypoglykämien bei Diabetikern
ACE-Hemmer, Endung –pril	Captopril, Enalapril, Lisinopril, Ramipril	Herzinsuffizienz, Hypertonie	Angriff am RAAS, Hemmung des Angiotensin-Converting-Enzyms, ACE) → peripherer Gefäßwiderstand ↓, Rückresorption ↓, Blutvolumen ↓	Reizhusten, Schwindel, Kopfschmerz, Müdigkeit, Hyperkaliämie
Angiotensin-II-Antagonisten (AT₁-Blocker), Endung –sartan	Losartan, Candesartan, Irbesartan, Olmesartan, Telmisartan, Valsartan	Herzinsuffizienz, Hypertonie	Angriff am RAAS → Angiotensin-II-Wirkung ↓ → peripherer Gefäßwiderstand ↓, Blutvolumen ↓	
Diuretika	Furosemid, Torasemid, Hydrochlorothiazid (HCT)	Herzinsuffizienz, Hypertonie	Wasserausscheidung → Blutvolumen ↓	Dehydratation, Elektrolytstörung
Calciumantagonisten (Calciumkanalblocker), Endung –ipin (Nifedipin-Typ)	Verapamil, Diltiazem, Nifedipintyp: Nifedipin, Nitrendipin, Amlodipin, Lercanidipin	KHK, Herzinsuffizienz, Herzrhythmusstörungen, (Klasse-IV-Antiarrhythmika), Hypertonie	Calciumeinstrom ↓ → Vasodilatation → Nachlast ↓, Vorlast ↓ → Reduktion der Herzarbeit	Nifedipintyp: Reflextachykardie, Hautrötung, Verapamil, Diltiazem: Bradykardien, Reizleitungsstörungen
Nitrate	Glyceroltrinitrat, ISDN, ISMN, Pentaerythrityltetranitrat (PETN)	KHK, Hypertonie, Herzinsuffizienz	Vorlast ↓, Nachlast ↓, Vasodilatation durch NO	Nitratkopfschmerz, Blutdruckabfall mit Reflextachykardie
Aldosteronantagonisten	Spironolacton	Herzinsuffizienz, Hypertonie	Angriff am RAAS → Wasserretention ↓, Herzarbeit ↓	

8

☐ **Tab. 8.15** Übersicht über Arzneistoffe bei Herz-Kreislauf-Erkrankungen (Fortsetzung)

	Wirkstoffe	Indikationen	Wirkmechanismus	Nebenwirkungen
Andere Vasodilatatoren	Molsidomin	KHK	Nitratähnliche Wirkung (Vasodilatation)	
	Dihydralazin, Minoxidil	Hypertonie	Nachlast ↓	
Natriumkanalblocker (Klasse-I-Antiarrhythmika)	Lidocain, Phenytoin, Propafenon, Flecainid	Herzrhythmusstörungen	Verringern Geschwindigkeit der Erregungsleitung und reduzieren die Kontraktionskraft	
Kaliumkanalblocker (Klasse-III-Antiarrhythmika)	Amiodaron, Sotalol	Herzrhythmusstörungen	Aktionspotenzialdauer ↑	
Herzwirksame Glykoside	Digitoxin, Digoxin, β-Acetyldigoxin, Metildigoxin	Herzinsuffizienz, Herzrhythmusstörungen	Kontraktionskraft ↑ (pos. inotrop), Herzfrequenz ↓ (neg. chronotrop), Erregungsleitung erschwert (neg. dromotrop), Reizschwelle erniedrigt (pos. bathmotrop), geringe therapeutische Breite	Übelkeit, Erbrechen, Durchfall, Benommenheit, Kopfschmerzen, Störungen des Farbsehens (Gelbsehen), Bradykardien, Arrhythmien
α₁– Sympatholytika (α₁-Blocker)	Doxazosin, Terazosin, Urapidil, Prazosin	Hypertonie	Gefäßerweiterung durch Blockade peripherer α-Rezeptoren an Blutgefäßen	Reflextachykardie, Herzklopfen, Kopfschmerz
α₂-Sympathomimetika (α₂-Agonisten)	Clonidin, Moxonidin	Hypertonie	Sympathikustonus ↓ durch Stimulation zentraler α₂-Rezeptoren (Effekte ähnlich wie bei Sympatholytika)	Bradykardie, Sedierung, Mundtrockenheit

Zusammenfassung

▶ Das Herz–Kreislauf–System ist ein kontinuierlich arbeitendes System, welches auf die ständige Versorgung mit Sauerstoff und Nährstoffen angewiesen ist.

▶ Durch unterschiedliche Faktoren kann es zu Funktionsstörungen in diesem empfindlichen Zusammenspiel der Organe und Gefäße kommen: Verengung der Gefäße durch Ablagerungen, Störungen im Hormonsystem (z. B. Schilddrüsenfunktionsstörungen), falsche Ernährung, Entzündungen des Gefäßendothels oder zu wenig Bewegung.

▶ Die Herz–Kreislauf–Erkrankungen stehen häufig miteinander im Zusammenhang, können aber nicht immer als eigenständige Erkrankungen betrachtet werden. Vielmehr kann eine Störung eine andere bedingen.

▶ Durch eine länger andauernde Hypertonie, Herzrhythmusstörungen oder auch durch einen Herzinfarkt kann z. B. eine Herzinsuffizienz entstehen. Durch eine Herzinsuffizienz wird die Entstehung einer KHK oder eines Herzinfarktes begünstigt. Daher ist eine frühzeitige Therapie sehr wichtig!

▶ Bei Patienten mit KHK sind auch in der Peripherie Durchblutungsstörungen zu erwarten.

▶ Zur Therapie des Bluthochdrucks werden in erster Linie β–Blocker (Endung –olol), Diuretika, Calciumkanalblocker, ACE–Hemmer (Endung –pril) und AT₁–Antagonisten (Endung –sartan) eingesetzt. Da die Patienten durch den erhöhten Blutdruck selbst keine körperlichen Beschwerden verspüren, ist es oft nicht einfach, sie von der Notwendigkeit der Therapie zu überzeugen.

▶ Eine Hypotonie muss nicht unbedingt behandelt werden, es sei denn, die Lebensqualität des Patienten ist dadurch deutlich eingeschränkt.

▶ Herzrhythmusstörungen werden mit Arzneistoffen unterschiedlicher Gruppen behandelt, die jedoch alle durch die Beeinflussung bestimmter Ionenströme (Natrium, Kalium, Calcium) zu einer Normalisierung des Herzrhythmus führen. Hier werden unter anderem auch β–Blocker, Calciumantagonisten und Digitalisglykoside gegeben.

▶ Bei einer Herzinsuffizienz sind β–Blocker, Diuretika, ACE–Hemmer, AT₁–Antagonisten sowie Salpetersäureester (Nitrate) zur Ökonomisierung der Herzarbeit von Bedeutung. Die Verordnung der früher vielfach eingesetzten Digitalisglykoside ist aufgrund ihrer geringen therapeutischen Breite insgesamt eher rückläufig.

▶ Den ischämischen Herzerkrankungen (KHK, Angina pectoris, Herzinfarkt) wird therapeutisch vor allem mit Calciumkanalblockern, Nitraten und β–Blockern begegnet.

Wiederholungsfragen zu Kapitel 8

1. Welche Arzneistoffgruppen können bei Hypertonie eingesetzt werden? Auf welchem Weg senken sie den erhöhten Blutdruck?
2. Welche Nebenwirkungen treten häufig zu Beginn der Behandlung auf und warum?
3. Welche Arzneistoffe werden bei Hypotonie eingesetzt?
4. Weshalb sind Herzrhythmusstörungen dringend behandlungsbedürftig?
5. Was versteht man unter einer Herzinsuffizienz?
6. Wodurch sind die sogenannten „ischämischen Herzerkrankungen" gekennzeichnet?

7. Welche Arzneistoffe verbessern die Fließfähigkeit des Blutes? Bei welchen Erkrankungen werden sie eingesetzt?

8. Wie wirken Phosphodiesterase-Hemmstoffe und bei welchen Erkrankungen werden sie eingesetzt?

9. Welche Wirkstoffe finden sich in Arzneimitteln gegen Hämorrhoiden und welche Wirkung haben die einzelnen Substanzen?

9 Arzneimittel mit Wirkung auf Niere und Harnwege

Dieses Kapitel beginnt mit einem Überblick über Anatomie und Aufgaben der Niere. Das Nephron (Nierenkörperchen) ist die kleinste Funktionseinheit der Niere. Hier wird der Harn gebildet und hier findet man auch die Angriffspunkte der unterschiedlichen Diuretika. Diuretika sind Arzneimittel, welche die Wasserausscheidung fördern, sie werden hauptsächlich bei Ödemen, Bluthochdruck und Herzinsuffizienz eingesetzt. Im zweiten Teil werden die ableitenden Harnwege (Harnleiter, Harnblase und Harnröhre) kurz beschrieben und die Therapie häufig auftretender Erkrankungen (Harnsteine, Harnwegsinfektionen, Vergrößerung der Prostata und Inkontinenz) erläutert.

9.1   Anatomie und Physiologie der Niere

Die Niere ist das wichtigste Ausscheidungsorgan des Körpers. Aus dem Blut, das kontinuierlich durch die Niere fließt, produziert sie den Urin, in dem die auszuscheidenden Stoffe gelöst sind. Der Mensch hat zwei Nieren, die etwa 11 cm lang und 5 cm breit sind. Auf den Nieren befinden sich die Nebennieren, die Hormone bilden und somit eine andere Funktion haben als die Nieren selbst. Anatomisch kann die Niere aufgeteilt werden in die Nierenrinde und das Nierenmark, das aus den sogenannten Nierenpyramiden besteht (○ Abb. 9.1). In den Nierenpyramiden findet die Harnproduktion statt. Die kleinste funktionsfähige Einheit ist das Nephron (○ Abb. 9.2), von denen die Nieren etwa zwei Millionen enthalten.

Der gebildete Harn fließt über die Nierenkelche ins Nierenbecken und von dort über den Harnleiter (Ureter) zur Harnblase, wo er bis zur Harnausscheidung (Miktion) gesammelt wird. Die gesamte Niere ist zum Schutz von einer Bindegewebskapsel umgeben.

Das **Nephron** besteht aus zwei Teilen, dem Nierenkörperchen (Glomerulum) und dem Tubulusapparat. Das Glomerulum ist von der Bowman-Kapsel umgeben. Der Tubulusapparat kann unterteilt werden in den proximalen Teil, der vom Glomerulum wegführt, die sogenannte Henle-Schleife, und den distalen Teil, der ins Sammelrohr führt. Proximaler und distaler Tubulus bestehen je aus einem verknäuelten Teil und einem geraden Teil. In ein Sammelrohr münden viele Nephrone. Der im Nephron gebildete Harn wird über die Sammelrohre in die Pyramidenspitzen transportiert und in die Nierenkelche weitergeleitet.

Das zum Nephron hinführende Blutgefäß bezeichnet man als Vas afferens. Es tritt in das Glomerulum ein und bildet ein Gefäßknäuel in der Bowman-Kapsel. An-

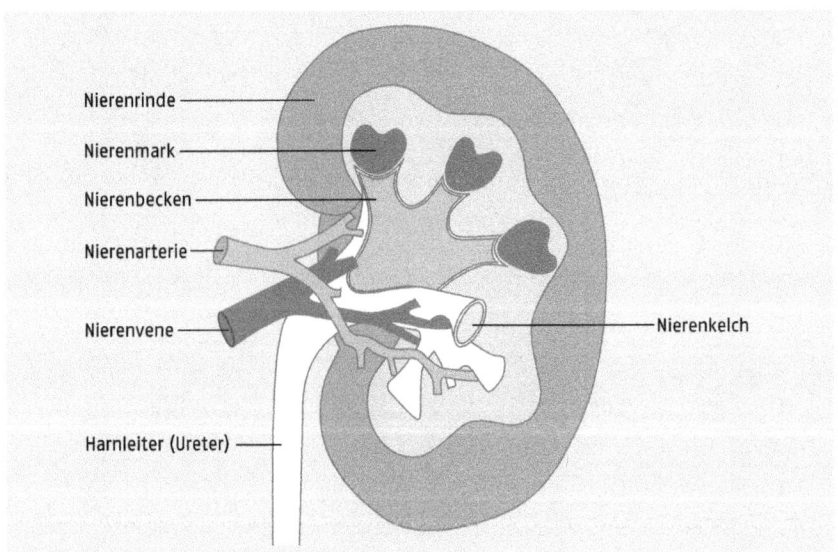

Nierenrinde

Nierenmark

Nierenbecken

Nierenarterie

Nierenvene

Nierenkelch

Harnleiter (Ureter)

○ **Abb. 9.1** Längsschnitt durch die Niere. Nach Räth 2010

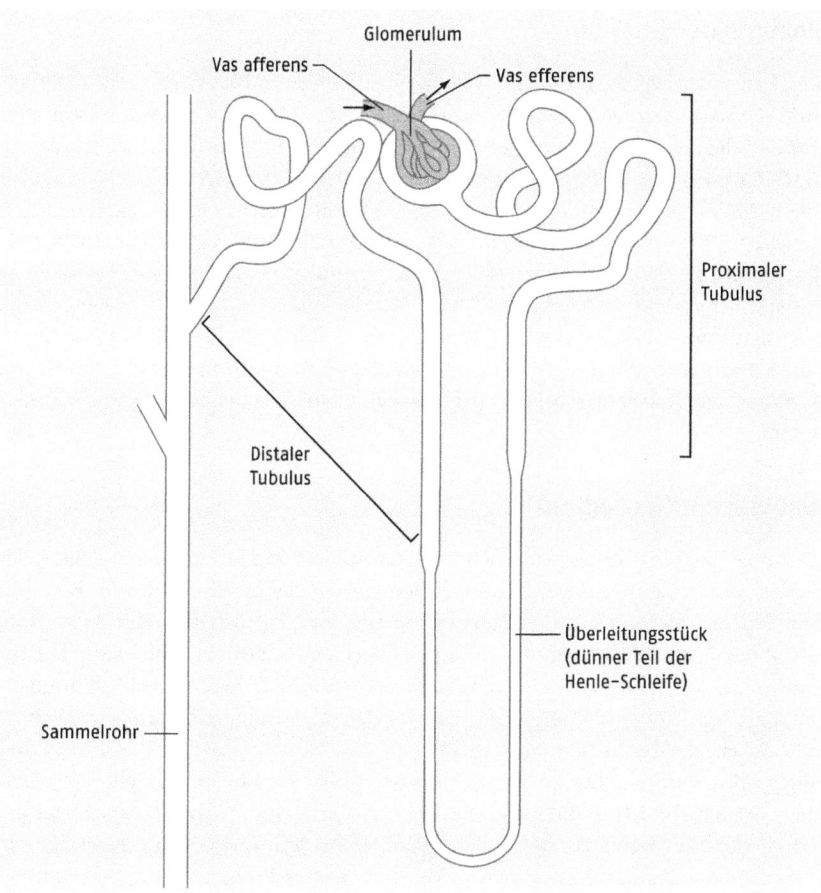

○ **Abb. 9.2** Schematische Darstellung eines Nephrons. Nach Werning 2008

schließend schlängelt sich das Blutgefäßsystem um den Tubulusapparat. Das vom Nephron wegführende Gefäß nennt man Vas efferens. Vor dem Eintritt ins Glomerulum befindet sich eine Kontaktstelle zwischen distalem Tubulus und Vas afferens, der sogenannte juxtaglomeruläre Apparat, der für die Regulation der Nierentätigkeit Bedeutung hat.

9.1.1 Harnbereitung im Nephron

Der Harn ist eine gelbliche Flüssigkeit mit charakteristischem Geruch. Der pH-Wert liegt in einem Bereich von 4,8 bis 7,5. Den Vorgang der Harnbereitung im Nephron kann man in drei Schritte unterteilen, die glomeruläre Filtration, die tubuläre Rückresorption und die tubuläre Sekretion.

Glomeruläre Filtration

Im Glomerulum wird ein Filtrat aus dem durchfließenden Blut abgepresst. Als Filter wirkt die sog. Basalmembran, die Wasser und kleine Moleküle durchlässt, während große Moleküle (z. B. Proteine) und die Blutzellen im Blut zurückgehalten werden. Die Grenze, bis zu der Moleküle unbeschränkt in den Primärharn übertreten, liegt bei einem Molekulargewicht von etwa 5 000. Moleküle mit einem Molekulargewicht zwischen 5 000 und 50 000 können teilweise den Filter passieren (beschränkte Filtrierbarkeit), größere Moleküle werden beim Gesunden nicht abfiltriert. Die tägliche Primärharnproduktion beträgt 180 Liter. Der Filtrationsdruck, mit dem dieser Vorgang stattfindet, beträgt etwa 11 mmHg. Das zuführende Blutgefäß sorgt durch Kontraktion und Weitstellung dafür, dass der Filtrationsdruck bei Veränderung des Blutdrucks konstant gehalten wird. Diese Regulation ist unabhängig vom Nervensystem.

Tubuläre Rückresorption

Im Tubulusapparat erfolgt eine Konzentrierung des Primärharns. Etwa 99 % des Wassers des Primärharns werden durch Diffusion wieder ins Blut rückresorbiert. Mit dem Wasser werden auch Elektrolyte rückresorbiert. Die Natrium-Rückresorption erfolgt durch aktiven Transport, als Begleitanion folgt Chlorid. Kalium kann je nach Konzentration im Organismus im Tubulus rückresorbiert werden (bei Kaliummangel) oder ins Tubuluslumen sezerniert werden (bei Kaliumüberschuss). Weitere Substanzen, die durch aktiven Transport rückresorbiert werden, sind Glucose und einige Aminosäuren. Bei zu hohen Glucose-Konzentrationen (Blutglucosespiegel über 180 mg/dl = 10 mmol/l) sind die Glucose-Carrier des aktiven Transportes gesättigt und Glucose wird mit dem Urin ausgeschieden. Der Glucose-Nachweis im Urin kann daher zu diagnostischen Zwecken (Diabetes-Früherkennung) als indirektes Indiz für einen überhöhten Glucosespiegel herangezogen werden.

Wie viele andere Stoffe werden auch Arzneimittel durch Diffusion im Tubulus rückresorbiert. Es ist jedoch nur ungeladenen Molekülen möglich, die Membran passiv zu durchdringen. Der pH-Wert des Harns hat daher einen großen Einfluss auf die Ausscheidungsrate von Säuren und Basen. Diese Tatsache kann man ausnutzen, um die Ausscheidung von Giften durch Alkalisierung des Harns mit Natriumhydrogencarbonat (bei Barbiturat-Vergiftungen) oder durch Ansäuern mit Ascorbinsäure oder Ammoniumchlorid (bei Alkaloiden) zu erhöhen.

Tubuläre Sekretion

Neben der Rückresorption von Substanzen aus dem Primärharn ins Blut kann der Tubulus auch Ausscheidungsfunktionen übernehmen. Die Sekretion von Stoffen findet durch aktive Transportprozesse (Carriersysteme) statt. Werden zwei Arzneistoffe verabreicht, die auf diesem Wege renal ausgeschieden werden, kommt es zu einer Konkurrenz um die Carrier, sodass die Ausscheidung beider Substanzen verzögert ist.

9.1.2   Hormonelle Regulation der Harnbereitung

Die Harnbereitung wird in erster Linie durch die beiden Hormone Vasopressin und Aldosteron reguliert.

Vasopressin

Vasopressin (antidiuretisches Hormon, ADH, Adiuretin) ist ein Hormon des Hypophysenhinterlappens, das bei der tubulären Rückresorption die Permeabilität der Membran in den distalen Tubuli und Sammelrohren für Wasser beeinflusst. Die Regulationsgröße für die Ausschüttung von Vasopressin ist die Osmolarität des extrazellulären Körperwassers. Nach starker Flüssigkeitsaufnahme sinkt die Osmolarität, die Ausschüttung von Vasopressin im Hypophysenhinterlappen wird gehemmt. Die Tubulusmembran wird daraufhin für Wasser dichter gemacht, die Rückresorption wird vermindert, sodass vermehrt Harn ausgeschieden wird. Neben der Osmolarität reguliert auch das Blutvolumen die Vasopressin-Ausschüttung. Bei Blutverlusten wird Vasopressin freigesetzt, um weitere Flüssigkeitsverluste zu vermeiden.

Aldosteron

Aldosteron wird in der Nebennierenrinde gebildet und fördert die Natriumrückresorption. Bei Abnahme des Blutvolumens oder Abnahme der Nierendurchblutung wird im juxtaglomerulären Apparat der Niere Renin gebildet, das zunächst im Blut aus Angiotensinogen das Peptid Angiotensin I freisetzt. Mit Hilfe des Angiotensin-Converting-Enzyms (ACE) wird aus Angiotensin I das biologisch wirksame Angiotensin II gebildet. Angiotensin II wirkt einerseits direkt gefäßkontrahierend, andererseits setzt es in der Nebennierenrinde Aldosteron frei, wodurch die Natriumrückresorption erhöht wird. Mit dem Natrium wird aus osmotischen Gründen auch mehr Wasser rückresorbiert. Aldosteron vermindert also die Urinmenge und erhöht das Blutvolumen. Dieser Mechanismus wird als **Renin-Angiotensin-Aldosteron-System** (RAAS) bezeichnet und ist für die Blutdruckregulierung wichtig. In der ○ Abb. 9.3 ist der Mechanismus schematisch dargestellt. Die Angriffspunkte zweier wichtiger Arzneistoffgruppen zur Blutdrucksenkung, ACE-Hemmer und Angiotensin II-Rezeptorblocker (Sartane, Kap. 8.2.5) sind in diesem Schaubild eingezeichnet. Das aus Angiotensin II entstehende Angiotensin III bewirkt ebenfalls die Aldosteronfreisetzung, ist aber schwächer gefäßkontrahierend.

Eine weitere Aufgabe der Niere ist die Regulation des Blut-pH-Wertes durch drei mögliche Mechanismen:

▷ Rückresorption von Hydrogencarbonat (HCO_3^-),
▷ Ausscheidung von H^+ als Dihydrogenphosphat ($H_2PO_4^-$),
▷ Ausscheidung von H^+ als Ammonium-Ion (NH_4^+).

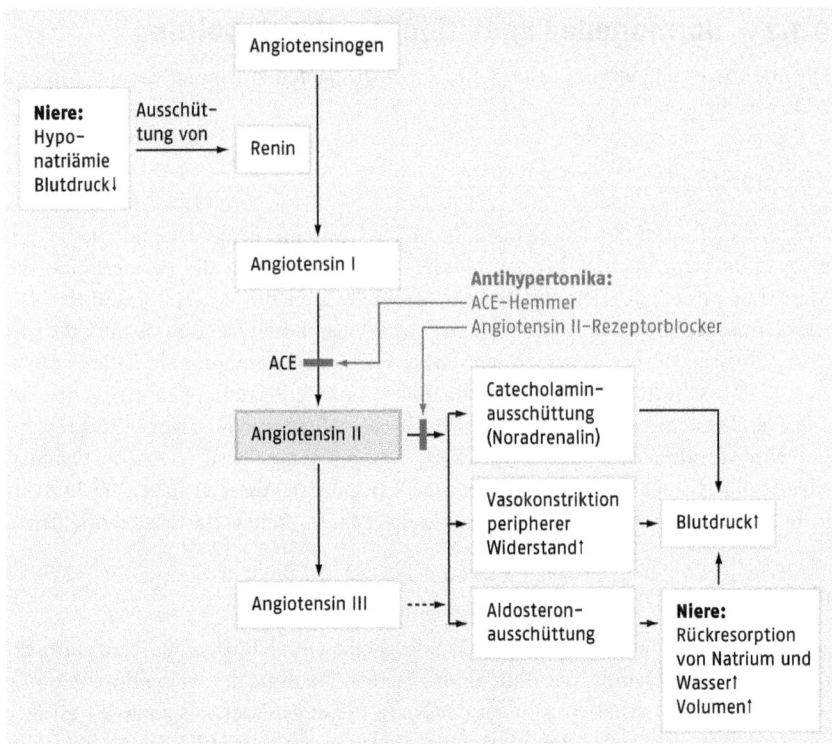

○ **Abb. 9.3** Renin-Angiotensin-Aldosteron-System (RAAS)

9.1.3 Clearance

Die Clearance ist eine charakteristische Größe für die Ausscheidungsgeschwindigkeit einer Substanz. Der Clearance-Wert gibt die Menge Blutplasma an, die pro Minute von dem betreffenden Stoff völlig befreit („geklärt") wird. Die Klärrate der Niere für eine bestimmte Substanz bezeichnet man als renale Clearance. Wird z. B. eine Substanz in der Niere ungehindert glomerulär filtriert und dann im Tubulus weder rückresorbiert noch sezerniert, dann ist ihre renale Clearance identisch mit der glomerulären Filtrationsrate (125 ml/min). Wenn eine Substanz zusätzlich noch tubulär sezerniert wird, dann steigt der Wert für die renale Clearance. Wird bei einem einzigen Nierendurchgang ein Stoff vollständig aus dem Plasma entfernt, entspricht die renale Clearance dem renalen Plasmafluss. Dies gilt z. B. für p-Aminohippursäure (PAH) mit Normalwerten von etwa 600 ml/min. Die Bestimmung der PAH-Clearance kann daher zur Untersuchung der Nierendurchblutung herangezogen werden.

9.2   Regulation und Störungen des Wasser- und Elektrolythaushalts

Etwa 50 bis 60 % des Körpergewichts eines Erwachsenen bestehen aus Wasser. Wasseraufnahme und Wasserverlust stehen in einem ständigen Gleichgewicht. Die täglich ausgetauschte Menge beträgt etwa 2,5 Liter. Die Wasseraufnahme erfolgt durch Essen und Trinken, ein kleiner Teil entsteht als Oxidationswasser im Körper. Die Abgabe des Wassers erfolgt in erster Linie mit dem Urin. Etwa 900 ml werden täglich über die Lungen abgeatmet oder über die Haut abgegeben. Die Wassermenge in den Fäzes beträgt etwa 100 ml täglich. Die minimale Wassermenge, die pro Tag aufgenommen werden muss, liegt demnach bei 1,5 Liter pro Tag, da die Niere mindestens 500 ml Urin am Tag bilden muss und der Wasserverlust über Haut und Lungen unvermeidlich ist. Eine negative Wasserbilanz (mehr Abgabe als Aufnahme) bezeichnet man als Dehydratation, eine positive Wasserbilanz als Hyperhydratation. **Dehydratationen** sind Begleiterscheinungen von starken Durchfällen oder Erbrechen, die besonders für Kleinkinder lebensbedrohlich sind. Es kommt dabei zu Blutdruckabfall, Tachykardie und Schock. Die Therapie besteht in einem sofortigen Auffüllen des Plasmavolumens und Infusionen von Nährstoff- und Elektrolyt-Lösungen. **Hyperhydratationen** sind häufig die Folge hormoneller Dysregulationen, die den Vasopressin- und Aldosteron-Haushalt betreffen. Sie äußern sich durch Ödeme und werden mit Diuretika behandelt.

9.3   Diuretika

Diuretika sind Arzneimittel, die durch eine vermehrte Flüssigkeitsausscheidung das Harnvolumen erhöhen. Ist mit der verstärkten Wasser- auch eine verstärkte Salzausscheidung verbunden, spricht man von Saluretika. Die Diuretika unterscheiden sich in ihrer Wirkungsstärke, Wirkungsdauer und Wirkungsart. Ihre Haupteinsatzgebiete sind Hypertonie, Herzinsuffizienz und Ausschwemmung von Ödemen (Kap. 8.2.2 u. 8.5.2). Diuretika, die bei Dosissteigerung eine immer stärkere Urinausscheidung erreichen, nennt man auch High-ceiling-Diuretika. Sie haben über einen relativ großen Dosisbereich eine lineare Dosis-Wirkungs-Kurve (Schleifendiuretika). Bei Low-ceiling-Diuretika flacht die Dosis-Wirkungs-Kurve relativ schnell ab. Es ist also bei weiterer Dosissteigerung keine stärkere Urinausscheidung mehr erreichbar (Thiazide, kaliumsparende Diuretika).

9.3.1   Thiazide

Thiazide (Benzothiadiazine) hemmen die Natriumrückresorption im distalen Tubulus und wirken daher diuretisch. Der Harnfluss wird bis zum Zehnfachen erhöht. Die problematischste Nebenwirkung dieser Diuretika ist ihre Eigenschaft auch Kalium-Salze vermehrt auszuscheiden, sodass es bei Daueranwendung zur Hypokaliämie kommt. Unter Therapie mit Thiaziden (□ Tab. 9.1) sollten daher die Kalium-Blutspiegel

☐ **Tab. 9.1** Benzothiadiazine

Arzneistoff	Fertigarzneimittel
Hydrochlorothiazid (HCT)	*Esidrix®, *HCT beta®, *HCT ct®, *HCT–ratiopharm®
Xipamid	*Aquaphor®, *Xipamid AL®, *Xipamid beta®
Chlortalidon	*Hygroton®
Indapamid	*Natrilix®

überprüft und Kalium evtl. substituiert werden. Thiazide sind u. a. kontraindiziert bei Sulfonamid-Allergie und Niereninsuffizienz.

In der Therapie der Hypertonie (vgl. Kap. 8.2) sind zur ausreichenden Blutdrucksenkung oft mehrere Arzneistoffe erforderlich. Um die Compliance zu verbessern, werden daher Kombinationspräparate eingesetzt:

▶ Hydrochlorothiazid + ACE-Hemmer (Captopril, Enalapril, Ramipril),
▶ Hydrochlorothiazid + Angiotensin-II-Antagonisten (Candesartan, Irbesartan u. a.),
▶ Hydrochlorothiazid oder Chlortalidon + Betablocker (Bisoprolol, Metoprolol).

9.3.2 Schleifendiuretika

Schleifendiuretika (☐ Tab. 9.2) wirken stärker diuretisch als die Thiazide. Es können Harnflüsse von bis zu 30 bis 40 ml pro Minute erzielt werden. Sie greifen zusätzlich noch im aufsteigenden Teil der Henle-Schleife ein und sorgen für eine vermehrte Natriumausscheidung. Der Natrium/Kalium-Quotient liegt günstiger als bei den Thiaziden, generell sind weniger Nebenwirkungen zu befürchten. Bei zu schneller Wirkung kann es zur Hämokonzentration (Verminderung der zirkulierenden Blutmenge, Hypovolämie) mit der Gefahr einer Thrombenbildung kommen. Vor allem Furosemid gilt als ein sicher wirkendes Diuretikum mit großer therapeutischer Breite. Der Wirkungseintritt nach oraler Gabe liegt bei 30 bis 60 Minuten, bei intravenöser Gabe tritt die Wirkung sofort ein.

☐ **Tab. 9.2** Schleifendiuretika

Arzneistoff	Fertigarzneimittel
Furosemid	*Lasix®, *Furorese®, *Furobeta®, *Furosemid STADA®
Torasemid	*Unat®, *Torem®, *Torasemid AL®, *Torasemid ratiopharm®
Piretanid	*Arelix®, *Piretanid Hexal®, *Piretanid Sandoz®

9.3.3 Kaliumsparende Diuretika

Triamteren und **Amilorid** (□ Tab. 9.3) werden nur in Kombination mit anderen Diuretika verordnet und wirken vergleichsweise schwach diuretisch. Sie greifen im letzten Teil des distalen Tubulus und in den Sammelrohren an und hemmen den Austausch von Kalium gegen Natrium sowie von H^+ gegen Natrium-Ionen, sodass keine Hypokaliämie auftritt. Als Nebenwirkung kann es sogar zur Hyperkaliämie kommen, da Kalium vermindert ausgeschieden wird. Zum Ausgleich der Kalium- verluste durch Gabe der Thiazide werden diese mit den kaliumsparenden Diuretika kombiniert. Weitere Vorteile der Kombination zweier Diuretika sind der unter- schiedliche Angriffspunkt am Nephron und die niedrigere Dosis im Vergleich zur Monotherapie.

Ebenfalls „kaliumsparend" wirken der Aldosteron-Antagonist **Spironolacton** und dessen Metabolit Kaliumcanrenoat. Spironolacton hemmt die Wasser- und Natrium- rückresorption. Wegen der verminderten Kaliumrückausscheidung kann es auch hier zur Hyperkaliämie kommen, sodass auch Spironolacton mit Thiaziden kombiniert wird. Wegen starker Nebenwirkungen u. a. Gynäkomastien (Wachstum der Brüste bei Männern), Menstruations-, Potenzstörungen, sollte es ein Diuretikum der zwei- ten Wahl sein. Die Wirkung von Spironolacton tritt erst nach ein bis zwei Tagen ein.

□ **Tab. 9.3** Kaliumsparende Diuretika

Arzneistoff	Fertigarzneimittel
Triamteren + Hydrochlorothiazid	*Dytide® H, *Triamteren/HCT AL®, *Triamteren comp ct®, *Trithiazid Stada®
Triamteren + Bemetizid	*Diucomb®
Amilorid + Hydrochlorothiazid	*Amilorid comp Heumann®, *Amilorid/HCT AL®, *Amiloretik®
Spironolacton	*Aldactone®, *Spiro ct®, *Spironolacton dura®, *Spironolacton-ratiopharm®
Spironolacton + Furosemid	*Furorese® comp, *Spiro-D-Tablinen®, *Spiro comp.-ratiopharm®

9.3.4 Carboanhydrasehemmer

Acetazolamid (*Diamox®) hemmt das Enzym Carboanhydrase. Die Ausscheidung von Natriumhydrogencarbonat ist erhöht, es kommt daher als Nebenwirkung zu einer Azidose. Die Wirkung nimmt nach kurzer Zeit ab. Acetazolamid wird heute noch zur Glaukombehandlung eingesetzt, da die Bildung von Kammerwasser ge- hemmt wird. Darüber hinaus wird mit Acetazolamid die Höhenkrankheit (Alkalose infolge einer Hyperventilation) behandelt.

9.3.5   Osmodiuretika

Osmodiuretika werden glomerulär filtriert, aber im Tubulus nicht rückresorbiert und halten daher aus osmotischen Gründen Wasser fest. Im Gegensatz zu den bisher besprochenen elektrolytausscheidenden Diuretika kommt es hier zu einer Wasserdiurese. Am häufigsten eingesetzt wird Mannitol (Osmofundin®), das bei Vergiftungen zur forcierten Diurese sowie bei drohendem Nierenversagen zur Aufrechterhaltung des Harnflusses eingesetzt wird.

9.3.6   Pflanzliche Diuretika

Sie wirken alle sehr mild diuretisch und werden bei leichten Harnwegsbeschwerden eingesetzt (☐ Tab. 9.4). Häufig werden sie auch zur Gewichtsreduktion oder als Entschlackungskur beworben und von Kunden verlangt. Die Gewichtsreduktion beruht lediglich auf einer leicht erhöhten Wasserausscheidung, die der Körper rasch wieder ausgleicht.

Folgende Drogen und einige andere kommen in Tees und freiverkäuflichen Arzneimitteln zum Einsatz: Birkenblätter, Brennnesselblätter, Goldrutenkraut, Hauhechelwurzel, Orthosiphonblätter, Schachtelhalmkraut.

☐ **Tab. 9.4** Pflanzliche Diuretika

Bestandteile	Fertigarzneimittel
Trockenextrakt aus Birkenblättern und Goldrutenkraut	Heumann Blasen- und Nierentee Solubitrat® uro
Orthosiphonblätter, Birkenblätter, Goldrutenkraut, Hauhechelwurzel	Sidroga Blasen- und Nierentee®
Bärentraubenblätter, Birkenblätter, Süßholzwurzel, Bohnenschalen, Schachtelhalmkraut, Pfefferminzblätter	H&S Blasen- und Nierentee®
Birkenblätter, Hauhechelwurzel, Bohnenschalen	Biofax®
Bärentraubenblätter, Goldrutenkraut	Cystinol® N
Tausendgüldenkraut, Liebstöckelwurzel, Rosmarinblätter	Canephron® N Drg.
Goldrutenkraut, Gänsefingerkraut, Schachtelhalmkraut	Solidagoren® N

9.4 Anatomie und Physiologie der ableitenden Harnwege

Die **Harnleiter** (Ureter) sind etwa 30 cm lang und leiten den Harn aus den beiden Nierenbecken in die Harnblase. An der Einmündung des Harnleiters in die Harnblase sind „Ventile", die einen Rückfluss des Harns während der Blasenkontraktion verhindern. Die Harnleiter besitzen glatte Muskulatur, die durch peristaltische Kontraktion den Harnfluss bewirkt.

Die **Harnblase** ist ein Hohlorgan, in dem der Urin zur Ausscheidung gesammelt wird. Sie fasst 600 bis 1 000 ml, bei etwa 150 bis 300 ml Füllmenge wird Harndrang verspürt. Der Schließmuskel am Blasenausgang kann willkürlich betätigt werden, unterliegt aber auch dem vegetativen Nervensystem, das den Verschluss aufrechterhält. Bei der Entleerung der Harnblase kontrahiert die Blasenwandmuskulatur (Detrusor) und der Blasenschließmuskel erschlafft.

Die **Harnröhre** (Urethra) beim Mann ist etwa 20 bis 25 cm lang und wird im oberen Bereich von der Vorsteherdrüse (Prostata) umschlossen. Bei der Frau beträgt die Länge etwa 5 cm, wodurch die Gefahr einer Blaseninfektion im Vergleich zum Mann erhöht ist. Innen ist die Harnröhre mit einer Schleimhaut ausgekleidet.

9.5 Erkrankungen der Harnwege und ihre Therapie

9.5.1 Harnsteine

Bei zu hoher Konzentration des Urins können Salze in den Harnwegen auskristallisieren und sich dort absetzen. Bei Kontraktion des Harnleiters treten dann starke Schmerzen auf (Koliken). Diese Harnsteine bestehen häufig aus Calciumoxalat, Calciumphosphat oder Harnsäure. Auch Mischformen kommen vor. Zur Prophylaxe sollte auf eine ausreichende Flüssigkeitszufuhr geachtet werden, um ein Auskristallisieren auszuschließen. Harnsäuresteine, die im Zusammenhang mit Gicht auftreten (Uratsteine), lösen sich bei steigendem pH-Wert, wenn man den Urin alkalisiert (Uralyt-U®, Blemaren N®) und gleichzeitig eine gesteigerte Diurese mit Furosemid durchführt. Oxalatsteine können nicht aufgelöst werden. Je nach Größe werden sie entweder auf natürlichem Wege ausgeschieden oder müssen operativ entfernt werden. Ein anderer Weg ist die Zerkleinerung der Steine mittels Ultraschall. Weiterhin sollten hohe Dosen von Vitamin C gemieden werden, da Ascorbinsäure (Vitamin C) dann im Körper zu Oxalat umgewandelt wird.

Beim Auftreten von Koliken wird wegen der zusätzlich spasmolytischen Wirkung gegen die Schmerzen Novaminsulfon (Metamizol) verordnet. Rezeptfrei stehen Spasmolytika (Butylscopolamin, Buscopan®) oder Kombinationen von Spasmolytika und Analgetika (Buscopan® plus) zur Verfügung.

9.5.2 Harnwegsinfektionen

Eine Entzündung der Harnröhre nennt man Urethritis, eine Entzündung der Blase Zystitis. Die kurze Harnröhre und die unmittelbare Nähe der Genitalorgane fördern eine bakterielle Infektion der Harnblase bei der Frau. Beim Mann tritt die Zystitis meist durch Restharnbildung (z. B. bei Prostatavergrößerung) auf. Die **akute Zystitis** ist gekennzeichnet durch Brennen beim Wasserlassen (Dysurie), häufigen Harndrang (Pollakisurie) und Unterbauchschmerz. Fieber tritt normalerweise nicht auf. Die unkomplizierte akute Zystitis wird über wenige Tage mit Antibiotika (z. B. Cotrimoxazol, Ciprofloxacin, s. Kap. 11.1.12) behandelt. Leichte Beschwerden können nach wenigen Tagen auch spontan ausheilen. Als symptomatische Therapie werden Spasmolytika und Analgetika eingesetzt.

Bei nicht ausreichender Behandlung ("Verschleppung") oder Urinflussstörungen kann die akute Zystitis in eine chronische übergehen. Symptome sind häufiger Harndrang (auch nachts) sowie Blut im Harn (Hämaturie). Zur Therapie werden Antibiotika eingesetzt, bei häufigen Rückfällen ist eine Langzeitrezidivprophylaxe z. B. mit Nitrofurantoin oder Trimethoprim möglich. Bei Patienten mit Blasenkatheter kann zur Prophylaxe einer Harnwegsinfektion der Urin mit Methionin (Acimethin®) angesäuert werden. Viele pathogene Bakterien werden im sauren Milieu gehemmt.

Bei leichten Beschwerden oder beginnender Harnwegsinfektion ist in der Selbstmedikation auch eine Behandlung mit **Bärentraubenblätterextrakt** (Arctuvan®, Cystinol akut®) möglich. Für die Wirksamkeit des Arbutins bzw. Hydrochinons aus dem Bärentraubenblätterextrakt ist ein alkalischer Harn-pH nötig (vegetarische Kost oder Einnahme von Basenpulver wie Basica®). Bei ausbleibender Besserung ist ein Arztbesuch erforderlich. Werden keine Bärentraubenblätter eingesetzt ist das Ansäuern des Harns sinnvoller (s. o.). Unterstützend bei allen Harnwegsinfektionen ist ausreichende Flüssigkeitszufuhr (2–3 Liter) wichtig. Blasen- und Nierentees enthalten häufig Drogen mit harntreibender Wirkung wie Schachtelhalm, Goldrutenkraut oder Birkenblätter. Wohltuend ist die lokale Anwendung von Wärme.

9.5.3 Prostatavergrößerung und Miktionsbeschwerden

Eine Größenzunahme der die Harnröhre umschließenden Prostata (Vorsteherdrüse), wie sie bei Männern im fortgeschrittenen Alter häufig vorkommt, wird als Prostatahyperplasie bezeichnet und kann zu Schwierigkeiten beim Harnlassen (Miktionsbeschwerden) führen. Für die gutartige Wucherung des Prostatagewebes wird u. a. das Hormon Dihydrotestosteron verantwortlich gemacht. Das Enzyms 5α-Reduktase katalysiert die Bildung von Dihydrotestosteron aus Testosteron. Daher wird der **5α-Reduktase-Hemmer** Finasterid (□ Tab. 9.5) außer zur Behandlung der Prostatavergrößerung auch bei hormonbedingtem Haarausfall bei Männern eingesetzt (*Propecia®). Bekannt ist dieser Wirkmechanismus der Enzymhemmung auch für **Sägepalmenfruchtextrakt** (Sabalfruchtextrakt).

Daneben hat man festgestellt, dass die Dichte der α_1-Rezeptoren im Prostatagewebe erhöht ist. Durch Gabe von α_1-**Sympatholytika**, die chemisch eng verwandt sind mit den Antihypertonika Prazosin, Terazosin und Doxazosin, lassen sich die

Harnflussrate steigern und das Restharnvolumen verringern. Als Nebenwirkungen können Schwindel, Kreislaufprobleme und Blutdruckabfall auftreten.

Bei Miktionsbeschwerden, die auch andere Ursachen haben können (ärztliche Abklärung), werden verschiedene Phytopharmaka (**Brennnesselwurzel, Kürbissamen, Phytosterole** mit **β-Sitosterin** als Hauptbestandteil) eingesetzt. Eine gewisse Wirksamkeit einiger Extrakte konnte in Studien zwar belegt werden, aber insgesamt ist die Datenlage eher unbefriedigend.

☐ **Tab. 9.5** Präparate zur Behandlung von Miktionsbeschwerden und Prostatavergrößerung

Arzneistoff	Fertigarzneimittel
5α-Reduktasehemmer	
Finasterid	*Proscar®, *Finasterid Stada®, – Hexal®, – ratiopharm®
Dutasterid	*Avodart®
α₁-Sympatholytika	
Tamsulosin	*Alna ocas®, *Omnic ocas®, *Tamsulosin Hexal®, – beta®
Alfuzosin	*Uroxatral®, *Alfuzosin Winthrop®, *Alfuzosin Stada®
Terazosin	*Flotrin®, *Terazosin 1A-Pharma®, –Sandoz®, –AL®
Silodosin	*Urorec®
Phytopharmaka	
Sägepalmenfruchtextrakt	Talso® Uno N, Prostagutt® uno, Serenoa-ratiopharm®, Sabal Stada® uno
Brennnesselwurzelextrakt	Prostata Stada®, Bazoton® uno, Urtica Sandoz®
Kürbissamen, –öl oder –extrakt	Cysto-Urgenin®, Nomon® mono, Granufink® Blase, Prostafink® forte

9.5.4 Inkontinenz

Unter Urininkontinenz versteht man den willentlich nicht beeinflussbaren Abgang von Urin. Ursache einer **Belastungsinkontinenz** (frühere Bezeichnung Stressinkontinenz) ist eine geschwächte Beckenbodenmuskulatur z. B. aufgrund mehrerer Geburten, altersbedingter Gewebeschwäche. Es kommt zum Urinverlust beim Niesen, Husten oder Heben schwerer Gegenstände ohne Harndrang. Der Blasenschließmuskel hält dem Druck auf die Harnblase bei Anspannung der Bauchmuskulatur nicht stand. Bei der **Dranginkontinenz** tritt entweder eine plötzliche, nicht unterdrückbare

Blasenkontraktion auf oder es wird dem Gehirn zu früh eine volle Blase signalisiert (häufiger Harndrang). Am häufigsten kommt eine Belastungs- oder Dranginkontinenz oder die Mischform aus beiden vor. Daneben gibt es noch die **Überlaufinkontinenz** (Ursache: z. B. Abflussbehinderung wegen einer Prostatavergrößerung oder geschwächte Blasenwandmuskulatur) und die Reflexinkontinenz aufgrund einer Rückenmarksschädigung.

Neben der Versorgung einer Inkontinenz mit saugenden Vorlagen und Windelhosen stehen auch verschiedene medikamentöse Behandlungsmöglichkeiten zur Verfügung (□ Tab. 9.6). **Parasympatholytika** werden zur Behandlung der Dranginkontinenz eingesetzt. Hierzu gehören Trospiumchlorid, Solifenacin, Tolterodin, Propiverin u. a. Diese Wirkstoffe führen zu einer Erschlaffung der glatten Muskulatur der Harnblase (spasmolytische Wirkung). **Duloxetin** ist zur Behandlung der Belastungsinkontinenz bei Frauen zugelassen. Es hemmt die Wiederaufnahme von Serotonin und Noradrenalin im ZNS und Rückenmark und erhöht dadurch den Tonus des Harnröhrenschließmuskels.

□ **Tab. 9.6** Präparate zur Behandlung der Inkontinenz

Arzneistoff	Fertigarzneimittel
Trospiumchlorid	*Spasmex®, *Spasmolyt®
Solifenacin	*Vesikur®
Tolterodin	*Detrusitol®
Propiverin	*Mictonorm®
Darifenacin	*Emselex®
Oxybutynin	*Spasyt, *Oxybutynin AL®, *Kentera®
Fesoterodin	*Toviaz®
Duloxetin	*Yentreve®

Zusammenfassung

▶ Die Niere erfüllt wichtige Aufgaben im Körper. Sie regelt den Wasser- und Elektrolyt-haushalt und stabilisiert den Blutdruck und den pH-Wert des Blutes. Stoffwechselend-produkte, Arzneistoffe und deren Abbauprodukte werden über die Niere und die ableitenden Harnwege ausgeschieden. Die Niere trägt also zur Entgiftung des Körpers bei.

▶ Die kleinste Funktionseinheit der Niere ist das Nephron, das Nierenkörperchen.

▶ Die größte Bedeutung der Arzneimittel, die an der Niere angreifen, haben die Diuretika. Sie steigern die Wasserausscheidung, führen zur Ausschwemmung von Ödemen und zur Blutdrucksenkung.

▶ Der in der Niere gebildete Urin gelangt über die Harnleiter zur Harnblase, wo er bis zur Entleerung über die Harnröhre gespeichert wird.

▶ Ein bei Männern mit zunehmendem Alter immer häufiger auftretendes Krankheitsbild ist die gutartige Vergrößerung der Prostata, die mit Miktionsbeschwerden einhergehen kann.

▶ Unter Inkontinenz versteht man die nicht willentlich beeinflussbare Abgabe von Urin. Es gibt unterschiedliche Ursachen und Schweregrade. In begrenztem Rahmen ist die Inkontinenz medikamentös behandelbar.

9

Wiederholungsfragen zu Kapitel 9

1. Beschreiben Sie den Aufbau eines Nephrons.
2. Durch welche beiden Hormone wird die Harnbildung hauptsächlich reguliert? Wie wirken sie?
3. Nennen Sie die unterschiedlichen Diuretika-Gruppen und deren Angriffsorte.
4. Welche Indikationen für Diuretika kennen Sie?
5. Kann eine leichte akute Zystitis in der Selbstmedikation behandelt werden?
6. Nennen Sie zwei Arzneistoffgruppen zur Behandlung der Prostatavergrößerung und deren Wirkung.
7. Welche pflanzlichen Extrakte können bei Miktionsbeschwerden eingesetzt werden?

10 Arzneimittel mit Wirkung auf das Hormonsystem

Das Kapitel befasst sich mit den verschiedenen körpereigenen Hormonsystemen und deren Einfluss auf unterschiedliche Körperfunktionen. Liegt eine Störung dieser Regulationsmechanismen vor, entstehen Stoffwechselerkrankungen, die sich sehr unterschiedlich äußern. Arzneimittel zur Behandlung dieser Krankheiten können Hormone, hormonähnliche Stoffe (Analoga), Wirkstoffe, welche die entsprechenden Hormonwirkungen unterdrücken oder gezielt in hormonell gesteuerte Körpervorgänge eingreifen, sein. Schilddrüsenerkrankungen, Osteoporose und Diabetes mellitus sind häufig vorkommende Krankheitsbilder, deren medikamentöse Therapie in diesem Kapitel vorgestellt wird. Sexualhormone (z. B. zur Schwangerschaftsverhütung) und Glucocorticoide sind weitere für die Apothekenpraxis wichtige Arzneimittelgruppen.

10.1 Hormonsystem

Neben dem Nervensystem verfügt der Körper mit dem Hormonsystem noch über ein zweites Regulationssystem für die einzelnen Organe. Die Hormone werden von den endokrinen Drüsen gebildet und vornehmlich in die Blutbahn abgegeben. Zellen mit einem geeigneten Hormonrezeptor können die Information aufnehmen und entsprechend reagieren. Hypothalamus und Hypophyse steuern die Hormonausschüttung. Zu den Hormonen im weiteren Sinne zählt man die Gewebshormone, die ebenfalls ans Blut abgegeben werden. Sie werden aber nicht von speziellen endokrinen Drüsen gebildet, sondern von den verschiedenen Zellen im Gewebe. Gewebshormone sind z. B. Histamin, Serotonin, Prostaglandine, Gastrin und Sekretin.

10.2 Steuerung der Hormonausschüttung

Das übergeordnete Kontrollorgan zur Steuerung des Hormonsystems ist der **Hypothalamus**, der mit Hilfe der Releasing-Faktoren die **Hypophyse** stimulieren kann, glandotrope (auf die Hormondrüsen gerichtete) Hormone ins Blut abzugeben. Diese regen die eigentlichen Hormondrüsen zur Hormonausschüttung an. Die Aktivität von Hypothalamus und Hypophyse richtet sich nach dem jeweiligen Hormonspiegel (Rückkopplung). Ist dieser niedrig, werden vermehrt Releasing-Faktoren und glandotrope Hormone ausgeschüttet, ist er dagegen erhöht, werden Hypothalamus und Hypophyse in ihrer Aktivität gehemmt.

Dieser Regelkreis wird in ○ Abb. 10.1 am Beispiel der Schilddrüsenhormone veranschaulicht. Die Schilddrüse produziert das Hormon L-Thyroxin (T 4) und gibt es an das Blut ab. Sinkt der L-Thyroxin-Spiegel unter einen bestimmten Wert, schüttet der Hypothalamus den Thyreotropin-Releasing-Faktor (TRF, syn. TRH) aus. Dieser stimuliert die Hypophyse zur Sekretion von thyreotropem Hormon (TSH). Dieses glandotrope Hormon regt wiederum die Schilddrüse zur Produktion von L-Thyroxin an. Sind im Blut ausreichend Schilddrüsenhormone (T 3, T 4) vorhanden, wird die TRF (TRH)- bzw. TSH- Ausschüttung gedrosselt (negative Rückkopplung).

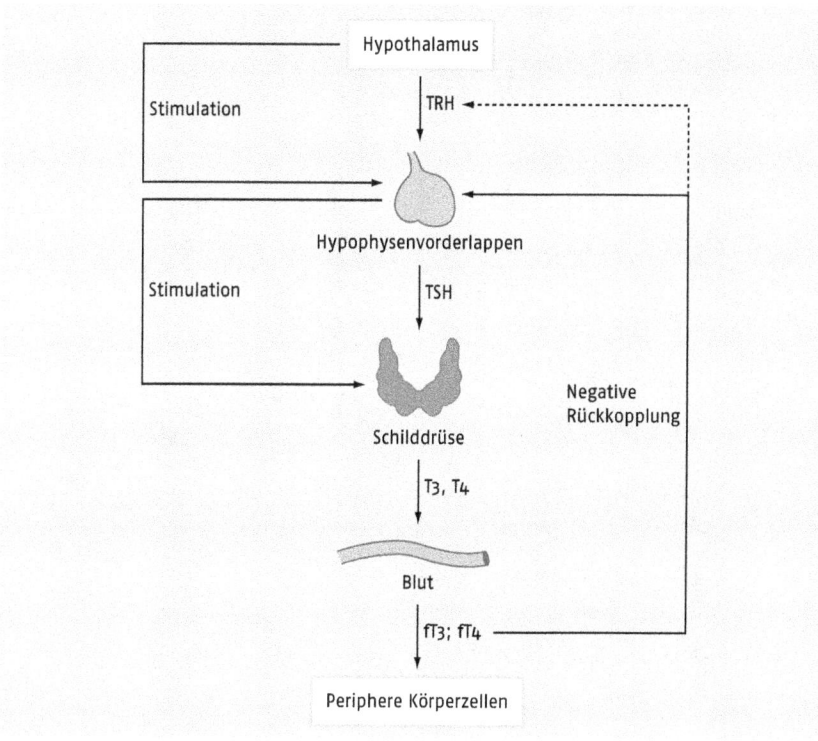

○ **Abb. 10.1** Regelkreis der Schilddrüsenhormone. fT3, fT4 = freies T3, T4 (nicht an Transportproteine gebunden)

10.3 Hormone des Hypothalamus

Der Hypothalamus ist ein Teil des Zwischenhirns, er produziert die **Releasing-Faktoren (Releasing-Hormone)**, welche die Hypophyse stimulieren und Hormone, die hemmend auf die Hypophyse einwirken und die als **Release-Inhibiting-Hormone** bezeichnet werden. Eine andere Nomenklatur benutzt die Endungen -liberin für Releasing-Faktoren und -statin für die Release-Inhibiting-Hormone. □ Tab. 10.1 gibt einen Überblick über die wichtigsten Hormone des Hypothalamus.

Therapeutisch eingesetzt wird Gonadoliberin zur Behandlung von Fertilitätsstörungen und in der Gonaden-Funktionsdiagnostik. Synthetische **Gonadoliberinanaloga** (LH-RH-Analoga) werden bei fortgeschrittenem Prostatakarzinom, beim Mammakarzinom (s. Kap. 14) oder zur Behandlung der Endometriose eingesetzt, einer schmerzhaften, aber gutartigen Erkrankung der Gebärmutterschleimhaut. Sie führen zu einer Unterdrückung der Sexualhormonausschüttung. Die kontinuierliche und ausreichend hoch dosierte Gabe bewirkt eine „chemische Kastration", die bei Absetzen des Präparates reversibel ist (z. B. Goserelin: *Zoladex®; Leuprorelin: *Trenantone®).

□ **Tab. 10.1** Hypothalamushormone (Übersicht)

Hypothalamushormon	Abk.	Synonyme	Wirkung
Thyreotropin-Releasing-Faktor	TRF	Thyreotropin-Releasing-Hormon (TRH), Thyroliberin	Freisetzung des Thyreotropen Hormons (TSH) in der Hypophyse
Luteinisierendes Hormon-Releasing-Faktor	LH-RF	Luteinisierendes Hormon-Releasing-Hormon (LH-RH), Gonadotropin-Releasing-Hormon (gnRH), Gonadoliberin	Freisetzung des Luteinisierenden Hormons (LH) sowie des Follikelstimulierenden Hormons (FSH) in der Hypophyse
Wachstumshormon-Releasing-Faktor	GH-RF	Growth-Hormone-Releasing-Hormone (GH-RH), Somatoliberin	Freisetzung des Wachstumshormons (Somatropin) in der Hypophyse
Corticotropin-Releasing-Faktor	CRF	Corticotropin-Releasing-Hormon (CRH), Corticoliberin	Freisetzung von Corticotropin (ACTH) in der Hypophyse
Prolactin-Releasing-Faktor	PRF		Freisetzung von Prolactin in der Hypophyse
Prolactin-Release-Inhibiting-Faktor	PIF	Prolactostatin (identisch mit Dopamin)	Hemmung der Ausschüttung von Prolactin in der Hypophyse
Wachstumshormon-Release-Inhibiting-Faktor	GH-RIF	Growth Hormone Releasing Factor, Soma(to)tropin-Release-Inhibiting-Hormone (GIH), Somatostatin	Hemmung der Ausschüttung von Wachstums-hormon (Somatropin) in der Hypophyse

Cetrorelix (*Cetrotide®) ist ein **LH-RH-Antagonist**, der zur Verhinderung eines vorzeitigen Eisprungs bei Frauen eingesetzt wird, die eine In-vitro-Fertilisation beabsichtigen.

Somatostatin hemmt die Sekretion von Gastrin, Insulin und Glucagon und kann zur Behandlung von Ulkusblutungen eingesetzt werden. Octreotid (*Sandostatin®) ist ein synthetisches Somatostatin-Derivat, das zur symptomatischen Therapie bei Magen-Darm-Tumoren sowie bei Pankreasoperationen verwendet wird.

10.4 Hormone der Hypophyse

Die Hypophyse besteht aus drei Teilen, dem Vorder-, Zwischen- und Hinterlappen. Beim Menschen ist der Hypophysenzwischenlappen kaum entwickelt. Den Hypophysenvorderlappen bezeichnet man auch als Adenohypophyse, den Hinterlappen als Neurohypophyse.

10.4.1 Hypophysenvorderlappenhormone

Der Hypophysenvorderlappen produziert die glandotropen Hormone (HVL-Hormone), welche die Hormondrüsen zur Hormonausschüttung anregen, und effektorische Hypophysenhormone, die eine direkte Wirkung im Organismus besitzen, z. B. das Wachstumshormon.

Thyreotropes Hormon (Thyreotropin, Thyreoidea Stimulating Hormone, TSH) steigert die Produktion und Freisetzung von Schilddrüsenhormonen. Es stimuliert die Aufnahme von Iodid in die Schilddrüse, welches dort zur Bildung der Schilddrüsenhormone benötigt wird. Thyreotropin wird in der Schilddrüsendiagnostik eingesetzt.

Corticotropes Hormon (Corticotropin, Adrenocorticotropes Hormon, ACTH) fördert die Produktion und Sekretion von Glucocorticoiden in der Nebennierenrinde, senkt dadurch den Cholesterol- und Ascorbinsäuregehalt in der Nebennierenrinde. Die Lipolyse (Abbau von Fett) wird gesteigert.

Follikelstimulierendes Hormon (FSH, Follitropin) stimuliert bei der Frau die Reifung des Follikels im Eierstock, beim Mann fördert es die Spermatogenese.

Luteinisierendes Hormon (Lutropin, LH, Interstitialzellen-stimulierendes Hormon, ICSH) stimuliert bei der Frau die Estrogen-Bildung im Eierstock (Ovar), löst den Eisprung (Ovulation) aus und ist an der Bildung des Gelbkörpers beteiligt. Beim Mann fördert LH die Produktion von Testosteron in den Leydigschen Zwischenzellen im Hoden (daher der Name Interstitialzellen-stimulierendes Hormon).

FSH und **LH** werden als **Gonadotropine** bezeichnet. Zu den Gonadotropinen zählt man weiterhin das Choriongonadotropin (Human Chorionic Gonadotropin, HCG), das nicht aus der Hypophyse stammt, sondern während der Schwangerschaft von den Chorionzotten der Plazenta gebildet wird. Es entspricht in seiner Wirkung etwa dem LH. Im Urin Schwangerer kann bereits wenige Tage nach dem Ausbleiben der Menstruation bzw. etwa zehn bis zwölf Tage nach dem Geschlechtsverkehr HCG nachgewiesen werden. Hierauf beruht das Prinzip der Schwangerschaftstests. Zur Durchführung wird ein Teststäbchen mit Antikörpern, die mit dem HCG reagieren, in den Urin gehalten. Nach wenigen Minuten ist das Ergebnis meist als Farbreaktion ablesbar. Der Schwangerschaftstest kann zu jeder Tageszeit durchgeführt werden, der höher konzentrierte Morgenurin ist allerdings zu bevorzugen. Anwendungsgebiete der Gonadotropine sind Sterilität der Frau (Ovulationsauslösung), Sterilität des Mannes infolge von Hypogonadismus (hormonale Unterfunktion der Keimdrüsen), Amenorrhö und Kryptorchismus bei kleinen Jungen (Zurückbleiben der Hoden in der Bauchhöhle). Handelspräparate sind z. B. *Predalon® (Choriongonadotropin), *Gonal® (FSH) und *Menogon® (FSH, LH).

Prolactin (Lactotropes Hormon, LTH, Lactotropin) hat seinen Namen durch seine Eigenschaften erhalten, das Wachstum der Milchdrüsen und die Milchproduktion zu fördern. Darüber hinaus besitzt Prolactin aber noch vielfältige andere Wirkungen auf den Organismus, die noch nicht ganz geklärt sind. Substanzen, welche die Prolactin-Sekretion aus dem Hypophysenvorderlappen hemmen, sind die Mutterkornalkaloid-Derivate **Bromocriptin** (*Pravidel®) und Metergolin (*Liserdol®). Indikationen sind Abstillen, Galaktorrhö (Milchfluss in den Stillpausen), Amenorrhö, prolactinbedingte Unfruchtbarkeit bei Frauen, Libido-, Potenz- und Fruchtbarkeitsstörungen des Mannes. Bromocriptin wird auch gegen Morbus Parkinson eingesetzt.

Wachstumshormon (Somatropin, somatropes Hormon, STH, Human Growth Hormone, HGH) ist kein glandotropes Hormon. Es fördert nicht die Ausschüttung eines anderen Hormons, sondern wirkt direkt (effektorisches Hypophysenhormon). Somatropin stimuliert das Wachstum der Knochen, fördert den Fettabau (Lipolyse), stimuliert die Protein-Synthese und hemmt die Glykolyse, sodass es zu einem starken Anstieg des Blutzuckerspiegels kommt, wenn zu hohe STH-Spiegel vorliegen. Ein Mangel an STH führt zum Minderwuchs, der mit gentechnisch gewonnenem Somatropin (*Genotropin®, *Humatrope®) behandelt werden kann. Eine Überproduktion führt im Jugendalter zu Riesenwuchs (verstärktes Längenwachstum der Knochen), im Erwachsenenalter zu Akromegalie (verstärktes Wachstum der Knochenenden).

10.4.2 Hypophysenhinterlappenhormone

Die beiden wichtigsten Hormone des Hypophysenhinterlappens (HHL-Hormone) sind Oxytocin und Vasopressin. Sie werden im Hypothalamus gebildet und im Hypophysenhinterlappen gespeichert.

Physiologische Aufgabe des **Vasopressins (Adiuretin, antidiuretisches Hormon ADH)** ist die Rückresorption von Wasser in den Tubuli und Sammelrohren der Niere (Kap. 9.1.2). In höheren Dosen wirkt es u. a. gefäßverengend (blutdruckerhöhend). **Desmopressin** (*Minirin®, *Desmogalen®) ist ein synthetisches Vasopressin-Derivat. Es hat eine starke antidiuretische Wirkung, ohne den Blutdruck zu erhöhen und ist bei Diabetes insipidus und nächtlichem Bettnässen (Enuresis nocturna) indiziert.

Physiologische Aufgabe des **Oxytocins** ist die Kontraktion der Uterusmuskulatur, außerdem bewirkt es das Einschießen der Milch in die Brustmilchgänge. Am Ende der Schwangerschaft reagiert der Uterus wegen der hohen Estrogen-Produktion der Plazenta sehr empfindlich auf Oxytocin. Es wird im Körper rasch durch das Enzym Oxytocinase abgebaut. Aus diesem Grund wird Oxytocin zur Geburtseinleitung, bei Wehenschwäche sowie in der Nachgeburtsperiode zur Lösung der Plazenta und Verringerung von Blutverlusten in Form von intravenösen Dauertropfinfusionen angewendet. Handelspräparate sind *Orasthin® und *Syntocinon®. Letzteres wird als Nasenspray bei Milchstau vor dem Stillen eingesetzt.

10.5 Schilddrüsenhormone

Die Schilddrüse umschließt die Luftröhre hufeisenförmig (○ Abb.10.2). Sie ist in der Lage, Iodid aus dem Blut aufzunehmen und zu Iod zu oxidieren. Aus Iod und der Aminosäure Tyrosin werden die beiden Hormone **Triiodthyronin** (T 3, Liothyronin) und **Thyroxin** (T 4, Levothyroxin, Tetraiodthyronin) gebildet. Sie sind in der Schilddrüse an das Speicherprotein Thyreoglobulin gebunden, von dem sie unter dem Einfluss von TSH ins Blut abgegeben werden. Triiodthyronin ist die Wirkform und etwa drei- bis viermal stärker wirksam als Thyroxin (Speicherform, wird bedarfsgerecht zu Triiodthyronin abgebaut).

Die Schilddrüsenhormone haben vielfältige Wirkungen auf den menschlichen Organismus. Sie beeinflussen:

- Energieumsatz,
- Kohlenhydrat-, Fett- und Eiweißstoffwechsel,
- Nervensystem und Psyche,
- Herz und Kreislauf,
- Magen-Darm-Trakt,
- Haut, Haare und Nägel usw.

Dies wird besonders bei einer Schilddrüsenüberfunktion oder -unterfunktion spürbar. Die Diagnostik der Schilddrüsenerkrankungen erfolgt mithilfe von Tastuntersuchungen, Blutbild (TSH, T 3, T 4, Autoantikörper), Ultraschall und Szintigraphie.

Bestimmte Zellen der Schilddrüse, die C-Zellen, produzieren das Hormon **Calcitonin**, welches zusammen mit Parathormon (Kap. 10.6) den Calciumhaushalt reguliert. Bei zu hohem Calciumspiegel im Blut wird Calcitonin ausgeschüttet. Es fördert die Calciumaufnahme in die Knochen, hemmt die Calcium- und Phosphatfreisetzung aus den Knochen und fördert die Ausscheidung u. a. von Calcium und Phosphat über die Niere. Der Blutcalciumspiegel sinkt. Zur Therapie der Hypercalcämie, spezieller Formen der Osteoporose sowie des Morbus Paget, einer schleichenden Knochenkrankheit, sind Calcitonin-Präparate vom Lachs (*Calcitonin-ratiopharm®), *Calcitonin Sandoz®, *Karil®) im Handel.

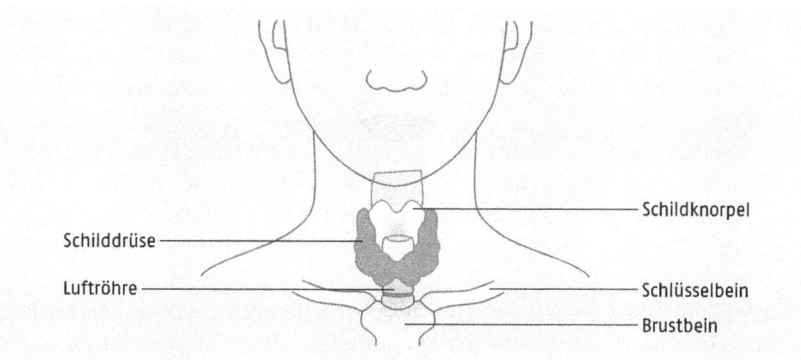

○ **Abb.10.2** Lage der Schilddrüse

10.5.1 Schilddrüsenerkrankungen

Schilddrüsenvergrößerung

Die häufigste Ursache einer tast- und/oder sichtbaren Vergrößerung der Schilddrüse (Struma) ist der Iodmangel. Wird über längere Zeit mit der Nahrung (Fisch, Milchprodukte) nicht ausreichend Iod zugeführt, sinkt der Hormongehalt im Blut. In der Folge schüttet die Hypophyse vermehrt TSH aus, um die Schilddrüse „anzukurbeln". Das normale Volumen (18 ml bei Frauen, 25 ml bei Männern) kann so im Laufe der Zeit auf ein Mehrfaches ansteigen. Solange noch eine ausreichende Hormonwirkung gewährleistet ist, spricht man von einer **euthyreoten Iodmangelstruma**. Je nach Größe der Schilddrüse liegen nur lokale Symptome vor, wie z. B. Schluckbeschwerden. Erfolgt keine Therapie, kann sich das Gewebe knotig verändern, es können sowohl eine Hypo- als auch eine Hyperthyreose mit entsprechenden Symptomen entstehen.

Die Therapie sollte so früh wie möglich begonnen werden. Mit der Gabe von Iodid, evtl. kombiniert mit L-Thyroxin, erreicht man vor allem bei Kindern und jüngeren Erwachsenen und bei noch nicht allzu lange bestehender Struma eine Verkleinerung der Schilddrüse. Ist mit einer medikamentösen Therapie keine ausreichende Verkleinerung möglich, wird eine Operation oder Radioiod-Behandlung in Betracht gezogen.

Hypothyreose

Bei der Hypothyreose (Schilddrüsenunterfunktion) ist der Grundumsatz herabgesetzt, viele **Stoffwechselfunktionen** sind **gedrosselt**. Zu den unterschiedlich stark ausgeprägten oder nur einzeln vorliegenden Symptomen zählen Antriebsarmut, Schläfrigkeit, niedriger Puls, depressive Verstimmungen, Verstopfung, Gewichtszunahme, Frieren, trockene, blasse Haut, Haarausfall, eingeschränkte Fruchtbarkeit usw.

Eine häufige Ursache der Hypothyreose ist die **Hashimoto-Thyreoiditis**, eine Autoimmunerkrankung. Der Körper bildet Antikörper gegen die Schilddrüsenperoxidase (wichtig für die Hormonsynthese) und das Thyreoglobulin. Lange Zeit ist das Gewebe unbemerkt entzündet. Zu Beginn tritt meist eine Schilddrüsenvergrößerung auf, später wird das Schilddrüsengewebe langsam zerstört. Bei der Hashimoto-Thyreoiditis liegt eine erbliche Veranlagung vor, Frauen sind häufiger betroffen als Männer.

Der **Kretinismus** (Idiotie) ist eine angeborene Hypothyreose. Er ist gekennzeichnet durch eine starke geistige und körperliche Behinderung, tritt jedoch in Deutschland aufgrund der Vorsorgeuntersuchungen nicht mehr auf. Falls erforderlich wird sofort eine L-Thyroxin-Therapie eingeleitet, damit sich das Kind normal entwickeln kann.

Kalte Knoten sind inaktive Bereiche im Schilddrüsengewebe, die keine Hormone mehr produzieren. Im Szintigramm lassen sie sich gut von heißen Knoten abgrenzen. In etwa 5 % der Fälle kann sich hieraus ein Schilddrüsenkarzinom entwickeln.

Eine Hypothyreose kann auch nach einer Radioiodtherapie oder einer (teilweisen) operativen Entfernung der Schilddrüse auftreten, wenn die Hormondosis nicht angepasst wurde und bei Überdosierung von Thyreostatika.

Die Therapie einer Hypothyreose erfolgt mit L-Thyroxin. Das Hormondefizit wird dadurch ausgeglichen.

Hyperthyreose

Bei zu hohem Schilddrüsenhormonspiegel sind **Grundumsatz** und **Stoffwechsel gesteigert**. Symptome der Hyperthyreose (Schilddrüsenüberfunktion) sind erhöhter Puls, Schwitzen, Nervosität, Schlaflosigkeit, Gewichtsverlust, Durchfall, Haarausfall, Zyklusstörungen usw. Die Symptome können unterschiedlich stark ausgeprägt sein, oder es können auch nur einzelne Symptome vorliegen. Außerdem kann es zu einer Vergrößerung der Schilddrüse kommen.

Bei der **Schilddrüsenautonomie** liegen im Schilddrüsengewebe Bereiche vor, die sich einer Steuerung durch die übergeordneten Zentren (Hypophyse, Hypothalamus) entzogen haben. In diesen Zellen werden permanent Hormone produziert und ans Blut abgegeben. Im Szintigramm sind die Bereiche als aktive („heiße") Knoten gut erkennbar.

Beim **Morbus Basedow**, einer Autoimmunerkrankung, bildet der Körper Antikörper, welche die Schilddrüse stimulieren, übermäßig Hormone zu produzieren und ans Blut abzugeben. Ursprünglich wurden dieser Erkrankung drei klassische Symptome zugeordnet: Struma, Tachykardie und Exophthalmus (Hervortreten der Augäpfel, Orbitopathie). Der Exophthalmus tritt bei ca. 60 % der Patienten auf.

Die stärkste Form einer Hyperthyreose wird als **thyreotoxische Krise** bezeichnet. Sie äußert sich in Tachykardie, hohem Fieber, schweren Durchfällen und Erbrechen und ist lebensbedrohlich. Dieses Risiko besteht, wenn ein Hyperthyreotiker große Mengen Iod zuführt (z. B. iodhaltige Röntgenkontrastmittel).

Eine Hyperthyreose wird mit einer Radioiodtherapie oder Operation behandelt. Meist wird mehr Schilddrüsengewebe entfernt bzw. zerstört als nötig. Die daraus resultierende Hypothyreose wird durch Gabe von L-Thyroxin ausgeglichen. Mit Thyreostatika wird über eine bestimmte Zeit vorbehandelt. Bei etwa der Hälfte der Patienten mit Morbus Basedow ist die alleinige Thyreostatika-Therapie ausreichend.

10.5.2 Therapie der Schilddrüsenerkrankungen

L-Thyroxin

Die Therapie mit L-Thyroxin wird einschleichend begonnen und muss meist lebenslang weitergeführt werden. Die Dosis sollte in regelmäßigen Abständen überprüft (Blutbild) und evtl. angepasst werden. Die Bioverfügbarkeit des L-Thyroxins ist stark nahrungsabhängig. Die Schilddrüsentablette (□ Tab. 10.2) sollte daher eine halbe Stunde vor dem Frühstück eingenommen werden. Mehrwertige Kationen (Calcium, Magnesium) hemmen die Resorption, ein zeitlicher Abstand ist daher einzuhalten. Da es sich hier um eine Substitutionstherapie handelt, treten bei korrekter Dosierung

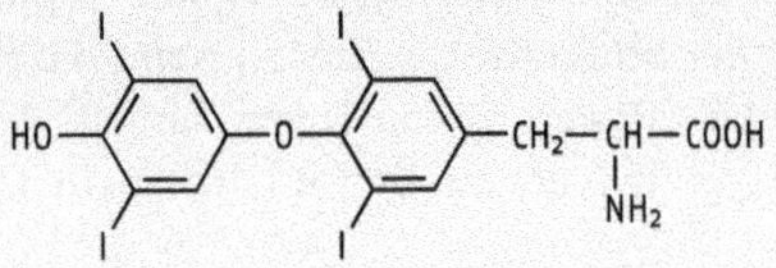

○ **Abb. 10.3** Thyroxin

□ **Tab. 10.2** Schilddrüsenhormone

Arzneistoff	Fertigarzneimittel
L-Thyroxin	*Euthyrox®, *Berlthyrox®, *L-Thyroxin Henning®, *L-Thyrox Hexal®
L-Thyroxin + Triiodthyronin	*Novothyral®, *Prothyrid®
L-Thyroxin + Iodid	*Thyronajod®, *Jodthyrox®, *L-Thyrox Jod Hexal®, *Eferox Jod®

keine Nebenwirkungen auf. Das L-Thyroxin wird im Körper bedarfsgerecht in die Wirkform Triiodthyronin umgewandelt.

Kaliumiodid

Kaliumiodid-Tabletten (Jodid Merck®) werden zur Prophylaxe einer Struma eingenommen, wenn mit der Nahrung nicht ausreichend Iod zugeführt wird. Besonders wichtig sind sie für Schwangere und Stillende, da sie einen höheren Iodbedarf haben. Weiterhin ist Iodid zur Therapie der Iodmangelstruma indiziert, evtl. in Kombination mit L-Thyroxin. Neben den einmal täglich einzunehmenden Tabletten gibt es auch höher dosierte zur einmal wöchentlichen Einnahme (Jodetten® Henning 1 x wöchentlich). Bei einer Hyperthyreose und der Hashimoto-Thyreoiditis sind Iodid-Tabletten kontraindiziert.

Thyreostatika

Arzneimittel, welche die Funktion der Schilddrüse hemmen, werden als Thyreostatika bezeichnet (□ Tab. 10.3). Sie sind indiziert bei Hyperthyreosen zur Therapie und zur Vorbereitung auf eine Radioiod-Behandlung oder eine Operation. Auch bei dieser Behandlung sind regelmäßige Kontrolluntersuchungen und entsprechende Dosisanpassung wichtig.

Die wichtigste Gruppe der Thyreostatika sind die Mercaptoimidazole **Carbimazol** und dessen aktiver Metabolit **Thiamazol**. Sie hemmen den Einbau von Iod in die Vorstufen der Schilddrüsenhormone, es werden also weniger Schilddrüsenhormone gebildet. Die häufigste Nebenwirkung sind Hautreaktionen. In der Schwangerschaft oder Stillzeit sollte möglichst niedrig dosiert werden, da die Mercaptoimidazole plazentagängig sind, in die Muttermilch übertreten und beim Säugling eine Hypothyreose auslösen können.

Propylthiouracil wirkt wie Carbimazol und Thiamazol, nur schwächer. Als schwere Nebenwirkung kann eine Agranulozytose auftreten. Das Medikament muss dann sofort abgesetzt werden.

Natriumperchlorat hemmt die Aufnahme von Iodid in die Schilddrüse. Dadurch steht zur Hormonproduktion nicht mehr ausreichend Iod zur Verfügung, der Hormonspiegel fällt. Natriumperchlorat hemmt auch die Aufnahme des bei einer Kontrastmitteluntersuchung frei werdenden Iodids. Es wird daher zur Vermeidung einer thyreotoxischen Krise eingesetzt. Bei szintigraphischen Untersuchungen anderer Organe mit radioaktiv markiertem Iod wird mit Natriumperchlorat die Schilddrüse blockiert.

☐ **Tab. 10.3** Thyreostatika

Arzneistoff	Fertigarzneimittel
Carbimazol	*Carbimazol Henning®, *Carbimazol Hexal®
Thiamazol	*Favistan®, *Methizol®, *Thiamazol Henning®
Propylthiouracil	*Propycil®
Natriumperchlorat	*Irenat®

Radioiod-Therapie

Die Radioiod-Therapie wird durchgeführt zur Verkleinerung von Strumen, zur Behandlung der Hyperthyreosen (Autonomie, Morbus Basedow) und nach der Operation eines Schilddrüsenkarzinoms. Das radioaktive ^{131}Iod wird oral verabreicht, gelangt wie das „normale" Iod ins Blut und wird in die Schilddrüse aufgenommen. Die nur wenige Millimeter weit reichende Strahlung führt zur gezielten Zerstörung des Schilddrüsengewebes.

10.6 Nebenschilddrüsenhormone

Die vier Nebenschilddrüsen liegen seitlich an der Rückseite der Schilddrüse und produzieren **Parathormon**. Dieses Hormon wird nicht gespeichert, sondern unmittelbar nach seiner Bildung ins Blut abgegeben. Parathormon erhöht

▶ den Calciumspiegel des Blutes durch Freisetzung von Calcium aus den Knochen,
▶ die Calcium-, Magnesium- und Phosphat-Resorption aus dem Dünndarm,
▶ die Phosphatausscheidung über die Niere (Hemmung der tubulären Rückresorption) und die Calcium-Rückresorption im distalen Tubulus.

Die Regulation der Parathormon-Produktion wird direkt vom Calciumspiegel ohne Beteiligung der Hypophyse gesteuert. Bei Mangel an Parathormon (Hypoparathyreoidismus) kommt es zur Hypocalcämie mit Krämpfen (Tetanie). Bei Tetanie gibt man als Arzneistoff Dihydrotachysterol (*AT 10®), das wie Parathormon wirkt. Die jeweilige Dosis wird individuell unter Kontrolle des Calciumspiegels ermittelt. Der Hyperparathyreoidismus ist eine Überfunktion der Nebenschilddrüsen mit hohen Parathormon-Spiegeln und einer daraus resultierenden Hypercalcämie und Hypophosphatämie. Aufgrund der Freisetzung von zu viel Calcium aus den Knochen treten Knochenverbiegungen (Osteomalazie, Osteoporose) auf.

10.6.1 Therapie und Prophylaxe der Osteoporose

Zu den bedeutendsten Volkskrankheiten in Deutschland gehört die Osteoporose. Die Krankheitshäufigkeit steigt mit zunehmendem Alter, Frauen sind häufiger betroffen als Männer.

Bei einer Osteoporose liegt eine Störung des Knochenstoffwechsels vor. Der Knochen ist ein Gewebe, was ständig auf- und abgebaut wird. Hierfür sind zwei verschiedene Zellarten verantwortlich, die Osteoblasten und die Osteoklasten. Die **Osteoblasten** sind die Knochen bildenden Zellen, die **Osteoklasten** setzen Calcium aus den Knochen frei. Ist dieses Gleichgewicht gestört und überwiegen die Knochen abbauenden Vorgänge, wird der Knochen poröser und kann schneller brechen. Auch Verformungen des Skeletts („Witwenbuckel") können Zeichen einer Osteoporose sein.

■ MERKE

Knochenstoffwechsel: **B**lasten **b**auen – **K**lasten **k**lauen

Risikofaktoren sind Bewegungsmangel, Untergewicht (BMI < 20), Rauchen, keine ausreichende Calcium- und Vitamin D-Versorgung, Alter (durch die Wechseljahre bedingter Estrogenmangel), Darmerkrankungen mit verminderter Calcium-Resorption. Aber auch bestimmte Arzneimittel können die Ausbildung einer Osteoporose begünstigen, z. B. Glucocorticoide.

Ein Knochenbruch, z. B. die Fraktur des Oberschenkelhalsknochens oder der Wirbelkörper, kann vor allem bei älteren Patienten eine Pflegebedürftigkeit nach sich ziehen. Daher ist eine frühzeitige Therapie und Frakturprophylaxe wichtig. Grundlage einer Osteoporose-Behandlung ist die ausreichende Zufuhr von Calcium (800 bis 1500 mg pro Tag) und Vitamin D (800 bis 2000 I. E. pro Tag). Ist dies über die Ernährung nicht möglich, empfehlen sich Supplemente (Kap. 13). Zur Schmerzlinderung werden vor allem nichtsteroidale Antirheumatika (NSAR) eingesetzt, evtl. kombiniert mit Opioiden.

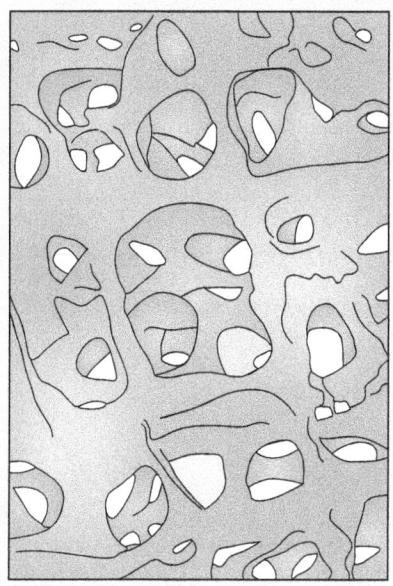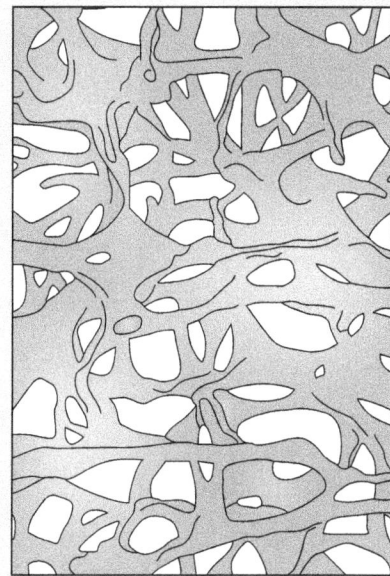

○ **Abb. 10.4** Links gesunder Knochen, rechts osteoporotischer Knochen

10

Bisphosphonate

Bisphosphonate (□ Tab. 10.4) haben den größten Stellenwert in der Osteoporose-Therapie. Sie hemmen die Calcium-Freisetzung aus den Knochen und den Knochenabbau. Das führt zu einer Verbesserung der Knochenarchitektur.

PRAXISTIPP ───

Einnahme von Bisphosphonaten

▶ Da diese Substanzen eine schlechte Bioverfügbarkeit haben, sollten sie am besten nüchtern ½ Stunde vor dem Frühstück eingenommen werden.

▶ Die Einnahme muss mit einem großen Glas Leitungswasser mit aufrechtem Oberkörper erfolgen, um das Auftreten von Speiseröhrenirritationen zu vermeiden.

▶ Nach der Einnahme sollte sich der Patient in der nächsten halben Stunde deshalb auch nicht wieder hinlegen.

▶ Die Calcium–Tablette ist ebenfalls in zeitlichem Abstand (mind. 2 Stunden später) oder z. B. abends einzunehmen, da sich sonst schwer lösliche Komplexe bilden.

───

Bei Tumorerkrankungen, die zu einer fortschreitenden Knochenzerstörung sowie einer gefährlichen Erhöhung des Serumcalcium-Spiegels führen, werden ebenfalls Biphosphonate eingesetzt (z. B. Etidronat: *Diphos®, Clodronat: *Bonefos®/*Ostac®, Zoledronat: *Zometa®, Ibandronat: *Bondronat®, Pamidronat: *Aredia®).

☐ **Tab. 10.4** Bisphosphonate

Arzneistoff	Fertigarzneimittel
Alendronat	*Fosamax®, *Alendronsäure AL®, *Alendron Hexal®
Alendronat + Colecalciferol	*Fosavance®
Risedronat	*Actonel®, *Actonel® plus Calcium
Ibandronat	*Bonviva®, Einnahme einmal monatlich
Etidronat + Calcium	*Didronel-Kit®

Weitere Osteoporosemittel

Die Gabe von Estrogenen (Hormonersatztherapie) führt zu einer Reduktion des Frakturrisikos, sollte aber nur nach individueller Nutzen-Risiko-Bewertung erfolgen. Der **selektive Estrogenrezeptormodulator** (SERM) **Raloxifen** (*Evista®) wirkt estrogenartig am Knochen und antiestrogen am Brust- und Uterusgewebe. Die Aktivität und Neubildung der Osteoklasten wird gehemmt. Unter Einnahme von Raloxifen sinkt das Frakturrisiko.

Strontiumranelat (*Protelos®) hemmt die Osteoklasten-Aktivität, steigert den Knochenaufbau und verbessert die Knochenfestigkeit. Auch hier konnte in Studien das Frakturrisiko gesenkt werden. Das Granulat wird in Wasser eingerührt und am besten abends vor dem Zubettgehen eingenommen (mind. zwei Stunden nach dem Abendbrot).

Ein dauerhaft erhöhter Parathormon-Spiegel (wie beim Hyperparathyreoidismus) steigert die Aktivität der Osteoklasten und führt zum Knochenabbau. **Teriparatid** (*Forsteo®) ist ein Parathormon-Fragment und wird einmal täglich subkutan injiziert. Diese intermittierende Applikation erhöht jedoch die Osteoblasten-Aktivität. Der Aufbau neuen Knochengewebes wird stimuliert.

Die Bedeutung der **Fluoride** in der Osteoporose-Therapie hat stark abgenommen. Fluoride (*Tridin® enthält das Prodrug Dinatriumfluorophosphat, *Ossofortin® plus Retardtabletten enthalten Natriumfluorid) stimulieren zwar die Osteoblasten-Aktivität, aber die Knochenqualität ist minderwertig und die Frakturrate konnte unter der Therapie nicht gesenkt werden.

Zusammenfassung

▷ Hormone regulieren im Körper verschiedene Organfunktionen.

▷ Die beiden übergeordneten Regulationszentren sind der Hypothalamus und die Hypophyse.

▷ Der Hypothalamus produziert Hormone, die entweder stimulierend oder hemmend auf die Hypophyse einwirken. Gesteuert wird die Ausschüttung über den Hormongehalt im Blut.

▷ Die Hypophyse produziert vor allem Hormone, die auf hormonproduzierende Drüsen (z. B. Schilddrüse, Nebennierenrinde) einwirken. Das Somatostatin stimuliert direkt das Knochenwachstum.

▷ Die hormonproduzierenden Drüsen geben die Hormone an das Blut ab, damit sie zu den entsprechenden Körperzellen transportiert werden können.

▷ Für den Aufbau der Schilddrüsenhormone Triiodthyronin (T3) und Thyroxin (T4) ist der Körper auf die Zufuhr von Iod angewiesen.

▷ Wichtige Schilddrüsenerkrankungen sind: Schilddrüsenvergrößerungen, Hypothyreosen (Hashimoto-Thyreoiditis), Hyperthyreosen (Schilddrüsenautonomie, Morbus Basedow). Knotige Veränderungen unterteilt man in kalte (inaktive) und heiße (hormonproduzierende) Knoten.

▷ Die Osteoporose ist eine Knochenstoffwechselstörung mit vermehrtem Knochenabbau und einer daraus resultierenden Gefahr von Knochenbrüchen schon bei banalen Stürzen.

10

Wiederholungsfragen zu den Kapiteln 10.1 bis 10.6

1. In welche beiden Gruppen teilt man die Hypothalamushormone ein? Welche Bedeutung haben sie?
2. Was sind Gonadotropine?
3. Was ist ein effektorisches Hypophysenhormon? Nennen Sie ein Beispiel.
4. Erklären Sie den Begriff negative Rückkopplung.
5. Was ist eine Struma? Nennen Sie eine mögliche Ursache und Wirkstoffe zur Therapie.
6. Wie äußert sich eine Schilddrüsenüberfunktion?
7. Frau Meyer bekommt zum ersten Mal *Actonel® verordnet. Welche Abgabehinweise sind wichtig?

10.7 Hormone der Bauchspeicheldrüse

Die Bauchspeicheldrüse (Pankreas) wiegt etwa 100 g und liegt im Oberbauchbereich hinter dem Magen. Sie hat zwei Funktionen: Produktion von Verdauungsenzymen (Amylasen, Lipasen, Proteasen) und Hormonproduktion in den Langerhans-Inseln. Die A- oder α-Zellen produzieren Glucagon, die B- oder β-Zellen Insulin. Beide sind Peptidhormone, die u. a. für die Regulation des Blutzuckerspiegels verantwortlich sind.

10.7.1 Glucagon

Glucagon ist ein Peptidhormon aus 29 Aminosäuren. Es erhöht den Blutzucker-spiegel ähnlich wie Adrenalin und Cortisol. Therapeutisch wird Glucagon eingesetzt bei Unterzuckerung (Hypoglykämie). Symptome einer schweren Hypoglykämie sind Zittern, Schwitzen, Herzklopfen, Heißhunger durch reflektorische Ausschüttung von Adrenalin. In diesem Fall wird Glucagon subkutan oder intramuskulär gespritzt (*GlucaGen® HypoKit). Bei leichten Unterzuckerungen reicht meist die Gabe von Traubenzucker zur Normalisierung aus.

10.7.2 Insulin

Das Peptidhormon Insulin besteht aus 51 Aminosäuren. Es fördert die Aufnahme von Glucose in die Zellen, wodurch der Blutzuckerspiegel sinkt. Insulin hat anabole und antikatabole Wirkungen (□ Tab. 10.5). Es hat wachstumsfördernde Eigenschaften und sorgt für die Bildung von Triglyceriden (Fetten) aus Glucose.

Mit Hilfe des Insulins wird ein konstanter Blutglucosespiegel von etwa 70 bis 120 mg pro 100 ml Blut (mg/dl) aufrechterhalten. Beide Pankreashormone spielen eine wichtige Rolle bei der Behandlung des Diabetes mellitus („Zuckerkrankheit").

□ **Tab. 10.5** Wirkungen des Insulins an Fett-, Leber- und Muskelzellen

Anabole Wirkung: Steigerung der	Antikatabole Wirkung: Hemmung der
▸ Stärkeneubildung (Glykogensynthese), ▸ Fettsäuresynthese, ▸ Proteinsynthese, ▸ Glucoseaufnahme in die Zellen, ▸ Eiweißaufnahme in die Zellen	▸ Zuckerneubildung (Gluconeogenese), ▸ Lipolyse, ▸ Aminosäureabgabe ins Blut (Proteolyse)

■ MERKE

▸ Glucagon und Insulin sind Antagonisten bezüglich des Kohlenhydratstoffwechsels.
▸ Glucagon hebt den Blutzuckerspiegel an, Insulin senkt den Blutzuckerspiegel.
▸ Glucagon (Hormon) nicht verwechseln mit Glykogen (Speicherform der Glucose).

10.7.3 Diabetes mellitus

Diabetes mellitus bedeutet wörtlich übersetzt honigsüßer Durchfluss. Es handelt sich um eine Stoffwechselerkrankung, die durch einen relativen oder absoluten Insulin-mangel verursacht wird. Dieser führt zu einer chronischen Erhöhung des Blutzuckers, wodurch weitere Folgeerkrankungen entstehen.

Insulin wirkt an Insulinrezeptoren bestimmter Körperzellen, vor allem an Zellen im Muskel- und im Fettgewebe. Durch das Andocken von Insulin an die Rezeptoren wird die Durchlässigkeit für Glucose an der Membran erhöht und sie gelangt so in die

Zellen. Mangelnde Insulinwirkung verändert den gesamten Stoffwechsel erheblich und zwar im gesamten Nährstoffbereich.

Auswirkung eines Insulinmangels auf den Stoffwechsel

Kohlenhydratstoffwechsel: Ohne Insulin kann die Glucose die Zellmembran nicht durchdringen. Der Glucose-Überschuss verlässt den Körper über die Nieren (Glucosurie). Die Harnbildung wird osmotisch erhöht (Polyurie). Es kommt zu Durst, Austrocknung und Juckreiz der Haut.

Fettstoffwechsel: Da sich die Glucose beim Diabetiker als Energielieferant dem Stoffwechsel weitgehend entzieht, wird vermehrt Fett aus den Fettdepots abgebaut. Eine Überlastung der Leber ist die Folge. Aus dem Rückstau der Zwischenprodukte beim Fettabbau entstehen Ketonkörper wie **Aceton** und **Acetacetat**. Der pH-Wert des Blutes sinkt und es kommt zu einer Übersäuerung **(Azidose, Ketoazidose)**, die das Zentralnervensystem schädigen kann. Als Komplikation ist dabei das Coma diabeticum gefürchtet. Der Patient ist benommen oder bewusstlos, seine Ausatmungsluft riecht obstartig nach Aceton. Zur Kompensation der Azidose ist die Atmung vertieft, um mehr CO_2 abzuatmen.

Eiweißstoffwechsel: Weiterhin werden die Muskeln nicht mehr genügend mit Glucose versorgt. Zur Energiegewinnung greift der Körper daraufhin seine Proteinreserven an und baut verstärkt ketogene Aminosäuren, d. h. solche, aus denen Ketonkörper entstehen können, zu Glucose ab. Diese Glucose-Bildung aus nicht Kohlenhydratvorstufen bezeichnet man auch als **Gluconeogenese**. Als Abfallprodukt entstehen wiederum Ketonkörper. Die normale Blutglucosekonzentration im nüchternen Zustand beträgt 60 bis 100 mg/dl. Nach einer Mahlzeit (postprandial) sollte der Wert innerhalb von zwei Stunden auf unter 140 mg/dl abgesunken sein. Bei Verdacht auf eine diabetische Stoffwechsellage wird ein oraler Glucosetoleranztest (OGT) durchgeführt. Ein Blutzuckerspiegel von über 200 mg/dl deutet auf einen Diabetes mellitus hin. International ist die Einheit mmol/l gebräuchlicher, in Deutschland wird die Glucosekonzentration jedoch weiterhin meist in mg/dl angegeben.

HINWEIS

▶ 1 mg/dl entspricht 0,0555 mmol/l Glucose,
▶ 1 mmol/l entspricht 18,016 mg/dl Glucose.

Man unterscheidet den Diabetes mellitus Typ 1 und Typ 2. Beide Typen können in nahezu jedem Alter auftreten, womit die früher üblichen Bezeichnungen „juveniler" oder „jugendlicher Diabetes" für den Typ 1 und „Altersdiabetes" für den Typ 2 heute überholt sind.

Diabetes mellitus Typ 1

Der Diabetes mellitus Typ 1 (absoluter Insulinmangel) ist eine Autoimmunerkrankung, die durch den Nachweis von Inselzellantikörpern (ICA) und von Insulinantikörpern diagnostiziert werden kann. Dabei zerstören körpereigene Abwehrzellen selektiv die β-Zellen des Pankreas. Durch die verminderte Bereitstellung von Insulin kann die anfallende Glucosemenge nur noch unzureichend in die Zellen geschleust werden und verbleibt im Blut. Der Blutzuckerspiegel steigt an und lässt sich mit Hilfe von Blutzuckermessgeräten bestimmen (Accu Chek®, One Touch Ultra®, Ascensia®).

Bei Glucosekonzentrationen über 160 bis 180 mg/dl wird die **Nierenschwelle** für Glucose überschritten, sodass Glucose mit dem Urin ausgeschieden wird und mit Harnteststeifen (Combur® Teststreifen) nachweisbar ist. Glucose bietet einen guten Nährboden für Bakterien, sodass es zu Harnblasen- und Nierenbeckeninfektionen kommen kann.

Diabetes mellitus Typ 2

Der Diabetes mellitus Typ 2 ist neunmal häufiger in der Bevölkerung vertreten als der Typ1. Beim Typ-2-Diabetes (relativer Insulinmangel) ist die Anzahl bzw. die Empfindlichkeit der Insulinrezeptoren (Insulinresistenz) oder die Insulinproduktion des Pankreas vermindert. Die Dichte der Rezeptoren kann abnehmen, wenn die Blutglucosekonzentration durch Überernährung dauerhaft erhöht ist. Als Folge kann die Glucose nicht mehr in die Zellen aufgenommen werden und verbleibt im Blut. Allein das Gehirn vermag Glucose unabhängig vom Insulin aufzunehmen.

Man unterscheidet Typ 2 a (normalgewichtiger Patient) und 2 b (übergewichtiger/ adipöser Patient). 80 % der Typ-2-Diabetiker sind übergewichtig. Häufig reicht bereits eine Gewichtsreduktion zur Besserung der Stoffwechsellage aus.

Unter einem **latenten Diabetes mellitus** versteht man den Zustand, bei dem bei normaler Ernährung die Blutglucosekonzentration nicht erhöht ist, unter einer Glucosebelastung (Trinken einer Glucoselösung) der Blutzuckerspiegel sich aber nur sehr langsam wieder auf den Normalwert einpendelt. Beim **manifesten Diabetes** mellitus treten bereits bei normaler Ernährung Hyperglykämie und Glucosurie auf.

Beim Diabetes mellitus findet man in den meisten Fällen verschiedene Begleiterkrankungen (○ Abb. 10.5). Diese betreffen vor allem **Blutgefäße** (diabetische Angiopathien) und **Nerven** (diabetische Neuropathien). Unter dem Begriff **Mikroangiopathie** werden z. B. Veränderungen der Gefäße von Niere (Nephropathie) und Augennetzhaut (Retinopathie) zusammengefasst. Eine diabetische **Makroangiopathie** ist mit der Arteriosklerose des Nichtdiabetikers vergleichbar.

Der Typ-2-Diabetes wird, zusammen mit den häufig auftretenden Begleiterkrankungen Hypertonie, Hyperlipidämie und Adipositas als **metabolisches Syndrom** bezeichnet.

Ursächlich für Symptome des metabolischen Syndroms ist der erhöhte Blutzuckerspiegel. Die Glucose lagert sich an Eiweißbausteine des Körpers an. Ein Marker für diese Glucose-Anlagerungen ist der **HbA$_{1c}$-Wert**, der auch als Langzeitgedächtnis für den Blutzuckerwert herangezogen wird. Beim Gesunden liegt der HbA$_{1c}$ in der Regel unter 5 % ≙ 31 mmol/mol, beim Diabetiker sollte er einen Wert von 7 % ≙ ~52 mmol/mol; nicht überschreiten. Da durch den Wert nur der Durchschnitt der Glucosespiegel in den letzten drei Monaten (Lebensdauer der Erythrozyten: 90 bis 120 Tage) erfasst wird, können hypo- und hyperglykämische Abschnitte nicht erkannt werden.

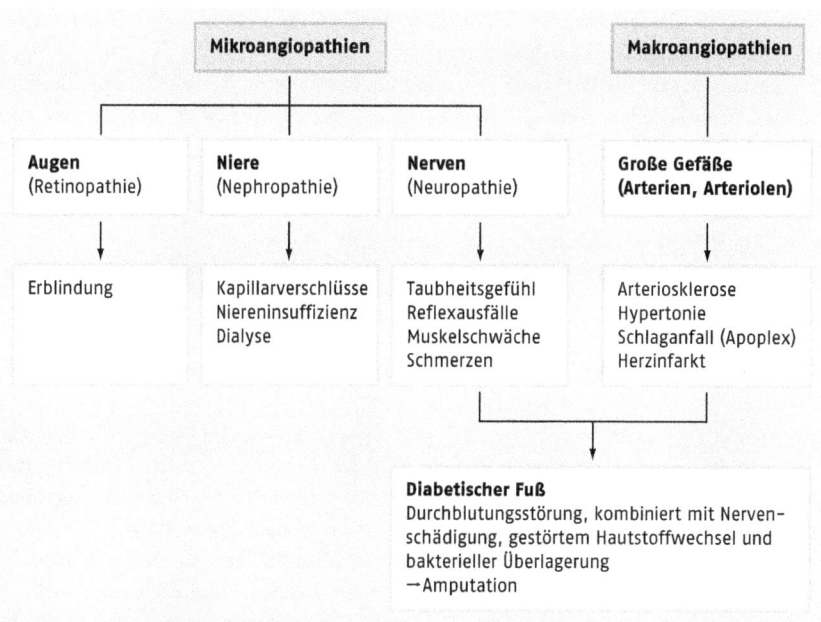

○ **Abb. 10.5** Spätfolgen des Diabetes mellitus (bei allen Diabetes-Typen)

10

■ **MERKE**

Der **HbA₁c-Wert** drückt aus, wie viel Prozent des Gesamthämoglobins mit Glucose beladen sind. Bei gesunden Personen beträgt der HbA₁c-Wert 29 bis 42 mmol/mol.

Eine dauerhaft gute Einstellung des Blutzuckerspiegels ist wichtig. Der Diabetiker sollte fünf bis sechs kleinere Mahlzeiten über den Tag verteilt zu sich nehmen. Zur Berechnung der Kohlenhydratmenge wird in Tabellen häufig noch die **Broteinheit** verwendet (BE). Die Menge eines Nahrungsmittels, die 12 g Kohlenhydrate enthält, entspricht einer Broteinheit. Eine neuere Einheit für den Kohlenhydratgehalt von Nahrungsmitteln ist die **Kohlenhydrateinheit** (KE). Eine KE entspricht 10 g Kohlenhydraten. Fette und Eiweiße sollten unter Berücksichtigung der Begleiterkrankungen nur in begrenztem Umfang aufgenommen werden.

10.7.4 Therapie des Diabetes mellitus Typ 1: Insulintherapie

Beim Typ-1-Diabetes ist die Substitution von Insulin zwingend erforderlich, da die körpereigene Insulinproduktion in den β-Zellen nicht (mehr) ausreicht.

Insulin kann als Peptid nur parenteral appliziert werden. Die Injektion erfolgt ins Unterhautfettgewebe an Bauch oder Oberschenkel (subkutan). Heute werden gentechnisch hergestelltes Humaninsulin oder die leicht abgewandelten Insulin-Analoga mit veränderter Pharmakokinetik bezüglich Wirkeintritt und Wirkdauer verwendet. Die Insulindosis wird in Internationalen Einheiten angegeben. Die Angabe erfolgt in

Einheiten, da die im Handel befindlichen Insulinpräparate alle eine leicht unterschiedliche biologische Wertigkeit besitzen.

Der basale Insulinbedarf eines Erwachsenen beträgt etwa 0,7 bis 1 I. E. pro Stunde. Zu den Mahlzeiten ist eine zusätzliche Gabe von 1 bis 1,5 I. E. Insulin pro 10 g Kohlenhydrate nötig.

> ■ MERKE
>
> ▶ 1 BE erhöht den Blutzuckerspiegel um 30 bis 50 mg/dl.
> ▶ 1 I. E. Insulin senkt den Blutzuckerspiegel um 30 bis 50 mg/dl (abhängig von der Tageszeit).
> ▶ Für 1 BE muss also ungefähr 1 I. E. Insulin gespritzt werden.
> Diese Werte gelten als Faustregel, können jedoch individuell stark schwanken und müssen für jeden Patienten im Einzelfall ermittelt werden.

Ein gesunder Körper schüttet, abhängig von der Tageszeit und der Nahrungsaufnahme, unterschiedliche Insulindosen aus. Durch regelmäßige Blutzuckermessung und entsprechende Insulingabe soll dieses Profil so gut wie möglich nachgeahmt werden. Dabei ist zu beachten, dass die Insulinempfindlichkeit morgens niedriger ist als nachmittags und abends, es muss also mehr Insulin für die gleiche Wirkung injiziert werden. Zudem gibt es individuelle Unterschiede im Insulinbedarf, die ermittelt werden müssen. Für die Insulintherapie stehen folgende Insuline und Insulinanaloga zur Verfügung, die nach dem Zeitpunkt des Wirkeintritts, der maximalen Wirksamkeit und der Wirkdauer unterschieden werden:

▶ Normalinsuline (Altinsuline),
▶ besonders rasch wirkende Insuline (Insulinanaloga),
▶ Verzögerungsinsuline (Depotinsuline),
▶ Intermediärinsuline,
▶ Langzeitinsuline
▶ Mischinsuline.

Zur **Deckung des basalen Insulinbedarfs** werden Insuline mit verzögertem Wirkeintritt und verlängerter Wirkdauer eingesetzt (lang oder intermediär wirksame Insuline). Hierzu wird dem Humaninsulin das basische Eiweiß **Protamin** (Neutrales **P**rotamin **H**agedorn, in NPH-Insulinen) zugesetzt. Vorteil der NPH-Insuline gegenüber den Insulin-Analoga ist ihre Mischbarkeit mit Normalinsulinen. Bei NPH-Insulinen handelt es sich um Suspensionen, die vor der Verwendung durch mehrmaliges Schwenken (nicht schütteln!) homogenisiert werden müssen, da es sonst bei der Applikation zu Unter- oder Überdosierungen kommen kann.

Weiterhin werden **lang wirksame Insulin-Analoga** wie Insulin **glargin** und Insulin **detemir** verwendet. Es handelt sich um klare Lösungen, die vor Gebrauch nicht geschwenkt werden müssen. Dadurch besteht jedoch die Gefahr der Verwechslung mit Normalinsulin. Eine Übersicht über die Wirkdauer der Insuline gibt ◻ Tab. 10.6.

Zu den Mahlzeiten wird eine zusätzliche Dosis Insulin injiziert, die dem Blutzuckerspiegel angepasst wird. Bei **Humaninsulin** ist ein 30-minütiger Abstand zum Essen einzuhalten, bei den kurz wirksamen **Insulinanaloga** ist der „Spritz-Ess-Abstand" verkürzt. Sie können kurz vor der Mahlzeit gespritzt werden. Mit zwei

□ **Tab. 10.6** Übersicht über die Wirkdauer der Insulintypen

Insulinart	Insulin, Handelsname, Veränderungen	Wirkeintritt (Std.)	Wirkmaximum (Std.)	Wirkdauer (Std.)
Sehr kurz wirksam	Insulin glulisin (*Apidra®), Insulin lispro (*Humalog®), Insulin aspart (*Novorapid®) → durch Aminosäure-Austausch ist der Wirkeintritt beschleunigt und die Wirkdauer verkürzt [Lösung]	0–¼	1–2	3–5
Kurz wirksam	*Berlinsulin® H Normal, *Huminsulin® Normal, *Actrapid® HM → gentechnisch hergestellte Humaninsuline aus E. coli [Lösung]	1–2	2–3	8–10
Mittellang wirksam	*Berlinsulin® H Basal, *Huminsulin® Basal, *Insuman® Basal → Wirkdauer durch Zugabe von Protaminsulfat (Base) verlängert [Suspension]	1–2	3–6	8–12
Lang wirksam	Insulin detemir (*Levemir®), Einbau eines langkettigen Fettsäurerestes [Lösung]	1	3–14	bis 24
Sehr lang wirksam	Insulin glargin (*Lantus®) → veränderter Isoelektrischer Punkt (pH-Wert, bei dem das Insulin als Lösung vorliegt) – Insulin fällt bei Gewebe-pH von ca. 7,4 aus und bildet dort ein Depot [Lösung]	3–4	6–20	bis 36

10

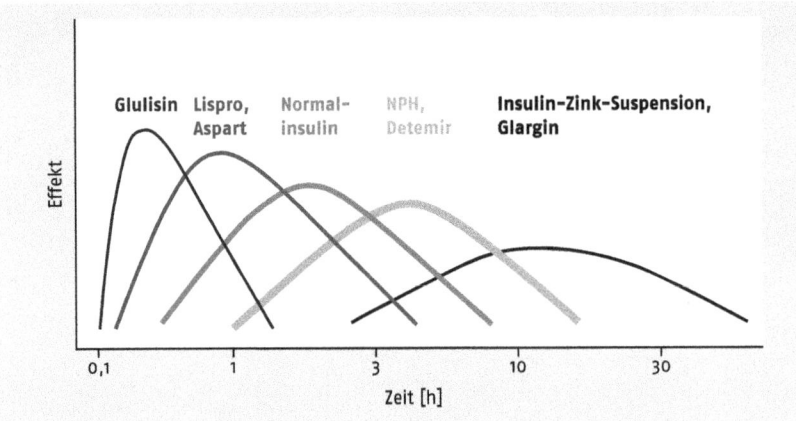

○ **Abb.10.6** Wirkprofile der verschiedenen Insulintypen (schematisch)

bis fünf Stunden ist die Wirkdauer kürzer als die von Normalinsulin. Beispiele für kurz wirksame Analoga sind die Insuline **lispro** (*Humalog®) und **aspart** (*Novo-Rapid®) sowie Insulin **glulisin** (*Apidra®). In ○ **Abb.10.6** sind die Wirkprofile der verschiedenen Insulintypen schematisch dargestellt.

Für manche Patienten bewähren sich die so genannten **Mischinsuline** Actraphane® 30 (Normalinsulin + NPH-Insulin), Humalog® Mix (Insulin lispro + Insulin lispro Protaminsuspension) und Novomix® (Insulin aspart + Insulin aspartat Protaminsuspension), die sowohl schnell wirkendes Insulin als auch langwirksames Insulin enthalten. Diese Mischinsuline werden vor einer Mahlzeit gespritzt. Mit dem schnell wirkenden Anteil wird der mahlzeitenabhängige Blutzuckeranstieg abgefangen. Der langwirksame Anteil deckt den basalen Insulinbedarf über mehrere Stunden.

Heute werden zur Insulingabe meist Fertigpens oder Pens mit auswechselbaren Patronen verwendet, die die früher üblichen Einmalspritzen abgelöst haben. Insulinpräparate für Pens enthalten 100 I.E. Insulin pro Milliliter. Insuline, die mittels Insulinspritze injiziert werden, enthalten 40 I.E./ml. Bei Verwendung von Insulinspritzen bei defektem Pen ist auf die unterschiedliche Skalierung zu achten.

Als **Nebenwirkungen** kann es bei der Insulintherapie durch die anabolen Effekte des Insulins zu einer Gewichtszunahme kommen. An der Injektionsstelle können außerdem Hautrötung und Juckreiz auftreten. Diese sollte jedes Mal gewechselt werden, da Gewebsveränderungen (Lipodystrophien) dort die Insulinresorption beeinträchtigen können. Bei Insulinüberdosierung kommt es zu einer starken Abnahme der Glucosekonzentration im Blut. Bei Blutzuckerspiegeln unter 60 mg/dl treten Symptome einer **Hypoglykämie** auf. Bei Patienten, die unselektive β-Blocker einnehmen, können diese Symptome verdeckt (maskiert) sein.

Bei der Insulintherapie sind verschiedene Therapieschemata in Gebrauch. Man unterscheidet konventionelle und intensivierte Insulintherapie sowie die Therapie mit Insulinpumpen.

Bei der **konventionellen Therapie** (CT) werden Kombinationen von Normal- mit Verzögerungsinsulinen verabreicht, wobei ⅔ der Tagesdosis am Morgen und ⅓ am Abend injiziert werden.

Die **intensivierte Insulintherapie** (ICT) arbeitet nach dem Basis-Bolus-Prinzip. Die natürliche Insulinsekretion wird nachgeahmt. Meist werden zweimal täglich lang wirksame Verzögerungsinsuline gegeben und zu den Mahlzeiten die rasch wirksamen Insulinanaloga (Bolusgabe).

Mit **Insulinpumpen** wird über einen subkutan liegenden Katheter kontinuierlich Normalinsulin verabreicht (kontinuierliche subkutane Insulin-Infusion, CSII), um den basalen Insulinbedarf zu decken. Darüber hinaus kann der Diabetiker vor Mahlzeiten auf Knopfdruck eine entsprechende Menge Insulin zusätzlich injizieren. Auf diese Weise lässt sich die natürliche Insulinsekretion simulieren und eine gute Stoffwechseleinstellung erreichen.

10.7.5 Therapie des Diabetes mellitus Typ 2

Grundlage der Therapie des Diabetes Typ 2 sind **Gewichtsreduktion, Ernährungsumstellung** und **Sport**. Wird mit diesen Maßnahmen die gewünschte blutzuckersenkende Wirkung nicht erreicht, werden beim Typ-2-Diabetes orale Antidiabetika eingesetzt. Diese stimulieren die Insulinproduktion der β-Zellen, verstärken die Insulinwirkung im Organismus oder setzen Insulin aus seiner Plasmaeiweißbindung frei. Eventuell werden orale Antidiabetika auch mit Insulin kombiniert verabreicht. Beim Typ-1-Diabetes sind orale Antidiabetika kontraindiziert.

10

> ■ **MERKE**
>
> ▶ 1. Schritt: Gewichtsreduktion, Ernährungsumstellung und Bewegung.
> ▶ 2. Schritt: Gabe oraler Antidiabetika.
> ▶ 3. Schritt: (unterstützende) Gabe von Insulin.

Als unerwünschte Wirkungen der oralen Antidiabetika treten gastrointestinale Störungen, Alkoholunverträglichkeit und Blutbildveränderungen auf. Man unterscheidet:

▶ Arzneistoffe, welche die Insulinwirkung verstärken oder auf anderem Wege zur Blutzuckersenkung beitragen (**nicht-insulinotrope Substanzen**) und
▶ Arzneistoffe, welche die Insulinproduktion und -sekretion steigern (**insulinotrope Substanzen**).

Nicht-insulinotrope orale Antidiabetika

Das Biguanid **Metformin** (□ Tab. 10.7) verbessert die Insulinwirkung an den Zellen, gleichzeitig hemmt es den Appetit. Es hat sich besonders bei der Therapie übergewichtiger Typ-2-Diabetiker als sehr nützlich erwiesen, da eine Gewichtsreduktion erleichtert wird. Als eine seltene, aber gefährliche Nebenwirkung tritt die Lactatazidose auf. Metformin wird häufig in Kombination mit einem oder mehreren anderen oralen Antidiabetika eingesetzt. Es gilt heute als Mittel der ersten Wahl zur Therapie des Typ-2-Diabetes.

☐ **Tab. 10.7** Nicht-insulinotrope orale Antidiabetika

Arzneistoff	Fertigarzneimittel
Metformin	*Siofor®, *Glucophage®, *Metformin biomo®
Pioglitazon	*Actos®
Metformin + Pioglitazon	*Competact®

Aus der Gruppe der **Insulinsensitizer** (Glitazone) wird **Pioglitazon** eingesetzt. Die Substanz erhöht die Empfindlichkeit der Zellen gegenüber Insulin. Die Glucose-Aufnahme in die Zellen und die Glykolyse in der Leber sind gesteigert, die Gluconeogenese in der Leber dagegen vermindert. Die Analogsubstanz Rosiglitazon wurde aufgrund eines negativen Nutzen-Risiko-Verhältnisses aus dem Handel genommen. Unter der Therapie mit Pioglitazon sinken HbA_{1c}, Triglyceridspiegel sowie Nüchternblutzucker. Durch die Insulinsensitizer wird die Insulinwirkung verbessert. Als Nebenwirkungen können Ödeme, Gewichtszunahme und Blähungen auftreten. Glitazone werden zur Monotherapie oder in Kombination mit Metformin oder Sulfonylharnstoffen eingesetzt.

Ein weiteres Wirkprinzip in der Behandlung des Diabetes mellitus bringt der **α-Glucosidase-Hemmstoff Acarbose** (*Glucobay®) mit. Er hemmt im Dünndarm zuckerspaltende Enzyme. Dadurch gelangen die Oligo- und Disaccharide unverändert in den Dickdarm. Unphysiologisch hohe Blutzuckerspiegel beim Diabetiker nach den Mahlzeiten werden vermieden. Im Dickdarm wird der Zucker teilweise von Darmbakterien zersetzt, es kann zu Blähungen kommen. Da Acarbose die Insulinsekretion nicht direkt beeinflusst, besteht keine Gefahr, dass der Blutzuckerspiegel unter den Normalwert gesenkt wird. Ein weiterer α-Glucosidase-Hemmer ist **Miglitol** (*Diastabol®).

Insulinotrope orale Antidiabetika

Zu den insulinotropen Substanzen gehören die Sulfonylharnstoffe und die Glinide (☐ Tab. 10.8). Die **Sulfonylharnstoffe** wurden abgeleitet von den antibiotisch wirksamen Sulfonamiden. **Glibenclamid** und **Glimepirid** werden aus dieser Gruppe eingesetzt. Die Gabe erfolgt einmal täglich. Bei der Analogsubstanz **Gliquidon** ist aufgrund der kurzen Halbwertzeit eine zwei- bis dreimal tägliche Gabe notwendig. Nachteilig ist die erhöhte Hypoglykämiegefahr, da die Sulfonylharnstoffe die Insulinausschüttung unabhängig vom Blutzuckerspiegel anregen. Sie wirken also so lange, bis die Substanz nahezu vollständig ausgeschieden ist.

Der Wirkmechanismus der **Glinide** ist vergleichbar mit dem der Sulfonylharnstoffe. Auch sie erhöhen unabhängig vom Glucosespiegel die Insulinsekretion. Ihr Vorteil besteht in einem schnelleren Wirkeintritt und einer kürzeren Wirkdauer (Halbwertzeit 1 bis 2 Std.). Dadurch ist die Hypoglykämiegefahr wesentlich geringer. **Repaglinid** und **Nateglinid** können kurz vor oder direkt zu den Hauptmahlzeiten

□ **Tab. 10.8** Insulinotrope orale Antidiabetika

Arzneistoff	Fertigarzneimittel
Sulfonylharnstoffe	
Glimepirid	*Amaryl®, *Glimepirid Winthrop®, Kombination mit Pioglitazon: *Tandemact®
Glibenclamid	*Euglucon® N, *Glibenbeta®, *Glib-ratiopahrm® S
Gliquidon	*Glurenorm®
Glinide	
Repaglinid	*Novonorm®
Nateglinid	*Starlix®

eingenommen werden. Die Insulinfreisetzung ist annähernd dem physiologischen Bedarf angepasst. Durch die gesteigerte Insulinfreisetzung kann es sowohl bei Gliniden als auch bei Sulfonylharnstoffen zu einer Gewichtszunahme kommen.

Inkretinwirkung imitierende oder verstärkende Arzneistoffe

Recht neu in der Diabetestherapie ist die Gabe von Substanzen, welche die Wirkung der Inkretine imitieren (**Inkretin-Mimetika**) oder den Abbau körpereigener Inkretine hemmen (**DPP-4-Hemmstoffe**). Inkretine sind körpereigene Substanzen, die ausgeschüttet werden, sobald Nahrung in den Magen-Darm-Trakt gelangt. Sie verstärken die Insulinsekretion, jedoch im Gegensatz zu den Sulfonylharnstoffen und den Gliniden in Abhängigkeit von der Glucosekonzentration. Außerdem steigern sie den Energieumsatz und vermindern die Glucagonkonzentration und den Appetit. Beim Diabetiker ist die Sekretion dieser Stoffe vermindert. Die wichtigsten Inkretine sind GLP (**G**lucagon-**L**ike **P**eptide) und GIP (**G**astric **I**nhibitory **P**eptide).

Zurzeit sind zwei Inkretin-Mimetika im Handel: **Exenatid**, welches ursprünglich im Speichel der Nordamerikanischen Krustenechse gefunden wurde, und das GLP-1-Analogon **Liraglutid** (□ Tab. 10.9). Die ein- bis zweimal tägliche Gabe muss parenteral (subkutan) erfolgen. Als Nebenwirkungen können Kopfschmerzen und Obstipationen auftreten.

Durch die Gabe der **Dipeptidyl-Peptidase-4-Hemmstoffe** (DPP-4-Hemmstoffe) **Sitagliptin**, **Vildagliptin** und **Saxagliptin** wird der Abbau von GLP und GIP vermindert. Die Substanzen werden zusammen mit Metformin gegeben, wenn der Blutzucker durch andere Maßnahmen nicht ausreichend gesenkt werden konnte.

☐ **Tab. 10.9** Inkretinwirkung imitierende oder verstärkende Arzneistoffe

Arzneistoff	Fertigarzneimittel
Inkretin-Mimetika	
Exenatid	*Byetta®
Liraglutid	*Victoza®
DPP-4-Hemmer	
Sitagliptin	*Januvia®, *Xelevia®, Kombination mit Metformin: *Janumet®, Velmetia®
Vildagliptin	*Galvus®, Kombination mit Metformin: *Eucreas®
Saxagliptin	*Onglyza®

Insulintherapie

Auch in der Therapie des Typ-2-Diabetes werden heute bei einigen Patienten lang-wirksame **Insulin-Analoga** wie Insulin glargin oder **Mischinsuline** eingesetzt (unter-stützende/supportive Insulingabe). Die Blutzuckersenkung wird durch die ein- bis zweimal tägliche Insulingabe zusätzlich unterstützt.

10.7.6 Gestationsdiabetes

Als Gestationsdiabetes (Schwangerschaftsdiabetes) wird eine Störung des Glucose-stoffwechsels bezeichnet, die erstmals während einer Schwangerschaft auftritt. Ur-sache ist ein gesteigerter Insulinbedarf unter dem Einfluss der Schwangerschaftshor-mone, den die Bauchspeicheldrüse nicht immer decken kann. In bis zu 15 % aller Schwangerschaften wird ein solcher Diabetes entdeckt, daher werden Schwangere regelmäßig auf erhöhte Blutglucosewerte untersucht. Da diese Erkrankung für Mutter und Embryo nicht ungefährlich ist, sollte nach Ermessen des Arztes eine **Insulin-therapie** begonnen werden. Orale Antidiabetika sind ungeeignet, da sie in den Kreislauf des Ungeborenen übergehen. Sulfonylharnstoffe zeigen teratogene Wir-kung.

Zusammenfassung

▶ Die Bauchspeicheldrüse produziert die beiden Hormon Glucagon und Insulin.

▶ Diabetes mellitus ist eine Stoffwechselerkrankung, die durch einen absoluten Insulin-mangel (Typ 1) oder einen relativen Insulinmangel (Typ 2) verursacht wird.

▶ Beim Typ-1-Diabetes wird Insulin substituiert. Durch die intensivierte Insulintherapie (ICT) soll der physiologische Insulinspiegel möglichst genau nachempfunden werden. Dies funktioniert jedoch immer nur annähernd, da sich der gemessene Blutzuckerwert bis zur Resorption des Insulins bereits wieder verändert haben kann.

▶ Diabetes, besonders Typ 2, tritt häufig in Kombination mit Erkrankungen wie Hyperto-nie, Fettstoffwechselstörungen und Adipositas auf, was man als metabolisches Syn-drom bezeichnet. Das Risiko kardiovaskulärer Komplikationen ist etwa zweifach er-höht.

▶ Beim Diabetes Typ 2 liegt eine Insulinresistenz vor, d. h. die Empfindlichkeit der Zellen für das Hormon ist herabgesetzt. Durch die Steigerung der Insulinwirkung an den Zellen oder die Erhöhung der Insulinproduktion mittels oraler Antidiabetika kann dieser relative Insulinmangel zumindest für eine gewisse Zeit ausgeglichen werden.

▶ Grundlage der Therapie des Typ-2-Diabetes sind Ernährungsumstellung und Bewe-gung. Durch körperliche Betätigung wird die Anzahl der Insulinrezeptoren erhöht, die Wirkung des Insulins dadurch verstärkt.

10

Wiederholungsfragen zu Kapitel 10.7

1. Was versteht man unter Diabetes Typ 1 und Typ 2 (mit Untertypen)?
2. Welche Aufgaben besitzt Insulin im Organismus?
3. Welche Insulinarten (mit Beispiel) gibt es und warum kombiniert man diese häufig?
4. Wie wird der Diabetes Typ 2 medikamentös behandelt (Arzneistoffgruppen mit je 1 Wirkstoff)?
5. Was ist der HbA_{1c}-Wert und welche Aussage lässt dieser zu?
6. Was verbirgt sich hinter der Bezeichnung *Insuman Comb® 25?
7. Welche Spätschäden machen die Blutzuckererhöhung gefährlich?

10.8 Hormone der Nebennierenrinde

Die Nebennieren sind paarig angeordnete Drüsen oberhalb der Nieren. Sie bestehen aus dem Nebennierenmark, das Adrenalin produziert, und der Nebennierenrinde, die Steroidhormone (Mineralocorticoide, Glucocorticoide und in geringen Mengen Androgene) bildet. Unter Steroiden fasst man eine Gruppe von Substanzen zusam-men, die als chemische Gemeinsamkeit das Steran-Grundgerüst besitzen. Die Neben-nierenrindenhormone und ihre Derivate werden auch als Corticosteroide oder Corticoide bezeichnet.

10.8.1 Glucocorticoide

Glucocorticoide beeinflussen den Kohlenhydrat-, Fett- und Eiweißstoffwechsel im menschlichen Organismus. Ihre Bildung und Ausschüttung wird durch Hormone der Hypophyse (ACTH) nach einem zirkadianen Rhythmus reguliert. Die Nebennierenrinde produziert Cortisol (Hydrocortison ○ Abb. 10.7). In Stresssituationen nimmt die Cortisol-Ausschüttung zu.

Die Wirkungen des Cortisols sind vielfältig:

▶ Abbau von Eiweiß bzw. Muskulatur (Proteolyse, katabole Wirkung),
▶ Erhöhung des Blutzuckerspiegels (gesteigerte Gluconeogenese, erhöhter Insulinbedarf) und der Glykogenbildung in der Leber,
▶ abnorme Umverteilung des Körperfettes (Vollmondgesicht, Stiernacken usw.),
▶ Hautdehnung (Striae),
▶ Hemmung entzündlicher Prozesse (antiphlogistische Wirkung),
▶ Hemmung des Immunsystems und verminderte Antikörperbildung (immunsuppressive Wirkung),
▶ Hemmung der Calcium-Resorption und Steigerung der Calcium-Mobilisation aus den Knochen (Osteoporoserisiko),
▶ erhöhte Rückresorption von Natrium sowie vermehrte Ausscheidung von Kalium (mineralocorticoide Wirkung, Ödembildung),
▶ Senkung der ACTH-Sekretion durch negative Rückkopplung.

Cortisol-Mangel (Morbus Addison) äußert sich in Hypoglykämie, Hypotonie, Tachykardie, Müdigkeit und Schwäche. Ein zu hoher Corticoid-Spiegel führt zum Cushing-Syndrom mit Gewichtszunahme, Vollmondgesicht, schlechter Wundheilung und Steroiddiabetes.

Als Arzneimittel werden neben Hydrocortison vor allen Dingen partialsynthetische Derivate eingesetzt (□ Tab. 10.10). Ihre **entzündungshemmenden (antiphlogistischen)**, **immunsuppressiven** und **antiallergischen** Eigenschaften machen diese Substanzen zu vielfältig einsetzbaren Arzneistoffen. Die Beeinflussung des Stoffwechsels durch die Hormonwirkung ist dabei unerwünscht. Durch Veränderungen am Molekül wie Einführung von Methyl- und Hydroxylgruppen sowie Fluoratomen ist es gelungen, Derivate mit sehr geringer mineralocorticoider Wirkung zu konstruieren. Die Wirkung auf den Eiweiß-, Kohlenhydrat- und Fettstoffwechsel bleibt aber weiterhin erhalten und ist die Ursache für mögliche Nebenwirkungen.

Bei längerer Anwendung von Corticoiden verkümmert die Nebennierenrinde, da kein ACTH mehr in der Hypophyse produziert wird. Aus dem gleichen Grund sollten

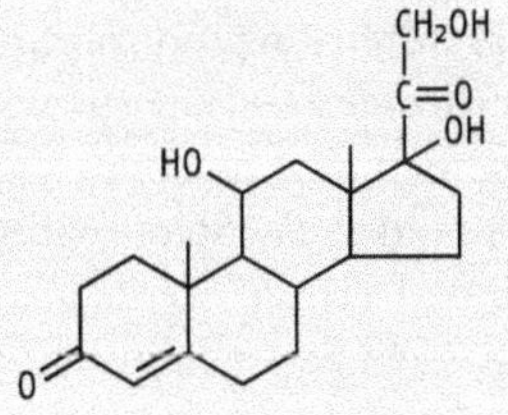

○ **Abb. 10.7** Cortisol

☐ **Tab. 10.10** Glucocorticoide

Arzneistoff	Fertigarzneimittel
Vorwiegend systemisch eingesetzt	
Prednison	*Decortin®
Prednisolon	*Decortin H®, *Prednisolon AL®
Methylprednisolon	*Urbason®
Dexamethason	*Fortecortin®
Vorwiegend lokal eingesetzt	
Prednicarbat	*Dermatop®
Hydrocortison	Ebenol®
Flucinolonacetonid	*Jellin®
Clobetasol	*Karison®
Systemisch und lokal eingesetzt	
Triamcinolon	*Volon®
Triamcinolonacetonid	*Volon A®, *Triamgalen®
Betamethason	*Betnesol®, *Celestan®
Fluocortolon	*Ultralan®
Nasal eingesetzte Glucocorticoide	
Mometasonfuroat	*Nasonex®
Flunisolid	*Syntaris®
Dexamethason	*Dexa-Rhinospray sine®

10

corticoidhaltige Präparate nie plötzlich abgesetzt werden, da es einige Zeit dauert, bis die Nebennierenrinde ihre volle Funktionsfähigkeit zurückerlangt hat.

Bei den Corticoid-Derivaten kann man unterscheiden zwischen Glucocorticoiden, die entweder vorwiegend systemisch oder vorwiegend lokal eingesetzt werden. Die inhalativ eingesetzten Glucocorticoide werden in Kapitel 6 besprochen. Die systemische Anwendung ist u. a. angezeigt bei chronisch-entzündlichen Erkrankungen wie rheumatoider Arthritis, Morbus Crohn und Colitis ulcerosa (auch lokale Therapie), außerdem bei allergischen Erkrankungen und schweren Formen des Asthma bronchiale. Bei kurzzeitiger systemischer Gabe werden zum Teil sehr hohe Dosen eingesetzt, z. B. 1000 mg Prednisolon pro Tag parenteral, ohne dass viele Nebenwirkungen auftreten. Da es sich bei den Glucocorticoiden um Stresshormone handelt, kann es zu Blutdruckanstieg, Beschleunigung der Herzfrequenz und Schlafstörungen kommen. Weiterhin können Ödeme entstehen. Diese Nebenwirkungen sind in der Regel nach Absetzen reversibel und bei systemischer Anwendung eher zu erwarten als bei lokaler. Bei großflächiger Anwendung auf der Haut kann das Glucocorticoid besonders bei geschädigter Haut zu einem recht großen Anteil resorbiert werden. Hydrocortison ist in geringen Konzentrationen (bis 0,5 %) aus der Verschreibungspflicht entlassen und steht zur kurzzeitigen Behandlung leichter Hautentzündungen in der Selbstmedikation zur Verfügung.

10.8.2 Mineralocorticoide

Als physiologisches Mineralocorticoid wird Aldosteron in der Nebennierenrinde gebildet. Es fördert die Natrium-Rückresorption in der Niere und erhöht die Ausscheidung von Kalium und H^+. Der Blutdruck steigt. Die Ausschüttung von Aldosteron wird in erster Linie durch das Renin-Angiotensin-Aldosteron-System (RAAS, s. Kap. 9) geregelt. Mineralocorticoide (z. B. Fludrocortison, *Astonin® H) werden therapeutisch nur selten eingesetzt, z. B. bei Nebennereninsuffizienz (Morbus Addison, zusammen mit Glucocorticoiden), extremer Hypotonie und starkem Erbrechen mit großen Salzverlusten.

10.9   Sexualhormone

Die Sexualhormone gehören wie die Nebennierenrindenhormone chemisch zu den Steroiden. Man unterscheidet weibliche und männliche Sexualhormone. Auch ihre Bildung und Freisetzung wird durch glandotrope Hormone der Hypophyse beeinflusst (FSH, LH).

10.9.1   Weibliche Sexualhormone

Ovarien und menstrueller Zyklus

Die Ovarien (Eierstöcke) sind etwa pflaumengroß und liegen an der seitlichen Wand des kleinen Beckens. In ihrem Bindegewebe liegen die sogenannten Follikel, die aus der Eizelle und dem Follikelepithel bestehen. Je nach ihrem Entwicklungszustand

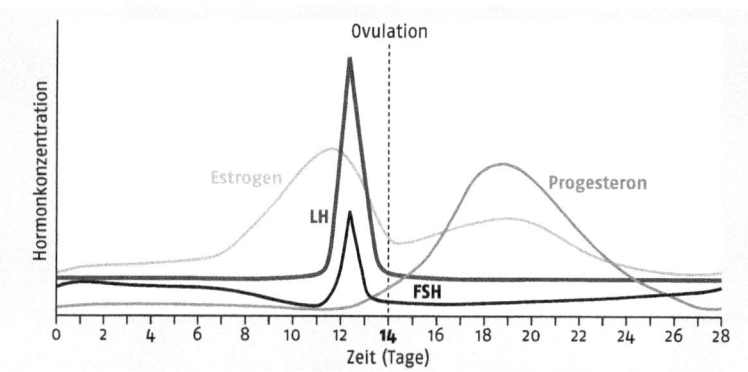

○ **Abb. 10.8** Verlauf der Hormonkonzentrationen während des weiblichen Zyklus

unterscheidet man Primär-, Sekundär- und Tertiär- (Graaf-) Follikel. Jedes Ovar enthält bei der Geburt etwa 500 000 Primärfollikel, von denen im Leben der Frau aber nur etwa 200 bis 300 zur Reife kommen.

Das Heranreifen der Follikel führt zum menstruellen Zyklus. Dieser durchläuft folgende Stadien:

▷ **1.–4. Tag (Desquamationsphase):** Die Uterusschleimhaut wird abgestoßen und ausgeschieden (Menstruation).

▷ **5.–13. Tag (Proliferationsphase):** Wachstum des Follikels im Eierstock (Ovar), hervorgerufen durch FSH aus der Hypophyse. Estrogenproduktion der Follikel-epithelzellen, hervorgerufen durch LH aus der Hypophyse.

▷ **13.–16. Tag:** Der Follikel ist reif und platzt (Eisprung, Ovulation), die Eizelle wird vom Eileiter (Tubus) aufgenommen und wandert in die Gebärmutter (Uterus). Nach der Ovulation wird im Ovar der Rest des geplatzten Follikels unter dem Einfluss von LH zum Gelbkörper (Corpus luteum) umgebildet. Das Corpus luteum produziert Progesteron, ein Gestagen. Mit dem Eisprung und der Zu-nahme an Progesteron steigt die morgendliche Körpertemperatur um etwa 0,5 °C. Dieser Temperaturanstieg kann zur Schwangerschaftsverhütung oder bei Kin-derwunsch ausgenutzt werden.

▷ **17.–28. Tag (Sekretionsphase):** Die Uterusschleimhaut (Endometrium) ist wäh-rend der Follikelreifung gewachsen. Sie ist nun bereit, die befruchtete Eizelle aufzunehmen. Bleibt die Eizelle unbefruchtet, stirbt sie schnell ab und der Gelb-körper stellt seine Progesteron-Produktion ein. Der Progesteron-Spiegel sinkt.

▷ **1. Tag:** Beginn der Regelblutung.

Im Falle einer Schwangerschaft wird dieser Zyklus unterbrochen. Die befruchtete Eizelle nistet sich in das Endometrium ein (Nidation) und wächst dort zum Embryo heran. Das Corpus luteum produziert weiterhin Progesteron, sodass keine Menstrua-tion auftritt und durch die Unterdrückung der FSH- und LH-Ausschüttung auch keine neue Ovulation stattfindet. Außerdem wird in der Plazenta **H**umanes **C**horion-**G**onadotropin (HCG) gebildet. Es sorgt für das Überleben des Gelbkörpers, der das schwangerschaftserhaltende Progesteron synthetisiert.

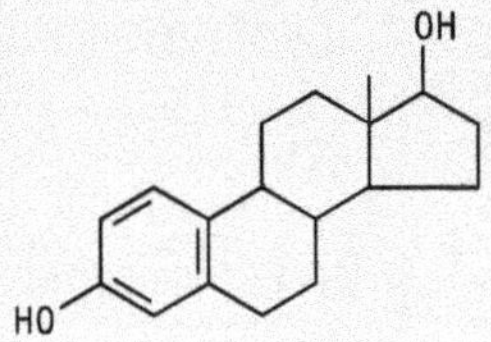

○ **Abb.10.9** Estradiol

Estrogene

Das wichtigste Estrogen des weiblichen Körpers ist Estradiol. In kleineren Mengen findet man Estriol und Estron. Eine Zwischenstufe bei der Synthese ist Testosteron (Kap. 10.9.2.), welches durch das Enzym Aromatase (Kap. 14.2.6.) in Estradiol umgewandelt wird.

Die Estrogene haben bei der Frau folgende Wirkungen:
- ▶ Ausprägung der weiblichen Geschlechtsorgane,
- ▶ zyklische Veränderungen der Uterusschleimhaut,
- ▶ Viskositätsverringerung des Zervikalschleims, was den Spermien den Weg zur Eizelle erleichtert,
- ▶ Beeinflussung der psychischen (Stimmungsaufhellung) und sexuellen Verhaltensweise,
- ▶ Hemmung der FSH-Ausschüttung in der Hypophyse (negative Rückkopplung).

Estradiol (○ **Abb.10.9**) selbst kann als Arzneistoff nicht verwendet werden; es wird in der Leber schnell metabolisiert. Eine Ausnahme stellt die transdermale Anwendung mittels eines Matrix- oder Membranpflasters (*Estraderm® TTS, Evra®) dar. Oral wirksam sind die Ethinyl-Derivate des Estradiols.

Ethinylestradiol wird eingesetzt bei Ovarialinsuffizienz, Amenorrhö und zur Laktationshemmung (Abstillen) sowie in Kombination mit Gestagenen zur Empfängnisverhütung, weiterhin beim Eintreten des Klimakteriums und bei Akne. Nebenwirkungen der Estrogene bei der Frau sind eine Verkümmerung der Ovarien aufgrund der Hemmung der Gonadotropin-Ausschüttung, gesteigerte Menstruationsblutung sowie Gewichtszunahme durch Natrium- und Wasserretention.

Antiestrogene wie **Clomifen** (*ClomHexal®) erhöhen die Gonadotropin-Ausschüttung und können zur Ovulationsauslösung eingesetzt werden.

Raloxifen (*Evista®) ist ein selektiver Estrogenrezeptor-Modulator (SERM, Kap. 10.6), der den Knochenabbau hemmt und bei Osteoporose in der Menopause eingesetzt wird.

Gestagene

Das vom Corpus luteum gebildete Gestagen ist Progesteron (○ **Abb.10.10**). Während der Schwangerschaft werden große Mengen Progesteron in der Plazenta gebildet. Es hat folgende Aufgaben und Wirkungen:
- ▶ Umwandlung der Uterusschleimhaut von der Proliferationsphase in die Sekretionsphase,

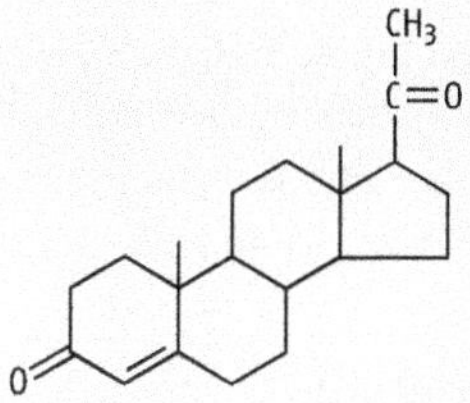

○ **Abb. 10.10** Progesteron

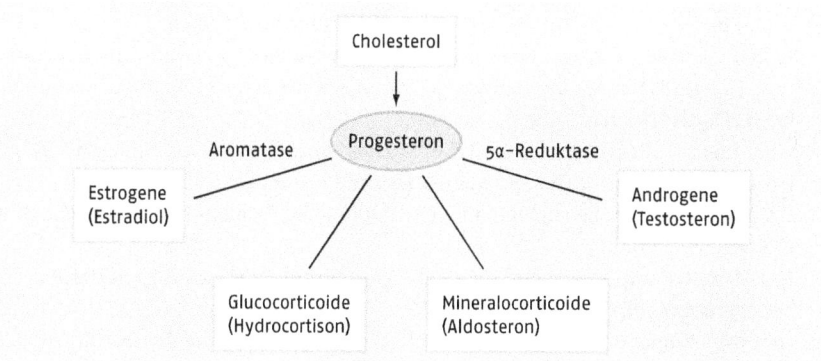

○ **Abb. 10.11** Bildung von Estrogenen und Androgenen aus Progesteron (vereinfacht)

▶ Erhöhung der Viskosität des Zervikalschleims,
▶ Erhöhung der Körpertemperatur um etwa 0,5 °C,
▶ Auslösung der Menstruation bei Abfall des Progesteron-Spiegels,
▶ Vorbereitung der Uterusschleimhaut auf die Einnistung einer Eizelle,
▶ Hemmung einer erneuten Ovulation durch Anstieg des Progesteron-Spiegels in der zweiten Zyklushälfte,
▶ Erhaltung der Schwangerschaft.

Progesteron nimmt eine zentrale Rolle als Zwischenprodukt bei der Synthese der Nebennierenrindenhormone, der Androgene und der Estrogene ein (○ **Abb. 10.11**).

Genau wie die Estrogene sind auch bestimmte Gestagene zur oralen Anwendung geeignet. Eingesetzt werden u. a. die Derivate Levonorgestrel, Dienogest, Norethisteronacetat, Drospirenon, Cyproteronacetat, Chlormadinonacetat sowie Medroxyprogesteronacetat (MPA).

Drospirenon weist zusätzlich eine antimineralocorticoide und eine antiandrogene Wirkkomponente auf. Die Substanz vermindert daher estrogenbedingte Wassereinlagerungen in den Extremitäten (antiödematöse Wirkung). **Cyproteronacetat** und **Chlormadinonacetat** zeigen zusätzlich zu ihren gestagenen auch antiandrogene Effekte. Die Substanzen werden daher vor allem bei Patientinnen mit ausgeprägten maskulinen Merkmalen (verstärkte Talgproduktion, Bartwuchs usw.) angewandt. Die kontrazeptive Wirkung ist hier in den meisten Fällen eine willkommene Nebenwirkung.

Indikationen für Gestagenpräparate sind Ausbleiben der Regelblutung (Amenorrhoe), zu seltene Menstruation (Oligomenorrhoe), Menstruationsbeschwerden (Dysmenorrhoe), Endometriose sowie Schwangerschaftsverhütung, entweder in Kombination mit Estrogenen oder als reine Gestagenpräparate (Minipille). **Progesteron** wird zur Hormonsubstitution in der Menopause eingesetzt.

Orale hormonelle Kontrazeption

Die weitaus größte Bedeutung der Sexualhormone als Arzneimittel besteht heute in ihrer Anwendung zur Empfängnisverhütung (□ Tab.10.11).
Dabei kommen verschiedene Prinzipien der Wirkung zum Tragen:
▶ Durch Gabe von Estrogenen und Gestagenen wird die Gonadotropin-Ausschüttung (FSH, LH) in der Hypophyse gehemmt, sodass keine Ovulation stattfinden kann (Ovulationshemmer).
▶ Durch den Gestagen-Anteil wird die Viskosität des Zervikalschleims erhöht. Dieser ist dadurch für die Spermien schwer zu durchdringen.
▶ Die Einnistung der befruchteten Eizelle in die Uterusschleimhaut wird gehemmt (Nidationshemmung).
▶ Die Motilität der Eileiter und damit die Wanderungsgeschwindigkeit der Eizelle sind verlangsamt.
Bis auf drei Präparate enthalten alle oral eingesetzten hormonellen Kontrazeptiva eine Kombination aus Estrogen und Gestagen (Mikropille). Es werden verschiedene Gestagene eingesetzt. In jüngster Zeit wurde neueren Gestagenen wie Drospirenon ein erhöhtes Thromboserisiko unterstellt, was bisher in klinischen Studien jedoch nicht eindeutig nachzuweisen war.

Kontraindikationen für hormonelle Kontrazeptiva sind bestehende oder vorausgegangene Thrombosen und schwere Leberfunktionsstörungen. Rauchen erhöht das Risiko für Thrombosen.

Die Beseitigung von Dysmenorrhöen und prämenstruellen Beschwerden sowie die Besserung einer Akne können erwünschte Nebenwirkungen sein. Gleichzeitige Einnahme von Enzyminduktoren (z. B. Antiepileptika, Johanniskraut) können den

□ **Tab.10.11** Übersicht über hormonelle Kontrazeptiva (Einphasen-Präparate, Auswahl)

Estrogen	Gestagen	Fertigarzneimittel
Ethinylestradiol	Levonorgestrel	*Leios®, *Minisiston®, *Microgynon®, *Miranova®
Ethinylestradiol	Desogestrel	*Lamuna®, *Desmin®
Ethinylestradiol	Drospirenon	*Yasmin(elle)®, *Yaz®, *Aida®, *Petibelle®
Ethinylestradiol	Dienogest	*Valette®
Ethinylestradiol	Chlormadinonacetat	*Belara®

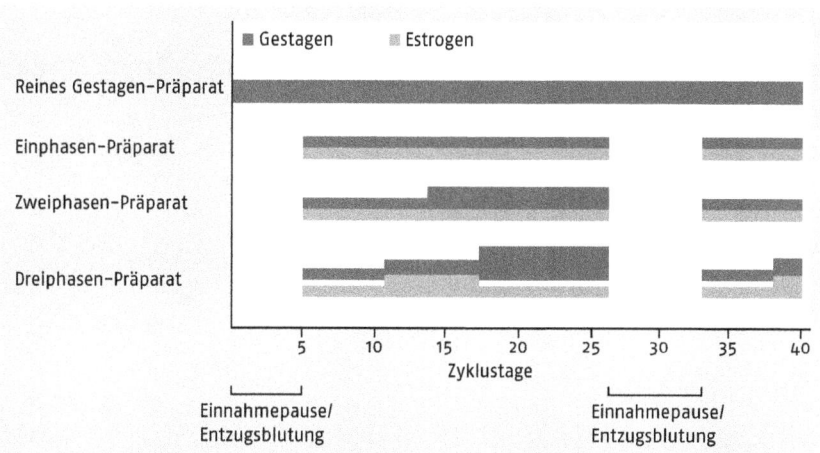

Legende: ■ Gestagen   ▨ Estrogen

Reines Gestagen-Präparat
Einphasen-Präparat
Zweiphasen-Präparat
Dreiphasen-Präparat

Achse Zyklustage: 5 10 15 20 25 30 35 40

Einnahmepause/
Entzugsblutung

Einnahmepause/
Entzugsblutung

○ **Abb. 10.12** Zusammensetzung und Applikationsmodus oraler Kontrazeptiva im Vergleich. Nach Mutschler 2008

Empfängnisschutz beeinträchtigen, da die Hormone schneller abgebaut werden. Außerdem ist der Empfängnisschutz bei gleichzeitiger Einnahme von Antibiotika vermindert. Für den restlichen Zyklus sind zusätzliche nicht-hormonelle Verhütungsmethoden zu empfehlen. Nach ihrer Zusammensetzung (○ Abb. 10.12) unterscheidet man:

▶ Einphasen-Präparate,
▶ Zweiphasen-Präparate,
▶ Dreiphasen-Präparate und
▶ reine Gestagen-Präparate.

Einphasen-Präparate

Diese Präparate enthalten festgelegte Estrogen/Gestagen-Kombinationen (□ Tab. 10.11), die über 21 oder 22 Tage eingenommen werden. Beim Absetzen für sechs oder sieben Tage tritt – bedingt durch den Abfall des Gestagen-Spiegels – eine Abbruchblutung ein. Bei Präparaten mit 28 Tabletten pro Zyklus werden in der Zeit der Unterbrechung der Hormonzufuhr Placebos gegeben, die meist durch eine andere Farbe gekennzeichnet sind, um den täglichen Einnahmerhythmus nicht zu unterbrechen. Die kontrazeptive Wirksamkeit der Einphasen-Präparate kommt durch alle vier o. g. Mechanismen zustande, sodass es sich um sichere Empfängnisverhütungsmittel handelt.

Als unerwünschte Wirkungen kann es u. a. zu Blutdruckanstieg, Spannungsgefühl in den Brüsten und Gewichtszunahme kommen. In seltenen Fällen treten Kopfschmerzen auf. Außerdem ist durch hormonelle Kontrazeptiva das Thromboserisiko erhöht.

☐ **Tab. 10.12** Zwei- und Dreiphasen-Präparate

Arzneistoff	Fertigarzneimittel
Zweiphasen- Präparate	
Ethinylestradiol + Desogestrel	*Biviol®, *Oviol®
Ethinylestradiol + Chlormadinonacetat	*Neo-Eunomin®
Dreiphasen-Präparate	
Ethinylestradiol + Levonorgestrel	*Trisiston®, *Triquilar®, *Tristep®
Ethinylestradiol + Desogestrel	*Novial®

Zwei- und Dreiphasen-Präparate

Durch die Entwicklung von Zwei- und Dreiphasen-Präparaten (☐ Tab. 10.12) sollten die Hormonkonzentrationen den physiologischen Verhältnissen während des Zyklus angenähert werden. Diese Präparate enthalten je nach Zyklusphase zwei bzw. drei unterschiedliche Hormonkonzentrationen. Es ergaben sich jedoch keine nennenswerten Vorteile für die Anwenderin, daher sind diese Präparate in den Hintergrund gerückt.

Gestagen-Präparate

Bei der Minipille wird kontinuierlich ohne Einnahmepause eine kleine Menge Gestagen gegeben. Die Ovulation ist nicht unterdrückt, sodass es zu einer echten Menstruation kommt. Die empfängnisverhütende Wirkung beruht in erster Linie auf der Viskositätserhöhung des Zervikalschleims. Sie werden z. B. bei Frauen mit erhöhtem Thromboserisiko eingesetzt. Es ist wichtig, dass die Tabletten zur Aufrechterhaltung eines sicheren Gestagen-Spiegels täglich zur gleichen Uhrzeit eingenommen werden.

*Cerazette® enthält ebenfalls ein reines Gestagen (Desogestrel), wird jedoch nicht zu den Minipillen gerechnet, da die Konzentration der Substanz im Vergleich zu „echten" Minipillen (30 µg Levonorgestrel, *Microlut®, *28 mini®) recht hoch (75 µg) ist. Die kontraceptive Wirkung ist hier ebenso gut wie bei den einphasigen Kombinationspräparaten. Eine vergessene Einnahme kann daher auch wie bei den Mikropillen mit bis zu zwölf Stunden Verspätung nachgeholt werden. Erwünscht oder unerwünscht kann das Ausbleiben der Monatsblutung sein, was bei einigen Patientinnen auftritt.

Vaginalring

Beim *NuvaRing® handelt es sich um einen mit Ethinylestradiol und Etonogestrel beladenen, flexiblen Kunststoffring, der in die Vagina eingeführt wird. Dort gibt er über drei Wochen konstante Mengen Estrogen und Gestagen ab. Anschließend folgt auch hier ein einwöchiges hormonfreies Intervall. Der Wechsel des NuvaRing® sollte immer am gleichen Wochentag etwa zur gleichen Zeit erfolgen. Die Hormone werden über die Vaginalschleimhaut resorbiert. Der Empfängnisschutz ist ebenso sicher wie bei den Einphasen-Präparaten.

Depot-Präparate zur Injektion

Eine über Monate wirksame Empfängnisverhütung lässt sich mit intramuskulärer Injektion der Gestagene Norethisteron (*Noristerat®) oder Medroxyprogesteronacetat (*Depo-Clinovir®) erreichen. Diese Depot-Präparate gewähren zwar nicht ganz die Sicherheit der Einphasen-Präparate, schalten jedoch Einnahmefehler aus.

Depot-Präparate zur Implantation

Als Hormonimplantat wird ein mit dem Wirkstoff Etonogestrel (*Implanon®) beladenes flexibles Stäbchen mit einer Applikationshilfe unter die Haut gebracht, wo es für bis zu drei Jahre verbleibt und kontinuierlich kleine Mengen des Gestagens freisetzt.

10

Intrauterinpessare

Bei den Intrauterinpessaren (IUP, Spirale) muss unterschieden werden zwischen den älteren, die mit Kupferdraht umwickelt sind (*Multiload Cu 250®) und den heutzutage häufiger verwendeten Hormonspiralen (Levonorgestrel, *Mirena®). Sie verhindern durch mechanische Reizung der Uterusschleimhaut die Einnistung befruchteter Eizellen. Intrauterinpessare werden für drei bis fünf Jahre vom Frauenarzt in den Uterus eingesetzt. Die Kupferionen werden kontinuierlich freigesetzt und hemmen die Befruchtungsfähigkeit der Spermien. Levonorgestrel sorgt für eine Viskositätserhöhung des Zervikalschleims und verhindert die Proliferation der Gebärmutterschleimhaut, sodass die Einnistung einer versehentlich befruchteten Eizelle verhindert wird. Nebenwirkungen sind z. B. veränderte Regelblutungen (Dauer, Stärke), Zystenbildung an den Eierstöcken, Kopfschmerzen, Übelkeit, Zwischenblutungen und Gewichtszunahme.

Spermizide

Nonoxinol ist eine spermienabtötender Substanz. Es wird angewendet in Form von Ovula (Patentex® Oval), die etwa zehn Minuten vor dem Geschlechtsverkehr in die Scheide eingeführt werden. Die Wirkung hält dann eine Stunde lang an. Danach muss ein neues Ovulum eingeführt werden. Die Sicherheit dieser Methode ist nicht vergleichbar mit der der hormonellen Kontrazeptiva.

Sicherheit der Methoden

Die Auswahl des Präparates, das für die jeweilige Frau am besten geeignet ist, richtet sich nach der individuellen Verträglichkeit und ihrer bevorzugten Anwendungsart. Betrachtet man die Wirksamkeit bzw. die Versagerquote der einzelnen Verhütungsmethoden, so erweisen sich die hormonhaltigen als am sichersten (oral, transdermal, subkutan, intramuskulär). In diesem Zusammenhang hört man häufig den Begriff Pearl-Index.

■ DEFINITION

> Der **Pearl-Index** dient der Beurteilung der Sicherheit von Methoden zur Empfängnisverhütung. Dabei ist die Anzahl der unter der Anwendung einer Verhütungsmethode aufgetretenen Schwangerschaften Grundlage der Berechnung. Die Anzahl der Schwangerschaften wird auf 100 Frauenjahre (1200 Anwendungsmonate, z. B. 100 Frauen, die mit dieser Methode ein Jahr verhütet haben) bezogen. Ein Pearl-Index von 1 bedeutet, dass 1 von 100 Frauen, die diese Methode angewandt haben, innerhalb eines Anwendungsjahres schwanger wurde.

Postkoitale Kontrazeption

Eine „nachträgliche" Schwangerschaftsverhütung kann durch Gabe hoher Dosen von Gestagenen erreicht werden („Pille danach"). Hierzu wird spätestens 72 Stunden nach dem ungeschützten Geschlechtsverkehr eine hohe Dosis (1,5 mg) **Levonorgestrel** (*Pidana®) verabreicht. Dies muss ärztlich verordnet werden. Unerwünschte Wirkungen wie Müdigkeit, Übelkeit, Erbrechen oder Spannungsgefühl in den Brüsten sind keine Seltenheit.

Ulipristalacetat (*EllaOne®) verhindert das Andocken des Sexualhormons Progesteron an seinen Rezeptor. Substanzen, die für den Beginn und Erhalt einer Schwangerschaft notwendig sind, werden dadurch nicht gebildet. Ulipristalacetat kann bis zu 120 Stunden (5 Tage) nach dem ungeschützten Geschlechtsverkehr eingesetzt werden. Die häufigsten Nebenwirkungen des Präparates sind Unterleibsschmerzen, Menstruationsstörungen, Übelkeit und Kopfschmerz.

Eine postkoitale Kontrazeption ist nur in Ausnahmefällen angezeigt bei ungeschütztem Verkehr oder dem Versagen anderer Verhütungsmethoden.

Schwangerschaftsabbruch

Ein Schwangerschaftsabbruch ist unter bestimmten Voraussetzungen in speziellen Praxen oder Kliniken nach einem intensiven Aufklärungsgespräch möglich. Hierzu kann der Progesteronrezeptor-Antagonist Mifepriston (*Mifegyne®) bis zum 49. Tag eingesetzt werden. Innerhalb weniger Stunden nach der Einnahme kommt es zur Rückbildung der Uterusschleimhaut, die Plazentafunktion ist ebenfalls gestört. Um eine sichere Wirkung zu erreichen, wird nach 48 Stunden zusätzlich ein Prostaglandin-Derivat (Sulproston, Misoprostol) gegeben. Dies sorgt für starke Kontraktionen der Gebärmutter, wodurch sowohl Plazenta als auch Embryo mit Sicherheit ausgetrieben werden.

Hormonersatztherapie in der Menopause

Um das 50. Lebensjahr herum nehmen Estrogen- und Gestagen-Produktion im weiblichen Organismus stark ab. Man spricht bei dieser Phase von den Wechseljahren (**Klimakterium**). Die Regelblutung wird zunehmend schwächer und bleibt irgendwann ganz aus. Unter dem Begriff Menopause versteht man den Zeitpunkt der letzten Menstruation. Als **Postmenopause** bezeichnet den Zeitraum bis sieben Jahre danach. Typische Symptome, die durch den Abfall der Estrogen-Konzentration hervorgerufen werden, sind Hitzewallungen, Schwitzen, Schwindel, depressive Verstimmung sowie Veränderungen des Stoffwechsels und der Organfunktion (Hyperlipoproteinämie, Osteoporose, Funktionsstörungen von Haut und Schleimhaut, Juckreiz und starke Austrocknung im Vaginalbereich). In den ersten zwei bis sechs Jahren nimmt die Knochenmasse stark ab. Die Gefahr von Knochenbrüchen erhöht sich.

Die längerfristige Hormonersatztherapie steht zurzeit im Mittelpunkt vieler Diskussionen, da zwar das Osteoporoserisiko verringert ist, das Risiko für Herz-Kreislauf-Erkrankungen (Schlaganfall, KHK) und bestimmte Tumorarten (Mammakarzinom) jedoch erhöht ist. Die Notwendigkeit dieser Behandlungsform muss daher streng geprüft werden.

Eingesetzt werden **Estradiol** und **Estradiolvalerat** (oral, vaginal und als TTS), **Raloxifen, Progesteron** und andere Gestagene sowie **konjugierte Estrogene** (bestimmte Estradiol-Derivate) aus dem Harn trächtiger Stuten (☐ Tab. 10.13). Estrogene beugen dem Verlust von Knochenmasse nach der Menopause vor und können auch bei allen anderen Symptomen Linderung verschaffen.

Raloxifen zeigt an Estrogen-Rezeptoren des Knochengewebes estrogenartige Wirkung (Hemmung des Knochenabbaus), an anderen Geweben wie Brustdrüse und Gebärmutter hemmt es dagegen die typischen Estrogen-Wirkungen. Die Substanz schützt somit vor Osteoporose und gleichzeitig auch vor Brustkrebs.

☐ **Tab. 10.13** Hormonersatztherapeutika in der Menopause

Arzneistoff	Fertigarzneimittel
Estradiol + Dienogest	*Lafamme®
Estradiol + Levonorgestrel	*Wellnara®
Raloxifen	*Evista®, *Optruma®
konjugierte Estrogene	*Presomen®
Progesteron	*Utrogest®, *Progestogel®

10.9.2 Männliche Sexualhormone

Androgene

Das physiologische männliche Sexualhormon ist das **Testosteron**. Es wird in den männlichen Keimdrüsen (Gonaden), den Hoden (Testes) gebildet, genauer gesagt in den Zellen, die zwischen den spermienproduzierenden Hodenkanälchen liegen (Leydigsche Zwischenzellen). Die Stimulation der Testosteron-Produktion erfolgt über das Interstitialzell-stimulierende Hormon (ICSH, identisch mit LH). Testosteron fördert die Entwicklung der sekundären männlichen Geschlechtsmerkmale, steigert die Eiweißsynthese (anaboler Effekt), fördert den Geschlechtstrieb (Libido), verstärkt die Talgproduktion und wirkt auf die Psyche ein.

Testosteron wird in Form seiner Ester bei Androgenmangel (Testosteronmangel), Hodenunterfunktion (Hypogonadismus) und Impotenz eingesetzt. Zur Steigerung der Spermatogenese nutzt man den „Rebound-Effekt" beim Absetzen eines Testosteron-Präparates. Durch den Abfall des Testosteron-Spiegels kommt es zu einem Anstieg der FSH-Ausschüttung in der Hypophyse, was zu einer verbesserten Spermiogenese führt. Handelspräparate sind *Testoviron® und *Nebido® zur intramuskulären Injektion sowie *Andriol® Testocaps zur oralen Applikation. Seltener ist die transdermale Applikation des Hormons in Form eines Gels, das auf die Haut aufgetragen wird.

Antiandrogene

Antiandrogene konkurrieren mit Testosteron um die Androgen-Rezeptoren. Sie unterdrücken Libido und Spermatogenese und werden eingesetzt bei Hypersexualität sowie bei Virilisierungserscheinungen der Frau (Zunahme der Behaarung, Hirsutismus). Ein solches Antiandrogen ist **Cyproteronacetat** (*Androcur®). Es kann zur Behandlung des hormonabhängigen Prostatakarzinoms verwendet werden. Neben seinen antiandrogenen Eigenschaften zeigt es auch gestagene Eigenschaften und ist in verschiedenen Kontrazeptiva (*Diane® 35, *Bella Hexal® 35, *Cyproderm®) enthalten, die jedoch nicht als solche zugelassen sind. Ihre Zulassung beschränkt sich auf die Anwendung bei Frauen mit schwerer Akne, die nicht mit Antibiotika therapierbar ist, sowie bei Patientinnen mit Hirsutismus.

5α-Reduktase-Hemmer

Die Hemmung des Enzyms 5α-Reduktase verhindert die Bildung von 5α-Dihydrotestosteron aus Testosteron, einem stärker wirksamen Derivat des Testosterons. Eine Substanz mit diesen Eigenschaften ist **Finasterid** (*Proscar®). Es wird zur Behandlung der benignen Prostatahyperplasie (BPH) und auch des hormonbedingten Haarausfalls bei Männern (*Propecia®) eingesetzt. Als Nebenwirkung können Störungen der Libido sowie erektile Dysfunktion auftreten.

Anabolika

Anabolika sind Arzneistoffe, die den Eiweißaufbau (Proteinsynthese) fördern. Es handelt sich um Testosteron-Derivate, die als Nebenwirkungen androgene Effekte zeigen. Anabolika werden bei Eiweißmangelzuständen (bei chronischen Infektionskrankheiten, schlecht heilenden Wunden, nach Knochenbrüchen, Magersucht) eingesetzt. Bei Frauen können als Nebenwirkungen Virilisierungserscheinungen auftreten. Anabolika werden manchmal von Leistungssportlern zur Vermehrung der Muskelmasse missbraucht (Dopingmittel).

10.10 Gewebshormone

Gewebshormone werden außerhalb von Drüsen produziert und deshalb auch als extraglanduläre Hormone bezeichnet. Ihre Bildung erfolgt nahe ihrem Wirkort, wohin sie durch Diffusion gelangen. Zu ihnen gehören z. B. die Prostaglandine, Serotonin (Doppelfunktion – Gewebshormon, Neurotransmitter im ZNS), Bradykinin und Histamin.

10.10.1 Histamin

Histamin entsteht im Körper durch Decarboxylierung der Aminosäure Histidin. Diese Reaktion und die Speicherung des Histamins finden vor allem in bestimmten Gewebezellen (Mastzellen) sowie in den basophilen Leukozyten statt. Die höchsten Konzentrationen an Histamin findet man beim Menschen in Haut, Lunge und Magen-Darm-Trakt. Histamin wird aus den Speicherzellen freigesetzt

▶ bei allergischen Reaktionen,
▶ durch bestimmte chemische Substanzen, sogenannte Histaminliberatoren (z. B. Morphin, Chloroquin),
▶ durch Zellzerstörung (z. B. bei Verletzungen).

Die Wirkungen des Histamins sind vielfältig. Es existieren prinzipiell vier unterschiedliche Histamin-Rezeptor-Typen (H_1 bis H_4), von denen jedoch nur die H_1- (Kap. 7.8) und die H_2-Rezeptoren (Kap. 2.2.3) pharmakologisch von Bedeutung sind.

10.10.2 Serotonin

Serotonin (**5-Hydroxytryptamin, 5-HT**) ist wie Histamin ein biogenes Amin, das durch Decarboxylierung einer Aminosäure (Tryptophan) entsteht. Es kontrahiert die glatte Muskulatur von Bronchien, Darm, Uterus sowie Gefäßen und wird bei Blutungen aus den Thrombozyten freigesetzt. Im Zentralnervensystem fungiert es als Neurotransmitter. Es löst dort u. a. Übelkeit und Erbrechen aus. Es gibt sehr viele Serotonin-Rezeptoren, die unterschiedlich aufgebaut sind. An einigen ist eine agonistische, an anderen eine antagonistische Wirkung durch Arzneistoffe erwünscht. Haupteinsatzgebiete dieser Substanzen sind die Migränetherapie ($5\text{-HT}_{1B/D}$-Agonisten, **Triptane**) und die Therapie des durch Zytostatika bedingten Erbrechens (5-HT_3-Antagonisten, **Setrone**). Zur Behandlung von Erbrechen bei der Zytostatika- und

Strahlentherapie werden Ondansetron (*Zofran®) und Granisetron (*Kevatril®) eingesetzt. Zu den Vertretern der Triptane gehören Sumatriptan (*Imigran®) und Naratriptan (Formigran®). Andere Substanzen mit Angriff an Serotonin-Rezeptoren werden bei Schizophrenien und anderen psychischen Störungen eingesetzt.

10.10.3 Prostaglandine

Prostaglandine sind ungesättigte, hydroxylierte Fettsäuren, die im Organismus aus der Arachidonsäure gebildet werden. Man unterscheidet Prostaglandine (Abkürzung PG) mit unterschiedlichen chemischen Grundkörpern (Abkürzung A, B, C, D, E, F und G). Bei ihrer Bezeichnung wird neben diesen Kennbuchstaben auch noch die Zahl und Lage der Doppelbindungen angegeben. Ein wichtiges Prostaglandin ist z. B. PG-$F_{2\alpha}$ (○ Abb. 10.13).

Die Biosynthese der Prostaglandine aus Arachidonsäure läuft über ein zyklisches Endoperoxid als Zwischenprodukt. Die Synthese wird durch das Enzym **Cyclooxygenase** katalysiert, welches als Angriffspunkt für zahlreiche Arzneistoffe dient. Aus diesem Zwischenprodukt können neben den Prostaglandinen auch die Prostacycline und die Thromboxane hervorgehen (Kap. 3.4.3).

Prostaglandine haben eine Reihe unterschiedlicher Wirkungen im Organismus. Sie sind an der Entstehung von Entzündungen und Fieber beteiligt und sensibilisieren die Schmerzrezeptoren. Arzneimittel, welche die Entstehung der Prostaglandine hemmen (Acetylsalicylsäure, Pyrazolone, Indometacin u. a.), wirken daher antiphlogistisch, analgetisch und antipyretisch. Andere physiologische Prostaglandine sind für den Magenschutz und die Erweiterung der Bronchien zuständig. PG-F_2 und PG-E_2 wirken uteruskontrahierend. Zur Geburtseinleitung wurden Tabletten und Gele zur vaginalen Applikation entwickelt, die PG-E_2 (**Dinoproston**, *Minprostin®) enthalten.

Zur Therapie der erektilen Dysfunktion (als Stäbchen zum Einbringen in die Harnröhre) sowie bei einer bestimmten Herz-Kreislauf-Erkrankung (chronisch arterielle Verschlusskrankheit, intraarterielle Infusion) wird **Alprostadil** (*Prostavasin®), ein PG-E_1-Derivat eingesetzt.

Thromboxane und Prostacycline sind Gegenspieler bezüglich ihrer Wirkung auf die Thrombozytenaggregation und die Gefäße. **Thromboxan** wird in den Thrombozyten gebildet (daher der Name), fördert die Thrombozytenaggregation und kontrahiert die Gefäße. **Prostacyclin** wird in der Gefäßwand gebildet, hemmt die Thrombozytenaggregation und erweitert die Gefäße. Das Prostacyclin-Analogon **Iloprost** (*Ventavis®, *Ilomedin®) ist zugelassen zur Behandlung von Lungenhochdruck

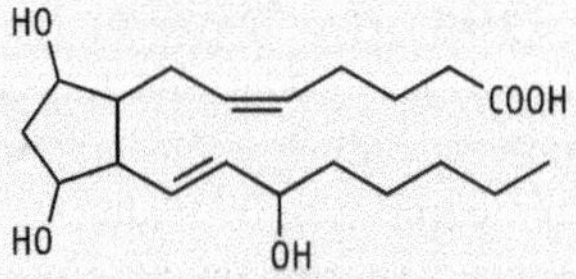

○ **Abb. 10.13** PG-$F_{2\alpha}$

(pulmonale Hypertonie) und der Buerger-Krankheit (Durchblutungsstörung aufgrund entzündlicher Gefäßveränderungen).

Leukotriene sind ebenfalls Abbauprodukte der Arachidonsäure. Sie sind mitverantwortlich für allergische und rheumatisch-entzündliche Reaktionen und stehen im Verdacht, Koronarspasmen und Bronchialasthma auszulösen. In der Asthmatherapie wird der Leukotrienrezeptor-Antagonist **Montelukast** (*Singulair®) gegeben (Kap. 7.8).

10.10.4 Kinine

Kinine sind Peptide, die aus den Kininogenen mit Hilfe der Protease Kallikrein gebildet werden. Die beiden wichtigsten Kinine sind Kallidin und Bradykinin. Die Inaktivierung der Kinine erfolgt durch die Kininase, die identisch ist mit dem Angiotensin-Konversions-Enzym (ACE), das auch im Renin-Angiotensin-System eine Rolle spielt (s. u.). Kinine sind an der Entzündungsentstehung beteiligt und wirken auch bei **allergischen Reaktionen** mit. Wie Histamin erweitern sie die Blutgefäße und erhöhen deren Permeabilität, während die glatte Muskulatur der Bronchien, des Uterus und des Darmes kontrahiert wird.

10.10.5 Renin und Angiotensin

Das Renin-Angiotensin-System dient der Aktivierung des Nebennierenrindenhormons Aldosteron. Renin ist eine Protease, die in der Niere gebildet wird und im Plasma aus dem Angiotensinogen das Angiotensin I freisetzt. Dieses wird durch ACE in das aktive vasokonstriktorische Angiotensin II umgewandelt, das in der Nebennierenrinde das Mineralocorticoid Aldosteron freisetzt. Hemmstoffe des ACE wurden im Kap. 8 bei Arzneistoffen zur Therapie von Herz-Kreislauf-Erkrankungen besprochen.

Zusammenfassung

▶ Hormone der Nebennierenrinde sowie Sexualhormone können zu therapeutischen Zwecken eingesetzt werden, um Hormone zu ersetzen, die dem Organismus fehlen. Einige werden auch zur Therapie von Krebserkrankungen eingesetzt. Ein Eingriff in das Hormonsystem kann außerdem zum Zwecke der Empfängnis oder der Empfängnisverhütung sowie zu Therapie von Herz-Kreislauf-Erkrankungen genutzt werden.

▶ Glucocorticoide wirken entzündungshemmend und immunsuppressiv. Sie werden zur Therapie entzündlicher Erkrankungen oder von Autoimmunerkrankungen eingesetzt. Bei Langzeitgabe kommt es jedoch zu vielen unerwünschten, vor allem den Stoffwechsel beeinflussenden Wirkungen.

▶ Mineralocorticoide regulieren den Wasser- und Elektrolythaushalt.

▶ Bei den Sexualhormonen muss zwischen den weiblichen (Estrogene, Gestagene) und den männlichen (Androgene) unterschieden werden, wobei beide Hormonklassen bei Mann und Frau vorkommen. Produziert werden die Geschlechtshormone in den Eierstöcken bzw. in den Hoden.

▶ Hauptindikation für Estrogene und Gestagene sind die Empfängnisverhütung und die Hormonersatztherapie in der Menopause.

▶ Das Gewebshormon Histamin spielt eine wichtige Rolle bei allergischen Reaktionen. H_1-Antihistaminika können daher gegen Allergien eingesetzt werden.

▶ Außerdem stimuliert Histamin die Magensäureproduktion. Sodbrennen ist daher eine Indikation für H_2-Antihistaminika.

▶ Serotonin, ein weiteres Gewebshormon, ist an der Entstehung von Übelkeit, Erbrechen sowie Migräne beteiligt. Setrone (Ondansetron) und Triptane (Sumatriptan, Naratriptan) greifen an Serotoninrezeptoren an.

Wiederholungsfragen zu den Kapiteln 10.8 bis 10.10

1. Welche Wirkungen haben Glucocorticoide (drei Überbegriffe, Beispiele für den therapeutischen Einsatz)?
2. Welches Mineralocorticoid wird physiologisch im Körper gebildet? Welche Wirkungen haben Mineralocorticoide im Körper?
3. Welche Sexualhormone werden im menschlichen Organismus produziert und welche Organe sind für die Produktion verantwortlich?
4. Welche Unterschiede bestehen zwischen Mikro- und Minipille bzgl. der Zusammensetzung? Durch welche Wirkungen der Bestandteile kommt der Empfängnisschutz zustande?
5. Welche Nebenwirkungen treten bei der Einnahme hormonaler Kontrazeptiva oft auf?
6. Welche Gewebshormone kommen im Körper vor?

11 Arzneimittel gegen Infektionskrankheiten

In diesem Kapitel werden die wichtigsten Antibiotika vorgestellt und wie sich diese in Wirkungsmechanismus, Wirkungsspektrum und Indikation unterscheiden. Die im Umgang mit Antibiotika wichtigen Fachausdrücke, mit denen man die unterschiedlichen Antibiotika bewerten und einordnen kann, werden erklärt. Zudem wird ein Überblick über die wichtigsten Indikationsgebiete der Antibiotika wie Infektionen im HNO-Bereich, Atemwegsinfekte, Infektionen des Urogenitaltrakts gegeben, um nur wenige zu nennen. Nebenbei werden Vor- und Nachteile der einzelnen Medikamentengruppen vorgestellt.

11.1 Arzneimittel gegen bakterielle Infektionen

11.1.1 Definitionen

Antibakteriell wirksame Arzneimittel können aus historischen Gründen in die Gruppe der Antibiotika und die der Chemotherapeutika eingeteilt werden. **Antibiotika** im engeren Sinn sind von Mikroorganismen (häufig Pilze) gebildete Naturstoffe, die gegen andere Mikroorganismen (z. B. Bakterien) eingesetzt werden.

Chemotherapeutika sind synthetisch hergestellte chemische Verbindungen (z. B. Sulfonamide), die gegen Erreger, Parasiten und Tumorzellen eingesetzt werden. Dazu gehören u. a. Arzneimittel gegen Malaria, aber auch Zytostatika. Die strenge Trennung in den Definitionen ist heute aufgehoben, da auch Antibiotika mittlerweile synthetisch hergestellt werden.

Eine **Infektion** ist der Befall des Organismus mit Erregern nach Überwindung von Haut- oder Schleimhautbarrieren. Erreger wie Bakterien, Pilze, Protozoen, Würmer, Prionen oder Viren nisten sich im Körper ein. Als **Inkubationszeit** wird die Zeitdauer vom Befall des Organismus mit dem Erreger bis zum Ausbruch der Krankheit bezeichnet. Dies kann Stunden, Tage, Wochen oder Jahre (HIV) dauern. Die Inkubationszeit ist für bestimmte Erkrankungen charakteristisch. Kommt die Erkrankung zum Ausbruch, führt dies zu den Symptomen der jeweiligen Infektionskrankheit. Zur **Infektionsprophylaxe** eignen sich Impfungen, Hygienemaßnahmen und Desinfektionsmittel.

Die eingesetzten Arzneistoffe sollen die Erreger abtöten, den Wirtsorganismus aber möglichst unversehrt lassen. Man nennt diesen Therapieansatz nach Paul Ehrlich das „Prinzip der selektiven Toxizität".

Infektionen lassen sich nach verschiedenen Kriterien einteilen, z. B. nach Art des Erregers (bakterielle, virale Infektion), nach dem Übertragungsweg (Tröpfcheninfektion, Schmierinfektion), nach Verlauf (akut, chronisch, rezidivierend) und nach Eintrittspforte der Erreger (Wundinfektion).

Bakterizidie bedeutet die Abtötung von Bakterien in deren Ruhe- oder Wachstumsphase (bakterizide Wirkung).

Bakteriostase ist die Hemmung der Vermehrung von Bakterien. Ruheformen der Bakterien werden nicht geschädigt (bakteriostatische Wirkung).

Persistenz ist die Eigenschaft von Bakterien eine Antibiotika-Behandlung zu überleben, ohne resistent zu sein (Persister). Z. B. können Bakterien eine Antibiotikatherapie überleben, weil sie sich gerade in der Ruheform befinden.

Resistenz ist die Unempfindlichkeit der Erreger gegenüber einem Antibiotikum. Die Ausbildung von Resistenzen stellt ein großes Problem bei der Arzneimitteltherapie von Infektionskrankheiten dar. Man unterscheidet verschiedene Formen der Resistenz:

▶ **Natürliche Resistenz:** Ein Krankheitserreger ist von vornherein gegen ein Antibiotikum resistent. So haben z. B. Tuberkelbakterien eine natürliche Resistenz gegen Penicillin.

▶ **Primäre Resistenz:** Aus einer Krankheitserregerpopulation sind nur einige wenige Keime aufgrund einer Mutation resistent, ohne dass es vorher einen Antibiotika-Kontakt gegeben hat. Die Erreger werden durch das entsprechende Arzneimittel nicht abgetötet, vermehren sich und bilden eine neue Population, die dann komplett unempfindlich gegen das Antibiotikum ist.

▶ **Sekundäre Resistenz:** Die gesamte Erregerpopulation reagiert zunächst empfindlich auf ein Antibiotikum. Während der Arzneimitteltherapie treten aber Mutanten auf, die nunmehr resistent sind. Sekundäre Resistenzen können schnell ausgebildet werden (Streptomycin-Typ) oder langsam über mehrere Stufen (Penicillin-Typ).

▶ Unter **Kreuzresistenz** versteht man, dass Bakterien, die gegen bestimmte Antibiotika resistent geworden sind, auch gegen andere Antibiotika resistent sind, die den gleichen Wirkungsmechanismus haben (z. B. Penicillin und Cephalosporine, verschiedene Aminoglykoside).

Ein **Antibiogramm** ist die Testung eines Erregers auf Empfindlichkeit gegenüber verschiedenen Antibiotika. Ein Antibiogramm dauert mehrere Tage, sollte aber auf alle Fälle bei auftretenden Resistenzen durchgeführt werden.

11.1.2 Unterscheidungsmerkmale für Bakterien

Bakterien sind Einzeller ohne Zellkern (Prokaryonten). Ihre Größe beträgt etwa 0,2 bis 5 μm. Sie treten in unterschiedlicher **Form** auf, z. B. als Kugel, Stäbchen oder in Spiralform (○ Abb. 11.1). Manche Bakterien sind begeißelt oder haben Fimbrien, die ihnen beim Anhaften an den Wirtsorganismus helfen. Nach Anordnung der Geißel (Flagelle) lassen sie sich z. B. in monotrich (einfach begeißelt) oder peritrich (mehrfach begeißelt) unterteilen.

Die **Gramfärbung** dient der Klassifizierung von Bakterien in **grampositive** und **gramnegative** Bakterien. Die Zellwand der Bakterien ist fest und besteht aus einer plastischen Schicht (Proteine, Lipoproteine und Lipopolysaccharide) sowie der Mureinschicht (○ Abb. 11.2). Die Mureinschicht besteht aus einem Geflecht von Aminozucker-Bestandteilen und ist bei Bakterien unterschiedlich dick. Durch Aufbringen von Gentianaviolett und Lugolscher Lösung lassen sich die Wände der Bakterien dunkelblau einfärben. Der Farbstoffkomplex lässt sich durch Alkohol bei gramnegativen Erregern teilweise wieder entfernen (rot gefärbte Bakterien), bei grampositiven bleibt die Dunkelblaufärbung bestehen.

Aerobe Keime benötigen Sauerstoff zum Überleben. **Anaerobe** Bakterien überleben auch ohne Sauerstoff.

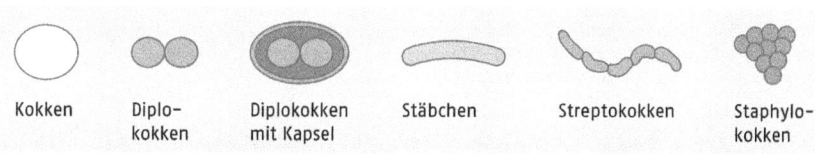

| Kokken | Diplo-kokken | Diplokokken mit Kapsel | Stäbchen | Streptokokken | Staphylo-kokken |

○ **Abb. 11.1** Bakterienformen

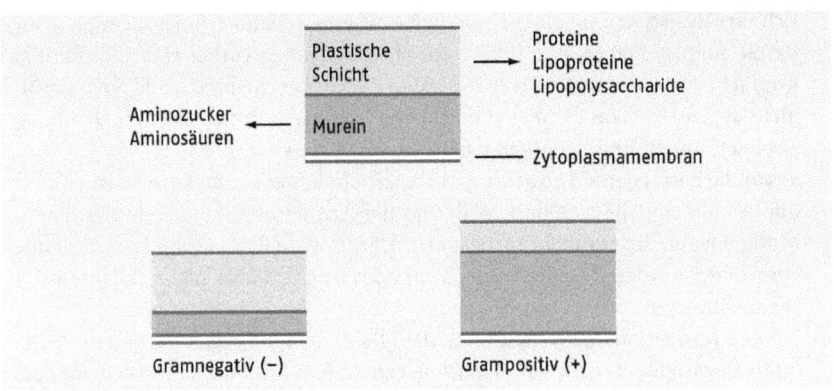

○ **Abb. 11.2** Prinzipieller Aufbau der Bakterienwand

11.1.3   Erreger und die verursachten Erkrankungen

In □ Tab. 11.1 sind einige der von Bakterien verursachten Erkrankungen zusammengefasst.

Bei Scharlach, Diphtherie, Tetanus, Cholera und Botulismus verursachen die von den Bakterien ausgeschiedenen Toxine die Symptome der Erkrankung.

□ **Tab. 11.1** Übersicht über Erreger und die verursachten Erkrankungen (Auswahl)

Erreger	Gram	Untereinheit	Erkrankungen
Kokken	Positiv	Staphylokokken	Eiterpickel, Wundinfektion
		Streptokokken	Scharlach, Mandelentzündung, Nasennebenhöhlenentzündungen, akutes rheumatisches Fieber
		Pneumokokken (*Streptococcus pneumoniae)*	Lungenentzündung, Mittelohrentzündung, Bronchitis, Nasennebenhöhlenentzündungen
	Negativ	Meningokokken	Hirnhautentzündung
		Gonokokken	Gonorrhö (Tripper)
Korynebakterien	Positiv	*Corynebacterium diphtheriae*	Diphtherie
Mykobakterien	Positiv	*Mycobacterium tuberculosis, - leprae*	Tuberkulose, Lepra

☐ **Tab. 11.1** Übersicht über Erreger und die verursachten Erkrankungen (Fortsetzung)

Erreger	Gram	Untereinheit	Erkrankungen
Entero-bakterien	Negativ	Salmonellen	Gastroenteritis, Typhus, Paratyphus
		Escherichia coli	Bauchfellentzündung, Reisediarrhö
Pseudomo-nas	Negativ	*Pseudomonas aeruginosa* (Problemkeim)	Harnwegsinfektionen, Lungenentzün-dung.
Vibrionen	Negativ	*Vibrio cholerae*	Cholera
Proteo-bakterien	Negativ	*Haemophilus influenzae*	Otitis, Bronchitis, Sinusitis
	Negativ	*Bordetella pertussis*	Keuchhusten
Clostridien	Positiv	*Clostridium tetani*	Wundstarrkrampf (Tetanus)
		Clostridium botulinum	Botulismus
		Clostridium perfringens	Gasbrand
Rickettsien	Negativ	*Rickettsia typhi, Rickettsia australis*	Fleckfieber, Q-Fieber
Chlamydien	Negativ	*Chlamydia trachomatis*	Augeninfektionen, Infektionen des Genitaltrakts
Spirochäten	Negativ	*Treponema pallidum*	Syphilis

11.1.4 Wirkspektrum und Wirkungsmechanismus der Antibiotika

Je nach Wirkspektrum, also ob das Antibiotikum nur gegen wenige oder gegen viele Bakterienarten wirkt, spricht man von Schmal- oder Breitspektrum-Antibiotika. Für den behandelnden Arzt ist es wichtig zu wissen, wie stark die einzelnen Antibiotika sind. Die Wirkstärke wird entweder als MHK (**minimale Hemmkonzentration**) oder MBK (**minimale bakterizide Konzentration**) angegeben. MHK und MBK stellen die minimalen Konzentrationen eines Antibiotikums dar, die im Laborversuch (in vitro) eine Bakterienkultur im Wachstum hemmen oder abtöten. Der **Wirkungsmecha-nismus** (○ Abb. 11.3) beschreibt die Art der Schädigung des Mikroorganismus durch das Antibiotikum, z. B. Unterbrechung der Zellwandsynthese durch Penicilline.

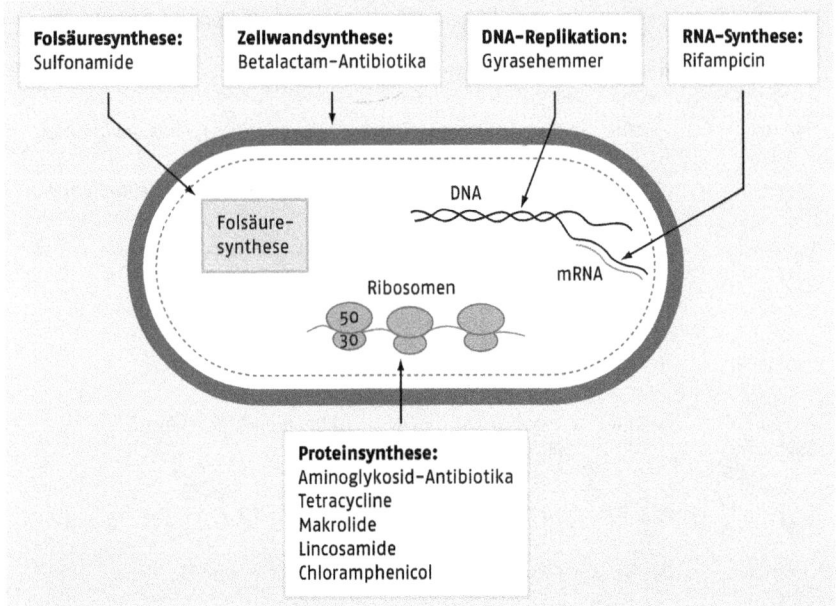

○ **Abb. 11.3** Schädigung des Mikroorganismus durch verschiedene Antibiotika (vereinfacht)

11.1.5   Betalactam-Antibiotika

Zu den Betalactam-Antibiotika zählt man Penicilline, Cephalosporine, Monobactame, Carbapeneme.

Penicilline

Penicilline werden aufgrund ihres viergliedrigen Ringes den Betalactam-Antibiotika (β-Lactam-Antibiotika) zugeordnet. Das Antibiotikum wurde 1928 von Alexander Fleming eher zufällig entdeckt, aber erst am Ende des Zweiten Weltkrieges war es therapeutisch einsetzbar. Das natürlich gebildete Penicillin ist Benzylpenicillin (Penicillin G). Viele Bakterien bilden das Enzym Penicillinase, das die Penicilline hydrolytisch spalten und damit unwirksam machen kann (○ Abb. 11.4).

Durch Derivatisierung (○ Abb. 11.5) konnte man sowohl das Wirkungsspektrum als auch die Stabilität und die Resorptionsgeschwindigkeit erhöhen. Somit wurden die Nachteile des Penicillins G wie Inaktivierung durch Penicillinase, Säurelabilität und geringe Wirksamkeit gegen gramnegative Erreger beseitigt.

■ **MERKE**

1 000 000 I. E. (1 Mega) entsprechen reinem 0,599 g Penicillin.

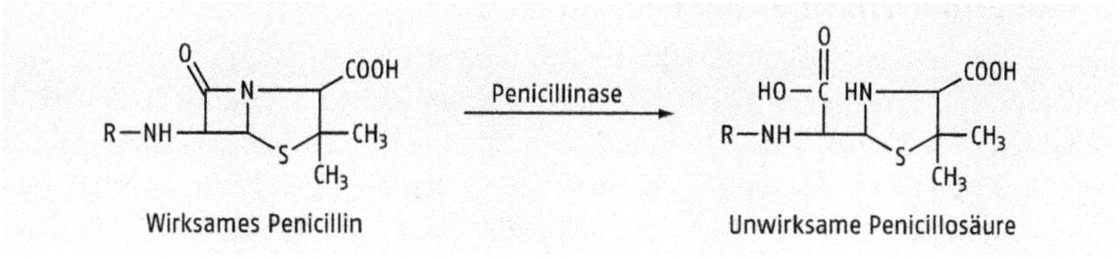

Abb. 11.4 Penicillinasen spalten Penicilline und machen diese unwirksam

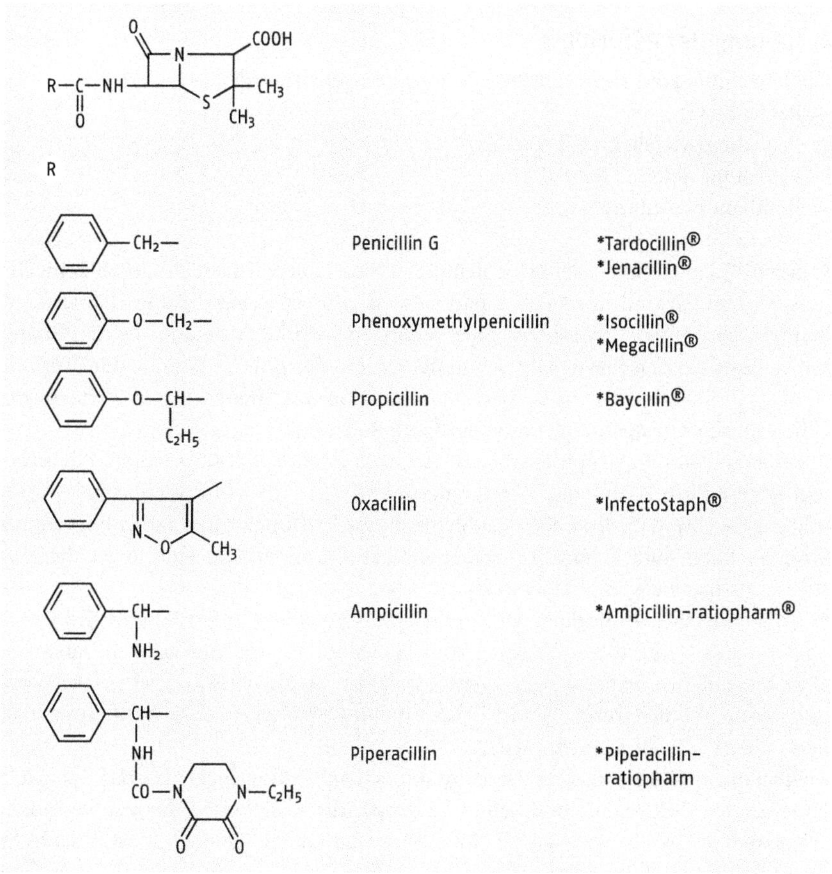

R		
⬡—CH₂—	Penicillin G	*Tardocillin® *Jenacillin®
⬡—O—CH₂—	Phenoxymethylpenicillin	*Isocillin® *Megacillin®
⬡—O—CH— C₂H₅	Propicillin	*Baycillin®
⬡ (Isoxazol-CH₃)	Oxacillin	*InfectoStaph®
⬡—CH— NH₂	Ampicillin	*Ampicillin-ratiopharm®
⬡—CH— NH CO—N N—C₂H₅ O O	Piperacillin	*Piperacillin-ratiopharm

Abb. 11.5 Penicillin-Derivate

Wirkungsmechanismus der Penicilline

Bei der Synthese der Mureinschicht der Zellwand werden Peptidbruchstücke aneinandergeknüpft. Verknüpfungsstelle sind die Aminosäuren D-Alanin und Glycin, verknüpfendes Enzym eine Transpeptidase. Die Penicilline hemmen diese Transpeptidase, sodass die Mureinschicht nicht quervernetzt werden kann. Es bildet sich eine „Laufmasche" in der Mureinschicht, die Bakterienzelle stirbt ab. Aus dem Mechanismus wird klar, dass Penicilline nur auf wachsende Bakterienzellen einwirken können. Für Wirtszellen (z. B. menschliche Zellen) besteht keine Gefahr, weil diese keine Mureinschicht besitzen.

Einteilung der Penicilline

Die Penicilline können in folgende Gruppen eingeteilt werden:
- Penicillin G,
- Penicillinaselabile Oral-Penicilline,
- Penicillinasestabile Penicilline,
- Breitbandpenicilline.

Penicillin G: Penicillin G (Benzylpenicillin) ist säurelabil, wird zudem durch Penicillinase angegriffen und muss daher parenteral appliziert werden. Seine Halbwertzeit beträgt nur 30 bis 60 Minuten. Eine verlängerte Wirkdauer kann durch Bildung schwer löslicher Salze, wie in der Kombination mit Benzathin (*Tardocillin®), erzielt werden. Indikation ist zum Beispiel eine Infektion mit Streptokokken. Benzylpenicilline spielen nur noch eine untergeordnete Rolle.

Penicillinaselabile Oral-Penicilline: In diese Gruppe gehört das säurestabile **Phenoxymethylpenicillin** (*Penicillin V-ratiopharm®, *PenHexal®, *Infectocillin®). Es kann oral gegeben werden, wird aber von Penicillinase leicht abgebaut. Indikationen sind Streptokokken- und Pneumokokken-Infektionen. Gonokokken sind inzwischen resistent, ebenso viele Staphylokokken.

Penicillinasestabile Penicilline: Die Penicilline Oxacillin (*InfectoStaph® Inj.) und Dicloxacillin (*InfectoStaph® Kps.) sind penicillinasestabil und können daher bei allen Penicillinase-bildenden Erregern (vor allem Staphylokokken) eingesetzt werden. In die gleiche Gruppe gehört Flucloxacillin (*Staphylex®). Die Wirksamkeit ist gegenüber Penicillin G vermindert.

Breitbandpenicilline: Das erste Penicillin mit einem Wirkungsspektrum, das auch viele gramnegative Bakterien einschließt, war **Ampicillin** (*Binotal®), das sich vor allem zur parenteralen Therapie eignet. Oral eingenommenes Ampicillin wird schlecht resorbiert, so dass im Darm die hohe Antibiotika-Konzentration die Darmflora schädigt. Ampicillin und das verwandte Sultamicillin werden weniger häufig eingesetzt. Bei oraler Gabe ist **Amoxicillin** wegen der besseren Resorbierbarkeit, dem breiteren Wirkungsspektrum im gramnegativen Bereich und der hohen Wirksamkeit gegenüber Pneumokokken vorzuziehen. Es ist das am meisten verordnete Penicillin. Es wird hauptsächlich bei Pneumonien, Atemwegsinfektionen, Otitis media und Sinusitis eingesetzt, seltener auch bei Infektionen der Gallenwege und der Harnwege.

Die Acylureidopenicilline Mezlocillin (*Baypen®) und Piperacillin, das oft mit Tazobactam kombiniert wird, zeigen gute Verträglichkeit und geringe Toxizität. Sie können nur parenteral angewendet werden und sind indiziert bei Pseudomonas-

☐ **Tab. 11.2** Breitbandpenicilline

Arzneistoff	Fertigarzneimittel
Amoxicillin	Amoxicillin AL®, –ratiopharm®, *Clamoxyl®
Amoxicillin + Clavulansäure	*Amoxiclav®, *Augmentan®
Phenoxymethylpenicillin	*Penicillin V®, *Infectocillin®, *Isocillin®, *PenHexal®
Ampicillin + Sulbactam	*Ampicillin Hexal comp®, *Unacid®– zur i. v. Gabe
Piperacillin + Tazobactam	*Tazobac® – zur i. v. Gabe

Infektionen und nosokomialen Infektionen (Krankenhausinfektionen). Alle Breit-bandpenicilline sind **nicht** penicillinaseresistent.

*Amoxiclav® enthält eine Kombination von Amoxicillin und dem Penicillinase-Hemmer (β-Lactamase-Inhibitor) Clavulansäure. Andere β-Lactamase-Inhibitoren sind Sulbactam und Tazobactam. Diese Substanzen besitzen selbst keine antibakte-rielle Aktivität, erweitern jedoch das Wirkungsspektrum der Kombinationspartner (Ampicillin, Piperacillin, Amoxicillin) bei mittelschweren bis schweren Infektionen beträchtlich.

Indikationen und Nebenwirkungen der Penicilline

Penicilline wirken hauptsächlich gegen grampositive Erreger und werden bei folgen-den Indikationen eingesetzt:
▶ Lungenentzündung (Pneumonie),
▶ Bronchitis,
▶ Mandelentzündung (Angina tonsillaris),
▶ Harnwegsinfektionen,
▶ Haut- und Weichteilinfektionen wie Wundrose (Erysipel), Eiterflechte (Impe-tigo).

Penicilline weisen eine große therapeutische Breite und wenig **Nebenwirkungen** auf. Als schwerwiegende Nebenwirkung kann eine **Penicillin-Allergie** auftreten, bei der die Therapie sofort abgebrochen werden muss. Sie kann als Sofortreaktion auftreten, die sich in Kreislaufkollaps und anaphylaktischem Schock äußert oder als Spätreak-tion nach Tagen zu Urtikaria und Ödemen führt. Bei der Erstanwendung eines Penicillins sollte der Patient unter Aufsicht sein. Weitere Nebenwirkungen sind **gastrointestinale Beschwerden**, wie Übelkeit, Erbrechen und Durchfall. Bei gleich-zeitiger Einnahme der „Pille" zur Kontrazeption kann deren Wirkung herabgesetzt sein, sodass eine weitere Verhütungsmethode empfohlen werden sollte.

Unter einer Antibiotikatherapie kann es zu **Pilzinfektionen** im Bereich des Mun-des (Mundsoor), der Vagina und der Schamlippen (Vulvovaginitis) kommen. In Kombination mit Allopurinol kommt es vermehrt zu Hautausschlägen (Exanthe-men).

Die Resorption der Penicilline kann durch Nahrungsbestandteile beeinflusst werden. Deshalb sollten sie mindestens 30 Minuten vor dem Essen eingenommen werden. Wenn die Penicillin-Therapie zu zeitig abgebrochen wird, besteht die Gefahr, dass sich überlebende Keime wieder ausbreiten und die Infektion erneut aufflackert. Deshalb ist bei der Abgabe stets der Hinweis angebracht, die Therapie nicht eigenmächtig abzubrechen und die Antibiotika ausreichend lange einzunehmen.

TIPPS FÜR DIE BERATUNG _____

Einnahme „dreimal täglich" bedeutet für den Patienten eine Einnahme im Abstand von acht Stunden, „zweimal täglich" eine Einnahme im Abstand von 12 Stunden.

Cephalosporine

Die Cephalosporine ähneln in ihrer Chemie den Penicillinen. Ihr Thiazolring (○ Abb. 10.6) ist zu einem Sechser-Ring erweitert. Sie wirken bakterizid durch Hemmung der Zellwandsynthese. Ihr Wirkspektrum ist mit dem der Breitbandpenicilline vergleichbar, sie wirken zusätzlich gegen gramnegative Erreger und zum Teil gegen Anaerobier. Die Zahl der Cephalosporin-Präparate ist sehr groß und unübersichtlich. Sie werden heute ebenso häufig verordnet wie die Penicilline. Allergische Nebenwirkungen sind zu erwarten. Bei Penicillin-Allergie können Cephalosporine als Ersatz eingesetzt werden. Die Wahrscheinlichkeit, dass eine Allergie auftritt, ist aber bei einem Patienten, der gegen Penicillin allergisch ist, höher als beim Nichtallergiker. Außerdem scheint es so zu sein, dass besonders Cephalosporine der 1. und 2. Generation (Cefazolin, Cefalexin, Cefaclor) eine Kreuzallergie zu Penicillin aufweisen. Daher sollten besser Makrolide wie Erythromycin eingesetzt werden. Cefuroximaxetil und Cefpodoximproxetil sind Prodrugs, bei denen erst deren Metaboliten wirken.

Die Cephalosporine (□ Tab. 11.3) können nach ihrer Eigenschaft, von Betalactamasen inaktiviert zu werden, eingeteilt werden, ferner nach der Breite ihres Wirkspektrums, Applikationsart (oral, parenteral) oder nach Generationen.

Sogenannte Breitspektrum-Cephalosporine werden bei lebensbedrohlichen Infektionen (u. a. Infektionen im Bauchraum, Meningitiden) mit multiresistenten Problemkeimen parenteral eingesetzt (Cefotaxim). Indikationen sind Lungenentzündung

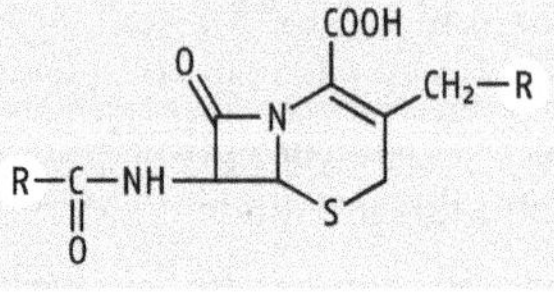

○ Abb. 11.6 Cephalosporin-Grundkörper

☐ **Tab. 11.3** Cephalosporine

Arzneistoff	Fertigarzneimittel
Cefaclor	*Cefaclor-ratiopharm®, *Infectocef®, *CEC®, *Panoral®
Cefadroxil	*Grüncef®
Cefuroximaxetil	*CefuHexal®, *Zinnat®
Cefixim	*Cefixim-ratiopharm®
Cefpodoxim(proxetil)	*Orelox®, *Podomexef®
Ceftriaxon	*Rocephin®
Ceftibuten	*Keimax®
Cefazolin (i. v.)	*Basocef®
Cefalexin	*Cefalexin-ratiopharm®

11

(Pneumonie), Bronchitis, Mandelentzündung (Angina tonsillaris), Harnwegsinfektionen, Geschlechtskrankheiten wie Gonorrhö, Haut- und Weichteilinfektionen.

Andere Betalactam-Antibiotika

Neben Penicillinen und Cephalosporinen sind derzeit noch Betalactam-Antibiotika aus der Gruppe der Monobactame sowie der Carbapeneme im Handel.

Monobactame sind monozyklische Betalactam-Antibiotika. Sie sind stabil gegen Betalactamase und wirken gegen gramnegative Erreger und Pseudomonas, nicht aber bei grampositiven Bakterien. Die wichtigste Substanz dieser Gruppe ist Aztreonam (*Azactam®). Indikation ist die Therapie schwerer Infektionen durch resistente gramnegative Keime.

Bei den **Carbapenemen** ist der Schwefel im Penicillin durch Kohlenstoff ersetzt. Carbapeneme haben ein sehr breites Wirkungsspektrum, werden allerdings rasch enzymatisch inaktiviert. Der wichtigste Vertreter dieser Gruppe ist Imipenem, das in Kombination mit dem Peptidasehemmer Cilastatin als *Zienam® im Handel ist. Weiterhin gehören Doripenem (*Doribax®), Ertapenem (*Invanz®) und Meropenem (*Meronem®) in diese Gruppe.

Indikationen sind schwere bzw. lebensbedrohliche Infektionen des Bauchraumes, der Nieren und ableitenden Harnwege, der Haut- und Weichteilgewebe, der Knochen und Gelenke, der Geschlechtsorgane, der Atemwege sowie Sepsis oder Meningitis.

Carbacepheme weisen eine enge chemische Strukturverwandschaft zu den Cephalosporinen auf. Die bakterizide Wirkung dieser oral applizierbaren Substanzen mit breitem Spektrum und guter Verträglichkeit beruht wie bei den anderen Beta-lactam-Antibiotika, auf einer Störung der Zellwandbiosynthese von Bakterien. Ein Vertreter dieser Gruppe ist Loracarbef (*Lorafem®).

Indikationen sind Infektionen im HNO-Bereich wie Tonsillitis, Pharyngitis und Sinusitis, Infektionen der tiefen Atemwege (akute Bronchitis, Lungenentzündung) sowie Infektionen der Haut und des Weichteilgewebes.

11.1.6   Tetracycline

Die Tetracycline haben ihren Namen aufgrund ihrer chemischen Struktur bekommen, denn ihr Grundgerüst besteht aus vier Ringen (○ Abb. 11.7).

Es handelt sich um Breitspektrum-Antibiotika, die gegen viele gramnegative und grampositive Bakterien, Rickettsien, Chlamydien, Mykoplasmen sowie gegen Borrelien und Spirochäten wirksam sind. Resistenzen gegen Tetracycline sind nicht mehr so hoch wie in den letzten Jahren, da sie seltener eingesetzt wurden.

Wirkungsmechanismus: Tetracycline verhindern die Anlagerung der t-RNA an das Ribosom, greifen also in die Proteinsynthese ein. Resistenzen entwickeln sich nur langsam. Die wichtigsten Tetracycline sind Doxycyclin und Minocyclin.

Doxycyclin (□ Tab. 11.4) wird für die orale Therapie bevorzugt. Da es vor allem über die Galle ausgeschieden wird, kann es auch bei eingeschränkter Nierenfunktion gegeben werden. Doxycyclin sollte mit viel Flüssigkeit (Wasser) eingenommen werden.

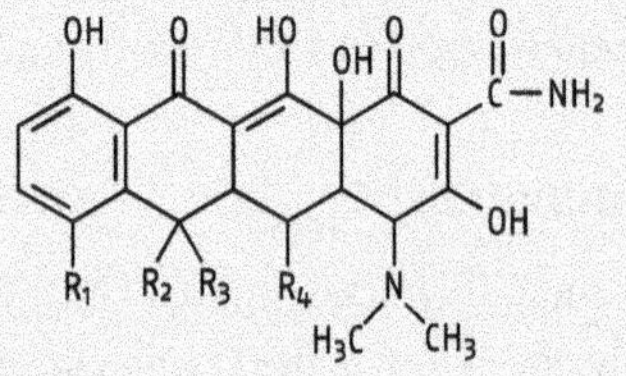

○ **Abb. 11.7** Grundgerüst der Tetracycline

□ **Tab. 11.4** Tetracycline

Arzneistoff	Fertigarzneimittel
Doxycyclin	*Doxycyclin AL®
Minocyclin	*Skid®
Tetracyclin	*Tetracyclin Wolff® Kaps.
Chlortetracyclin	*Aureomycin® Salbe, Augensalbe
Oxytetracyclin	*Tetra-Gelomyrtol® Kaps. (+ Myrtol), *Corti-Biciron® Augensalbe

Das lipophile **Minocyclin** wird bei schwereren Formen der Akne (Acne vulgaris) und Rosacea eingesetzt.

Der verwandte Arzneistoff Tigecyclin (*Tygacil®) wird in der Klinik bei schweren Infektionen, z. B. bei Haut- und Weichgewebsinfektionen und komplizierten Infektionen im Bauchraum, angewendet.

Indikationen der Tetracycline sind Infektionen der Atemwege, des HNO-Bereiches, des Urogenitaltrakts, ambulante Therapie von Gallenwegsinfektionen, schwere Formen der Acne vulgaris und Rosacea, Borreliose u. a.

Nebenwirkungen sind **gastrointestinale Beschwerden** wie Übelkeit, Erbrechen und Durchfall, die durch die Störung der physiologischen Darmflora oder auch durch direkte Schleimhautreizung hervorgerufen werden können. Tetracycline haben eine hohe Affinität zu Calcium und können sich in Knochen, Zähnen und Nägel einlagern. Werden sie Kindern gegeben, deren Zähne noch wachsen, kommt es zu irreversiblen Verfärbungen und Zahnschmelzdefekten. Bei Kindern unter acht Jahren und in der Schwangerschaft ist es deshalb kontraindiziert. Chlortetracyclin und Oxytetracyclin werden speziell bei äußeren Infektionen des Auges eingesetzt.

PRAXISTIPP ⎯⎯⎯⎯⎯⎯⎯⎯⎯⎯⎯⎯⎯⎯⎯⎯⎯⎯⎯⎯⎯⎯⎯⎯⎯⎯⎯⎯⎯⎯

Wegen der hohen Affinität zu Calcium und anderen Metallionen dürfen Tetracycline nicht zusammen mit Milch, Milchprodukten, Mineralstoffpräparaten und Antazida eingenommen werden, da sie dann nur schlecht resorbiert werden können (zwei Stunden Abstand zu den Einnahmen).

11.1.7 Chloramphenicol

Chloramphenicol ist gut wasserlöslich und wird an den applizierten Stellen gut vom Gewebe aufgenommen. Es hemmt die Proteinsynthese an den Ribosomen. Der Arzneistoff wird heute nur noch auf der Haut (*Ichthoseptal®) bei Impetigo, Pyodermien oder am Auge (*Aquapred® N) bei Keratokonjunktivitis, Blepharitis als Reserveantibiotikum angewandt. Als Rezeptursubstanz kommt es noch zur Anwendung auf der Haut vor. Dabei sollte es nicht mit Salicylsäure kombiniert werden, da Chloramphenicol durch den sauren pH der Salicylsäure binnen kurzer Zeit zersetzt wird (Kap. 12.3).

11.1.8 Aminoglykosid-Antibiotika

Diese Gruppe von Antibiotika beinhaltet Substanzen, deren Bausteine Aminozucker und basisch substituierte Cyclohexan-Derivate sind, die durch glykosidische Bindung miteinander verknüpft sind (☐ Tab. 11.5). Sie besitzen viele Amino- und Hydroxy-Gruppen und sind schlecht biomembrangängig. Sie wirken durch Störung der bakteriellen Proteinbiosynthese bakterizid, indem sie die Bildung von „Nonsens"-Proteinen hervorrufen, die das Bakterium schädigen. Aminoglykoside zeichnen sich durch ein breites Wirkungsspektrum aus. Weil sie nach oraler Gabe nicht resorbiert werden,

☐ **Tab. 11.5** Aminoglykosid-Antibiotika

Arzneistoff	Fertigarzneimittel
Gentamicin	*Refobacin®, *Sulmycin®, in *Diprogenta®
Streptomycin	*Strepto-Fatol®
Kanamycin	*Kanamytrex®, *Kan-Ophtal®
Neomycin	*Cicatrex®, *Jellin®-Neomycin, in *Isopto-Max® AT, in *Polyspectran® AT
Seltener in der Verordnung	
Framycetin	*Leukase® N
Tobramycin	*Gernebcin®, *Tobramaxin®
Amikacin	*Amikacin Fresenius®

eigenen sie sich zur Behandlung von Darminfektionen mit grampositiven und gramnegativen Enterobakterien.

Substanzen, die auf –**micin** enden, werden von Bakterien der Gattung **Micromonospora** produziert, solche, die auf –**mycin** enden, stammen aus Strepto**myces**-Arten.

Gentamicin wird i. v. bei schweren Harnwegsinfektionen eingesetzt, ebenso bei Allgemeininfektionen hospitalisierter Patienten. Lokal wird es als Augensalbe, Augentropfen, Creme oder Puder verwendet. Bei schweren Dermatosen finden Kombinationen des Arzneistoffs mit Corticoiden wie Dexa- und Betamethason Anwendung. **Kanamycin**, **Neomycin** und **Framycetin** werden lokal auf Haut und Schleimhaut sowie am Auge angewandt. Auch der Einsatz bei Darminfektionen kann als Lokaltherapie aufgefasst werden, da die Substanzen kaum resorbiert werden. Da Neomycin durch eine Einschränkung der Vitamin-K-Produktion die Gerinnungszeit verlängern kann, muss bei gleichzeitiger Anwendung die Dosis von Cumarin-Derivaten (z. B. Phenprocoumon) verringert werden. **Streptomycin** wird in Kombination mit anderen Antibiotika als **Tuberkulostatikum** eingesetzt.

Als Nebenwirkungen treten nach systemischer Anwendung der Aminoglykoside neurotoxische Symptome auf. Typisch sind Hörschäden (irreversible **Ototoxizität**), die mit einem Verlust der Hörfähigkeit im Hochtonbereich beginnen und bis zur Taubheit führen können, sowie Gleichgewichtsstörungen. Die Ototoxizität ist verstärkt bei Kombination mit anderen ototoxischen Arzneistoffen. Aminoglykoside bewirken weiterhin Nierenschäden durch Schädigung von Tubuluszellen (**Nephrotoxizität**), die jedoch meist reversibel sind. Säuglinge und Kleinkinder dürfen Aminoglykoside nur unter strenger Blutspiegelkontrolle erhalten.

HINWEIS ⎯⎯⎯⎯⎯⎯⎯⎯⎯⎯⎯⎯⎯⎯⎯⎯⎯⎯⎯⎯⎯⎯⎯⎯⎯⎯⎯⎯

Mit manchen Penicillinen ist ein Wirkungssynergismus zu beobachten. Aminoglykosid-Antibiotika (i. v.) sind unverzichtbare Partner der –Lactam-Antibiotika bei lebensbedrohlichen Infektionen.

11.1.9 Makrolide

Die Makrolide bestehen aus folgenden drei Bausteinen: makrozyklischer Lacton-Ring (C_{12}–C_{16}), Aminozucker, Neutralzucker. Ihr Wirkungsmechanismus beruht auf der Störung der Proteinbiosynthese, indem sie sich an die 50S-Untereinheit der Ribosomen heften und damit die Bildung der Polypeptidkette verhindern, wodurch das Bakterium im Wachstum geschädigt wird. Sie wirken bakteriostatisch.

Bei dieser Gruppe (□ Tab. 11.6) handelt es sich eher um Schmalspektrum-Antibiotika. Die einzelnen Vertreter unterscheiden sich aber wesentlich in ihrer Säurestabilität, Halbwertzeit und Verteilung. Die neueren Makrolide werden erheblich langsamer eliminiert und gelangen besser ins Gewebe als die Leitsubstanz **Erythromycin**. So kann **Azithromycin**, bei gleicher Effektivität wie Erythromycin, in einer nur drei bzw. fünf Tage dauernden Therapie verordnet werden. Resistenzen gegen Makrolide werden allerdings auch schnell ausgebildet. Eine Anwendung in der Schwangerschaft ist möglich, sollte aber nur unter strenger Indikationsstellung erfolgen.

Indikationen sind Penicillinallergie, Atemwegsinfektionen, bei HNO-Erkrankungen in der Pädiatrie und Urethritis. Erythromycin wird zudem äußerlich gegen Akne angewandt.

Nebenwirkungen: Nach oraler Gabe kann es zu Übelkeit, Erbrechen, Durchfall und Leibschmerzen kommen, bei längerer Anwendung können Leberschäden (Hepatotoxizität) auftreten. Makrolide werden in der Leber über CYP3A4 abgebaut. Dadurch kann es zu längerer Wirkdauer gleichzeitig eingenommener Arzneimittel kommen.

Oralpräparate sollen wegen der schlechten Resorbierbarkeit nüchtern eingenommen werden, wegen ihrer Säurelabilität jedoch nicht mit Fruchtsäften.

□ **Tab. 11.6** Makrolide

Arzneistoff	Fertigarzneimittel
Azithromycin	*Zithromax®
Roxithromycin	*Rulid®, *Roxi–beta®
Clarithromycin	*Klacid®
Erythromycin	*EryHexal®, *Infectomycin®
Spiramycin	*Selectomycin®

Ketolide

Das Ketolid **Telithromycin** (*Ketek®) wurde als Derivat des Erythromycins entwickelt, bildet aber aufgrund struktureller Besonderheiten eine eigene Wirkstoffklasse. Telithromycin besitzt eine bessere Säurestabilität, bindet länger an die Ribosomen an und hat ein sehr breites Wirkungsspektrum.

11.1.10 Polypeptid-Antibiotika

Auch eine Reihe von Polypeptiden zeigt antibakterielle Wirksamkeit. Sie können nicht oral angewandt werden.

Bacitracin (*Polyspectran®) ist ein Dodekapeptid (zwölf Aminosäuren), das bei Infektionen von Haut und Schleimhaut in Kombination mit Polymyxin B verwendet wird. Nach Resorption wirkt es nephrotoxisch.

Die **Polymyxine** sind Dekapeptide, die als Reserveantibiotika bei therapieresistenten gramnegativen Problemkeimen (Pseudomonas) an Auge und Ohr eingesetzt werden. Oft sind sie mit Dexamethason und Neomycin kombiniert. Nach Resorption wirken sie neurotoxisch und nephrotoxisch (*Isopto-Max® AT, *Polyspectran® Salbe).

Tyrothricin besteht aus den Peptiden Tyrocidin und Gramicidin. Es wird aus *Bacillus brevis* gewonnen. Tyrothricin ist wirksam gegen grampositive Erreger und wird nur lokal angewendet. Es ist Bestandteil von Halsschmerztabletten (Dorithricin®) und wird zur Desinfektion bei frischen Hautverletzungen eingesetzt (Tyrosur® Gel/Puder).

11.1.11 Weitere Antibiotika

Das Linosamid **Clindamycin** (*ClindaHexal®) ist ein partialsynthetisches Derivat des Lincomycins mit besseren Resorptionseigenschaften. Es wird bei Resistenz gegen Betalactame und andere Antibiotika eingesetzt, z. B. bei Staphylokokken-Infektionen. Nebenwirkungen sind starker Durchfall und Kolitis.

Fusidinsäure hemmt als bakteriostatisches Antibiotikum die Proteinbiosynthese. Sie wird in erster Linie bei Staphylokokken-Infektionen der Haut und des Auges eingesetzt, bei Ekzemen durch Infektionserreger auch in Kombination mit Betamethason (*Fucicort®, *Fucithalmic®, *Fucidine®).

Fosfomycin (*Infectofos®) ist ein Breitspektrum-Antibiotikum, das als Reserve-Antibiotikum bei schweren Infektionen wie Osteomyelitis, Meningitis und Endokarditis eingesetzt wird.

Die **Glykopeptid-Antibiotika** Vancomycin (*Vancomycin Lilly®) und Teicoplanin (*Targocid®) sind Reserve-Antibiotika zur parenteralen Behandlung von Infektionskrankheiten mit resistenten Staphylokokken und anderen bakteriellen Erregern. *Targobone® E ist eine Kombination aus einem Kollagen-Lyophilisat und Teicoplanin und dient der Auffüllung von Knochendefekten in infizierten Bereichen.

11.1.12 Chemotherapeutika

Alle bisher besprochenen Arzneistoffe, die antibakteriell wirken, sind klassische Antibiotika. Die folgenden Substanzen werden unter der Bezeichnung Chemotherapeutika zusammengefasst.

Sulfonamide

Sulfonamide ähneln chemisch der p-Aminobenzoesäure, die von den Bakterien zur Synthese der Folsäure benötigt wird.
Wirkungsmechanismus: Durch kompetitive Verdrängung der p-Aminobenzoesäure wird die Folsäure-Synthese sowie die Bildung von Tetrahydrofolsäure verhindert. Dadurch wird die DNA-Synthese der Bakterienzellen gestört, die Vermehrung wird blockiert.

Zur Verdrängung der p-Aminobenzoesäure ist eine hohe Anfangsdosis (Stoßtherapie) sinnvoll. Für den Menschen sind Sulfonamide relativ untoxisch, weil er ohnehin keine Folsäure synthetisieren kann, sondern diese als Vitamin aufnimmt. Aufgrund der Entwicklung neuerer und besserer Antibiotika ist die Bedeutung der Sulfonamide weiterhin stark zurückgegangen. *Escherichia coli,* der häufigste Erreger von Harnwegsinfektionen, ist weitgehend resistent gegen Sulfonamide.

Eingesetzt werden die Sulfonamide:
- Sulfamethoxazol mit Trimethoprim,
- Sulfasalazin,
- Sulfadiazin.

Das am meisten eingesetzte Sulfonamid-Präparat ist **Cotrimoxazol**, eine Kombination, die Trimethoprim und Sulfamethoxazol im Verhältnis 1 : 5 (80 mg : 400 mg oder 160 mg : 800 mg) enthält (*Kepinol®, *Cotrim-Ratiopharm®). Das Sulfonamid Sulfamethoxazol verhindert durch den kompetitiven Antagonismus mit der p-Aminobenzoesäure die Bildung von Folsäure, Trimethoprim verhindert nun weiterhin die Reduktion von dennoch gebildeter Folsäure in ihre aktive Form Tetrahydrofolsäure. Therapieerfolge sind mit der Kombination größer.

Indikationen sind Harnwegsinfektionen, Bakterienruhr, HNO-Infekte, Infektionen der Genitalorgane, Gallenwege und des Magen-Darm-Trakts.

Sulfasalazin ist ein schwer resorbierbares Sulfonamid. Es wird zur Akutbehandlung und Rezidivprophylaxe der Colitis ulcerosa sowie zur Behandlung eines mild verlaufenden Morbus Crohn eingesetzt.

Sulfadiazin hat als Indikation Toxoplasmose, eine Infektionskrankheit, die von Katzen auf Menschen übertragen wird. Außerdem ist die lokale Anwendung eines Sulfadiazin-Silber-Komplexes (*Flammazine®) bei Verbrennungen, Verbrühungen und leichteren Säureverätzungen der Haut möglich.

Neugeborene dürfen keine Sulfonamide erhalten, da diese Bilirubin aus seiner Eiweißbindung verdrängen. Es kommt zur Gelbfärbung von Haut, Schleimhaut, Skleren und inneren Organen (Ikterus). Wegen der ausgeprägten Plasmaproteinbindung kommen zahlreiche Interaktionen mit anderen Arzneimitteln vor, auf die im Einzelfall zu prüfen ist. Sulfonamide werden zu Acetylsulfonamiden metabolisiert, die in der Niere auskristallisieren und so zu Nierenschäden führen können. Auf ausreichende Flüssigkeitszufuhr muss daher geachtet werden.

Nitrofuran-Derivate

Nitrofurantoin (*Furadantin®, *Uro-Tablinen®) ist eine antibakterielle Substanz. Sie wird gut resorbiert und rasch mit dem Urin ausgeschieden, sodass dort antibakteriell wirksame Wirkstoffspiegel entstehen. Indikation: Harnwegsinfektionen, Blasenentzündung (Zystitis), Rezidivprophylaxe von Harnwegsinfektionen (Rückfallprophylaxe). Nebenwirkungen sind allergische Reaktionen und Magen-Darm-Beschwerden. Während der Therapie darf kein Alkohol getrunken werden.

Nitrofural (*Furacin®), ein anderer Wirkstoff dieser Gruppe, wird vor allem lokal bei Verbrennungen oder zur Wunddesinfektion eingesetzt. Allergien sind relativ häufig, es darf daher nicht länger als acht Tage angewendet werden.

Fluorochinolone

Fluorochinolone (**Gyrasehemmer**) sind antibakteriell wirksam, da sie das bakterielle Enzym Gyrase, eine DNA-Topoisomerase, hemmen. Die DNA-Gyrase bewirkt die Spiralisierung der DNA nach der Zellteilung der Bakterien, damit das gesamte Erbmaterial in der Zelle Platz findet.

Fluorochinolone sind gegen gramnegative Erreger, grampositive Kokken, *Haemophilus influenzae*, Chlamydien und Mykoplasmen wirksam. Die Substanzen sollten nicht während der Schwangerschaft sowie an Kinder und Jugendliche in der Wachstumsphase verabreicht werden. Norfloxacin und Ofloxacin (□ Tab. 11.7) werden in erster Linie bei Harnwegsinfektionen eingesetzt, während die Standard-Fluorochinolone Ciprofloxacin und Levofloxacin eine breitere Indikationsliste aufweisen. Moxifloxacin weist eine noch bessere Aktivität gegen grampositive und atypische Erreger auf und besticht durch eine HWZ von zwölf Stunden, die eine einmal tägliche Gabe ermöglicht. Indikationen der Gyrasehemmer sind Infektionen der Atemwege, der Harnwege, der Geschlechtsorgane, Gonorrhö, Prostatitis, schwere Gastroenteritis, Infektionen der Haut und des Weichteilgewebes und schwere systemische Infektionen.

□ **Tab. 11.7** Oral einsetzbare Fluorochinolone

Arzneistoff	Fertigarzneimittel
Ciprofloxacin	*Ciprobay®, *Ciprofloxacin AbZ®
Ofloxacin	*Tarivid®
Levofloxacin	*Tavanic®
Moxifloxacin	*Avalox®
Norfloxacin	*Barazan®, *Norflox-Sandoz®

Weitere Chemotherapeutika

Taurolidin ist ein antibakteriell wirkendes Breitspektrum-Chemotherapeutikum, das zur Lokaltherapie von schweren Infektionen im Bauchraum (u. a. Bauchfellentzündungen, geplatzter Blinddarm) eingesetzt wird (*Taurolin®-Ringer).

Linezolid (*Zyvoxid®) wird zur Behandlung von nosokomialen (im Krankenhaus erworbenen) Pneumonien sowie Haut- und Weichteilinfektionen mit grampositiven Bakterien eingesetzt.

11.1.13 Antituberkulotika

Tuberkulose ist weit verbreitet und gehört neben HIV und Malaria zu den am häufigsten zum Tode führenden bakteriellen Infektionskrankheiten. Weltweit sterben jährlich noch zwei Millionen Menschen an den Folgen dieser Infektionskrankheit. Besonders Länder mit hoher HIV-Rate leisten der Tuberkulose Vorschub (TB/HIV-Koinfektion).

Erreger der Tuberkulose (syn. TB, Tbc) sind säurefeste, aerobe, langsam wachsende, stäbchenförmige Bakterien. Die Inkubationszeit beträgt im Schnitt sechs bis acht Wochen. Der häufigste Erreger von Tuberkulose-Infektionen ist *Mycobacterium tuberculosis*. Das zunehmende Auftreten resistenter und multiresistenter Keime stellt ein gravierendes Problem bei der Behandlung dar.

Infektionsweg

Die Ansteckung erfolgt meist mittels Tröpfcheninfektion aerogen über eine offene Lungen-TB, also wenn der Krankheitsherd Verbindung mit den Atemwegen hat. Besonders ansteckend sind Patienten, bei denen die Erreger bereits unter dem Mikroskop sichtbar sind. Personen, bei denen der Nachweis der Erreger nur kulturell möglich ist, sind weniger infektiös. Ansteckung und Ausbruch der Erkrankung hängen ab von:

▶ Dauer und Häufigkeit des Kontakts mit einer erkrankten Person,
▶ Menge und Virulenz der aufgenommenen Erreger,
▶ Immunitätslage der exponierten Person.

Tuberkulosen, die Organe außerhalb der Atemwege (Lymphknoten, Harnwege, Verdauungsorgane, Knochen, Gelenke) betreffen, bilden kein Infektionsrisiko (Ausnahme: Kehlkopftuberkulose). Reagiert der Bakterienstamm auf die medikamentöse Behandlung empfindlich, sind die Patienten meist nach drei Wochen nicht mehr infektiös. Die Entscheidung darüber trifft der behandelnde Arzt.

Form der Schädigung

Eingedrungene Tuberkelerreger werden sofort von Makrophagen (Fresszellen) phagozytiert, aber nicht abgetötet, weil die Wand der Tuberkelbakterien einen besonderen Aufbau hat. Die Erreger können so in den Makrophagen überleben und sich vermehren. Nach dem Zerfall der Fresszelle entsteht daraufhin ein Entzündungsherd, der die körpereigene Abwehr aktiviert. Während des weiteren Prozesses vernarben die Entzündungsherde und verkalken langsam (bindegewebsartige Verkapselung, auch Tuberkel). Der Entzündungsherd wird praktisch „eingemauert". Der entstehende Primärkomplex bleibt aber in 90 % aller Krankheitsfälle das einzige Anzeichen der Tuberkulose, d. h. eine Tuberkulose ist dann „überwunden", wenn die Verkapselung der Erreger schneller erfolgt als deren Ausbreitung. Symptome wie Fieber, Schwitzen, Unwohlsein, Gewichtsabnahme usw. sind in dieser Phase nicht sehr ausgeprägt. Die verkalkten **Primärkomplexe** können im Röntgenbild sichtbar gemacht werden und dienen dem diagnostischen Nachweis der TB.

Die weiterhin in der Kapsel lebensfähigen Keime können auch noch nach Jahrzehnten infolge einer Abwehrschwäche, Mangelernährung, Alkoholismus, Tumoren, Diabetes usw. reaktiviert werden und können so eine **Postprimär-Tuberkulose** hervorrufen. Die Ausbreitung der Erreger erfolgt dabei über die Lymphe oder die Blutbahn, was zum Befall von Lunge, Niere, Knochen, Lymphknoten oder anderen Organen führt. Symptome wie Bauchschmerzen und -krämpfe, Schmerzen beim Wasserlassen und in Knochen bzw. Gelenken treten verstärkt auf. Bei Befall des Gehirns sind Kopfschmerzen, Sehstörungen und Wesensveränderungen möglich.

Therapie der Tuberkulose

Da der Erreger gegen die meisten Antibiotika widerstandsfähig ist und Resistenzen häufig sind, wird eine Kombinationsbehandlung aus mehreren Antibiotika in einer Langzeittherapie durchgeführt. Zur Behandlung stehen fünf Standardarzneimittel zur Verfügung:

▶ Isoniazid (INH),
▶ Rifampicin (RMP),
▶ Ethambutol (EMB),
▶ Pyrazinamid (PZA),
▶ Streptomycin (SM).

Isoniazid (Isonicotinsäurehydrazid, INH, *tebesium®) ist ein sehr wirksames Tuberkulostatikum mit geringer Toxizität. Allerdings werden Resistenzen rasch ausgebildet. Da Isoniazid leicht in den Liquor cerebrospinalis übergeht, ist es bei tuberkulöser Meningitis gut geeignet. Nebenwirkungen sind Schwindel, Kopfschmerz, gastrointestinale Beschwerden und Allergien, der gleichzeitige Genuss von Alkohol muss vermieden werden.

Rifampicin (*Rifa®) wird partialsynthetisch aus dem aus Mikroorganismen gewonnenen Rifamycin hergestellt. Da es potenziell teratogen ist, darf es nicht in der Schwangerschaft gegeben werden. Außerdem kann Rifampicin eine starke Enzyminduktion bewirken, so dass bei der Therapie zahlreiche mögliche Wechselwirkungen zu beachten sind. Strukturell verwandt mit Rifampicin ist Rifabutin (*Mycobutin®). Rifabutin kann bei Rifampicin-Resistenz gegeben werden. Als Nebenwirkungen kann es bei beiden Substanzen zu einer Gelbfärbung von Schweiß, Tränenflüssigkeit (Verfärbung weicher Kontaktlinsen) und Urin kommen.

Ethambutol (*Myambutol®) wird nur in Kombination mit anderen Tuberkulostatika eingesetzt. Nebenwirkungen sind Sehstörungen und Erhöhung des Harnsäurespiegels.

Pyrazinamid (*Pyrafat®) wirkt auf *M. tuberculosis* bakterizid, kann aber nicht gegen andere atypische Mykobakterien eingesetzt werden. *Tebesium® TRIO, ein Kombinationspräparat aus Rifampicin, Isoniazid und Pyrazinamid, verbessert die Compliance.

Streptomycin (*Strepto-Fatol®) ist ein Aminoglykosid-Antibiotikum und wirkt bakterizid auf Mykobakterien, indem es die Proteinbiosynthese des Erregers stört. Streptomycin zeigt eine schnelle Resistenzentwicklung.

Behandlungsschema der Standard-Kurzzeittherapie

▶ **Initialphase** (zwei Monate): INH, RMP, PZA, EMB oder SM, alternativ wird bei belegter Medikamentensensibilität und bei Kindern in der Initialphase mit Dreifachtherapie behandelt: INH + RMP + PZA (*Rifater®, *Tebesium® TRIO).
▶ **Stabilisierungsphase** (vier Monate): INH + RMP (*Rifinah®). Sollten sich Resistenzen bilden, wird nach Austestung aller zur Verfügung stehender Medikamente nach einem individuellen Resistenzmuster therapiert.

Resistenzen

Von Einfachresistenz spricht man, wenn eine Resistenz nur gegen einen Arzneistoff besteht, meist ist es INH. Um Mehrfachresistenzen handelt es sich, wenn eine Resistenz gegenüber zwei oder mehr Medikamenten besteht, meist sind dies Isoniazid und Streptomycin. Von MDR (Multi Drug Resistance) wird gesprochen, wenn Resistenz gegen INH und RMP vorliegt. Eine XDR (Extensive Drug Resistance) beinhaltet eine Resistenz gegen Isoniazid, Rifampicin, alle Fluorochinolone und ein injizierbares Arzneimittel.

Reservemittel sollten nur bei Resistenzen oder bei Kontraindikationen gegen Mittel der 1. Wahl zum Einsatz kommen. Mögliche Reservemittel sind:
▶ Capreomycin, Amikacin und Kanamycin als injizierbare Arzneimittel,
▶ Chinolone (z. B. Ofloxacin, Levofloxacin, Ciprofloxacin, Moxifloxacin),
▶ Cycloserin und sein Derivat Terizidon,
▶ Dapson (*Dapson-Fatol®),
▶ p-Aminosalicylsäure,
▶ Protionamid (*Ektebin®, *Peteha®), Ethionamid,
▶ Linezolid (*Zyvoxid®), in Deutschland nicht für die Indikation Tuberkulose zugelassen.

11.1.14 Arzneimittel gegen Lyme-Borreliose

Die Lyme-Borreliose ist eine Infektionserkrankung, die durch eine schraubenförmige Bakterienart, die Borrelien, hervorgerufen und durch Zecken übertragen wird. Bei vielen, aber nicht allen Betroffenen, tritt eine kreisrunde Rötung um die Bissstelle auf (Erythema migrans, Wanderröte, da sie kreisförmig „wegwandert" und in der Mitte blasser wird). Daneben kommt es zu grippalen Symptomen (Fieber, Kopf- und Gliederschmerzen). Nach einigen Wochen oder Monaten kann es zu Gelenkschmerzen und -schwellungen kommen, der sog. **Lyme-Arthritis**. Des Weiteren können Entzündungen an Nerven, Gehirn und Herz auftreten. Die Borreliose äußert sich sehr vielfältig, sie kann in jedem Stadium auch spontan heilen. Die Symptome können auch erst mehrere Wochen nach dem Zeckenbiss auftreten. Oft werden sie dann nicht mit dem Zeckenbiss in Verbindung gebracht, was die Diagnose erschwert. Erkennt der Arzt den Zusammenhang der Beschwerden mit dem Zeckenbiss, kann eine Blutuntersuchung auf Borrelien-Antikörper die Diagnose absichern. Die Borreliose ist im Frühstadium gut behandelbar. Der Patient bekommt sofort eine hoch dosierte Antibiotika-Therapie, z. B. mit **Doxycyclin, Amoxicillin** oder **Ceftriaxon**, die über einige Wochen fortgeführt werden muss.

Eine Schutzimpfung, wie bei der ebenfalls durch Zecken übertragbaren Virusinfektion FSME, ist nicht möglich. Zur Prophylaxe sind folgende Maßnahmen geeignet: Zeckenschutz (lange Kleidung, feste Schuhe, Repellenzien), gegenseitiges Absuchen nach z. B. Gartenarbeit oder Waldwanderungen), sofortiges Entfernen der Zecke mithilfe einer Zeckenzange, -pinzette oder -karte.

Wiederholungsfragen zu Kapitel 11.1

1. Definieren Sie folgende Begriffe: Resistenz, Chemotherapeutika, Gramfärbung.
2. Wie wirken Penicilline?
3. Nennen Sie Indikationen für Tetracycline.
4. Wie ist der Wirkungsmechanismus der Makrolide?
5. Was ist eine offene Tuberkulose?
6. Auf welche Antibiotika-Gruppen deuten folgende Wortstämme hin? -cef, -mycin, -thromycin, -floxacin, -bactam, -cillin, -cotrim.
7. Tyrothricin wird in Lutschtabletten eingesetzt. Wieso ist das möglich, obwohl der Arzneistoff parenteral auch sehr toxisch sein kann?
8. Warum ist zu Beginn der Behandlung mit Sulfonamiden eine hohe Anfangsdosis sinnvoll?
9. Welche beiden Erkrankungen werden durch Zecken übertragen?

11.2   Arzneimittel gegen Pilzinfektionen

Pilze sind echte Eukaryonten mit einem Zellkern, Organellen und einer Zellwand, deren Matrix Chitin und als wichtigsten Bestandteil Ergosterol enthält. Pilze verbreiten sich geschlechtlich (Gameten) und ungeschlechtlich durch Sporen oder vegetativ über die Abtrennung von Myzelteilen. Sporen haben eine Dauerform und können dann praktisch ohne Stoffwechsel überleben. Pilze leben auf organischem Material und beziehen Nahrung indem sie Enzyme in ihre Umgebung sezernieren und die Zersetzungsprodukte anschließend aufnehmen. Pilze sind unempfindlich gegen Antibiotika und verursachen verschiedene Erkrankungen:

▶ Primäre Mykosen, Systemmykosen: Durch Aufnahme über die Atemluft werden Lungenmykosen hervorrufen. Es können auch andere Organe betroffen sein, z. B. ist eine Ansiedlung im Darm möglich.
▶ Kutane Mykosen: Hierbei sind keratinhaltige Bereiche wie Haut, Haare oder Nägel befallen.

▷ Subkutane Mykosen: Sie werden durch Verletzungen der Haut hervorgerufen. Die Keime siedeln sich im Bindegewebe an und breiten sich weiter im Körper aus.

▷ Opportunistische Mykosen: Bei geschwächter Immunlage auftretende Mykosen, vor allem der Haut, der Schleimhäute und des Magen-Darm-Trakts.

Die wichtigsten pathogenen Pilze lassen sich nach dem **DHS-Schema** in drei große Gruppen einteilen:

▷ **Dermatophyten**, z. B. der Erreger von Fußpilz,

▷ **Hefen**, die Mundsoor und Windeldermatitis verursachen,

▷ **Schimmelpilze**.

Dermatophyten

Dermatophyten besiedeln Haut, Haare und Nägel. Sie sind in der Lage deren Hauptbaustein Keratin abzubauen. Dermatophyten verursachen Fußmykosen (Tinea pedis), befallen die Kopfhaut (Tinea capitis) und rufen Nagelbettmykosen (Onychomykosen) hervor. Typisch für eine Tinea-Infektion sind Hautausschläge mit schuppendem, meist scharf begrenztem Rand sowie Juckreiz. Die Fußmykose stellt eine verbreitete Pilzerkrankung dar. Ein täglicher Wäsche- und Handtuchwechsel sowie die tägliche Reinigung und Trocknung der befallenen Stellen ist ratsam. Alle Pilze wachsen am besten dort, wo es feucht und warm ist.

Hefepilze

Der wichtigste Erreger aus dieser Klasse ist *Candida albicans*. Er ist der Erreger des Soor, einer Pilzinfektion, die häufig bei einem geschwächten Immunsystem auftritt. Befallen sind vor allem die Schleimhäute sowie Hautfalten. Typische Infektionsorte sind daher Mund, Rachen, Darm und Genitalbereich. Soor ist gekennzeichnet durch einen weißen Belag auf geröteter Schleimhaut. *Candida albicans* ist auch der Erreger von Vaginalmykosen, die besonders häufig während einer Antibiotikatherapie auftreten. Durch die antimikrobielle Therapie kommt es auch zur Abtötung der „guten" Bakterien in der Vagina. Die Vaginalflora ist gestört, so dass sich Pilze leicht ansiedeln können.

Schimmelpilze

Aus der Gruppe der Schimmelpilze sind nur einige **Aspergillus-Arten** bedeutsam. Sie können Infektionen der Ohren, Nasennebenhöhlen, aber vor allem der Lungen auslösen. Man bezeichnet dies dann als Aspergillose.

11.2.1 Antimykotika

Arzneimittel, die gegen Pilzinfektionen wirksam sind, bezeichnet man als Antimykotika. Sie wirken fungizid oder fungistatisch. Im Folgenden sollen die verschiedenen Antimykotika-Gruppen sowie ihre Anwendungsbereiche vorgestellt werden.

Azol-Antimykotika

Zur großen Gruppe der Azol-Antimykotika mit breitem Spektrum, hoher Wirkungsintensität unter guter (lokaler) Verträglichkeit gehört eine Reihe von Wirkstoffen, für
die zum Teil die Verschreibungspflicht für die äußerliche Anwendung aufgehoben
wurde, sodass sie in der Selbstmedikation angewendet werden können (□ Tab. 11.8). Sie
hemmen die Synthese eines wichtigen Bestandteils der Pilzzellwand (Ergosterol).
Dadurch vermindern sie das Wachstum und die Vermehrung der Pilzzellen (fungi-
statische Wirkung). Zu dieser Arzneistoffgruppe gehören Substanzen wie Clotrimazol, Bifonazol, Ketoconazol, Econazol und Miconazol. Der Name wie auch die
Endung „Azol"-Antimykotika leitet sich von der chemischen Struktur diese Stoffe
ab: Sie enthalten entweder einen Imidazol- oder einen Triazolring (stickstoffhaltige
Kohlenstoffgrundgerüste).

□ **Tab. 11.8** Azol-Antimykotika zur topischen Anwendung

Arzneistoff	Fertigarzneimittel
Clotrimazol	Canesten®
Bifonazol	Canesten® extra
Ketoconazol	Nizoral®, Terzolin®
Econazol	Epi-Pevaryl®
Miconazol	Daktar®, Epi-Monistat®

Die **Imidazol-Antimykotika** Clotrimazol und Miconazol sind auch in vielen
Mitteln zur Behandlung von Candida-Infektionen der Vagina enthalten. Auf die
Mitbehandlung des Sexualpartners ist zu achten. Bei Fußpilz sind Cremes mit
Clotrimazol dreimal täglich aufzutragen. Um die Compliance zu fördern, kann auf
andere Substanzen wie **Terbinafin** oder **Bifonazol** ausgewichen werden, bei denen
die einmal tägliche Applikation für etwa zwei bis vier Wochen ausreicht. Von
Terbinafin stehen auch Präparate zur Verfügung, die nur einmalig (Lamisil® once)
oder eine Woche lang (Lamisil®) angewendet werden müssen. Das Wirkungsspektrum umfasst Dermatophyten, Hefen, Schimmelpilze und andere Pilze.

Zur systemischen Therapie bei lebensbedrohlichen Organmykosen, können
Triazol-Derivate wie **Fluconazol, Voriconazol** und **Itraconazol** (□ Tab. 11.9) eingesetzt
werden. Sie kommen außerdem bei verschiedenen Dermatomykosen zum Einsatz,
wenn eine äußerliche Behandlung nicht möglich bzw. nicht ausreichend ist. Wichtige
Wechselwirkungen sind hier mit Substanzen zu erwarten, die über CYP-Enzyme
(CYP3A4) der Leber abgebaut werden. Die Plasmaspiegel dieser anderen Substanzen,
z. B. der Statine (CSE-Hemmer), werden erhöht, da die Azole den enzymatischen
Abbau hemmen.

☐ **Tab. 11.9** Triazol-Derivate zur systemischen Therapie

Arzneistoff	Fertigarzneimittel
Fluconazol	*Diflucan®
Voriconazol	*Vfend®
Itraconazol	*Sempera®

Allylamine

Das erste oral (und lokal) wirksame Allylamin ist **Terbinafin** (*Lamisil®). Dies wirkt fungistatisch über eine Hemmung des Enzyms Squalen-Epoxidase, welches für die Zellwandsynthese der Pilze essenziell ist. Ergosterol als Hauptbestandteil der Pilzzellwand wird nicht mehr gebildet. Ebenso wirken die heute nur noch selten verwendeten Substanzen **Tolnaftat** und **Naftifin**. Ihre Wirkstärke ist jedoch wesentlich geringer als die von Terbinafin.

Bei schweren Dermatophyten-Infektionen wie Nagelpilz wird Terbinafin in Form von Tabletten oral gegeben. Es kann außerdem lokal als Creme oder Spray zur Behandlung von Fußmykosen eingesetzt werden.

Morpholine

Der erste Vertreter dieser Wirkstoffklasse ist **Amorolfin** (Loceryl® Nagellack). Es wird bei Nagelmykosen ein- bis zweimal pro Woche nach dem Abfeilen des Nagels aufgetragen und wirkt gegen ein breites Spektrum von Hefen, Dermatophyten und Schimmelpilzen.

Polyen-Antimykotika

Das Polyen-Antimykotikum **Nystatin** (Moronal®, Candio-Hermal®, Multilind®) ist zur Behandlung von Candida-Infektionen von Schleimhäuten (oral, genital) zugelassen. Außerdem wird es bei Candida-Infektionen in Hautfalten, z. B. unter der weiblichen Brust oder unter den Achseln, eingesetzt.

Nach oraler Gabe wird Nystatin nicht resorbiert. Es kann in der Selbstmedikation lokal bei Windeldermatitis im Säuglings- und Kleinkindalter empfohlen werden. Weitere Einsatzgebiete sind Mundsoor (Candida-Infektion der Mundschleimhaut) und vaginale Infektionen mit mystatinempfindlichen Pilzen.

Amphotericin B (*Ampho-Moronal®) wird gegen Hefen (Candida, z. B. Mundsoor) in Form einer Suspension gegeben, die so lange wie möglich im Mund hin und her bewegt und anschließend geschluckt wird. Wie Nystatin wird es aus dem Magen-Darm-Trakt nicht resorbiert. Bei schweren systemischen Pilzinfektionen muss es daher parenteral als Infusion gegeben werden (*AmBisome®, *Abelcet®). Nebenwirkungen bei systemischer Anwendung sind Nierenschäden, Fieber und Schüttelfrost.

11

Weitere Antimykotika

Ciclopirox (Nagel-Batrafen®) ist als Nagellack zur Behandlung von Nagelpilz zugelassen. Es wirkt fungizid. Das Breitspektrum-Antimykotikum kann außerdem bei Pilzinfektionen der Haut eingesetzt werden (z. B. *Batrafen® Creme, *Ciclopoli® Creme). Es durchdringt die Hornschicht und kann so auch in etwas tieferen Hautschichten wirken.

Griseofulvin (*Griseo-CT®) ist im Gegensatz zu vielen anderen Antimykotika auch bei oraler Anwendung wirksam. Da es sich in Epidermis, Haare und Nägel einlagert, ist es besonders gut zur Behandlung von Nagelbettmykosen geeignet, die lokal nur sehr schwer zu erreichen sind. Die Resorptionsrate von Griseofulvin ist stark abhängig von der Teilchengröße der Kristalle. Fettreiche Nahrung fördert die Resorption.

Eine Abtötung der Pilzzellen kann außerdem mit **Caspofungin** (*Cancidas®) erzielt werden. Die Anwendung erfolgt parenteral. Caspofungin ist besonders gut wirksam bei Candida- und Aspergillus-Infektionen. Zusätzlich wirkt es auch bei Pneumocystis-jiroveci-Infektionen von HIV-Patienten.

Flucytosin (*Ancotil®) ist ein weiteres systemisch anwendbares Antimykotikum, welches jedoch nur ein schmales Wirkspektrum zeigt. Dieses umfasst einige Candida- und Aspergillus-Arten.

11.3 Arzneimittel gegen Protozoen-Erkrankungen

Protozoen („Urtiere") sind Einzeller mit einem oder mehreren Zellkernen. Sie sind relativ groß (2 bis 150 μm). Es handelt sich um eine sehr vielfältige Gruppe von Krankheitserregern. Die in außereuropäischen Ländern weit verbreitete Schlafkrankheit und die Chagas-Krankheit werden durch Protozoen (Trypanosomen) hervorgerufen. Zu den Protozoen gehören außerdem die im Folgenden aufgezählten Erreger.

Trichomonaden

Trichomonaden-Infektionen der Vagina kommen häufig vor. Als Symptome treten gelbweißer Ausfluss, Urethritis und Vaginitis mit Juckreiz auf. Beim Mann bleibt die Trichomonaden-Infektion meist symptomlos. Die Übertragung erfolgt durch Geschlechtsverkehr, der Mann kann dabei als symptomfreier Zwischenwirt dienen („Ping-Pong-Effekt") und muss deshalb ebenfalls behandelt werden. Mittel der Wahl ist das antimikrobielle Chemotherapeutikum **Metronidazol** (□ Tab. 11.10). Bei Männern erfolgt die Behandlung nur systemisch, bei der Frau kommt noch die lokale Anwendung hinzu. Die Wirkung von Alkohol wird bei gleichzeitiger Einnahme von Metronidazol verstärkt.

☐ **Tab. 11.10** Arzneimittel gegen Protozoen-Erkrankungen

Arzneistoff	Fertigarzneimittel
Metronidazol	*Clont®, *Flagyl®
Pyrimethamin	*Daraprim®
Chloroquin	*Resochin®
Mefloquin	*Lariam®
Pyrimethamin	*Daraprim®
Atovaquon	*Wellvone®
Halofantrin	*Halfan®
Proguanil	*Paludrine®
Atovaquon/Proguanil	*Malarone®
Artemether/Lumefantrin	*Riamet®

Toxoplasma gondii

Die Toxoplasmose ist eine Infektionskrankheit, die vor allem in der Schwangerschaft sehr gefährlich ist. Die Infektion erfolgt meist über rohes Fleisch. Katzen dienen dabei oft als Zwischenwirte, die Erreger werden durch den Katzenkot übertragen.

Gegen nach der Geburt (postnatal) auftretende Infektionen werden **Pyrimethamin** sowie **Sulfonamide** (Sulfadiazin) oder **Clindamycin** eingesetzt.

Plasmodien

Plasmodien sind die Erreger der **Malaria** (Wechselfieber), einer weit verbreiteten Infektionskrankheit. Die Hauptmalariagebiete sind das Amazonasgebiet, Mittelamerika, Zentralafrika und Südostasien. Die Malaria tritt in verschiedenen Formen auf:
- Malaria tertiana: Erreger sind *Plasmodium vivax* und *Plasmodium ovale*. Die für Malaria typischen Fieberanfälle treten jeden dritten Tag auf.
- Malaria quartana: Erreger ist *Plasmodium malariae*. Die Fieberanfälle treten jeden vierten Tag auf.
- Malaria tropica: Malaria tropica ist die schwerste Form der Malaria. Erreger ist *Plasmodium falciparum*. Symptome sind Schwellungen von Milz und Leber, Hämolyse und unregelmäßige Fieberanfälle. Diese Malariaform kann in kurzer Zeit zum Tod führen.

Die Malaria wird übertragen durch den Stich der **Anopheles-Mücke** (Moskito). Zur Behandlung der Malaria steht heute eine Reihe von Arzneistoffen zur Verfügung, die in verschiedenen Entwicklungsphasen der Plasmodien angreifen. Das klassische Malariamittel **Chinin** und Aminochinoline wie **Chloroquin** werden oft zur Therapie eingesetzt. **Primaquin** wird wegen ausgeprägter Nebenwirkungen nur in schwersten Malariafällen eingesetzt. Für die Abgabe von Malariapräparaten steht in Deutschland weniger die Malariatherapie als die Malariaprophylaxe im Vordergrund, denn immer mehr Menschen reisen in Malariagebiete. Mit den bisher genannten Malariamitteln strukturell nicht verwandt ist der Wirkstoff **Halofantrin**. Es zählt wie Mefloquin, Chloroquin und Chinin zu den rasch wirkenden Substanzen. Das Biguanid-Derivat **Proguanil** wird wegen der Gefahr der schnellen Resistenzentwicklung mit Chloroquin kombiniert eingesetzt. Die Kombinationen von Atovaquon mit Proguanil sowie Artemether mit Lumefantrin werden zur Behandlung der Malaria tropica eingesetzt.

Bei der **Malariaprophylaxe** sollte immer die aktuelle Resistenzlage des jeweiligen Reiseziels beachtet werden. In Ländern mit niedrigem Malariarisiko bietet sich auch die Stand-by Therapie (Mitführen von Malaria-Medikamenten für den Bedarfsfall) an. Gängige Medikamente zur Malariaprophylaxe sind:

▶ Atovaquon und Proguanilhydrochlorid
▶ Mefloquin
▶ Doxycyclin (ist für diese Indikation nicht zugelassen, wird aber trotzdem verbreitet angewendet)
▶ Chloroquin und Proguanilhydrochlord haben auf Grund der aktuellen Resistenzsituation ihre Bedeutung verloren.

Neben der **Chemoprophylaxe** sollten beim Aufenthalt in Malariagebieten noch andere Vorsichtsmaßnahmen getroffen werden: Hautbedeckende Kleidung, Moskitonetze. Zum Vertreiben der Moskitos eignen sich Repellenzien, zum Abtöten Insektizide, z. B. **Pyrethrum**-Sprays. Als Repellenzien können **N,N-Diethyl-m-toluamid** (DEET, Care plus®, Nobite®) oder Icaridin (Bayrepel, Autan®) eingesetzt werden. Icaridin ist ein insektenabweisender Wirkstoff und zeigt in etwa das gleiche Wirkprofil wie DEET. Im Gegensatz zu DEET wird Icaridin weniger resorbiert und ist daher etwas besser verträglich. Auf der Haut entsteht nach Verdunstung ein dünner Duftmantel, der die Insekten fernhält. Die Wirkdauer beträgt etwa vier bis acht Stunden, die Anwendung sollte daher in regelmäßigen Abständen wiederholt werden. Außer vor Mücken schützt Icaridin auch gegen Zecken und Bremsen. Aus dem Pflanzenreich werden Citronell- und Eucalyptusöl eingesetzt, deren Wirksamkeit jedoch zum Schutz vor einer Malariainfektion nicht ausreicht.

Pneumocystis jiroveci

Bei Patienten mit schweren Immundefekten, z. B. HIV-Infektionen, kann der Erreger *Pneumocystis jiroveci* (ältere Bezeichnung: *P. carinii*) eine lebensbedrohliche Form der Lungenentzündung (PcP, Pneumocystis-carinii-Pneumonie) hervorrufen. Für die Prophylaxe und Therapie der PcP sowie für den Einsatz bei verschiedenen Tropenkrankheiten (Kala-Azar, Hautleishmaniose, Frühstadium der Schlafkrankheit) wurde **Pentamidin** zugelassen.

Zur Akutbehandlung von leichten bis mäßig schweren Formen der PcP, insbesondere wenn eine Behandlung mit **Cotrimoxazol** nicht vertragen wird, eignet sich auch **Atovaquon**.

11.4 Arzneimittel gegen Wurmerkrankungen

Würmer sind Parasiten, die sich meist im Darm von Endwirten aufhalten. Die Übertragung erfolgt über Zwischenwirte (Nager, Hunde, Katzen usw.). Je nach Wurmart müssen unterschiedliche Arzneimittel gegen Wurmerkrankungen (Anthelminthika) eingesetzt werden.

Bandwürmer

Der Befall von Menschen mit Bandwürmern (Zestoden) ist häufig. Die häufigsten Bandwurmarten beim Mensch sind der Rinderbandwurm (*Taenia saginata*) und der Schweinebandwurm (*Taenia solium*), außerdem der Fuchs- und der Hundebandwurm (*Echinococcus multilocularis* bzw. *E. granulosus*). Der Infektionsweg verläuft über den Kontakt mit den Tieren oder den Genuss von Früchten (Obst und Gemüse), die mit Urin und Kot kontaminiert sind. Ein Bandwurm kann bis zu zehn Meter lang werden. Nach einigen Monaten stößt er mit Eiern gefüllte Glieder ab (etwa 1 cm groß), die in den Fäzes erscheinen. Der Mensch ist hierbei ein Fehlwirt, d. h. der Wurm vermehrt sich hier nicht. Symptome sind Hunger, Durchfall und Abmagerung, die Infektion kann jedoch auch einige Zeit symptomlos verlaufen. Neben **Mebendazol** ist **Albendazol** das einzige im Handel befindliche Anthelminthikum, das bei Echinokokkosen wirkt. Albendazol weist gegenüber Mebendazol eine bessere Resorption und Penetration in den Wurmorganismus auf.

Die Übertragung des Schweine- und Rinderbandwurmes erfolgt durch verunreinigtes Fleisch. Zur Therapie wird **Praziquantel** eingesetzt, welches außerdem zur Prophylaxe des Wurmbefalls bei Tieren (Hunde, Katzen, Pferde) gegeben wird. Der Arzneistoff lähmt die Muskulatur der Würmer und verhindert somit deren Anheftung an die Darmwand. Sie werden mit dem Kot ausgeschieden. Als Nebenwirkung können gastrointestinale Beschwerden und Kopfschmerzen auftreten.

Fadenwürmer

Fadenwürmer (Nematoden), die für den Menschen eine Rolle spielen, sind Spulwürmer und Madenwürmer. **Spulwürmer** (Askariden) sind 15 bis 40 cm lang und bleistiftdick. Der Mensch nimmt die Eier mit ungewaschenem Salat o. Ä. auf, diese entwickeln sich im Dünndarm zu den Larven, die durch den ganzen Organismus wandern und dabei zu geschlechtsreifen Würmern heranwachsen. Wieder im Darm angelangt, legen sie dort ihre Eier ab, die dann mit dem Kot ausgeschieden werden. Zur Therapie wird vor allem **Mebendazol** (□ Tab. 11.11) eingesetzt, das zu einer Lähmung der Askariden führt. Ebenfalls geeignet ist **Pyrantelembonat.**

Madenwürmer (Oxyuren) sind sehr viel kleiner als Spulwürmer (etwa 1 cm) und leben auf der Darmschleimhaut. Die Weibchen wandern zur Eiablage zum Anus. Die

◻ **Tab. 11.11** Anthelminthika

Arzneistoff	Fertigarzneimittel
Mebendazol	*Vermox®
Albendazol	*Eskazole®
Praziquantel	*Biltricide®, *Cesol®, *Cysticide®
Pyrantelembonat	*Helmex®
Pyrviniumembonat	Molevac®, Pyrcon®

Eier bewirken einen starken Juckreiz, sodass vor allem bei Kindern, die sich kratzen und dann den Finger in den Mund stecken, Reinfektionen auftreten. Die klebrigen Eier können aber auch über andere Gegenstände (Spielzeug) weiterverbreitet werden. Symptome sind, neben dem starken Juckreiz im Analbereich, Gewichtsabnahme und das Auftreten der Madenwürmer in den Fäzes. Zur Behandlung eignen sich **Pyrviniumembonat** und **Pyrantelembonat**, die nur einmal in hoher Dosis gegeben werden müssen. Als Nebenwirkung tritt eine unbedenkliche Rotfärbung der Fäzes auf. Weiterhin wirksam ist Mebendazol.

11.5   Arzneimittel gegen Virusinfektionen

Virus ist ein Sammelbegriff für eine besondere Form organischer Strukturen, die sich nicht selbst durch Teilung vermehren können, sondern zur Vermehrung Wirtszellen benötigen. Sie benutzen deren Fortpflanzungs- und Proteinsynthese-Systeme. Durch diesen Befall wird die Wirtszelle geschädigt und kann ihre normalen Funktionen nicht mehr wahrnehmen (Virusinfektion). Allgemeine Kennzeichen von Viren sind die formgebende Proteinhülle (Kapsid) und ihre darin eingepackte DNA oder RNA (○ Abb. 11.8). Manche Viren tragen zusätzlich noch eine Lipidmembran, in die Proteine eingelagert sind (Envelope, behüllte Viren). Wegen ihrer geringen Größe (20 bis 300 nm) können Viren normale Bakterienfilter passieren (○ Abb. 11.9).

Der Organismus reagiert auf Virusinfektionen in vielfältiger Weise. Das Immunsystem wird aktiviert und erzeugt Antikörper, die spezifisch gegen das jeweilige Virus (Antigen) gerichtet sind. Die Phagozytose wird verstärkt angeregt, um Eindringlinge zu entfernen. Eine weitere Reaktion der virusbefallenen Zellen ist die Freisetzung von Interferonen, welche die nicht befallenen Zellen zur Ausbildung eines schützenden antiviralen Proteins anregt. Die Interferon-Wirkung ist nicht virusspezifisch. Interferone haben drei charakteristische Wirkungen:

▶ Sie hemmen die Virusvermehrung (antivirale Wirkung),
▶ vermindern das Wachstum von Tumorzellen (antiproliferative Wirkung) und
▶ beeinflussen die Funktion des Immunsystems (immunmodulatorische Wirkung).

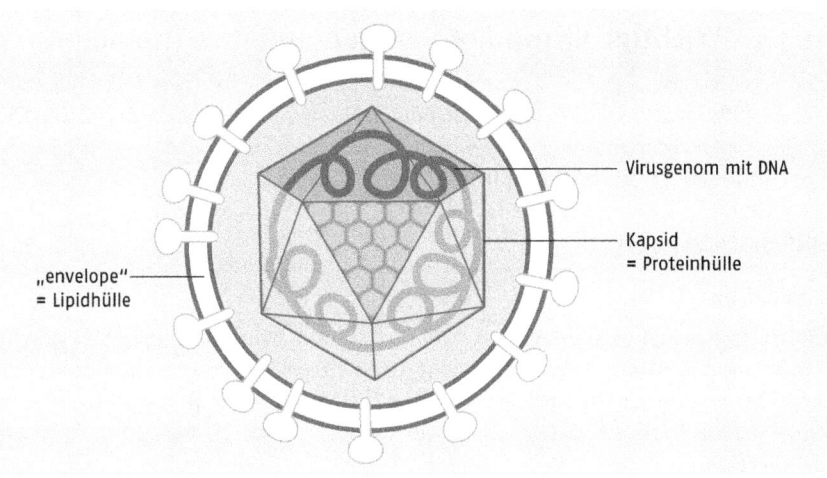

○ **Abb. 11.8** Aufbau eines Herpesvirus

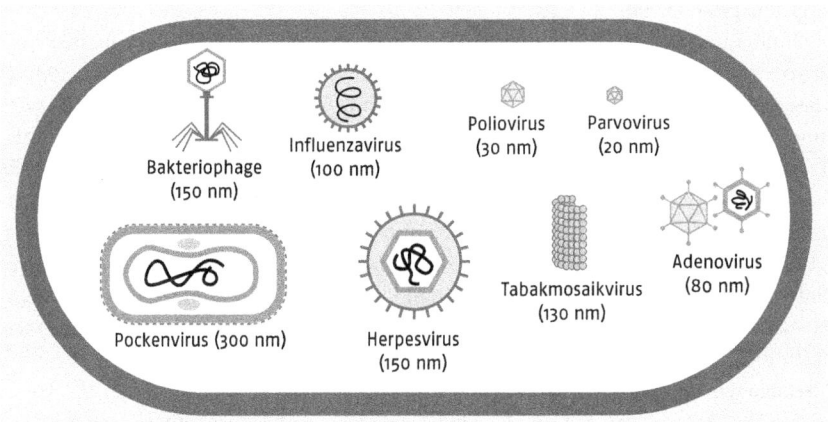

○ **Abb. 11.9** Größenvergleich unterschiedlicher Viren mit einer Bakterienzelle

Viren werden von den üblichen Chemotherapeutika und Antibiotika nicht angegriffen, da sie keinen eigenen Stoffwechsel haben. Als Schutz vor Viruserkrankungen ist vor allem die aktive Immunisierung durch Impfung von Bedeutung. Die Therapie mit Arzneimitteln versucht folgende virale Mechanismen zu verhindern:
▶ Anheftung der Viren an die Zellmembran,
▶ Eindringen der Viren in die Zelle,
▶ Replikation der Virus-DNA.
Leider ist die medikamentöse Behandlung von Viruserkrankungen zurzeit nur sehr beschränkt möglich.

11.5.1   Wichtige Viruserkrankungen und ihre Therapien

Die Viruserkrankungen können in zwei Gruppen eingeteilt werden, je nachdem ob das krankheitsauslösende Virus RNA oder DNA als Erbinformation enthält. Die wichtigsten werden in diesem Kapitel kurz beschrieben. Eine Übersicht über häufig vorkommende Virusinfektionen liefern ☐ Tab. 11.12 und 11.13.

RNA-haltige Viren

Myxoviren

Durch Myxoviren werden Grippe (Influenza) und Mumps ausgelöst. Typische Symptome bei **Mumps** sind Schwellung der Ohrspeicheldrüsen und Fieber. Anschließend bleibt eine lebenslange Immunität zurück. Die Impfung wird in Form einer Dreifachvakzine (Masern/Mumps/Röteln, *MMR Triplovax®, *Priorix®) durchgeführt.

Influenzaviren sind sehr mutationsfreudig. Der Grippeimpfstoff wird jährlich neu zusammengesetzt und berücksichtigt die jeweils aktuellen Mutanten. Die Grippeimpfung ist jedes Jahr zu wiederholen.

Influenzaviren lassen sich charakterisieren durch den Aufbau ihrer Oberflächenstrukturen, genauer gesagt durch ihren **Hämagglutinin(H)-** und **Neuraminidase(N)-Typ**. Hämagglutinine sind für das Andocken des Virus an die Wirtszelle sowie die Verschmelzung (Fusion) von Virushülle und Wirtszellmembran wichtig. Die Neuraminidase ist ein Enzym, welches für die Freisetzung der in der Wirtszelle vermehrten Virus-DNA benötigt wird. Das Vogelgrippevirus trägt z. B. die Bezeichnung „H5N1", für das Virus der Neuen Grippe (Schweinegrippe) findet man den Typ „H1N1". Vom Influenza-A-Virus sind 15 Hämagglutinin- und 9 Neuraminidase-Subtypen bekannt. So sind die Kombinationsmöglichkeiten dieser beiden Proteinstrukturen und damit die Virusvielfalt sehr groß, was die Prophylaxe (Impfung) wie auch die Therapie der Grippe erschwert.

Therapie der Influenza: Die Therapie der Influenza (Virusgrippe) zielt auf die Hemmung der Neuraminidase ab. Die Neuraminidase-Inhibitoren **Oseltamivir** (*Tamiflu®) und **Zanamivir** (*Relenza®) verhindern die Virusvermehrung und den Befall weiterer Zellen. Eine ausreichende Wirksamkeit wird daher nur bei frühzeitiger Gabe (maximal 24 Std. nach Auftreten der ersten Symptome) erreicht. Oseltamivir wird fünf Tage lang zweimal täglich in Form einer Tablette oder einer Lösung zum Einnehmen gegeben. Zanamivir muss aufgrund seiner geringen Resorption im Magen-Darm-Trakt inhalativ (Diskhaler, zweimal täglich zwei Inhalationen, ebenfalls fünf Tage lang) gegeben werden.

Neben den Neuraminidase-Hemmern wird auch **Amantadin** (*PK-Merz®), ein Antiparkinson-Mittel, prophylaktisch und therapeutisch bei Grippe eingesetzt.

Tollwutvirus

Das Tollwutvirus wird durch den Biss oder das Kratzen tollwütiger Tiere (Hund, Katze, Fuchs) auf den Menschen übertragen. Die Viren befallen das ZNS, bei Nichtbehandlung tritt der Tod ein. Die Inkubationszeit der Tollwut (Rabies) kann dabei mehrere Wochen betragen. Eine prophylaktische Impfung gegen Tollwut ist beim

☐ **Tab. 11.12** RNA-haltige Viren

Familie	Typ	Krankheit	Prophylaxe oder Therapie
Picorna-viren	Polio-myelitisviren	Kinderlähmung (Polio)	Kombinationsimpfung (mit Tetanus, Diphtherie, *Revaxis®und evtl. Keuch-husten, *Repevax®)
	Rhinoviren	Grippaler Infekt	Keine Impfung möglich, Therapie symp-tomatisch
	Hepatitis-A-Virus	Hepatitis A	Impfung (*Havrix®, Kombination mit HB: *Twinrix®)
Warzen aus-lösende Viren		Viruswarzen	Lösungen mit Salicylsäure, Milchsäure (Clabin® plus, Collomack®), Fluorouracil (Virustatikum, *Verrumal®). Gesunde Haut mit Fettsalbe abdecken; Vereisung mit Dimethylether/Propan (Wartner®)
Flaviviren	HC-Virus (HCV)	Hepatitis C	Akute Phase: Interferon alfa-2 a oder -2 b; chronische HC: pegyliertes Inter-feron (*Pegasys®) und Ribavirin (*Cope-gus®)
Arboviren	Enzephali-tis-Viren	Frühsommer-Meningoence-phalitis (FSME)	*Encepur®, *FSME immun®
	Gelbfieber-virus	Gelbfieber (Tropen)	*Stamaril® (zugelassene Gelbfieberimpf-stellen)
Myxoviren	Mumpsviren	Mumps	Kombination Masern/Mumps/Röteln, *MMR Triplovax®, *Priorix®
	Influenza-viren	Grippe (Influenza)	Prophylaxe: jährlich neu zusammenge-setzter Impfstoff gegen aktuelle Virus-mutante. Therapie: Oseltamivir (*Tamiflu®), Zanamivir (*Relenza®)
Myxo-ähnliche Viren	Masernvirus	Masern	*MMR Triplovax®
	Rubellavirus	Röteln	Impfung, vor allem Mädchen, da Infek-tion während Schwangerschaft zu Kom-plikationen führen kann
	Tollwutvirus	Tollwut (Rabies)	*Rabipur®
Retroviren	Humanes Immun-schwäche-Virus (HIV)	AIDS	Keine Impfung möglich, Therapie mit unterschiedlichen Substanzen

11

☐ **Tab. 11.13** DNA-haltige Viren

Familie	Typ	Krankheit	Prophylaxe oder Therapie
Herpes-Viren	Herpes-simplex-Virus-1 (HSV-1)	Herpes labialis (Lippenherpes)	Lokale Therapie mit Aciclovir, Docosanol, Zinksalze, Melissenextrakt (apotheken-pflichtig), Foscarnet, Idoxuridin (ver-schreibungspflichtig). Systemische Therapie mit Aciclovir, Valaci-clovir, Brivudin
	Herpes-simplex-Virus-2 (HSV-2)	Herpes genitalis (Genitalherpes)	
	Varizella-zoster-Virus (VZV)	Windpocken (Varizellen), Gürtelrose (Zoster)	Aciclovir, juckreizstillende Lotionen bei Windpocken
Hepadna-Viren	Hepatitis-B-Virus (HBV)	Hepatitis B	Impfung mit *Twinrix®, Therapie mit Adefovir, Lamivudin, Foscarnet und Interferon-α
	Humanes Papillo-ma-Virus (HPV)	Gebärmutter-halskrebs, War-zen (Genital-warzen, Feig-warzen)	Impfung bei Mädchen zw. 12 und 17 Jahren gegen HPV-Typ 6/11/16/18: *Gardasil®, HPV-Typ 16/18: *Cervarix®

Menschen wie auch bei Hunden möglich. Für Füchse werden in Tollwutgebieten mit Impfstoff präparierte Köder ausgelegt. Zunehmend gewinnt die Impfung als Reise-impfung (z. B. Indien) an Bedeutung. Nach Biss durch ein tollwütiges Tier besteht die Behandlung durch die kombinierte Gabe aktiver und passiver Immunisierung, um den Ausbruch der Krankheit zu vermeiden. Bricht sie aus, verläuft sie tödlich.

Retroviren

Zu den Retroviren gehört das **Humane-Immunschwäche-Virus** (Humane Immuno-deficiency Virus, HIV), der Erreger der Immunschwächekrankheit AIDS (**A**cquired **I**mmune **D**eficiency **S**yndrome). Die Besonderheit der Retroviren ist, dass sie ihre Erbinformation mit Hilfe des Enzyms **Reverse Transkriptase** von RNA in DNA umschreiben können. Daher ist das HI-Virus sehr flexibel und schwer therapierbar. HIV führt zu einem Defekt der zellulären Immunabwehr. Besonders betroffen sind die T-Helferzellen, deren Anzahl deutlich zurückgeht. Symptome sind zunächst Nachtschweiß, Durchfall, Gewichtsabnahme, dann Hirninfektionen, Hautge-schwülste, allgemeine Ausmergelung und schließlich der Tod. Die Symptome treten erst lange Zeit nach der Infektion auf, wobei das Virus während dieser Zeit weiter verbreitet werden kann. Die Übertragung erfolgt durch direkten Kontakt von Körperflüssigkeiten (Geschlechtsverkehr, gemeinsames Benutzen von Injektionsnadeln). Im Zusammenhang mit einer HIV-bedingten Schwächung der Immunabwehr treten häufig lebensgefährliche Infektionen mit sogenannten **opportunistischen Erregern** (z. B. *Pneumocystis jiroveci,* Herpes simplex, Herpes zoster, *Candida albicans*) auf. Auch HIV-assoziierte Tumoren können auftreten.

Chemotherapie von HIV-Infektionen

Zur Chemotherapie der HIV-Infektion stehen unterschiedliche Substanzgruppen zur Verfügung, die aufgrund der schnellen Veränderung und Resistenzentwicklung in Kombination eingesetzt werden müssen:
- Nucleosidische Reverse-Transkriptase-Inhibitoren (NRTI),
- Nucleotid-Analoga als Hemmstoffe der Reversen Transkriptase,
- Nicht-nucleosidische Reverse-Transkriptase-Inhibitoren (NNRTI),
- HIV-Protease-Inhibitoren,
- sonstige HIV-Therapeutika (Fusionshemmstoffe, Integraseinhibitoren).

Durch die breite Anwendung der hochaktiven antiretroviralen Therapie (HAART) wurde die Prognose HIV-infizierter Patienten entscheidend verbessert. HAART bezeichnet eine Kombinationstherapie aus mindestens drei verschiedenen antiretroviralen Medikamenten.

Nucleosidische Reverse-Transkriptase-Inhibitoren

Die Nucleosidischen Reverse-Transkriptase-Inhibitoren (NRTI) blockieren nach Aktivierung in der Viruszelle die Reverse Transkriptase, eine RNA-abhängige DNA-Polymerase. Sie werden als falsche Bausteine in die DNA eingebaut, es kommt zu Kettenabbrüchen bei der viralen DNA-Synthese. Die Infektion weiterer Zellen wird verhindert. **Zidovudin** (□ Tab. 11.14) war die erste Substanz, die zur Behandlung von AIDS zugelassen wurde. Bei **Lamivudin** handelt es sich ebenfalls um ein Nucleosidanalogon. Die Kombination beider Substanzen zeigte therapeutische Vorteile gegenüber der Monotherapie. Aus der gleichen Gruppe werden außerdem **Abacavir**, **Didanosin**, **Stavudin** sowie **Emtricitabin** eingesetzt.

□ **Tab. 11.14** Nucleosidische Reverse-Transkriptase-Inhibitoren

Arzneistoff	Fertigarzneimittel
Zidovudin	*Retrovir®
Lamivudin	*Epivir®
Abacavir	*Ziagen®
Didanosin	*Videx®
Stavudin	*Zerit®
Emtricitabin	*Emtriva®

Nucleotid-Analoga als Hemmstoffe der Reversen Transkriptase

Aus dieser Gruppe wird bisher nur **Tenofovir** (*Viread®) eingesetzt. Es kann außerdem zur Therapie der Hepatitis B gegeben werden. Der Wirkmechanismus gleicht dem der NRTI.

Nicht-nucleosidische Reverse-Transkriptase-Inhibitoren

Die Nicht-nucleosidischen Reverse-Transkriptase-Inhibitoren (NNRTI) bedürfen keiner Aktivierung und hemmen die Reverse Transkriptase durch eine Veränderung der Enzymkonformation. Da dieser Mechanismus ein anderer ist als bei den nucleosidischen Inhibitoren, wirkt eine Kombination beider Substanzgruppen synergistisch. Substanzen aus dieser Gruppe sind **Efavirenz** (*Sustiva®) und **Nevirapin** (*Viramune®). Als Nebenwirkungen sind Hautveränderungen und Unverträglichkeiten möglich, die zum Therapieabbruch führen können.

HIV-Proteasehemmer

Die HIV-Protease ist ein viruseigenes Enzym, welches das große Vorläuferprotein, das nach Bauplan der viralen Erbinformation von der Wirtszelle gebildet wurde, in die einzelnen Proteine bzw. Enzyme zerlegt, die das Virus benötigt. In diese Gruppe gehören **Indinavir**, **Nelfinavir**, **Ritonavir** und **Saquinavir** (□ Tab. 11.15). Die Substanzen blockieren spezifisch die HIV-Proteasen. **Ritonavir** wirkt sehr gut antiviral, jedoch ist seine Verträglichkeit eher schlecht. Es ist ein guter Hemmstoff für metabolisierende Leberenzyme und wird daher zur Verstärkung der Wirkung anderer Proteasehemmer eingesetzt, die einem hohen First-Pass-Effekt unterliegen („Boosterung").

□ **Tab. 11.15** HIV-Proteasehemmer

Arzneistoff	Fertigarzneimittel
Indinavir	*Crixivan®
Nelfinavir	*Viracept®
Ritonavir	*Norvir®
Saquinavir	*Invirase®

Sonstige Arzneistoffe zur Therapie von HIV-Infektionen

Als **Fusionshemmstoff** wird **Enfuvirtid** (*Fuzeon®) eingesetzt, welches das Eindringen des Virus in die menschliche Zelle (Fusion) verhindert.

Maraviroc (*Celsentri®) verhindert das Andocken des Virus an die humanen Zellen durch eine Blockade des sogenannten CCR5-Rezeptors. Dieser Rezeptor wird jedoch nicht von allen HIV-Typen für die Anheftung benötigt. Daher ist die Wirkung auf bestimmte Virustypen beschränkt.

Raltegravir (*Isentress®), ein Integrase-Inhibitor, hemmt den Einbau der viralen DNA in das Wirtsgenom. Die Integrase ist das katalysierende Enzym für diesen Vorgang.

DNA-haltige Viren

Herpes-simplex-Viren

Herpes-simplex-Viren sind bei etwa 85 % aller Menschen nachweisbar, d. h. fast jeder trägt das Virus in sich. Jedoch bricht es nicht bei jedem aus. Man unterscheidet HSV-1, den Erreger des Lippenherpes (Herpes labialis), und HSV-2, den Erreger des Genitalherpes (Herpes genitalis). Die Infektion mit **HSV-1** äußert sich etwa eine Woche nach Ansteckung bzw. Reaktivierung mit Juckreiz, Kribbeln, Rötung und flüssigkeitsgefüllten Bläschen im Lippenbereich, die aufplatzen, verschorfen und nach sechs bis zehn Tagen abheilen. Das Virus befindet sich in dieser Flüssigkeit, daher sollten die Bläschen während dieser Phase möglichst nicht berührt werden, um eine Ausbreitung der Infektion zu vermeiden. Begünstigende Faktoren für einen Ausbruch sind fieberhafte Erkrankungen, starke Sonnenbestrahlung, Menstruation oder Ekel. In einigen Fällen treten Herpes-Infektionen am Auge (Herpes ophthalmicus) auf. Ist ein Mensch einmal mit dem HS-Virus infiziert, so überdauert dieses sein Leben lang in Ganglien (Umschaltstellen des Nervensystems).

Zur Therapie des Herpes labialis werden Cremes mit dem Wirkstoff **Aciclovir** (□ Tab. 11.16) verwendet, die in Tuben bis 2 g verschreibungsfrei erhältlich sind. Die Creme wird alle zwei Stunden mit einem Wattestäbchen aufgetragen. Aciclovir wird, ebenso wie **Penciclovir**, als falscher Baustein in die Virus-DNA eingebaut und hemmt so seine Vermehrung. Ein Strukturverwandter des Aciclovir ist **Ganciclovir**. Indikationen sind CMV-Infektionen (parenteral) und HSV-Infektionen der Hornhaut des Auges (Herpes-simplex-Keratitis). **Zinksalze** und **Heparin** können ebenfalls in halb-

□ **Tab. 11.16** Präparate bei Herpes-simplex-Infektionen

Arzneistoff	Fertigarzneimittel
Aciclovir	Zovirax® Creme
Penciclovir	Fenistil® Pencivir
Ganciclovir	*Cymeven®, *Virgan® Augengel
Zinksulfat und Heparin	*Virudermin®
Melissenextrakt	Lomaherpan®
Docosanol	Erazaban®
Idoxuridin	*Virunguent®
Foscarnet	*Triapten® Antiviralcreme

☐ **Tab. 11.17** Präparate bei Herpes-zoster-Infektionen

Arzneistoff	Fertigarzneimittel
Aciclovir	*Virzin®
Famciclovir	*Famvir®
Valaciclovir	*Valtrex®
Brivudin	*Zostex®

festen Arzneiformen bei Lippenherpes aufgetragen werden. Vorbeugend sollte bei starker Sonneneinstrahlung oder extremer Kälte eine schützende Creme aufgetragen werden. Hier eignet sich z. B. Labiosan®, welches die reizende UV-Strahlung abhält. In der Selbstmedikation können außerdem Cremes mit **Melissenextrakt**, der das Andocken des Virus an gesunde Zellen unterbindet (Antiadhäsivum) oder mit dem aliphatischen Alkohol **Docosanol** eingesetzt werden. Zum Abdecken der Bläschen sind **Compeed® Herpesbläschen-Patches** (Hydrokolloid-Pflaster) empfehlenswert.

In schwereren Fällen sollte ein Arzt konsultiert werden, dies gilt ebenso für eine Herpes-Infektion am Auge. Verschreibungspflichtige Wirkstoffe sind Foscarnet und Idoxuridin. **Foscarnet** ist ein spezifischer Hemmstoff viraler DNA-Polymerasen und reverser Transkriptasen. **Idoxuridin** wird statt Thymidin in die DNA eingebaut und verändert so das Genom (Erbgut) des Virus.

Varizella-Virus

Ein weiterer Vertreter aus der Gruppe der Herpesviren, die den menschlichen Organismus befallen können, ist das Herpes-zoster-Virus (Varizella-zoster-Virus, VZV). Es handelt sich um den Erreger der **Windpocken** (Varizellen, Primärinfektion) und der **Gürtelrose** (Herpes zoster, Reaktivierung des Virus). Windpocken sind eine in der Regel harmlos verlaufende Kinderkrankheit, gegen die heute geimpft werden kann. Nach Abheilen der Windpocken, schlummern auch die VZ-Viren in Ganglien des Nervensystems. Durch entsprechende Reize (Trigger) kann es später zur Reaktivierung des Virus kommen (Gürtelrose). Erfolgt die Infektion mit VZV erst im Erwachsenenalter, verläuft die Windpockeninfektion meist schwerwiegender.

Die **Therapie** der Windpocken erfolgt symptomatisch (Antihistaminika und kühlende, lokalanästhetische Lotionen gegen Juckreiz). Zur Therapie der Gürtelrose werden Virustatika wie **Aciclovir** (*Virzin®), **Famciclovir** (*Famvir®), **Valaciclovir** (*Valtrex®) sowie **Brivudin** (*Zostex®) eingesetzt (☐ Tab. 11.17). Die Therapie dient vor allem der schnellen Abheilung, der Verhinderung einer Virus-Ausbreitung und der Prophylaxe der postzosterischen Neuralgie, einer bestimmten Form von Nervenschmerzen, die ohne Therapie einige Monate nach der Abheilung sichtbarer Symptome andauern kann.

11.6 Desinfektionsmittel

Desinfektionsmittel töten die pathogenen Mikroorganismen auf der Körperoberfläche (z. B. Handdesinfektionsmittel) oder außerhalb des Organismus (z. B. Flächendesinfektionsmittel, Instrumentendesinfektionsmittel) ab. Sie sind also nicht zur innerlichen Anwendung bestimmt. Desinfektionsmittel sollen eine möglichst große Zahl verschiedener Keime erfassen, außerdem sollen sie gut hautverträglich sein.

Wasserstoffperoxid (H_2O_2) wird zum Bleichen und Desinfizieren angewandt. 3 %ige Wasserstoffperoxid-Lösung wird zur Reinigung von Wunden und zum Ablösen von Verbänden gebraucht. Zur Anwendung für die Mund- und Rachendesinfektion wird die Lösung weiter verdünnt (ein Esslöffel auf ein Glas Wasser).

Elementares **Chlor** wird zur Desinfektion von Trinkwasser und Schwimmbädern benutzt, eine Chlor freisetzende Verbindung ist Tosylchloramid (Chloramin T). **Aluminiumchlorat** ist Bestandteil des Mundwasserkonzentrats Mallebrin®. **Iodlösungen** zu Desinfektionszwecken sind heutzutage häufig von Produkten mit komplexiertem **Povidon**-(Polyvinylpyrrolidon-/PVP-)Iod abgelöst worden, da diese nicht brennen, außerdem ist die Iod-Resorption geringer. Bei Schilddrüsenerkrankungen dürfen sie aufgrund der Resorptionsgefahr nicht großflächig angewandt werden.

Ethanol und **Isopropanol** (**70 % V/V**) können zur Hände-, Haut- und Flächendesinfektion eingesetzt werden. Die Verdünnung verstärkt den keimtötenden Effekt, da durch den Wassergehalt die Bakterienzellwand erst für den Alkohol durchlässig wird. Dieser führt letztendlich zur Abtötung der Mikroorganismen.

35 %ige wässrige **Formaldehyd-Lösung** wird zur Raumdesinfektion (OP usw.) gebraucht. Ein indirekter Formaldehyd-Lieferant ist **Methenamin** (Hexamethylentetramin, Urotropin®), das in saurer Lösung Formaldehyd abspaltet. Indikationen sind Harnwegsinfekte (orale Gabe, Urotractan®) und übermäßige Schweißproduktion (Hyperhidrosis, *Antihydral® Salbe).

Phenol hat nur eine geringe desinfizierende Wirkung. In Insulinen findet man neben Phenol phenolische Substanzen wie Metacresol als Konservierungsmittel. Zu Desinfektionszwecken findet **Thymol** häufig Anwendung in Mundwässern und Zahnpasten. Es ist etwa 30-mal stärker wirksam als Phenol und weniger toxisch. Thymol wird auch im klinischen Labor zur Urinkonservierung verwendet. Zahnärzte setzen **Eugenol** (aus Nelkenöl) ein, das neben seiner bakteriziden Wirkung auch schwach lokalanästhetische Eigenschaften besitzt.

Auch Phenolcarbonsäuren wirken desinfizierend. Zur Konservierung von Lebensmitteln und pharmazeutischen Produkten dienen **para-Hydroxybenzoesäure**-Ester (pHB-Ester, Parabene) wie Nipagin® und Nipasol®. Sie sind häufig auch Bestandteil von kosmetischen Produkten und können Kontaktallergien auslösen.

Das Acridin-Derivat **Ethacridin** (meist als Lactat) wird in einigen Durchfall-Therapeutika (*Metifex®, *Tannacomp®) zur Darmdesinfektion eingesetzt. Außerdem wird es äußerlich für Umschläge bei Insektenstichen oder Entzündungen der Haut in Form von Salben oder Lösungen verwendet (Rivanol®). Acridin-Derivate eignen sich weiterhin zur Mund- und Rachendesinfektion. Der Patient sollte auf die stark färbende Wirkung (Kleidung, Fäzes) hingewiesen werden.

Chlorhexidin (Chlorhexamed®) wird als Mund- und Rachendesinfektionsmittel sowie als Konservierungsmittel für Augentropfen angewendet. **Hexetidin** (Hexoral®) dient in Form von Lutschtabletten oder Gurgellösungen der Desinfektion des Mund- und Rachenraumes. **Octenidin** findet Einsatz als Haut- und Wunddesinfektionsmittel (Octenisept®). Im Gegensatz zu den alkoholischen Wunddesinfektionsmitteln hat es den Vorteil, dass es nicht brennt.

Polihexanid (Lavasept®) wird zur antiseptischen Wundbehandlung und zur Vorbeugung von Wundinfektionen während opertiver Eingriffe eingesetzt. Es besitzt eine sehr gute Gewebeverträglichkeit und ein breites Wirkspektrum gegen Bakterien und Pilze.

Zusammenfassung

▶ Der menschliche Organismus kann durch Dermatophyten, Hefen und Schimmelpilze befallen werden. Meist handelt es sich um lokale Infektionen der Haut oder Schleimhaut (Dermatomykose), es können jedoch auch innere Organe betroffen sein (Systemmykose).

▶ Die meisten Antimykotika greifen in die Zellwandsynthese der Pilze ein.

▶ Die Malaria ist eine wichtige Erkrankung in der Beratung zur Reisemedizin. Vor einer Reise in die Tropen sollten Informationen über die dortige Malariasituation eingeholt werden.

▶ Die wichtigsten den Mensch befallenden Würmer sind Bandwürmer (Zestoden) und Fadenwürmer (Askariden und Oxyuren).

▶ Zu den Retroviren gehört das humane Immunschwäche-Virus (Humane Immunodeficiency Virus, HIV), der Erreger der Immunschwächekrankheit AIDS (Acquired Immune Deficiency Syndrome). Mit verschiedenen antiretroviralen Wirkstoffen versucht man den Verlauf der Krankheit zu verzögern.

▶ Etwa 85 % der Menschen tragen das Herpes-simplex-Virus in sich. Herpes-simplex-Viren verursachen den Lippenherpes (Herpes labialis). Herpes-zoster-Viren sind Auslöser der Windpocken bzw. der Gürtelrose.

Wiederholungsfragen zu den Kapiteln 11.2 bis 11.6

1. Welche Arzneistoffe werden bei Lippenherpes in der Selbstmedikation eingesetzt? Welche Empfehlungen sind dem Kunden mit auf den Weg zu geben?

2. Wann ist beim Auftreten von Herpes-Infektionen ein Arztbesuch erforderlich?

3. Welche Schritte bei der Infektion gesunder Zellen durch Viren dienen als Angriffspunkt für Virustatika?

4. Warum sind Viren nicht durch Sterilfiltration aus pharmazeutischen Zubereitungen zu entfernen?

12 Aufbau und Funktion der Haut

Dieses Kapitel befasst sich mit dem Aufbau der Haut. Die Haut ist das größte und wichtigste Organ des Menschen. Viele, auch innere Erkrankungen, werden erst über Veränderungen der Haut sichtbar und damit behandelbar. Die Erkrankungen der Haut sind besonders vielfältig, so dass nur die wichtigsten Erkrankungen und deren Therapie hier vorgestellt werden. Es werden typische Anzeichen der einzelnen Erkrankungen vorgestellt und deren Behandlungsmöglichkeiten aufgezeigt. Der letzte Teil des Kapitels widmet sich den Maßnahmen gegen zu hohe UV-Bestrahlung der Haut.

12.1   Aufbau

Die Haut ist die äußere Oberfläche des Körpers und gleichzeitig die äußere Begrenzung des Menschen zu seiner Umwelt. Die Gesamtoberfläche von 1,5–2 m^2 ist von der Größe und dem Gewicht des Individuums abhängig. Sie dient dem Menschen als:

▶ **Schutz vor Austrocknung und äußeren Schäden**, wie mechanische, chemische, Strahlen- und Kälteschäden,

▶ **Wärmeregulator** durch Schweißsekretion sowie durch Eng- und Weitstellung der Blutgefäße,

▶ **Sinnesorgan** mit ihren Temperatur-, Druck- und Schmerzrezeptoren.

Die Haut hat einen pH-Wert von 5,7. Dieser „Säureschutzmantel" hat eine hohe Pufferkapazität, sodass der pH-Wert fast immer konstant bleibt.

Anatomisch kann man die Haut in drei Schichten gliedern (○ Abb. 12.1):

▶ Epidermis (Oberhaut),

▶ Dermis (Korium oder Lederhaut),

▶ Subkutis (Unterhaut).

Epidermis und Dermis werden zusammen auch als Kutis bezeichnet.

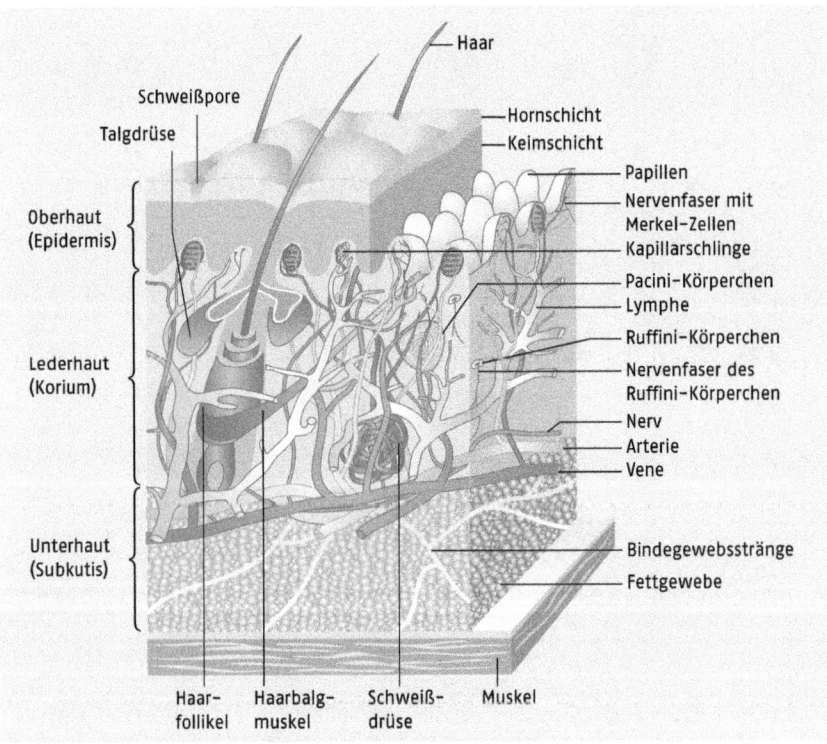

○ **Abb. 12.1** Senkrechter Schnitt durch die Haut. Nach Thews, Mutschler, Vaupel 2007

12.1.1 Epidermis

Die **Epidermis** ist die Hautoberfläche. Sie ist 0,5 bis 5 mm dick und ein verhorntes Plattenepithel. Die Hauptzellpopulation bilden die hornbildenden Keratinozyten. In der Oberhaut befinden sich die Pigmentzellen, Merkel-Zellen für den Empfang mechanischer Reize und Langerhans-Zellen, die T-Helferzellen aktivieren und für die Entstehung von allergischen Kontaktekzemen verantwortlich sind. Die Epidermis besteht aus mehreren Schichten.

Die unterste **Basal- oder Keimschicht** sorgt durch ständige Zellteilung für die Erneuerung der Oberhaut. Zwischen den laufend neu gebildeten Basalzellen liegen die Melanozyten, die das Hautpigment **Melanin** bilden, das die genetisch bedingte Hautfarbe bewirkt. Die Basalzellen schieben sich unter Umwandlung und Durchdringen weiterer Schichten langsam Richtung Oberfläche vor, bis sie in der äußeren Schicht der Epidermis, der Hornschicht, angekommen sind. Ihre dann abgeflachten, kernlosen Zellen sind völlig verhornt und werden ständig in Form kleiner Schüppchen abgestoßen. Die Epidermis ist gefäßlos und wird scharf durch die Basalschicht von der gefäßreichen Dermis abgetrennt.

12.1.2 Dermis

Die **Dermis (Korium, Lederhaut)** ist durchsetzt mit Blut und Lymphgefäßen, reich an Zellen, Nervenfasern und Sinnesrezeptoren. Die Dermis besteht aus Bindegewebe, Kollagenfasern und elastischen Fasern, die der Haut ihre Elastizität verleihen. In der gesamten Dermis sind die Mastzellen verstreut, die in ihren Granula u. a. Histamin und Serotonin enthalten, die bei allergischen Reaktionen eine Rolle spielen. Eingelagert in die Dermis sind Talg- und Schweißdrüsen sowie Haarfollikel. Als Haarfollikel bezeichnet man das Haar zusammen mit seiner Wurzel, der Talgdrüse und dem Haaraufrichtmuskel. Bei der Überdehnung der Haut, z. B. der Bauchhaut während einer Schwangerschaft, können Risse im Gefüge der Dermis entstehen, die als helle Streifen (**Striae**) sichtbar werden. Am Ende der Nervenfasern befinden sich Rezeptoren für den Druck- und Tastsinn (Pacini-Körperchen, Ruffini-Körperchen), Schmerz (Nozizeptoren) und die Temperatur.

12.1.3 Subkutis

Die **Subkutis (Unterhaut)** besteht aus Bindegewebe, in das Fettläppchen eingelagert sind. Diese dienen als Energiespeicher, Kälte- und Druckschutz.

12.1.4 Anhangsorgane der Haut

Schweißdrüsen

Schweißdrüsen sezernieren sauren Schweiß, der Wasser, Elektrolyte, Aminosäuren, Milchsäure, Harnstoff und andere Substanzen enthält. Die Schweißproduktion dient der Wärmeregulation des Körpers und hemmt durch Bildung eines Säureschutzmantels das Bakterienwachstum auf der Haut.

Talgdrüsen

Talgdrüsen liegen meist an den Haarbälgen und produzieren den fettreichen Talg, der Haare und Haut mit einer Schutzschicht überzieht. In der Nase, an den Lippen und im Genitalbereich gibt es auch nicht an Haare gebundene Talgdrüsen. Menschen mit Talgüberproduktion nennt man **Seborrhoiker**, solche mit zu geringer Talgproduktion **Sebostatiker**.

Duftdrüsen

Die Duftdrüsen (apokrinen Drüsen) liegen in der Haut der Achselhöhle, des Augenlides, Nasenvorhofs, äußeren Gehörganges, Brustwarzenhofs sowie im Genitalbereich. Die Duftdrüsen produzieren ein fettiges, alkalisches Sekret. Bei Frauen existieren zyklusabhängige Schwankungen der Sekretproduktion. Da im Bereich der Duftdrüsen der Säureschutzmantel fehlt, werden diese nicht selten von Hautbakterien infiziert. Der typische Schweißgeruch der apokrinen Drüsen entsteht erst durch eine bakterielle Zersetzung des Sekrets an der Hautoberfläche.

Haare und Nägel

Haare (Pili) und Nägel (Ungues) bestehen aus Horn. Die Haare können mit Hilfe von Muskelfasern unwillkürlich bewegt werden. Dies passiert z. B., wenn man eine Gänsehaut bekommt. Die Haare wachsen täglich etwa 0,4 mm. Finger- und Zehennägel dienen zum Schutz und als Widerlager der Tastballen.

12.2 Erkrankungen der Haut

12.2.1 Allgemeines

Bei der Erhebung einer Krankheitsgeschichte (Anamnese) werden sehr häufig Hautveränderungen registriert, die der Arzt in die Erhebung aufnimmt. Solche sichtbaren Hautveränderungen, früher auch Hautblüten (Effloreszenzen) genannt, dienen dazu, Hauterkrankungen (Dermatosen) oder andere Krankheiten zu diagnostizieren und der betroffenen Hautschicht zuzuordnen.

Man unterscheidet dabei die sogenannten primären Effloreszenzen, die direkt auf der Haut entstehen und die sekundären, die oft Anzeichen einer fortgeschrittenen Erkrankung sind.

Primäre Effloreszenzen

Makel (Macula) oder einfach auch Fleck: Gemeint sind damit Farbveränderungen der Haut, z. B. bei einer begrenzten **Entzündung (Erythem)**, bei eingelagerten Pigmenten (Sommersprossen) oder aber eine fehlende Pigmentierung **(Vitiligo)**.

Quaddel (Urtica), auch als Nessel bezeichnet, ist ein flüchtiges im Bereich der Dermis liegendes Ödem. Es ist zunächst eine weiße, später rote, unscharf begrenzte Schwellung durch Veränderung der Kapillarpermeabilität.

Knötchen (Papula), auch Papeln genannt, sind bis zu erbsengroße Verdickungen in der Leder- oder Unterhaut.

Blasen und Pusteln (Vesicula/Pustula) liegen meist in der Lederhaut und stellen mit Flüssigkeit gefüllte Bereiche dar, die über das Hautniveau herausragen. Die Pustel ist mit Eiter und Mikroorganismen gefüllt.

Sekundäre Effloreszenzen

Der oberflächlichste Defekt der Haut ist die **Erosion (Abtragung).** Bei einer **Schürfwunde (Exkoration)** sind schon die feinen Gefäße der Lederhaut beteiligt. Bei einem **Geschwür (Ulkus)** kommt es zu einer Beteiligung aller Hautschichten. Häufig greift ein Geschwür auch noch auf tiefer liegendes Gewebe über.

Über die **Kruste (Crusta)** heilt die Haut vollständig ab oder es bildet sich eine **Narbe (Cicatrix).** Eine übermäßige oder aber krankhafte Verhornung führt zur Schuppung (Desquamation oder Abschuppung).

Als **Rhagade oder Schrunde** bezeichnet man spaltförmige Einrisse der Haut infolge Überdehnung bei mangelnder Elastizität der Haut. Oft betroffen sind hiervon Mundwinkel, Lippen, Gelenkbeugen und Handinnenflächen.

Verschmälern sich die Hautschichten und wird die Haut dünner, spricht man von einer **Atrophie** (Hautatrophie, oft nach längerer Corticoid-Therapie).

12.2.2 Psoriasis

Die Psoriasis (Schuppenflechte) ist eine sehr häufige, gutartige und erbliche Hautkrankheit, die Männer und Frauen gleichermaßen betrifft. Sie ist durch eine abnorm hohe mitotische Aktivität der Basalschicht und eine deutlich höhere Durchwanderungs-Geschwindigkeit der Keratinozyten gekennzeichnet.

Mit Ausnahme von wenigen Rassen (Schwarzafrikaner, Eskimos) erkranken alle Rassen, bevorzugt aber Europäer. Man unterscheidet verschiedene Formen der Psoriasis. Die bekannteste und verbreitetste ist **Psoriasis vulgaris,** die in der schweren Form in jungen Jahren (10 bis 25 Jahre) und in der leichteren Form im Alter zwischen 35 bis 60 Jahren vorkommt. Sie beginnt meist mit dem Auftreten roter Flecken, die mit silbrigen Schuppen bedeckt sind, sich vergrößern und zusammenfließen. Versucht man die Schuppen zu entfernen, tritt ein glänzendes oberes Häutchen zum Vorschein. Bei weiterem Kratzen treten einige Blutstropfen aus (blutiger Tau). Häufig sind Ellenbogen, Kniescheiben, der behaarte Kopf und Nägel betroffen. Dieses klassische Verteilungsmuster kann sich aber auch verändern und tritt dann in Falten und am Bauchnabel auf. Bei einer **Psoriasis der Nägel** treten viele kleine trichterförmige Eindellungen in der Nagelplatte auf (Tüpfelnägel). Auch können sich bräunlich schmutzige Veränderungen am Nagel zeigen, wobei die Nagelplatte teilweise abgelöst ist (Onycholyse). Die **arthritische Psoriasis** tritt meist nach der ersten typischen Hautveränderung auf. Charakteristisch ist der schmerzhafte, oft symmetrische Befall der Gelenke, wobei ein bis mehrere Gelenke betroffen sein können.

12

Lokale Therapie

Die Therapie der Psoriasis (□ Tab. 12.1) richtet sich auch nach dem prozentualen Befall der Körperoberfläche und nach anderen Grunderkrankungen des Patienten. Am Anfang einer Psoriasis-Behandlung steht die Entfernung der Schuppen mit 5 %iger Salicylvaseline, Harnstoffcremes und -salben, in Kombination mit Öl- und Solebädern.

Die Lokaltherapie erfolgt hauptsächlich mit dem Basistherapeutikum Dithranol (Cignolin), stark wirksamen Glucocorticoiden, und Vitamin-D_3-Analoga wie Calcipotriol, Calcitriol, Tacalcitol und Retinoiden wie Acitretin.

Dithranol wirkt zytostatisch und proliferationshemmend (hemmend auf Gewebewuchs) und wird in Kombination mit Salicylsäurevaseline in aufsteigender Konzentration über mehrere Tage in der Klinik angewandt. Im Augenblick hat die sogenannte Minutentherapie eine hohe Akzeptanz, wobei das Auftragen, beginnend bei 1 % und 10 Minuten auf 3 % und 30 Minuten in einer wasserlöslichen Zubereitung ausgedehnt wird. Bei der Therapie kommt es zunächst zu einer massiven Irritation der Haut, später zur Abheilung.

Vitamin-D_3-Analoga hemmen die Differenzierung der Keratinozyten und wirken antiproliferativ. Bei leichten bis mittelschweren Erkrankungsfällen hofft man, mit diesen Substanzen eine Alternative zu den Glucocorticoiden zu haben. **Glucocorticoide** wirken stark antiphlogistisch. Zu den stark und sehr stark wirksamen gehören Betamethason, Mometason und Clobetasol.

Vitamin-D_3-Analoga und Glucocorticoide werden heute in einer sequenziellen Therapie angewandt, bei der abwechselnd stark wirksame Corticoide und Vitamin-D_3-Analoga verabreicht werden. Beim Ansprechen auf die Therapie wird die Gabe des Corticoids dann nur noch auf das Wochenende verlagert. Bei weiterem Therapieerfolg verzichtet man danach komplett auf das Corticoid.

Das Retinoid **Acitretin** wird gut wirksam in Kombination mit einer Phototherapie angewandt.

Bei der **Phototherapie** kommen heute verschiedene Spektren des UVA- und UVB-Wellenlängenbereichs zum Einsatz. Bei schweren Fällen wird die sogenannte PUVA (Psoralen + UVA)-Therapie durchgeführt. Psoralene sind photoaktive Cumarin-Derivate, die unter Lichteinfluss mit der DNA reagieren und dadurch zellteilungshemmend wirken. Therapeutisch wird Methoxsalen (8-Methoxypsoralen, kurz MOP) verwendet, das zwei Stunden vor einer Bestrahlung mit langwelligem UV-Licht (UV-A-Licht) oral (systemische Wirkung), im Badewasser oder mit einer Creme der Haut zugeführt wird. Die selektive ultraviolette Phototherapie (SUP) wird bei 280 bis 320 nm durchgeführt. Daneben werden in der Phototherapie auch Vitamin-D_3-Analoga, Dithranol und Glucocorticoide eingesetzt. Weiterhin finden bei Psoriasis auch Teerpräparate Anwendung.

Systemische Therapie

Fumarsäureester (Dimethylfumarat, Ethylhydrogenfumarat) kommen nur bei schweren Formen zum Einsatz. Unter der Therapie kommt es sehr häufig aufgrund von Nebenwirkungen zum Abbruch. Kontraindikationen sind Schwangerschaft, Stillzeit und Ulkus-Erkrankungen.

Ebenso ist Acitretin zur Behandlung schwerster Formen zugelassen. Dabei muss die Substanz hoch dosiert werden, was vermehrt zu Therapieabbrüchen führt.

Bei schwersten therapieresistenten Formen der Psoriasis werden die Immunsuppressiva **Ciclosporin** und **Methotrexat** verabreicht.

☐ **Tab. 12.1** Präparate zur Therapie der Psoriasis

Arzneistoff	Fertigarzneimittel
Vitamin-D₃-Analoga	
Calcipotriol	*Psorcutan®, *Daivonex®, *Calcipotriol Hexal®
Calcipotriol und Betamethason	*Psorcutan Beta®, *Daivobet®
Tacalcitol	*Curatoderm®
Glucocorticoide	
Clobetasol	*Dermoxin®, *Karison®
Mometason	*Ecural®
Immunsuppressiva	
Methotrexat	*MTX Hexal®
Ciclosporin	*Sandimmun®
Biologika	
Efalizumab	*Raptiva®
Infliximab	*Remicade®
Etanercept	*Enbrel®
Ustekinumab	*Stelara®
Sonstige	
Ethylhydrogen- und Dimethylfumarat	*Fumaderm®

Biologika wie **Efalizumab, Infliximab** und **Etanercept** stellen eine Alternative beim Versagen der systemischen Standardtherapie dar. Sie binden den TNF-α. Ein neuerer Wirkstoff ist das Ustekinumab, ein humaner monoklonaler Antikörper, der besonders die Interleukine 12 und 23 hemmt, die zentrale Botenstoffe für die Pathogenese der Psoriasis aussenden.

12.2.3 Akne

Akne ist eine häufige Erkrankung talgdrüsenreicher Hautbereiche, hervorgerufen durch eine Talgsekretionsstörung. Das Krankheitsbild einer Akne kann von wenigen Komedonen über Pusteln bis zu schwersten Hautveränderungen reichen (Ulzeration bis zum Abszess) und kann in jedem Alter auftreten.

Die häufigste Form ist die Acne vulgaris. Weiterhin unterscheidet man je nach der Ausprägung noch zwischen Acne comedonica, Acne papulo-pustulosa, Acne conglobata (schwerste Form), Acne medicamentosa, Acne mechanica, Acne venenata (Kontaktakne durch z. B. Dioxin oder Brom), Acné excoriée des jeunes filles, auch Dermatillomanie (zwanghafte Selbstschädigung der Haut) und prämenstrueller Akne.

Die drei wichtigsten Formen sind:
▶ **Acne comedonica** ist gekennzeichnet durch offene und geschlossene Komedonen, wobei der Anteil der geschlossenen überwiegt. Die Komedonen befinden sich im Nasenbereich des Gesichts.
▶ **Acne papulo-pustulosa** ist durch entzündliche Papeln und Pusteln gekennzeichnet, wobei deren Anzahl die Schwere der Erkrankung ausmacht. Häufig sind Gesicht, Hals, Dekolleté, Rücken und Oberarme betroffen. Es kann zur Narbenbildung kommen.
▶ **Acne conglobata** ist die schwerste Akneform, die oft junge Männer betrifft. Die Seborrhö ist sehr ausgeprägt. Neben Komedonen, Papeln, Pusteln und schmerzhaften Knoten kann es zu erheblichen Hautveränderungen mit Zysten, Narben und Narbenwucherungen (Keloide) kommen.

Die bei den verschiedenen Akneformen bevorzugt befallenen Körperstellen nennt man Prädilektionsstellen.

Bestimmte Umstände (z. B. Ausdrücken der Pickel) können zu einer **Exazerbation** (Verschlimmerung, Wiederaufflackern) führen. Heilt eine Akne unbehandelt ab, kann es zu **Keloiden** (Narbengeschwulsten) kommen.

Als Ursachen für eine Akne kommen folgende Faktoren in Frage:
▶ Vererbung (Beschaffenheit der Talgdrüsen),
▶ hormonelle Impulse (Pubertät),
▶ Talgüberproduktion (Seborrhö),
▶ Verhornungsstörung der Innenseite von Talgfollikeln (follikuläre Hyperkeratose),
▶ Propionibakterien.

Die Propionibakterien sind dabei der entscheidende Faktor. Am Beginn steht immer eine verstärkte Bildung von Hornlamellen im Bereich der Talgdrüse. Dadurch verschließt sich die Talgdrüse nach und nach und behindert somit das Austreten des produzierten Talgs. Stets vorhandene Propionibakterien dringen in die Talgdrüse ein und vermehren sich unter Zersetzung des Talgs. Dabei bilden sich freie Fettsäuren, die eine Entzündung hervorrufen. Es entstehen eitrige Pusteln und Knoten, die das Bild der Akne ausmachen.

Bezüglich einer Akne existieren immer noch etliche **Fehleinschätzungen und Vorurteile.** Grundsätzlich gilt:

▶ Es besteht kein Zusammenhang zwischen dem Verzehr von Fett, Schokolade, Süßigkeiten usw. und dem Ausbruch einer Akne. Ein Mitesser braucht mehrere Wochen, um sich zu entwickeln.

▶ Akne ist nicht ansteckend.

▶ Der Einfluss der Pille ist relativ gering, jedoch kann die Talgproduktion um 50 % abnehmen, was in den meisten Fällen zu einer Besserung der Akne führt.

▶ Die Akne wird oft nur als Begleiterscheinung einer Entwicklungsperiode angesehen. Starke Formen belasten die Psyche des Patienten erheblich.

▶ Stressoren können eine Akne verschlimmern.

Bei der Behandlung der Akne hat man drei Angriffspunkte:

▶ Verminderung der Talgproduktion,

▶ Verminderung der Propionibakterien,

▶ Normalisierung der Verhornung.

Lokale Aknetherapie

Benzoylperoxid (□ Tab. 12.2) wirkt bakterizid und komedolytisch. Der Wirkstoff wird ein- bis zweimal täglich dünn aufgetragen und nach kurzer Einwirkzeit gründlich mit Wasser abgewaschen. Benzoylperoxid kann zu Hautirritationen führen. Die Behandlung sollte über einen längeren Zeitraum (drei Monate) durchgeführt werden.

Eine ganz ähnliche Wirkung weist die **Azelainsäure** auf. Sie wirkt vor allem antihyperkeratotisch. Auch dieser Wirkstoff kann zu Hautirritationen, wie Rötung und Schuppung, führen.

Tretinoin (Vitamin-A-Säure) wird zu einer sogenannten Schälkur eingesetzt. Es entsteht ein sehr starkes **Erythem (Hautrötung).** Wegen der starken Hautreaktion und der relativ langen Dauer der Anwendung über mehrere Monate fehlt hier oft die Compliance.

Ein Akne-Therapeutikum zur topischen Anwendung mit guter entzündungshemmender und komedolytischer Wirkung sowie besserer Verträglichkeit als Vitamin-A-Säure ist **Adapalen.**

Zu beachten ist, dass Vitamin-A-Säure und Benzoylperoxid nicht gleichzeitig aufgetragen werden, sondern immer mit einem Abstand von mehreren Stunden. Benzoylperoxid, Azelainsäure, Vitamin-A-Säure und Adapalen werden in erster Linie bei Acne comedonica eingesetzt.

Für eine lokale **antibiotische Therapie** kommen vor allem **Clindamycin** und **Erythromycin** zum Einsatz. Erythromycin wird auch als Rezeptur verordnet und als Arzneispezialität mit Tretinoin kombiniert. Ein Zusatz von Zinksalzen zu Erythromycin soll die Wirksamkeit des Antibiotikums erheblich steigern. Eine Kombination mit Ammoniumbituminosulfonat wird wegen möglicher allergischer Reaktionen und einer möglichen Exazerbation (Verschlimmerung) als kritisch betrachtet.

Bei der rezepturmäßigen Verordnung von Chloramphenicol muss man das Nutzen-Risiko-Verhältnis mit dem verordnenden Arzt abklären.

12

☐ **Tab. 12.2** Lokale Aknetherapeutika

Arzneistoff	Fertigarzneimittel
Benzoylperoxid	Cordes® BPO, Aknefug® Oxid mild, PanOxyl®, Sanoxit®, Klinoxid®
Azelainsäure	*Skinoren®
Tretinoin	*Airol®, *Cordes® VAS
Adapalen	*Differin® Gel
Kombinationen mit Antibiotika	
Clindamycin und Benzoylperoxid	*Duac® Akne
Erythromycin und Tretinoin	*Aknemycin®, *Akne-Cordes®
Erythromycin und Zinkacetat	*Zineryt®
Erythromycin und Tretinoin	*Aknemycin® plus

Systemische Aknetherapie

Eine antibiotische Behandlung wird meist mit den Tetracyclinen **Minocyclin** und **Doxycyclin** oder **Clindamycin** (☐ Tab. 12.3) durchgeführt. Die Therapie dauert Wochen bis mehrere Monate. Leberfunktion und Blutbild sollten dabei regelmäßig überprüft werden. Minocyclin wird in Kapselform und niedriger Dosierung (1–2-mal 50 mg/Tag) eingesetzt. Es kann zur Resistenzbildung kommen. Der Angriff erfolgt direkt auf die Propionibakterien, die den Entzündungsprozess auslösen. Diese Therapieform ist in der Regel recht erfolgreich.

Isotretinoin wird nur bei den schwersten Akneformen oder bei großflächiger Ausdehnung verwendet. Durch Isotretinoin wird die Talgproduktion stark vermindert. Dadurch kommt es zur Einengung des Lebensraumes der Bakterien und somit zur Unterbrechung des entzündlichen Prozesses. Die Dauer der Behandlung beträgt in der Regel vier Monate, kann jedoch in schweren Fällen auf sechs Monate erweitert werden. Bei zu kurzer Therapie muss mit Rezidiven (Rückfällen) gerechnet werden. Der sebostatische Effekt hält auch noch nach dem Absetzen des Präparates an. Während der Therapie trocknen Haut und Schleimhäute stark aus. Deshalb sollte die gleichzeitige Anwendung einer Lippenpflege und einer feuchtigkeitsspendenden Creme für das Gesicht empfohlen werden.

Wegen der schweren Nebenwirkungen und der Teratogenität darf die Therapie nur unter strenger ärztlicher Kontrolle durchgeführt werden. Für Frauen im gebärfähigen Alter besteht eine Kontraindikation. Ist eine Behandlung unerlässlich, muss eine Kontrazeption bei Frauen unbedingt durchgeführt werden: vier Wochen vor, während und vier Wochen nach der Therapie und länger. Es kann zum Anstieg der Blutfettwerte und Depressionen kommen. Der Patient muss sich gegen UV-Strahlung schützen, gegebenenfalls mit einem Sonnenschutzmittel mit LSF > 15. Bei einer Aknebehandlung gilt folgender Grundsatz: Mit Zunahme der Schwere der Akne nimmt die Bedeutung der Lokaltherapie ab.

PRAXISTIPP

▶ Für Isotretinoin ist das Rezept nur eine Woche gültig und der Arzt darf für maximal vier Wochen verordnen (Frau im gebärfähigen Alter).
▶ Es muss einen Monat vor, während und mindestens einen Monat nach der Behandlung mit oralen Isotretinoin-Präparaten eine Schwangerschaft ausgeschlossen werden.
▶ Patienten, die Isotretinoin-Präparate einnehmen, dürfen kein Blut spenden.
▶ Nicht mehr gebrauchte Isotretinoin-Kapseln sollten an die Apotheke zurückgegeben werden.

☐ **Tab. 12.3** Systemische Aknetherapeutika

Arzneistoff	Fertigarzneimittel
Minocyclin	*Klinomycin®, *Skid®
Doxycyclin	*Doxakne®
Isotretinoin	*Roaccutan® 10, 20, *Aknenormin®

Hautpflege bei Akne

Auch zur Hautpflege bei Akne stehen in der Apotheke verschiedene Präparate zur Verfügung. Morgens und abends sollte der störende Fettbelag mit alkalifreien Seifen oder Waschlotionen entfernt werden. Dermowas®, Eubos®, Sebamed® sind synthetische Tenside, die den Säuremantel der Haut erhalten und können zur Reinigung benutzt werden. Pflegende, reinigende und abdeckende Cremes werden von den Kosmetikfirmen Avène, La Roche-Posay, Vichy u. a. angeboten.

12.2.4 Neurodermitis

Neurodermitis ist eine erbliche Hauterkrankung mit bevorzugtem Auftreten im Kleinkindesalter. Sie ist eine an den Beugeseiten auftretende, chronisch rezidivierende (immer wiederkehrende), ekzematöse Veränderung der Haut mit qualvollem Juckreiz. Die Erkrankung verläuft wechselhaft und kann durch endogene Faktoren und Umwelteinflüsse ausgelöst werden. Häufig kommt es über eine Neurodermitis, Rhinitis allergica zum Asthma bronchiale. Diese drei Erkrankungen werden zum Formenkreis der Atopien gerechnet (a-topos, am falschen Ort).

Die Neurodermitis wird auch als atopische Dermatitis oder atopisches Ekzem bezeichnet. Unter Atopie versteht man die Neigung mit Überempfindlichkeitsreaktionen auf harmlose Substanzen zu reagieren.

Die Erkrankung kann in jedem Lebensalter auftreten, schon beim **Säugling** als **Milchschorf.** Hierbei ist die Kopfhaut schuppig verkrustet, der Untergrund ist gerötet.

Im **Kindes- und Jugendalter** steht vor allem der Befall der Ellbeugen, Kniekehlen, des Nackens, der Fußrücken und der Hände im Vordergrund. Die Juckreizschwelle ist bei der Erkrankung stark herabgesetzt und verführt deshalb zum Kratzen, häufig bis zum Stadium des Blutens. Hier besteht die Gefahr einer Superinfektion.

Im **Erwachsenenalter** kommt es, neben den vorher genannten Symptomen, oft zum Befall von Gesicht und größeren Körperflächen. Die Symptome sind dabei vielfältig, z. B. eingerissene Mundwinkel, trockene Lippen, Schrunden am Ohrläppchenansatz, Furchungen der Haut, vor allem an der Hand und anderes mehr.

Begleiterkrankungen sind Nesselsucht, Heuschnupfen und Bronchialasthma.

HINWEIS ——————————————————————————

Es gibt bestimmte Merkmale (Stigmata), die bei den Erkrankten häufiger vorkommen als bei Gesunden. Dazu zählen zwei zusätzliche Falten am Augenunterlid (Dennie-Morgan-Falten), Ekzeme der Finger- und Zehenkuppen, periorbitale (um die Augen gelegene) Pigmentierung, Ausdünnung der äußeren Augenbrauen (Hertoghe-Zeichen).

Auslösende Faktoren

Umweltfaktoren, wie kaltes Wetter, zu stark geheizte Innenräume, Waschmittel und Weichspüler, aber auch Nahrungsmittel (z. B. Nüsse, Milch), mechanische Reizung der Haut und letztendlich psychische Belastungen, emotionale Faktoren wie Stress, Überbelastung können das Krankheitsbild verschlechtern.

Eine deutliche Besserung der Erkrankung ist sehr oft bei einem Klimawechsel (Meer, Gebirgsklima) wegen der geringeren Anzahl an Allergenen gegeben.

Therapie

Bei der Therapie stehen Medikamente an vorderster Front, die den Juckreiz lindern. Neben der **systemischen Therapie** (Tab. 12.4) mit Antihistaminika wie Loratadin, Cetirizin und Dimetinden, stehen zur weiteren systemischen Therapie noch Benzodiazepine wie Oxazepam oder Diazepam zur Verfügung, um den Patienten im Bedarfsfall ruhig zu stellen.

Die äußerliche **Lokaltherapie** bildet jedoch den Schwerpunkt bei der Behandlung, die in Abhängigkeit von der vorherrschenden Symptomatik erfolgt. Eingesetzt werden **harnstoff- und wasserhaltige Salben** und **Cremes**, die keratolytisch wirken und die Haut kühlen sollen. Dadurch wird der Juckreiz gelindert und die Haut wird durch Wassereinlagerung geschmeidiger, was Rhagaden (Rissen der Haut) vorbeugt. **Corticoidhaltige Salben** heilen wegen der starken antiphlogistischen Wirkung das Ekzem schnell ab, sollten wegen der Nebenwirkungen aber nicht über einen längeren

☐ **Tab. 12.4** Neurodermitis-Therapeutika

Arzneistoff	Fertigarzneimittel
Systemische Therapie	
Loratadin	Lorano®, Loratadin Sandoz®
Cetirizin	Cetirizin Hexal®
Dimetinden	Fenistil®
Lokale Therapie	
Harnstoff	Basodexan® Fettcreme, Linola® Urea
Kühlsalbe	Unguentum leniens DAB
Betamethason	*Betagalen®, *Cordes® Beta Creme
Nachtkerzensamenöl	Linola® Gamma
Vit. B_{12} (Cyanocobalamin)	Mavena–B_{12}® Salbe
Cardiospermum ∅	Halicar®
Sojaöl	Balneum Hermal® Ölbad
Ciclosporin	*Cicloral Hexal®
Tacrolimus	*Protopic®
Pimecrolimus	*Elidel® Creme

Zeitraum gegeben werden, da es zu einer Hautatrophie kommen kann. Besonders gilt das aber für die systemische Glucocorticoid-Therapie. Normalerweise wendet man deshalb eine Intervalltherapie an.

Auch werden Nachtkerzensamenöl, Borretschöl und ähnliche Präparate (Halicar®) erfolgreich eingesetzt, die **γ-Linolensäure** enthalten.

Neuerdings kommt eine Vitamin-B_{12}-haltige (Cyanocobalamin) Creme (Mavena-B_{12}® Salbe) zum Einsatz. Langzeitstudien stehen noch aus. Weitere Indikation für Mavena-B_{12}® Salbe ist die Psoriasis-Therapie.

Bei Infektionen setzt man antibiotikahaltige Cremes und Salben ein. Daneben lindern rückfettende Ölbäder, Schüttelmixturen, Rezepturen mit Polidocanol und Ichthyol®, Teer- und Gerbstoffpräparate und weiche Zinkpaste die Symptome.

Zu den Neuentwicklungen in der Therapie gehören Calcineurin-Hemmer (-Inhibitoren). Calcineurin ist ein Enzym, das im Zellkern von T-Lymphozyten über mehrere Schritte die Bildung von Entzündungsaktivatoren anregt. Die Hemmung der Calcineurin-Wirkung führt so zu einer verminderten Immunreaktion. Zu Ihren Vertretern zählen die Immunsuppressiva Ciclosporin, **Tacrolimus und Pimecrolimus**. Sie werden zur Behandlung des mittelschweren und schweren atopischen Ekzems eingesetzt, die mit einer konventionellen Therapie nicht ausreichend behandelbar sind. Sie bilden eine Alternative zu den Glucocorticoiden und können auch im empfindlichen Gesichts- und Halsbereich verwendet werden. Dabei ist Tacrolimus dem Pimecrolimus überlegen. Da bei Tacrolimus und Pimecrolimus Hinweise auf eine Photokanzerogenität bestehen, sollte UV-Licht während der Therapie vermieden werden.

Auch eine Phototherapie mit PUVA, UVA und UVB, wie bei der Psoriasis, kann erheblich zur Linderung der Beschwerden beitragen.

12.2.5 Pyodermien

Allgemein heißen Hauterkrankungen, die durch Staphylokokken oder Streptokokken hervorgerufen werden, Pyodermien. Zu den Pyodermien rechnet man: Furunkel, Erysipel und Impetigo contagiosa.

Ein **Furunkel** ist eine Entzündung des Haarbalgs (Follikulitis) und des umliegenden Gewebes. Es handelt sich um eine Infektion durch Staphylokokken oder Streptokokken. Wird ein Furunkel chronisch und kommt immer wieder, spricht man von einer Furunkulose, ist eine ganze Gruppe von Haarbälgen befallen, von einem **Karbunkel**.

Das **Erysipel** (Wundrose) ist eine durch Streptokokken hervorgerufene Infektion der oberen Hautschichten und Lymphwege. Das Erysipel entsteht aus kleinen Hautverletzungen und zeigt sich als scharf begrenzte starke Rötung, häufig an Armen oder Beinen und im Gesicht. Die Haut zeigt die klassischen Symptome einer Entzündung mit Rötung, Erwärmung, einem Spannungsgefühl und Schmerzen. Häufig tritt hohes Fieber auf.

Die **Impetigo contagiosa** ist eine hochkontagiöse (hochansteckende), oberflächliche Infektion der Haut, die durch β-hämolysierende Streptokokken der Gruppe A und durch *Staphylococcus aureus* hervorgerufen wird. Sie tritt vermehrt im Kindesalter auf. Kennzeichen sind scharf begrenzte Herde mit goldgelben Krusten. Durch Schmierinfektion kann sich die Infektion weiter ausbreiten. Infektionsquellen sind bestehende Infektionen bei Kontaktpersonen.

Die **Therapie** erfolgt mit Antibiotika aus der Reihe der Makrolide, Breitbandpenicilline, Cephalosporine und Gyrasehemmer. Ein neueres Antibiotikum zur topischen Kurzzeitbehandlung von Impetigo, infizierten Hautverletzungen, Schürfwunden und genähten Wunden ist **Retapamulin** (*Altargo®). Retapamulin hemmt die Proteinbiosynthese der Bakterien und wirkt lokal. Es wird durch gesunde Haut kaum resorbiert.

Wundbehandlung

Als Wunde bezeichnet man eine Unterbrechung von Körpergeweben mit oder ohne Substanzverlust. Man unterscheidet u. a. Riss-, Quetsch-, Stich-, Schürf- und Brandwunden, um nur einige Beispiele zu nennen.

Je nach Art der Wunde ist eine unterschiedliche Versorgung notwendig. Zur Desinfektion können **Polyvidon-Iod** (Betaisodona® Salbe/Lösung), **Octenidin** (Octenisept®) oder Polihexanid (Lavasept®) eingesetzt werden. Alkohole eignen sich bei offenen Wunden nicht, da sie zu Brennen und Reizung der geschädigten Haut führen.

Die Wundheilung verläuft in drei Phasen:

▶ Reinigungsphase (Exsudation),
▶ Granulationsphase (Proliferation und Festigung neuen Gewebes) und
▶ Differenzierungsphase (Bildung von Narbengewebe).

Um die Gewebsneubildung zu beschleunigen, können Salben mit Lebertran (Mirfulan®), Kamillen- oder Hamamelis-Extrakt (Kamillosan®, Hametum®) sowie dexpanthenolhaltige Präparate (Bepanthen®, Panthenol-ct® Creme) auf das betroffene Gewebe aufgetragen werden.

Erste Hilfe bei kleineren Brandwunden besteht in einer ausreichenden Kühlung. Zur weiteren Versorgung werden antihistaminikahaltige Brand- und Wundgele (Soventol®, Fenistil® Gel) oder Cremes mit Hydrocortison (Soventol® HydroCort, Ebenol®, Linola® akut) zur Linderung der Beschwerden eingesetzt. Bei großflächigen oder schwerwiegenden Brandwunden ist ein Arzt aufzusuchen.

12.2.6   Pilzerkrankungen der Haut

Die wichtigsten Pilzerkrankungen der Haut (Dermatomykosen) sind Tinea pedis (Fußpilz) und Candidiasis. Zur Behandlung werden Antimykotika eingesetzt (Kap. 11.2).

12.2.7   Virus-Infektionen der Haut/Warzen

Die wichtigsten Virus-Infektionen der Haut sind die **Warzen** (Verrucae) und die Herpes simplex- und Herpes-zoster-Infektionen. Eine medikamentöse Behandlung von Virus-Infektionen ist derzeit nur bedingt möglich. Gegen Warzen werden in erster Linie Keratolytika eingesetzt, deren Basis oft Säuren verschiedener Art bilden, wie Salpetersäure 65 %, Eisessig, Oxalsäure oder Milchsäure. Mit dieser Zusammensetzung ist *Solco-Derman® im Handel. In anderen Fällen bildet **Salicylsäure** die Wirkstoffbasis, wie bei Clabin® plus und Verrucid®.

*Verrumal® enthält neben Salicylsäure noch den Antimetaboliten **Fluorouracil** (Virustatikum). Präparate wie Wartner® gegen Warzen (Dimethylether, Propan) nutzen den Effekt der **Kryotherapie** (Vereisung). Die Vereisungszeit richtet sich nach der Größe der Warze. Nach 14 Tagen sollen die Warzen abfallen, ansonsten ist die Behandlung zu wiederholen. Kontraindiziert ist die Warzenentfernung für Diabetiker (wegen Angio- und Neuropathie). Bei Warzen im Gesicht, am Hals und im Bereich des Dekolletés sollte an den Arzt verwiesen werden.

12.2.8 Hühneraugen

Hühneraugen entstehen durch den Druck zu enger Schuhe durch Hypertrophie der Epidermis. Sie werden mit salicylsäurehaltigen Hühneraugenpflastern (Hansaplast®, Guttaplast®) oder mit keratolytischen Lösungen, die **Salicylsäure** oder **Milchsäure** enthalten, behandelt. Handelspräparate sind Collomack®, Clabin® N.

Zur besseren Wirksamkeit sollte vor dem Auftrag des Keratolytikums ein längeres, die Hornhaut aufweichendes Fußbad genommen werden. Vor dem Auftrag lassen sich so die aufgeweichten Hautschichten besser entfernen. Die gesunde Haut sollte rings um das Hühnerauge mit etwas Salbe gegen das aggressive Keratolytikum geschützt werden. Die Vorgehensweise sollte täglich wiederholt werden.

12.2.9 Sonnenbrand und Sonnenschutz

Wird die lichtungewohnte Haut über längere Zeit dem Sonnenlicht ausgesetzt, so entsteht ein **Sonnenbrand (Erythema solare)**. Erytheme sind entzündliche Rötungen der Haut, die durch Histaminfreisetzung aus den lichtgeschädigten Mastzellen der Oberhaut ausgelöst werden. Sie heilen zwar ohne Narbenbildung ab, sind aber schmerzhaft und können, wenn sie ausgedehnte Hautbezirke umfassen, von Fieber und Schüttelfrost begleitet sein.

Mittel zur lokalen Sonnenbrandbehandlung enthalten Antihistaminika (Diphenhydramin, Dimetinden, Bamipin, Chlorphenoxamin) oder es werden Wundheilsalben eingesetzt. Gele werden wegen des kühlenden Effekts bevorzugt (Fenistil® Gel, Soventol® Gel, Systral® Gel). Besonders geeignet sind auch feuchtigkeitsspendende Cremes mit **Hydrocortison**, da das Glucocorticoid die Synthese von Prostaglandinen hemmt, die ursächlich die Schmerzen hervorrufen (Systral® Hydrocort Lotion). Geeignete Antipyretika sind Acetylsalicylsäure und Ibuprofen, welche die Bildung von Prostaglandinen verhindern und somit entzündungslindernd wirken.

Sonnenschutzpräparate enthalten entweder physikalische Filter, welche die Strahlen reflektieren oder chemische Filter, welche die Strahlungsenergie absorbieren. Es sollten photostabile Filter verwendet werden, die sich unter UV-Licht nicht zersetzen.

Der **UV-B-Bereich** (280 bis 315 nm) ist für die lang anhaltende Bräune verantwortlich, aber auch für die Verdickung der Hornschicht (Lichtschwiele) und die Auslösung von Hautkrebs bei zu starker Exposition. Die **UV-A 'Strahlen** (315 bis 400 nm) bewirken eine schnelle Bräunung, die jedoch rasch nachlässt. Zuviel UV-A lässt die Haut vorzeitig altern und ist für photoallergische Reaktionen (polymorphe Lichtdermatosen) verantwortlich. Der kurzwellige Bereich des UV-A-Bereichs kann auch Hautkrebs verursachen.

■ MERKE

UV-B: Brand und Bräune, UV-A: Alterung und Allergie!

Gute Sonnenschutzmittel sollten deshalb den UV-B- und den größten Teil des UV-A-Bereichs abdecken. Auf allen Sonnenschutzpräparaten ist der **Lichtschutzfaktor** (LSF) deutlich sichtbar vermerkt. Er wird aus dem Verhältnis der **minimalen Erythemdosis** (MED) mit Schutz zur minimalen Erythemdosis ohne Schutz ermittelt.

■ MERKE

$$\text{Lichtschutzfaktor LSF} = \frac{\text{MED ohne Schutz}}{\text{MED mit Schutz}}$$

Die minimale Erythemdosis (MED) bezeichnet die Sonnenbestrahlung, die genügt, um das erste Anzeichen von Sonnenbrand zu erzeugen.

Beispiel: Beträgt die minimale Erythemdosis einer ungeschützten Haut zehn Minuten und wird ein LSF von 20 verwendet, so errechnet sich daraus eine Zeit von 200 Minuten.

Um jedoch chronische Hautschäden zu vermeiden, sollte die errechnete Zeit nur zu 60 % ausgenutzt werden. Dadurch ist die Haut für zwei Stunden gegen ein Erythem geschützt. Sonnenschutzmittel, die diese Forderungen erfüllen, werden in der Apotheke von den Firmen Avène, La Roche-Posay, Vichy, Stada u. a. angeboten.

12.2.10 Juckende Dermatosen, Ekzeme

Im Bereich der Selbstmedikation wird in der Apotheke oft nach Mitteln zum äußeren Gebrauch bei entzündlichen, allergischen oder juckenden Dermatosen gefragt. Darunter fallen akute und chronische Ekzeme, Reizzustände wie allergische Hautreaktionen (Kontaktdermatitis, Insektenstiche), leichte Verbrennungen und Verbrühungen.

Bei stark ausgeprägten Dermatosen, Verbrennungen mit Blasenbildung und bei großflächigen Verbrennungen muss an den Arzt verwiesen werden.

Bei den leichteren Fällen kommen Wirkstoffe wie Polidocanol (Thesit®, Macrogollaurylether, Optiderm® Creme, Lotion) und Zubereitungen mit Hydrocortison oder Hydrocortisonacetat (Ebenol®, Soventol HC®, Linola akut®) zum Einsatz, die apothekenpflichtig sind. Anwendungsbeschränkungen für Hydrocortison gelten in der Selbstmedikation für Kinder unter sechs Jahren, ferner für die Anwendung auf offenen Wunden und auf einem Gebiet von mehr als einem Zehntel der Körperoberfläche. Die Anwendung sollte nicht länger als eine Woche dauern.

12

Zusammenfassung

▶ Die Haut ist das größte und wichtigste Organ des Menschen, das direkten Kontakt mit der Umwelt hat. Viele Erkrankungen des Menschen werden über die Haut sichtbar.

▶ Die Haut gliedert sich in Oberhaut, Lederhaut und Unterhaut.

▶ Schweiß- und Talgdrüsen sorgen für den Säureschutzmantel, die Wärmeregulation und die Fettung der Haut.

▶ Hautschäden haben verschiedene Ursachen. Häufig werden sie durch eindringende Keime, Allergien oder durch genetische Veranlagung hervorgerufen. Die Erkrankungen sind vielfältig und gehören in der Regel in die Hände eines erfahrenen Dermatologen.

▶ Die für den Apothekenalltag wichtigen und teilweise beratungsintensiven Krankheiten sind Psoriasis, Akne, Neurodermitis, Pyodermien und Sonnenbrand.

▶ Bei vielen Erkrankungen steht dabei als Symptom der Juckreiz im Vordergrund.

Wiederholungsfragen zu Kapitel 12

1. Welche Funktionen hat die Haut?
2. Die Haut gliedert sich in drei Schichten. Welche sind das?
3. Was sind primäre Effloreszenzen, was sekundäre Effloreszenzen?
4. Was ist der Unterschied zwischen Psoriasis und Neurodermitis?
5. Was sind Pyodermien? Welche Erkrankungen zählt man dazu?
6. Wie wirkt Benzoylperoxid?
7. Der Einsatz von Tretinoin (Vitamin-A-Säure) führt oft zur Non-Compliance. Wieso?
8. Bei schwereren Akneformen werden auch Antibiotika eingesetzt. Welche Wirkstoffe kommen in Frage?

13 Vitamine, Mineralstoffe und Spurenelemente

In diesem Kapitel geht es um Vitamine, Mineralstoffe und Spurenelemente, die als Arzneimittel zur Prophylaxe oder Therapie verschiedener Krankheiten Verwendung finden. Z. B. werden Calcium und Vitamin D_3 bei Osteoporose oder Iodid bei einer vergrößerten Schilddrüse eingesetzt. Außerdem können Nahrungsergänzungsmittel auch eine Arzneitherapie sinnvoll unterstützen. Im Rahmen der Fitness- und Gesundheitswelle nehmen viele Menschen Vitamin- und/oder Mineralstoffpräparate ein, um sich vor Krankheiten zu schützen oder Ernährungsdefizite auszugleichen. Ein Überblick über die Bedeutung diverser Produkte ist für die Beratung in der Offizin wichtig.

13.1 Vitamine

Die Vitamine stellen eine sehr heterogene Stoffklasse dar. Nach ihrer Löslichkeit kann man sie einteilen in fett- und wasserlösliche Vitamine. Fettlöslich sind die Vitamine A, D, E und K (Merke: EDeKA), wasserlöslich sind Vitamin C und die Vitamine der B-Gruppe. Bei den fettlöslichen Vitaminen muss nach reichlicher Aufnahme mit Überdosierungen (Hypervitaminosen) gerechnet werden, bei den wasserlöslichen Vitaminen ist dies in der Regel nicht zu befürchten, da der vom Organismus nicht benötigte Teil schnell über die Nieren ausgeschieden wird.

Ein Vitaminmangel ist heute in den Industrieländern bei einigermaßen ausgewogener Ernährung relativ selten. Bei einigen Personen oder in bestimmten Lebensabschnitten kann es jedoch zu einer Unterversorgung mit einzelnen oder mehreren Vitaminen (häufig Vitamin D, Folsäure) kommen:

▶ sehr einseitige Ernährung, Veganer,
▶ energiereduzierte Ernährung (Fastenkur, Diät, Appetitmangel usw.),
▶ Alkoholiker,
▶ Schwangere und Stillende,
▶ ältere Menschen (Appetitmangel, verschiedene Erkrankungen),
▶ Einnahme bestimmter Arzneimittel,
▶ Resorptions- oder Verwertungsstörungen (z. B. Darmerkrankungen),
▶ nach schweren Erkrankungen in der Rekonvaleszenz.

Im Hinblick auf Krankheitsprävention und Gesunderhaltung ist eine ausgewogene, abwechslungsreiche Ernährung der Einnahme diverser Vitaminpräparate immer vorzuziehen! Ob eine über die Empfehlungen hinausgehende Vitaminzufuhr zur Krankheitsprophylaxe empfohlen werden kann, wird kontrovers diskutiert.

13.1.1 Fettlösliche Vitamine

Zur Resorption von fettlöslichen Vitaminen werden Gallensäuren und Pankreaslipasen benötigt. Fettlösliche Vitamine sollten zu einer Mahlzeit (mit ein wenig Fett) eingenommen werden, um die Resorption zu verbessern.

Vitamin A

Vitamin A (Retinol) wird in Form von Retinylestern aus tierischen Lebensmitteln aufgenommen. In pflanzlichen Lebensmitteln ist Provitamin A enthalten. Provitamin A sind verschiedene **Carotinoide** (z. B. Betacarotin), die im menschlichen Organismus bei Bedarf in Vitamin A umgewandelt werden. Die Gabe von Carotinoiden zur Prophylaxe von Herz-Kreislauf-Erkrankungen konnte nicht als wirksam bestätigt werden. Bei starken Rauchern ist Betacarotin (> 20 mg) wegen erhöhter Sterblichkeit sogar kontraindiziert. Carotinoide (Lutein) sollen eine Schutzwirkung bei Augenerkrankungen wie Katarakt oder der altersbedingten Makuladegeneration haben. Ansonsten findet man Betacarotin in Nahrungsergänzungsmitteln zur Vorbereitung der Haut auf die Sonne.

Augensalben oder -gele mit Retinol (VitAPos®, Oculotect® Gel) werden bei Nachtblindheit eingesetzt.

Bei Überdosierung von Vitamin A kommt es zu Kopfschmerz, Schwindel und Übelkeit, bei länger andauernden hohen Gaben zu Leberschäden, Hypercalcämie, Haarausfall. Ob Vitamin-A-Präparate verschreibungspflichtig sind oder nicht, hängt von der Dosierung ab.

Ein Derivat des Vitamin A ist die Vitamin-A-Säure (Tretinoin). Sie wirkt keratolytisch und wird äußerlich bei Akne und Verhornungsstörungen eingesetzt. Das Isomer Isotretinoin wird auch innerlich angewendet. Wegen der Gefahr von Missbildungen (teratogene Wirkung) dürfen Vitamin-A-Säure-Derivate nicht in der Schwangerschaft eingesetzt werden. Sicherheitshalber sollte die Schwangere auch zu hohe Vitamin-A-Gaben meiden.

Vitamin D

In der Vitamin-D-Gruppe unterscheidet man Vitamin D_2 (Ergocalciferol, in pflanzlichen Lebensmitteln) und D_3 (Colecalciferol, in tierischen Lebensmitteln). Der Mensch kann Vitamin D_3 aber auch in der Haut unter Einwirkung von UV-Licht aus der Vorstufe Dehydrocholesterin selbst synthetisieren. Die eigentliche Wirkform des Vitamin D ist das Dihydroxycolecalciferol. Es bewirkt die Synthese eines Calcium-bindenden Proteins, das die Resorption von Calcium aus dem Darm erleichtert und fördert. Somit ist Vitamin D wichtig für die Regulation des Calciumspiegels und die Mineralisierung der Knochen und Zähne. Da das Dihydroxycolecalciferol (Calcitriol) des Erwachsenen im eigenen Organismus gebildet wird, ist es mehr als Hormon denn als Vitamin anzusehen.

Ein Vitamin-D-Mangel tritt vor allem im Säuglings- und Kleinkindalter auf. Krankheitsbild ist die **Rachitis** mit Knochenweichheit, Wirbelsäulenverbiegungen, Glockenbrust und X- oder O-Beinen. Bei starkem Calcium-Mangel treten Krämpfe auf. Zur Rachitisprophylaxe sollten Säuglinge bis zur Vollendung des ersten Lebensjahres (evtl. noch über den nächsten Winter) täglich Vitamin D_3 einnehmen. Die Tabletten kann man auf einem Teelöffel mit Wasser zerfallen lassen und zu einer Mahlzeit verabreichen. Manche Vitamin-D-Präparate sind mit Natriumfluorid zur Kariesprophylaxe kombiniert (s. Fluor).

Bei Erwachsenen führt ein Vitamin-D-Mangel zur Osteomalazie mit Knochenverbiegungen und -schmerzen, Muskelschwäche und erhöhter Infektanfälligkeit. Bei einer leichten Unterversorgung vor allem bei älteren Menschen (verminderte Eigensynthese, wenig Aufenthalt im Freien, unzureichende Bedarfsdeckung über die Ernährung) ist das Osteoporoserisiko mit Gefahr einer Knochenfraktur erhöht (s. Kap. 10.6.2). Hier macht eine zusätzliche Vitamin-D-Gabe, kombiniert mit Calcium, Sinn. Im Handel befindliche Vitamin-D-Präparate sind Ospur D 3®, Vigantoletten®, Dekristol®.

Bei Überdosierung kommt es zur Hypercalcämie mit der Gefahr der Ablagerung von Calciumsalzen in Organen, vor allem in den Nierentubuli, der Leber und den Blutgefäßen.

Calcitriol (*Rocaltrol®), ein Vitamin-D-Metabolit, wird hoch dosiert bei Patienten mit chronischer Niereninsuffizienz und Hypoparathyreoidismus eingesetzt.

13

Vitamin E

Es gibt verschiedene Tocopherole mit unterschiedlich hoher Vitamin-E-Aktivität. Das aktivste ist das sogenannte natürliche Vitamin E, das RRR-α-Tocopherol. Vitamin E findet man vor allem in pflanzlichen Ölen und Nüssen. Beim Menschen sind Symptome eines Vitamin-E-Mangels nicht bekannt.

Vitamin E findet man im Körper wegen seiner Schutzwirkung auf Membranlipide in allen Geweben, es dient im Organismus als Radikalfänger.

Die Einnahme von Vitamin E bei Durchblutungsstörungen, koronaren Herzerkrankungen, Arthritis und zur Tumorprävention wird in den letzten Jahren immer wieder beworben. Die Effektivität ist nicht eindeutig belegt. Bei der Behandlung der Arthritis wurden gewisse Erfolge beschrieben.

Einige der im Handel befindlichen Präparate enthalten das natürliche Vitamin E, das RRR-α-Tocopherol (Optovit®/-forte/-fortissimum, Eusovit® 300 nat.), und einige das künstliche, meist als Verbindung vorliegende Präparat, das α-Tocopherolacetat (Eusovit® 300, E-Vitamin-ratiopharm® 400). Dazu muss man wissen, dass von der Verbindung die doppelte Dosis erforderlich ist, um den gleichen Effekt zu erzielen wie bei dem natürlichen Vitamin E.

Vitamin K

Zu den Vitaminen der K-Gruppe gehören das von Pflanzen synthetisierte Vitamin K_1 (Phyllochinon), das von Darmbakterien gebildete Vitamin K_2 (Menachinon) und das Vitamin K_3 (Menadion), das in der Natur nicht vorkommt. Vitamin K ist an der Bildung von Blutgerinnungsfaktoren beteiligt (s. Kap. 7.3.) und unterstützt den Calciumeinbau in die Knochen. Die Hauptmenge wird mit der Nahrung zugeführt. Ein Vitamin-K-Mangel äußert sich in gestörter Blutgerinnung, ist aber beim Gesunden ernährungsbedingt nicht bekannt.

Vitamin K (Ka-vit®, Konakion® MM) wird therapeutisch bei Überdosierung von Antikoagulanzien eingesetzt. Bei Neugeborenen dauert es einige Wochen bis die Vitamin-K-abhängigen Gerinnungsfaktoren ausreichend vorhanden sind. Um gefährliche Blutungen (Gehirnblutungen) zu vermeiden, führt man eine Vitamin-K-Prophylaxe durch.

13.1.2 Wasserlösliche Vitamine

Vitamin B_1

Vitamin B_1 (Thiamin) ist u. a. an der Reizweiterleitung in den Nerven beteiligt. Ein Mangel an Vitamin B_1 äußert sich in Parästhesien, Verwirrungszuständen, Tachykardie, Ödemen, Polyneuritis, Muskelschwäche, Appetitlosigkeit und vermindeter geistiger und körperlicher Leistungsfähigkeit. Die Beri-Beri-Krankheit ist eine Vitamin-B_1-Mangelerkrankung, die bei Menschen in Entwicklungsländern vorkommt, da sie sich häufig hauptsächlich von poliertem Reis ernähren. In Industrieländern tritt ein Mangel z. B. bei chronischem Alkoholkonsum auf.

Therapeutisch wird Vitamin B_1 (Vitamin B_1-ratiopharm®, Betabion®) bei Polyneuropathien und neurologischen Erkrankungen eingesetzt, oft in Kombination mit Vitamin B_6 (neuro-B forte biomo®, Neuro-Lichtenstein N, Neuro-ratiopharm® N). Benfotiamin (Milgamma® protekt, Milgamma® mono) ist ein Thiaminanalogon.

Vitamin B_2

Bei Unterversorgung mit Vitamin B_2 (Riboflavin) treten Mundwinkelrhagaden, Entzündungen der Mund- und Nasenschleimhaut, Dermatitis, brüchige Fingernägel und Konjunktivitis auf.

Therapeutisch eingesetzt wird Vitamin B_2 (Vitamin B_2 Jenapharm®) bei Resorptionsstörungen, verursacht durch verschiedene Darmerkrankungen wie Morbus Crohn, Enteritis und Sprue. Außerdem könnte ein Therapieversuch bei häufig eingerissenen Mundwinkeln oder in Kombination mit anderen Vitaminen zum Aufbau von Haut, Haaren und Nägeln in Betracht gezogen werden.

Vitamin B_6

Unter der Bezeichnung Vitamin B_6 werden die Stoffe Pyridoxin (Pyridoxol), Pyridoxal und Pyridoxamin zusammengefasst. In phosphorylierter Form sind sie Coenzyme verschiedener Stoffwechselreaktionen. Mit der Ernährung wird der Bedarf gedeckt.

In Kombination mit Vitamin B_1 wird es bei neurologischen Erkrankungen eingesetzt. In Kombination mit Folsäure und Vitamin B_{12} (□ Tab. 13.1) senkt es einen zu hohen Homocystein-Spiegel. Die Aminosäure Homocystein entsteht im Körper als Stoffwechselzwischenprodukt aus Methionin und wird normalerweise schnell wieder abgebaut. Für diese Vorgänge werden Vitamin B_6, Vitamin B_{12} und Folsäure benötigt. Ein zu hoher Homocystein-Spiegel stellt einen Risikofaktor für Arteriosklerose dar. Ob die zusätzliche Vitaminzufuhr eine Reduktion der Herzinfarkte und Schlaganfälle bewirkt, ist nicht geklärt.

□ **Tab. 13.1** Vitamin-B_6-Präparate

Arzneistoff	Fertigarzneimittel
Vitamin B_6	B_6-Vicotrat®, Vitamin B_6-ratiopharm®, Vitamin B_6 Jenapharm®
Vitamin-B_6-Derivat Pyritinol	Encephabol®, Indikation bei Hirnleistungsstörungen
Vitamin B_6 + Vitamin B_{12} + Folsäure	Fol plus®, Medyn®

Vitamin B$_{12}$

Vitamin B$_{12}$ (Cyanocobalamin) ist wichtig für den Gehirn- und Nervenstoffwechsel und die Bildung der roten Blutkörperchen. Es kommt in tierischen Lebensmitteln vor, daher besteht bei strengen Vegetariern und Veganern das Risiko eines Vitamin-B$_{12}$-Mangels. Vitamin B$_{12}$ kann nur in Anwesenheit des von der Magenschleimhaut produzierten intrinsischen Faktors resorbiert werden. Vitamin-B$_{12}$-Mangel bewirkt eine perniziöse Anämie (Kap. 7.4.2). Zu Beginn bleibt ein Mangel häufig unerkannt, später treten gestörte Blutbildung, neurologische Ausfallerscheinungen, kardiologische Symptome auf. Falls ein Mangel an Intrinsic Factor Ursache für den Vitamin-B$_{12}$-Mangel ist, kann das Vitamin nicht oral zugeführt werden, sondern muss lebenslang injiziert werden. Handelspräparate sind B12-Steigerwald®, Vitamin B$_{12}$-ratiopharm®, Cytobion®.

Recht neu ist die äußerliche Anwendung von Vitamin B$_{12}$ (Mavena-B$_{12}$® Salbe) bei Neurodermitis und Psoriasis (Kap. 12.2).

Niacin

Niacin (Vitamin B$_3$) ist der Sammelbegriff für Nicotinsäure und Nicotinamid. Niacin wird in ausreichender Menge mit der Nahrung aufgenommen, aber auch im Körper aus der essenziellen Aminosäure Tryptophan gebildet. Als Coenzym ist es wichtig für den Kohlenhydrat-, Fett- und Eiweißstoffwechsel. Bei Mangel (z. B. durch einseitige Ernährung mit Mais in Entwicklungsländern) tritt Pellagra auf, eine Krankheit, die gekennzeichnet ist durch Dermatitis, Diarrhö und Demenz (Drei-D-Krankheit). Andere Symptome sind Schwindel, Appetitlosigkeit und Depression.

Pantothensäure

Pantothensäure (Vitamin B$_5$) ist Bestandteil des Coenzym A und somit für die Energiegewinnung notwendig. Weiterhin ist sie am Fett- und Eiweißstoffwechsel beteiligt. Beim Menschen sind Mangelzustände sehr selten.

Größere Bedeutung haben die Alkohole Panthenol und Dexpanthenol. In Salben und Cremes wird Dexpanthenol zur Förderung der Epithelisierung bei Wunden, in Salben oder Gelen bei oberflächlichen Hornhautverletzungen am Auge eingesetzt, in Nasensprays bei trockener Nasenschleimhaut und als Lutschtablette unterstützend bei Entzündungen der Mund- und Rachenschleimhaut (□ Tab. 13.2). Bei Haarwuchsstörungen wird Pantothensäure bzw. Calciumpantothenat kombiniert mit anderen Vitaminen, Aminosäuren usw. zur innerlichen Anwendung eingesetzt.

Biotin

Biotin-Hypovitaminosen treten beim Menschen sehr selten auf, da Biotin (Vitamin H, Vitamin B$_7$) auch durch Darmbakterien gebildet wird. Biotin kann jedoch bei Schäden an Haut, Haaren und Nägeln (erhöhte Brüchigkeit) eingesetzt werden. Empfohlen wird die Einnahme von 2,5 bis 5 mg Biotin pro Tag. In kleineren Studien konnte eine Verbesserung der Nagelqualität gezeigt werden. Eine Wirkung bei Haar-

☐ **Tab.13.2** Pantothensäure-Präparate

Indikation, Zubereitung	Fertigarzneimittel
Lutschtabletten	Panthenol 100 mg Jenapharm®
Zur Wundversorgung	Bepanthen® Wund- und Heilsalbe, Panthenol-Salbe Lichtenstein®
Zur Anwendung am Auge	Pan-ophtal®, Bepanthen® Augen- und Nasensalbe, Siccaprotect®, Corneregel®
Nasensprays	Nasicur®, mar plus®, Nasenspray-ratiopharm® Panthenol
Bei Haarwuchsstörungen	Priorin® Neu (+ Weizenkeimöl, Hirseextrakt, Cystin), Pantovigar® (+ Thiamin, Hefe, Cystin, Keratin)

ausfall ist wissenschaftlich nicht belegt. Handelspräparate sind Bio-H-tin®, Gabunat®, Deacura®, Biotin-ratiopharm®.

Folsäure

Eine wichtige Aufgabe der Folsäure bzw. Folate ist die Übertragung von C 1-Substituenten. Somit ist Folsäure für den Eiweiß- und Nervenstoffwechsel, die Zellteilung und -differenzierung von Bedeutung. Die Zufuhrempfehlungen der Deutschen Gesellschaft für Ernährung werden häufig nicht erreicht. Ein Mangel an Folsäure führt zur makrozytären Anämie (Kap. 7.4.2), Schleimhautveränderungen, neurologischen Störungen. Folsäure-Hypovitaminosen treten auf bei Verdauungsstörungen, Alkoholabhängigkeit, nach längerem Gebrauch von oralen Kontrazeptiva (mit relativ hohem Estrogengehalt), Antiepileptika oder Methotrexat.

In der Schwangerschaft bzw. bei Kinderwunsch wird Folsäure in Tagesdosen von 0,4 bis 0,8 mg gegeben, um Neuralrohrdefekten vorzubeugen. Als Neuralrohr bezeichnet man eine frühe Entwicklungsstufe von Gehirn und Rückenmark. In Nahrungsergänzungsmitteln (☐ Tab.13.3) für Schwangere und Stillende ist Folsäure oft mit Iod und evtl. anderen Vitaminen kombiniert.

☐ **Tab.13.3** Folsäure-Präparate

Arzneistoff	Fertigarzneimittel
Folsäure	Folsan®, Folcur®, Folgamma® mono, Lafol®, Folsäure-ratiopharm®
Kombinationspräparate	Folio®, Femibion®, milupa neovin®

Vitamin C

Vitamin C (Ascorbinsäure) unterscheidet sich von den anderen Vitaminen durch einen relativ hohen Tagesbedarf von etwa 100 mg. Bei gesunder, d. h. abwechslungsreicher Kost, ist in der Regel der Vitamin-C-Bedarf ausreichend gedeckt. Vitamin C ist z. B. beteiligt an Immunabwehr, Redoxreaktionen, Gallensäuresynthese, Produktion von Hormonen und Neurotransmittern, Calcium-Stoffwechsel, Kollagenaufbau, Regeneration von Vitamin E. Die Mangelerkrankung **Skorbut** war bis ins 18. Jahrhundert die häufigste Erkrankung auf Seereisen. Sie ist gekennzeichnet durch Zahnfleischbluten, Zahnausfall, Müdigkeit, Muskelschwäche, erhöhte Infektanfälligkeit. Höhere Dosen als 300 mg sind selbst bei erhöhtem Bedarf in Schwangerschaft und Stillzeit, bei schwerer körperlicher Arbeit und bei Infektionskrankheiten sinnlos, der Überschuss wird rasch ausgeschieden. Bei zu hoher Vitamin-C-Aufnahme ist das Nierensteinrisiko erhöht, da Ascorbinsäure zu Oxalat metabolisiert werden kann.

Vitamin C wird zur Steigerung der körpereigenen Abwehr und somit zur Prophylaxe von Erkältungskrankheiten eingenommen, ein eindeutiger wissenschaftlicher Nachweis der die Wirksamkeit in dieser Indikation belegt steht jedoch noch aus. Bei verschiedenen Erkrankungen (Katarakt, Diabetes, Osteoporose) und zur Krebsprävention werden positive Effekte diskutiert. Raucher haben wegen der vermehrten Bildung freier Radikale einen erhöhten Vitamin-C-Bedarf. Neben Kapseln, Lutsch- und Brausetabletten gibt es reines Vitamin C als Pulver, von dem mehrmals täglich eine Messerspitze in z. B. Joghurt oder Saft eingerührt werden kann. Handelspräparate sind Cebion® C 500, Cetebe®, Hermes Cevitt®, Xitix®.

13.2 Mineralstoffe und Spurenelemente

Mineralstoffe und Spurenelemente werden nach der Menge unterschieden wie sie im menschlichen Körper vorkommen. Spurenelemente machen dabei weniger als 0,01 % der Körpermasse aus. Die Mineralstoffe, die in größerer Menge vorkommen, werden deshalb auch als Mengenelemente bezeichnet. Zu den Mengenelementen gehören Magnesium, Natrium, Kalium, Calcium und Schwefel. Zu deren Begleit-Anionen zählen Chlorid, Sulfat und Phosphat. Das Eisen nimmt zwischen den beiden Gruppen eine Zwischenstellung ein. Zu den Spurenelementen, die essenziell sind, gehören Chrom, Zink, Kupfer, Mangan, Selen, Molybdän, Iod und Fluor.

Calcium

Der Körper eines Erwachsenen enthält ca. ein Kilogramm Calcium, 99 % davon befindet sich in den Knochen und Zähnen. In der Wachstumsphase ist Calcium zum Aufbau des Skeletts wichtig, später für die Stabilisierung der Knochen, die permanent auf- und abgebaut werden. Bei Kindern führt ein durch Vitamin-D-Mangel verursachtes Calciumdefizit zu Rachitis, bei Erwachsenen zu Osteomalazie. (Kap. 10.6). Eine zu hohe Calciumzufuhr kann zur Ablagerung von Calciumsalzen in den Nieren führen. Calcium ist an der Reizübertragung im Nervensystem und an der Muskelkontraktion beteiligt. Eine zu niedrige Calciumionen-Konzentration im Blut kann daher zu Tetanie und Parästhesien führen. Des Weiteren sind Calciumionen für die Blutgerinnung unentbehrlich (Kap. 7.3). Zur Prophylaxe und unterstützenden Behandlung der Osteoporose wird Calcium in den Präparaten oft mit Vitamin D₃ kombiniert. Im Handel sind Brausetabletten, Kautabletten und Trinkampullen (□ Tab. 13.4).

□ **Tab. 13.4** Calcium-Präparate

Arzneistoff	Fertigarzneimittel
Calcium	Calcium Sandoz® forte, Biolectra® Calcium, frubiase® Calcium T, Calcium AL®
Calcium + Vitamin D	Calcium Sandoz® D Osteo, Calcium D₃ Stada®, -ratiopharm®, -AL®

Magnesium

Neben Kalium findet man vor allem Magnesium als Kation in den Zellen. Es ist wichtig für Muskelkontraktionen, Gefäßmuskeltonus (Calcium-Antagonist außerhalb der Zellen), Nervenreizleitung, Knochenmineralisation und viele Enzymsysteme. Eine Magnesiumzufuhr ist bei Wadenkrämpfen, Verspannungen, Muskelzuckungen, Sport, Kopfschmerzen (Spannungskopfschmerz, Migräne), Stress (Magnesium hemmt die Adrenalin-Freisetzung), Herzrhythmusstörungen (häufig in Kombination mit Kalium, nach Absprache mit dem Arzt), leichter Hypertonie (relaxierende Wirkung auf Blutgefäße) und Diabetes (erhöhte Magnesiumausscheidung über die Niere) zu empfehlen. Schwangere haben im letzten Trimenon einen erhöhten Magnesiumbedarf, der über die Nahrung nicht unbedingt gedeckt werden kann. Die Einnahme von Magnesiumpräparaten (Magnesium Verla®, Magnesium-Diasporal®, Biolectra® Magnesium, magno sanol®, Magnetrans®, Magnesiocard®) kann zu Durchfall führen.

Kalium

Kalium ist wichtig für die Erregbarkeit von Nerven und Muskeln. Ein Kaliummangel kann bei Durchfall, Erbrechen, Laxanzienabusus und der Einnahme von Schleifendiuretika auftreten. Es kommt zu Muskelschwäche, Parästhesien, Verstopfung und Lähmungen. Bei Digitalispatienten können Extrasystolen auftreten. Ein Zuviel an Kalium kann zu Herzstörungen, Verwirrtheit, Muskellähmungen, Ohrensausen führen. Deshalb sollte Kalium vor allem bei Senioren nicht unkritisch substituiert werden. Viele Medikamente beeinflussen den Kaliumspiegel. Regelmäßige Kontrollen (Blutuntersuchung) sind bei multimorbiden Menschen zu empfehlen. Wegen der Magenunverträglichkeit sollten die Kaliumpräparate (□ Tab. 13.5) mit viel Flüssigkeit zu einer Mahlzeit eingenommen werden.

☐ **Tab. 13.5** Kalium-Präparate

Arzneistoff	Fertigarzneimittel
Kalium	Kalinor®, KCL-retard Zyma®, Kalium Verla®, Rekawan®
Kalium + Magnesium	Galacordin® forte, Tromcardin® complex

Natrium

Natrium befindet sich zusammen mit Chlorid hauptsächlich im extrazellulären Raum und wird auch als Gegenspieler zum Kalium bezeichnet. So sind Natrium und Kalium zur Aufrechterhaltung des osmotischen Drucks erforderlich. Natrium und Chlorid sind von Bedeutung für den Körperwasserhaushalt und den Blutdruck. Starker Durchfall und Erbrechen kann zu einem Mangel an Natrium führen. Die Folge sind Schwäche, Blutdruckabfall, trockene Schleimhäute und Tachykardie. Eine erhöhte Zufuhr von Natrium bei verminderter Flüssigkeitsaufnahme führt zu Bluthochdruck und Ödemen. Bei einigen Hypertonikern kann eine kochsalzarme Ernährung den Blutdruck leicht senken. Natrium kommt in Mineralstoffpräparaten, Nahrungsergänzungsmitteln für Sportler und Elektrolytmischungen bei Durchfall vor.

Eisen

Eisen kommt als Bestandteil von Hämoglobin in den roten Blutkörperchen und von Myoglobin in der Muskulatur vor. Eisen wird aus tierischen Lebensmitteln besser resorbiert als aus pflanzlichen. Ein Eisenmangel kommt evtl. bei Vegetariern oder bei hohen Blutverlusten vor. Die Folge ist eine Anämie und verminderte Sauerstoffversorgung der Gewebe und Organe mit verminderter Leistungsfähigkeit, Müdigkeit, Kopfschmerzen, Störungen von Haar- und Nagelwachstum (Kap. 7.4). Im Rahmen einer Blutuntersuchung bei Verdacht auf Eisenmangel sollte nicht nur der Eisenwert, sondern auch das Ferritin (an Protein gebundenes Eisen, Speicherform) bestimmt werden. Zur Substitution sollten Präparate mit zweiwertigem Eisen morgens 30 Minuten vor dem Frühstück mit Vitamin-C-haltigen Säften (z. B. Orangensaft) oder einer Messerspitze Vitamin-C-Pulver eingenommen werden. Eisen kann in seiner dreiwertigen Form nicht vom Körper aufgenommen werden, Vitamin C verhindert die Oxidation von zweiwertigem zu dreiwertigem Eisen im Körper.

Fluor

Fluorid ist bedeutsam für die Stabilität der Knochen, die Härtung des Zahnschmelzes und die Kariesprophylaxe. Wichtig ist eine ausreichende Fluoridzufuhr für Kinder in der Phase der Zahnbildung (1. Lebensjahr, vor dem Zahndurchbruch). Zur Kariesprophylaxe ist die Gabe von Fluoridtabletten (Fluoretten®, Zymafluor®, D-Fluoretten® – Kombination mit Vitamin D) bei Säuglingen und Kleinkindern oder das Putzen der Zähne mit einer fluoridhaltigen Zahnpasta (geeignet für Kinder ab drei Jahren) möglich. Fluorid kommt außer in Zahnpasten auch in Zahngelen zur einmal wöchentlichen Anwendung vor (elmex® Gelee, Sensodyne Proschmelz®). Eine regelmäßig zu hohe Fluoridgabe in den ersten acht Lebensjahren führt zu weißen Flecken auf den Zähnen und einer verminderten Zahnhärte, daher sollte man bei Gabe von Fluoridtabletten auf fluoridhaltige Zahnpasta verzichten.

Iod

Für die Synthese der Schilddrüsenhormone ist eine ausreichende Iodzufuhr mit der Nahrung notwendig (Kap. 10.5). Ein Iodmangel ist die häufigste Ursache einer Schilddrüsenvergrößerung (Struma, Kropf). Trotz Verwendung von Iodsalz bei der Nahrungszubereitung ist eine optimale Iodversorgung nicht in allen Fällen gewährleistet. Schwangere und Stillende sollten auf jeden Fall Iodidtabletten einnehmen, um Entwicklungsverzögerungen und Schilddrüsenunterfunktionen beim Fetus bzw. Säugling zu vermeiden.

Selen

Selen ist Bestandteil verschiedener Enzyme, z. B. der Glutathionperoxidase (Bekämpfung schädlicher Sauerstoffradikale) und der Deiodase (Schilddrüsenstoffwechsel). In Studien gibt es Hinweise, dass bei der Hashimoto-Thyreoiditis die zusätzliche Gabe von Selen den Antikörpertiter senkt und das Entzündungsgeschehen positiv beeinflusst. Als Antioxidans wird Selen häufig mit der Prophylaxe von Herz-Kreislauf- und Krebserkrankungen in Zusammenhang gebracht. Es gibt Hinweise für positive Effekte, aber die Wirksamkeit ist nicht ausreichend belegt, sodass eine generelle Zufuhr nicht empfohlen werden kann. Um schädliche Effekte zu vermeiden, sollten in der Selbstmedikation nicht mehr als 300 µg Selen pro Tag (Nahrung und Supplemente) aufgenommen werden. Neben reinen apotheken- und verschreibungspflichtigen Selenpräparaten (Cefasel®, selenase®, selen-loges®) gibt es Selenkombinationen mit den Vitaminen A, C und E.

Zink

Die Bioverfügbarkeit von Zink ist aus tierischen Nahrungsmitteln besser als aus pflanzlichen. In Vollkornprodukten ist neben Zink auch Phytinsäure enthalten, welche die Resorption von Zink hemmt. Zinkpräparate sollten deshalb eine halbe Stunde vor einer Mahlzeit eingenommen werden. Im menschlichen Organismus ist Zink Bestandteil diverser Enzyme und beeinflusst Zellstoffwechsel, Immunabwehr, Speicherung und Transport von Insulin. Ein Zinkmangel äußert sich in Appetitlosigkeit, einer gestörten Glucosetoleranz, erhöhter Infektanfälligkeit und verzögerter Wundheilung. Zink findet man häufig kombiniert mit Vitamin C in Nahrungsergänzungsmitteln zur Steigerung der Abwehrkräfte in der Erkältungszeit, die Effektivität ist in Studien nicht ausreichend belegt. Weiterhin wird Zink bei Haarausfall und zur Verbesserung der Wundheilung eingesetzt. Handelspräparate sind Unizink®, Zinkorotat POS®, Curazink®, Biolectra® Zink, Zink Sandoz®. Organische Zinkverbindungen (z. B. Zinkgluconat, -histidin) sind besser bioverfügbar als anorganische (Zinksulfat, Zinkoxid). Die maximale Zinkzufuhr in der Selbstmedikation sollte 25 mg pro Tag nicht überschreiten.

13.3   Kombinationspräparate

Im Handel sind viele verschiedene Multivitaminpräparaten und Nahrungsergänzungsmittel mit Vitaminen, Mineralstoffen und Spurenelementen. So gibt es Rauchervitamine, Diabetikervitamine, Vitamine für Kinder (Centrum®-Junior®), die Gruppe der über 50 Jahre alten Kunden (Centrum-Generation 50 +®), Präparate für Vegetarier, Sportler (Frubiase® Sport), Schwangere und Stillende (Femibion®), zur Steigerung der Abwehrkräfte usw. Dahinter steckt natürlich auch ein Marketingkonzept, das diese Zielgruppen bewusst ansprechen soll. Da ist es nicht verwunderlich, dass viele Kunden das Gefühl haben, sich nicht gesund zu ernähren und so auf Vitamine und Mineralstoffe zurückgreifen, um diese Ernährungsfehler auszugleichen. Hier ist das Apothekenpersonal mit seiner Beratungskompetenz gefordert.

Zufuhrempfehlungen

Eine Übersicht über die empfohlene Zufuhr an Vitaminen, Mineralstoffen und Spurenelementen zur optimalen Versorgung bei Erwachsenen zeigt □ Tab. 13.6. Angegeben sind hier die D-A-CH-Referenzwerte der Deutschen Gesellschaft für Ernährung e. V. (DGE), der Österreichischen Gesellschaft für Ernährung (ÖGE), der Schweizerischen Gesellschaft für Ernährungsforschung (SGE) und der Schweizerischen Vereinigung für Ernährung (SVE).

□ **Tab. 13.6** Empfohlene tägliche Zufuhr an Vitaminen, Mineralstoffen und Spurenelementen (D-A-CH-Referenzwerte)

Stoff	Empfohlene Zufuhr pro Tag (Erwachsene)
Vitamin A/Carotinoide	0,8–1 mg Retinol-Äquivalent[1]
Vitamin B$_1$	1–1,2 mg
Vitamin B$_2$	1,2–1,4 mg
Vitamin B$_6$	1,2–1,5 mg
Vitamin B$_{12}$	3 µg
Niacin	13–16 mg Niacin-Äquivalent[2]
Biotin	30–60 µg
Folsäure/Folat	400 µg
Pantothensäure	6 mg
Vitamin C	100 mg

☐ **Tab. 13.6** Empfohlene tägliche Zufuhr an Vitaminen, Mineralstoffen und Spurenelementen (D-A-CH-Referenzwerte, Fortsetzung)

Stoff	Empfohlene Zufuhr pro Tag (Erwachsene)
Vitamin D	5 µg, > 65 Jahre 10 µg[3]
Vitamin E	12–14 mg Tocopherol-Äquivalent[4]
Vitamin K	70–80 µg
Calcium	1000 mg
Magnesium	300–350 mg
Eisen	10–15 mg
Iod	180–200 µg
Kalium	2000 mg
Zink	7–10 mg
Fluorid	3,1–3,8 mg
Natrium	550 mg
Selen	30–70 µg
Kupfer	1–1,5 mg
Mangan	2–5 mg
Chrom	30–100 µg
Molybdän	50–100 µg
Phosphor	700 mg

[1] mg Retinol-Äquivalent = 6 mg all-trans-β-Carotin = 12 mg andere Provitamin A-Carotinoide = 1 mg Retinol = 1,15 mg all-trans-Retinylacetat = 1,83 mg all-trans-Retinylpalmitat;
1 I. E. = 0,3 µg Retinol (Internationale Einheiten werden nur noch im pharmazeutischen Bereich angegeben)
[2] 1 mg Niacin-Äquivalent = 60 mg Tryptophan
[3] 1 µg Vitamin D = 40 I. E.
[4] 1 mg RRR-α-Tocopherol-Äquivalent = 1 mg RRR-α-Tocopherol (D-α-Tocopherol) = 1,49 I. E. = 1,49 mg all-rac-α-Tocopherylacetat;
1 I. E. = 0,67 mg RRR-α-Tocopherol = 1 mg all-rac-α-Tocopherylacetat (D, L-α-Tocopherylacetat)

Orthomolekulare Medizin

Der Begründer der orthomolekularen Medizin war der Biochemiker und Nobelpreisträger Linus Pauling. In den USA ist diese Therapierichtung bereits anerkannt und auch in Europa werden diese vergleichsweise teuren Nahrungsergänzungsmittel immer beliebter. In der orthomolekularen Ernährungsmedizin werden dem Körper gezielt Mikronährstoffe in relativ hoher Dosierung zugeführt. Neben Vitaminen, Mineralstoffen und Spurenelementen sind auch essenzielle Fettsäuren, sekundäre Pflanzenstoffe, Aminosäuren und Probiotika enthalten. Entsprechende Produkte (z. B. Orthomol®) sollen den Verlauf diverser Krankheiten positiv beeinflussen und die Schulmedizin unterstützen bzw. vor Krankheiten schützen und den Körper leistungs- und widerstandsfähiger machen. Je nach Krankheit oder Lebenssituation sind die Produkte unterschiedlich zusammengesetzt: Orthomol® immun (Steigerung der Abwehrkräfte), Orthomol® natal (Schwangerschaft), Orthomol® cardio (kardiovaskuläre Erkrankungen) usw.

Zusammenfassung

▶ Für viele Körperfunktionen ist die ausreichende Zufuhr von Vitaminen, Mineralstoffen und Spurenelementen wichtig. Nicht immer wird dies über die Ernährung gewährleistet.

▶ Vitamin- und Mineralstoffpräparate zählen je nach Dosierung zu den Arznei- oder Nahrungsergänzungsmitteln.

▶ Bei vielen Erkrankungen, Beschwerden oder zur Krankheitsprophylaxe kann ihr Einsatz sinnvoll sein.

▶ Calcium und Vitamin D gehören zur Basistherapie bei Osteoporose.

▶ Iodid ist für die Synthese der Schilddrüsenhormone essenziell.

▶ Fluorid dient zur Kariesprophylaxe.

▶ Vitamin B_1 und B_6 werden häufig unterstützend bei neuropathischen Schmerzen eingesetzt.

▶ Folsäure dient in der Schwangerschaft zur Vorbeugung eines Neuralrohrdefektes beim ungeborenen Kind.

▶ Auf der anderen Seite werden den Vitaminen und Mineralstoffen aber auch Wirkungen zugeschrieben, die wissenschaftlich noch nicht ausreichend belegt sind. Hier ist eine kritische Betrachtung wichtig.

▶ Orthomolekulare Ergänzungsmittel enthalten neben Vitaminen, Mineralstoffen und Spurenelementen auch essenzielle Fettsäuren, sekundäre Pflanzenstoffe, Aminosäuren und Probiotika.

Wiederholungsfragen zu Kapitel 13

1. In welchen Fällen kann die Einnahme eines Multivitamin- und Mineralstoffpräparates sinnvoll sein?
2. Warum gibt es Augensalben mit Vitamin A?
3. Welche Vitamine/Mineralstoffe gehören zur Osteoporose-Therapie? Warum?
4. Was ist natürliches Vitamin E?
5. Warum haben Patienten mit Magenschleimhautatrophie einen Vitamin-B_{12}-Mangel?
6. Warum enthalten Nahrungsergänzungsmittel für Schwangere häufig Iod und Folsäure?
7. Wie können Sie bei der Abgabe eines Eisenpräparates ergänzend beraten?
8. Was versteht man unter orthomolekularer Medizin?

13

14 Arzneimittel zur Behandlung maligner Tumoren

In diesem Kapitel werden die medikamentösen Therapieformen maligner (bösartiger) Tumoren mit ihren verschiedenen Angriffspunkten vorgestellt.

14.1 Maligne Tumoren

Maligne Tumoren, häufig als Krebs bezeichnet, sind heutzutage nach den Herz-Kreislauf-Erkrankungen die zweithäufigste Todesursache in Deutschland und den meisten anderen Industrieländern. Viele Tumoren sind durch operative Entfernung und anschließende Strahlentherapie oder chemotherapeutische Behandlung heilbar. Dies gilt zumindest für solide Tumoren. Krebsarten des blutbildenden (hämatopoetischen) Systems (Leukämien) lassen sich mittels Strahlen- oder Zytostatikatherapie relativ spezifisch bekämpfen. Die Kennzeichen eines malignen Tumors sind:

▶ **infiltrierendes** Wachstum: Tumoren dringen über Gewebegrenzen hinaus in benachbarte Organe/Gefäße ein,
▶ **destruierendes** Wachstum: Durch das Tumorwachstum wird gesundes Gewebe zerstört,
▶ **metastasierendes** Wachstum: Einzelne Tumorzellen können sich ablösen und an anderer Stelle im Organismus Tochtergeschwülste ausbilden.

Nach dem Ort ihres Auftretens unterscheidet man:

▶ Tumoren des Epithelgewebes, z. B. an Haut, Speiseröhre, Bronchien, Magen, Darm, Gebärmutter (**Karzinome**),
▶ Tumoren des Skeletts und der Weichteile (**Sarkome**),
▶ Tumoren des Nervengewebes (**Gliome**) und
▶ Krebsarten, die das Knochenmark und das Lymphsystem befallen (**Leukämien**).

14.2 Therapie maligner Tumoren

Bei der Therapie muss die **kurative** Behandlung, die zur Heilung führen soll, von der **palliativen** Therapie, welche die Überlebenszeit in gewissem Maße verlängern und das Leiden lindern soll, abgegrenzt werden.

Die medikamentöse Behandlung ist nur bedingt möglich. Da es sich bei den Tumorzellen um körpereigene Zellen handelt, ist es sehr schwierig, selektiv die Tumorzellen zu schädigen. Deshalb sind grundsätzlich bei der Chemotherapie (Zytostatikatherapie) starke Nebenwirkungen zu erwarten. Zytostatika sind dann indiziert, wenn mit anderen Maßnahmen kein Erfolg zu erwarten ist, wie etwa bei Leukämien. Geschädigt werden vor allem Zellen mit hoher Teilungsaktivität wie die Zellen des Knochenmarks, der Keimdrüsen, der Darmschleimhaut und die haarbildenden Zellen. Folgende Nebenwirkungen sind daher bei vielen Zytostatika zu erwarten: Leukopenie, Haarausfall, Hemmung der Spermatogenese sowie Übelkeit, Erbrechen, Fieber und die Induktion eines neuen Karzinoms, da viele Zytostatika paradoxerweise selbst karzinogen wirken.

Zytostatika werden oft zur Vermeidung von Resistenzen in Kombination eingesetzt. Arzneistoffe aus im Folgenden beschriebenen Gruppen werden verwendet.

14.2.1 Antimetaboliten

Antimetaboliten (□ Tab. 14.1) werden als falsche Bausteine in die DNA und andere für die Zellteilung wichtige Stoffwechselprodukte eingebaut. Sie hemmen so die Vermehrung der Zellen. Da diese Maßnahme sehr unspezifisch ist, sind die Nebenwirkungen stark ausgeprägt, da auch gesunde Zellen in hohem Maße in ihrer Vermehrung gehemmt werden. Als Antimetaboliten werden derzeit Folsäure-Antagonisten oder Antagonisten von Purin- und Pyrimidin-Basen eingesetzt.

Folsäure ist ein wichtiger Überträger von C_1-Bausteinen (Bausteine mit einem Kohlenstoffatom). Durch die Blockade dieser Übertragung mit **Folsäure-Antagonisten** wird die Nukleinsäuresynthese gestört. Eingesetzt wird zu diesem Zweck **Methotrexat** (MTX). MTX wird, wie auch einige andere Zytostatika, in sehr geringer Dosierung auch als Immunsuppressivum eingesetzt.

Substanzen wie **6-Mercaptopurin, Fluorouracil** (5-FU), **Cytarabin, Gemcitabin** oder **Cladribin** hemmen die DNA-Replikation als **Antagonisten von Purin- und Pyrimidin-Basen.** Sie werden aufgrund ihrer strukturellen Ähnlichkeit statt der natürlichen Substrate in den DNA-Strang eingebaut. An dieser Stelle stoppt die Verlängerung des DNA-Stranges. Einsatzgebiete für Antimetaboliten sind Leukämien und solide Tumoren (Mammakarzinome, Kolorektalkarzinome). Fluorouracil wird auch topisch bei Krebserkrankungen der Haut und bei Warzen eingesetzt.

□ **Tab. 14.1** Antimetaboliten

Arzneistoff	Fertigarzneimittel
Methotrexat	*MTX Hexal®, *Methotrexat-GRY®
6-Mercaptopurin	*Puri-Nethol®
Fluorouracil	*Efudix®, *Onkofluor®
Cytarabin	*Alexan®
Gemcitabin	*Gemzar®
Cladribin	*Leustatin®
Capecitabin	*Xeloda®

14.2.2 Alkylierende Zytostatika

Alkylierende Zytostatika (Alkylanzien) lagern sich an Nukleinsäuren an (Alkylierung). Besitzen sie zwei alkylierende Gruppen (bifunktionelle Alkylanzien), führen sie zusätzlich zur Vernetzung (Cross-linking). Es kommt zur Beeinträchtigung der Zellteilung und zum Zelltod. Leider können auch gesunde Zellen durch die genetische Veränderung entarten, sodass diesen Arzneistoffen eine eigene karzinogene Wirkung zukommt. Aus dieser Gruppe werden **Cyclophosphamid, Ifosfamid** und **Chlorambucil** (□ Tab. 14.2) gegen Leukämie, Tumoren des Lymphsystems (Morbus Hodgkin), Ovarial-, Mamma- und Bronchialkarzinom sowie zur Rezidivprophylaxe nach Operationen eingesetzt. Im weiteren Sinne gehören auch die **Platinkomplexe** zu den Alkylantien. Einige der Substanzen sind Prodrugs. Bei der Aktivierung kommt es zur Abspaltung von Acrolein, einer harnblasenschädigenden (urotoxischen) Substanz. Besonders ausgeprägt ist diese Urotoxizität bei Cyclophosphamid. Zum Schutz der Blase wird daher gleichzeitig Mercaptoethylsulfonat-Natrium (MESNA, *Uromitexan®) gegeben, das das schädliche Acrolein neutralisiert.

□ **Tab. 14.2** Alkylierende Zytostatika

Arzneistoff	Fertigarzneimittel
Cyclophosphamid	*Endoxan®
Chlorambucil	*Leukeran®
Ifosfamid	*Holoxan®

14.2.3 Platinverbindungen

Platin-Komplexe wie **Cisplatin, Carboplatin** und **Oxaliplatin** (□ Tab. 14.3) vernetzen ähnlich den bifunktionellen Alkylanzien die DNA und hemmen so die Zellvermehrung. Dies geschieht weitgehend unabhängig davon, in welcher Phase des Zellzyklus (der Zellteilung) sich die Zellen befinden. Indikationen für Platinverbindungen sind u. a. Hoden-, Ovarial-, Blasen- und Bronchialkarzinom. Als Nebenwirkungen können schwere Nierenschäden auftreten. Die Platinkomplexe unterscheiden sich hauptsächlich in ihrer Pharmakokinetik.

□ **Tab. 14.3** Platinverbindungen

Arzneistoff	Fertigarzneimittel
Cisplatin	*Platinex®
Carboplatin	*Carboplat®
Oxaliplatin	*Eloxatin®

14.2.4 Mitosehemmstoffe

Mitosehemmstoffe unterbinden die Ausbildung und Funktion des Spindelapparates während der Mitose. Dadurch werden Stofftransport in der Zelle und Zellteilung gestört. Viele Mitosehemmstoffe leiten sich von Alkaloiden ab. Die Vinca-Alkaloide **Vinblastin, Vincristin** und **Vindesin** (◻ Tab. 14.4) werden bei Lymphknotensarkom (Morbus Hodgkin), Leukämie und Bronchialkarzinom angewendet. **Colchicin** verhindert die Ausbildung der Teilungsspindel, hat aber eine zu geringe therapeutische Breite. Es wird in geringen Dosen bei akuten Gichtanfällen eingesetzt (Kap. 3.6). **Podophyllotoxin** wird zur Therapie von Feigwarzen, einer sexuell übertragbaren Viruserkrankung, lokal in Form einer Lösung eingesetzt. Partialsynthetische Derivate wie **Etoposid** sind besser verträglich und werden bei Bronchial- und Blasenkarzinom sowie Leukämie systemisch verwendet. Zwei zur Behandlung des metastasierenden Ovarialkarzinoms bzw. Mammakarzinoms zugelassene mitosehemmende Zytostatika aus der Gruppe der **Taxane** sind **Paclitaxel** und **Docetaxel**. Bei den in Nadeln und Rinde verschiedener Eibenarten entdeckten Naturstoffen handelt es sich nicht um Alkaloide, sondern um zyklische Diterpene.

◻ **Tab. 14.4** Mitosehemmstoffe

Arzneistoff	Fertigarzneimittel
Vinblastin	*Vinblastinsulfat-GRY®
Vincristin	*Vincristin Bristol®
Vindesin	*Eldisine®
Etoposid	*ETO-cell®, Eto-Gry®
Paclitaxel	*Taxol®
Docetaxel	*Taxotere®

14.2.5 Zytostatisch wirksame Antibiotika

Anthracycline

Die zur Klasse der Anthracycline gehörenden Antibiotika **Doxorubicin** (Adriamycin, *Adriblastin®) und **Daunorubicin** (*Daunoblastin®) werden aus Bakterien der Gattung Streptomyces gewonnen. Sie lagern sich aufgrund ihrer scheibenförmigen chemischen Strukturen in die DNA ein (Interkalation). Außerdem führen sie zur Bildung freier Radikale. Es kommt zu DNA-Strangbrüchen, die Zellvermehrung wird gehemmt. Der Einsatz dieser Substanzen ist durch die ausgeprägten Nebenwirkungen, besonders ihre herzschädigende Wirkung (**Kardiotoxizität**), nur begrenzt möglich. **Mitoxantron** (*Novantron®, *Ralenova®) ist ebenfalls ein Interkalator. Es wird bei Mammakarzinom, Leukämien und Lymphomen eingesetzt.

14.2.6 Hormone und Hormon-Antagonisten

Hormone sind keine Zytostatika im eigentlichen Sinne. Sie haben in der Regel auch weniger Nebenwirkungen als die üblichen Krebstherapeutika. Da Tumoren in Prostata, Mamma und Uterus häufig hormonabhängig wachsen, kann dieses Wachstum durch die Gabe von gegengeschlechtlichen Hormonen oder Hormon-Antagonisten gehemmt werden. So werden beim inoperablen Mammakarzinom **Antiestrogene** (Selektive Estrogenrezeptor-Modulatoren, SERM) wie **Tamoxifen** oder **Fulvestrant** eingesetzt (□ Tab. 14.5), welche die Bindung körpereigenen Estrogens an den Rezeptor erschweren. Dem Tumor wird dadurch das Signal zum Wachsen genommen. Ebenfalls indiziert sind die **Aromatase-Inhibitoren Exemestan, Letrozol** und **Anastrozol**, welche die Estrogenbildung durch eine Blockade des Enzyms Aromatase hemmen. Beim Endometriumkarzinom können **Gestagene** wie **Medroxyprogesteronacetat** (MPA) und **Megestrolacetat** eingesetzt werden.

Bei Prostata- sowie Mammakarzinom werden außerdem **Gonadorelinanaloga (GnRH-Analoga)** eingesetzt. Der Testosteronspiegel des Mannes wird dadurch auf Kastrationsniveau gesenkt. Gonadorelin ist ein Hormon aus dem Hypothalamus, welches indirekt die Freisetzung von Testosteron auslöst. Zu Therapiebeginn ist mit einer Verschlechterung der Tumorsymptome (Schmerzen usw.) zu rechnen. Häufig verordnete Substanzen sind **Goserelin**, **Leuprorelin** und **Buserelin**.

□ **Tab. 14.5** Hormone und Hormon-Antagonisten

Arzneistoff	Fertigarzneimittel
Tamoxifen	*Nolvadex®, Tamoxifen Hexal®
Fulvestrant	*Faslodex®
Medroxyprogesteronacetat	*MPA Hexal®
Goserelin	*Zoladex®
Leuprorelin	*Trenantone®, *Enantone®
Buserelin	*Profact®
Diethylstilbestrol	*Fosfestrol, *Honvan®
Cyproteronacetat	*Androcur®
Flutamid	*Fugerel®
Bicalutamid	*Casodex®
Octreotid	*Sandostatin®

Bei inoperablem Prostatakarzinom können **Estrogene** wie **Diethylstilbestrol** oder die **Antiandrogene Cyproteronacetat, Flutamid** oder **Bicalutamid**, in der Regel in Kombination mit einer operativen Entfernung beider Hoden (bilateralen Orchiektomie), eingesetzt werden.

Bei Patienten mit endokrin aktiven (hormonausschüttenden) Tumoren des Magen-Darm-Trakts kommt **Octreotid**, ein synthetisches **Somatostatin-Analogon**, zum Einsatz. Es hemmt die Sekretion verschiedener Peptidhormone (z. B. Insulin, Glucagon, Pepsin, Gastrin) sowie des Wachstumshormons.

14.2.7 Glucocorticoide

Einige Glucocorticoide, z. B. **Dexamethason** (*Fortecortin®), wirken wachstumshemmend (antiproliferativ) auf verschiedene Tumorarten (Leukämien, Lymphome, Mammakarzinome u. a.) und können daher in Kombination mit anderen Zytostatika eingesetzt werden. Des Weiteren werden sie unterstützend bei verschiedenen Chemotherapien gegeben, um Übelkeit und Erbrechen durch die gegebenen Zytostatika zu verringern.

14.2.8 Monoklonale Antikörper

Tumorzellen bilden bestimmte Proteine an ihrer Oberflächen (Oberflächenantigene). Die Anwendung gegen diese Oberflächenstrukturen gerichteter Antikörper stellt eine relativ neue Therapieform dar, die stetig weiter erforscht wird.

Trastuzumab (*Herceptin®) ist ein humanisierter monoklonaler Antikörper, der bei Patientinnen mit einer speziellen Form des Mammakarzinoms indiziert ist: Bestimmte Tumoren zeigen eine verstärkte Expression des HER2-Proteins (ein Rezeptor für Wachstumsfaktoren), gegen das Trastuzumab gerichtet ist. Das Wachstum des Tumors wird gehemmt. Weitere monoklonale Antikörper sind **Alemtuzumab** (*MabCampath®) bei chronisch-lymphatischer Leukämie (CLL) und **Rituximab** (*MabThera®) bei Lymphomen. **Bevacizumab** (*Avastin®) hemmt die Gefäßbildung in Tumoren. Dadurch wird deren Versorgung mit Blut und Nährstoffen unterbrochen, das Tumorwachstum wird gestoppt. Die Substanz wird bei Kolon- und Rektumkarzinomen in Kombination mit 5-Fluorouracil (5-FU) und Folinsäure eingesetzt. Ohne Zulassung („Off-Label") wird Bevacizumab auch bei Makuladegeneration verwendet. Bei fortgeschrittenem Kolorektalkarzinom wird **Cetuximab** (*Erbitux®), ein chimärer Antikörper, eingesetzt.

14.2.9 Tyrosinkinase-Inhibitoren

Die Tyrosinkinase ist ein Enzym, welches in der Zelle für die Informationsweitergabe zuständig ist. Durch ihre Blockade werden Signale für das Zellwachstum nicht weitergeleitet und das Wachstum des Tumors gestoppt. In Kombination mit anderen Zytostatika ergeben sich durch diese Substanzen völlig neue Therapieansätze.

Allen Substanzen dieser Klasse gemeinsam ist die Endung -nib. **Erlotinib** (*Tarceva®), **Imatinib** (*Glivec®), **Sorafenib** (*Nexavar®) sowie **Dasatinib** (*Sprycel®) werden in Form von Tabletten zur oralen Anwendung angeboten. Mögliche Indikationen sind Lungenkarzinom, Pankreaskarzinom, Leberkarzinom, Nierenkarzinom außerdem bestimmte Formen der Leukämie (chronisch-myeloische Leukämie, CML).

14.2.10 Interferone

Interferone (IFN) sind mit Erfolg gegen einige von Viren verursachte Krebsarten eingesetzt worden. Ein humanes Interferon beta ist unter dem Handelsnamen *Fiblaferon® im Handel. Zur Behandlung der Haarzell-Leukämie wurden die rekombinanten Interferone alfa-2 a (*Roferon® A) und alfa-2 b (*Intron® A) zugelassen. Sie haben eine direkte hemmende Wirkung auf das Tumorwachstum. Andere Indikationen sind: Autoimmunerkrankungen und Virusinfektionen.

14.2.11 Sonstige Zytostatika

Weitere Substanzen in der Tumortherapie sind **Hydroxycarbamid** (*Litalir®, *Syrea®) bei Melanomen und CML, **Tretinoin** (*Vesanoid®) und **Bexaroten** (*Targretin®) bei Krebserkrankungen der Haut. **Miltefosin** (*Miltex®) besitzt strukturelle Ähnlichkeit zu bestimmten Membranbausteinen, den Phospholipiden. Es wird lokal in Form einer Lösung bei Hautmetastasen des Mammakarzinoms aufgetragen. Oral dient Miltefosin zur Therapie der Leishmaniose, einer Protozoenerkrankung.

Anstelle der konventionellen Strahlentherapie werden heute zum Teil **radioaktive Substanzen** in den Körper eingebracht, die das Tumorgewebe bestrahlen sollen. Radioaktiver Phosphor (^{32}P, ein β-Strahler) oder radioaktives Iod (^{131}I, ein β- und γ-Strahler) kommen hier zum Einsatz. Nebenwirkungen sind Fieber und Blutbildveränderungen. Nachteilig ist außerdem das Risiko einer Leukämie nach einer radioaktiven Strahlentherapie.

14.2.12 Unterstützende Therapeutika

Koloniestimulierende Faktoren

Unterstützend in der Krebstherapie sind die hämatopoetischen Wachstumsfaktoren. Zur Behandlung der sogenannten neutropenischen Phase, einer Blutbildstörung unter Zytostatikatherapie, stehen mit G-CSF (Granulozyten-Kolonie-stimulierender Faktor) und GM-CSF (Granulozyten-Makrophagen-Kolonie-stimulierender Faktor) gentechnisch hergestellte Substanzen aus der Gruppe der Wachstumsfaktoren zur Verfügung. **Filgrastim** (*Neupogen®) und **Lenograstim** (*Granocyte®) stimulieren die Bildung und Freisetzung funktionsfähiger weißer Blutkörperchen aus dem Knochenmark. Bei **PEGfilgrastim** (*Neulasta®) ist die Wirkdauer durch den Einbau eines Polyethylenglykol(PEG)-Restes verlängert, so dass es nur einmal pro Zyklus appliziert werden muss, während bei den unveränderten Substanzen eine täglich Gabe nötig ist.

Mistel

Zur unterstützenden Therapie bei malignen Tumoren sind unterschiedliche Mistel-präparate im Handel, die teilweise nach anthroposophischen Vorschriften hergestellt und als subkutane Injektion gegeben werden. Handelspräparate sind *Helixor®, *Iscador®, *Cefalektin® und *Lektinol®. Sie werden als unspezifische Reiztherapie eingesetzt, die den Organismus im Kampf gegen den Krebs stärken soll.

Antiemetika

Zytostatika-Therapien werden häufig von Übelkeit und Erbrechen begleitet. Ursäch-lich ist hierfür in vielen Fällen die Zerstörung gesunder Zellen im Magen-Darm-Trakt. Die enterochromaffinen Zellen, spezielle Zellen der Darmschleimhaut, ent-halten eine große Menge Serotonin, die bei der Zellzerstörung auf einmal freigesetzt wird. Dieses Serotonin löst die vorgenannten Symptome aus. Zur Therapie können daher Antagonisten des 5-HT$_3$-Rezeptors (5HT$_3$-Antagonisten, Setrone), eines be-stimmten Serotonin-Rezeptortyps, gegeben werden. Angewandt werden **Ondanset-ron** und **Granisetron**. Neben den 5-HT$_3$-Antagonisten werden auch der Dopamin-Antagonist **Alizaprid** (*Vergentan®) und der Neurokinin-1(NK-1)-Antagonist **Ap-repitant** (*Emend®, Tbl.) eingesetzt. *Ivemend® enthält den intravenös applizierba-ren NK-1-Antagonisten **Foraprepitant**.

Zytoprotektiva

Um gesunde, nicht tumorbefallene Körperzellen vor Schädigungen durch Strahlung und aggressive Zytostatika zu schützen, kommen sogenannte Zytoprotektiva zum Einsatz. Die Wirkung beruht zum Teil auf Radikalfänger-Eigenschaften. Der Wirk-stoff **Amifostin** (*Ethyol®) ist zugelassen zur Herabsetzung eines durch eine Kom-binationstherapie mit Cyclophosphamid und Cisplatin verursachten Infektionsrisi-kos bei Patientinnen mit fortgeschrittenem Ovarialkarzinom. **Mesna** (*Uromitexan®) wird zur Prophylaxe der Urotoxizität von Alkylanzien wie Cyclophosphamid einge-setzt.

14

Zusammenfassung

▷ Bei den malignen Tumoren muss unterschieden werden zwischen soliden und nicht-soliden Tumoren (Leukämien). Tumoren können in jedem Alter auftreten.

▷ Zur Therapie werden unterschiedliche Angriffspunkte ausgenutzt. Die Zellteilung und -vermehrung kann durch Zytostatika gehemmt werden, die Gefäßneubildung zur Versorgung des Tumors wird durch Angiogenese-Hemmstoffe gebremst. Tyrosinki-nase-Hemmstoffe nehmen der Tumorzelle die Signale zum Wachstum.

▷ Da alle Krebstherapeutika immer auch gesunde Zellen zerstören, ist bei der Behandlung mit zahlreichen Nebenwirkungen wie Übelkeit, Erbrechen, Diarrhö, Haarausfall, Blut-bildschäden und allgemeiner Abgeschlagenheit zu rechnen.

▷ Um diese Nebenwirkungen etwas abzumildern werden z. B. Antiemetika (Setrone, Corticoide) gegen die Übelkeit und Koloniestimulierende Faktoren (CSF) zum schnelleren Aufbau neuer Blutzellen gegeben.

Wiederholungsfragen zu Kapitel 14

1. Wodurch ist das Wachstum maligner Tumoren gekennzeichnet?
2. Über welche Wege kann das Wachstum von Tumorgewebe gehemmt werden? Beschreiben Sie dazu kurz den Wirkmechanismus von Antimetaboliten, Mitosehemmstoffen, alkylierenden Zytostatika, zytostatischen Antibiotika, Hormonen/Hormon–Antagonisten und Tyrosinkinase–Inhibitoren.

15 Homöopathische Arzneimittel

Die Homöopathie unterscheidet sich in allen Belangen von dem bisher Gehörten. Wird in der Allopathie mit Mitteln gearbeitet, welche die Symptome unterdrücken oder die Ursache der Erkrankung beheben, wird in der Homöopathie ein völlig anderer Weg eingeschlagen, indem Substanzen eingesetzt werden, die gewöhnlich die Symptome der zu behandelnden Erkrankungen hervorrufen, wobei die Wirkstoffe noch hochgradig verdünnt werden. Im Folgenden werden die Grundprinzipien dieses interessanten Therapieansatzes erläutert.

15.1   Allgemeines

Der Name Homöopathie bedeutet „gleiches Leiden". Das, was man heute unter der „klassischen Medizin" versteht, wurde vom Begründer der Homöopathie, **Samuel Hahnemann** (1755–1843), als Allopathie (griech. allos = anders) bezeichnet. In der Allopathie werden die Erkrankungen mit Substanzen behandelt, die direkt gegen die Symptome oder die Krankheit selbst wirken.

Zunächst hatte Hahnemann in Selbstversuchen festgestellt, dass manche Stoffe in hohen Dosen bei Gesunden Erscheinungen hervorrufen, die in auffälliger Weise dem Symptomenkomplex bestimmter Krankheiten ähnelten. Daraus schloss er, dass Arzneimittel, die bei einem Gesunden bestimmte Symptome hervorrufen, bei einem kranken Menschen das Leiden heilen müssten und zwar schon in sehr geringen Dosen. Damit war das Ähnlichkeitsprinzip geboren, auf dem seine Lehre beruht. Ähnliches soll mit Ähnlichem behandelt werden: **„Similia similibus curentur".**

Die Anwendung der Ähnlichkeitsregel setzt voraus, dass für jeden in der Homöopathie verwendeten Stoff ein Arzneimittelbild erstellt wird. Um die Stoffe kennen zu lernen, werden sie Gesunden verabreicht. Nun notiert man präzise, welche Veränderungen und Störungen an Körper, Geist und Seele auftreten. Alles zusammen ergibt das Arzneimittelbild des Stoffes. Der behandelnde Homöopath muss nun versuchen, allen Symptomen, die er beim Kranken beobachtet, das passende Arzneimittelbild und damit den Arzneistoff zuzuordnen.

Beispiel: Das Gift Thallium verursacht beim Gesunden Haarausfall. In homöopathischer Dosis kann es deshalb zur Bekämpfung von Haarausfall eingesetzt werden. Die Symptomensuche ist wesentlich bei der Homöopathie, wobei die Krankheitszeichen in eine besondere Rangordnung gestellt werden. Die individuelle Ausprägung der Störung beim Kranken hat dabei eine entscheidende Bedeutung, z. B. wann die Erkrankung auftritt und wann sie sich verschlimmert. Das bezeichnet man in der Homöopathie als **Modalität.** Zudem werden die Leitsymptome der Erkrankung erfasst. Das sind die Zeichen, die immer wieder auftreten und typisch sind.

Weiterhin muss der Behandelnde nach der von Hahnemann geforderten Gabenlehre die Dosis so auswählen, dass die krankmachende Wirkung in die heilende umschlägt. D. h. die Dosis ist so zu wählen, dass durch einen Reiz auf das erkrankte Organ die körpereigenen Abwehrkräfte angeregt werden. Das soll den Körper zur Selbstregulation anregen **(Reiz-Regulationstherapie).**

Normalerweise geht man so vor, dass sich die Therapie auf ein spezielles Organ oder seine gestörte Funktion richtet **(organotrope** oder **funktionotrope Therapie).**

Die Verwendung kleiner und kleinster Gaben ist ein weiteres Kennzeichen der Homöopathie. Um kleinste Gaben zu erreichen, benutzte Hahnemann ein Verdünnungssystem, das grundsätzlich noch heute Verwendung findet und im Homöopathischen Arzneibuch (HAB) nachzulesen ist. Diesen Vorgang bezeichnete er als **Potenzieren.** Das Wort leitet sich vom Lateinischen potentia ab, was Kraft oder Stärke bedeutet. D.h. je häufiger eine Substanz verdünnt (potenziert) wird, umso stärker ist deren Wirkung. Die Herstellung homöopathischer Arzneiformen ist im HAB beschrieben. Ausgangsmaterialien sind Frischpflanzen, Drogen, Tiere und andere Substanzen, aus denen Tinkturen, Lösungen und Essenzen hergestellt werden.

Diese sogenannten **Urtinkturen** mit dem Zeichen ∅ werden nunmehr potenziert. Die Verdünnung erfolgt meist nach der Dezimalskala, wobei ein Teil der Urtinktur mit neun Teilen eines indifferenten Stoffes (Ethanol-Wasser-Gemische verschiedener Konzentration) nach dem HAB verschüttelt wird. Somit erhält man die erste Potenzstufe, die man als D 1 bezeichnet (lat. decem, zehn). Ein Teil dieser Potenzstufe und neun Teile eines Ethanol-Wasser-Gemisches ergeben verschüttelt die Potenzstufe D 2 usw.

Bei festen Stoffen wird der Ausgangsstoff mit Milchzucker oder Stärke verrieben. Hahnemann selbst arbeitete mit sogenannten C-Potenzen. (lat. centum, hundert). Dabei wird der Stoff im Verhältnis 1 + 99 mit dem Trägermittel potenziert. Außerdem hat Hahnemann selbst noch die LM-Potenzen (römische Zahlen L – 50, M – 1000) oder besser Q-Potenzen (lat. Quinquagintamillesima, 50 000), die in Schritten von 1 : 50 000 potenziert werden, eingeführt. Sie sollen den Vorteil haben, dass keine Erstverschlimmerung der Erkrankung zu verzeichnen ist (sanfte Therapie).

Zu beachten ist, dass ein Überspringen von Potenzierungsschritten nicht erlaubt ist. Die nächst höhere muss immer aus der vorherigen Verdünnung hergestellt werden.

In der Therapie unterscheidet man: Tief- (∅ bis D 12, D 12 entspricht C 6), Mittel- (>D 12 bis D 30, D 30 entspricht C 15) und Hochpotenzen (>D 30). In der Selbstbehandlung verwendet man in erster Linie Tiefpotenzen.

Bei den innerlich anzuwendenden Arzneiformen stehen **Essenzen** (Frischpflanzenauszüge), **Urtinkturen, Dilutionen** (Verdünnungen), **Triturationen** (Verreibungen mit Lactose), **Tabulettae** (Tabletten, verpresst mit Lactose), **Globuli** (Streukügelchen, bestehend aus Saccharose) zur Verfügung.

Es gibt mittlerweile eine Vielzahl homöopathischer Mittel, die der ursprünglichen Vorstellung Hahnemanns, ein Einzelmittel zur Bekämpfung oder Linderung der Erkrankung einzusetzen, nicht mehr entsprechen. Diese Kombinationen verschiedener homöopathischer Arzneimittel bezeichnet man auch als Komplexmittel.

15.2 Homöopathische Einzelmittel

Einzelmittel nach dem HAB werden heute in der Apotheke in den verschiedenen Arzneiformen von der DHU (**D**eutsche **H**omöopathie-**U**nion) angeboten, wobei einige Stoffe der Verschreibungspflicht unterliegen und meist erst ab der Potenzierung D 4 durch den Homöopathen verschrieben werden können. Daneben gibt es etliche andere Firmen, die Einzelmittel herstellen, wie Heel, Iso, Vogel & Weber, Wala, Weleda u. v. a.

Folgende homöopathische Einzelmittel werden meist in der Selbstmedikation als Tiefpotenzen (gängig sind: D 3, D 6, D 12, C 6, C 12) eingesetzt und können auch vom pharmazeutischen Personal bei folgenden Erkrankungen empfohlen werden. Beispiele:

▶ Allium cepa (Küchenzwiebel): Atemwegserkrankungen, Fließschnupfen.
▶ Arnica (Bergwohlverleih, Arnika): Verletzungen, Verstauchungen, Hämatome.
▶ Belladonna (Tollkirsche): Fieber, Mittelohrentzündung, kolikartige Schmerzen.
▶ Carduus marianus (Mariendistel): Leber-Galle-Erkrankungen.

▶ Chamomilla (Echte Kamille): Bronchitis mit krampfartigem Husten, Zahnungs-
beschwerden, krampfartige Magen-Darm-Beschwerden.

▶ Cimicifuga (Traubensilberkerze): „Frauenmittel", Menstruationsbeschwerden,
Wechseljahresbeschwerden.

▶ Hepar sulfuris (Kalkschwefelleber): Akute eitrige Entzündungen, Pseudokrupp.

▶ Ignatia (Ignatiusbohne): „Kummerarznei", depressive Verstimmung, Traurigkeit,
Migräne.

▶ Luffa (Schwammgurke): Akuter, chronischer, allergischer Schnupfen.

▶ Nux vomica (Brechnuss): Magenschmerzen, Sodbrennen, Übelkeit, Erbrechen,
Schwindel, Migräne, nach Genussmittelabusus.

▶ Pulsatilla (Wiesen-Küchenschelle): Migräneartige Kopfschmerzen, Bronchitis.

15.3 Homöopathische Komplexmittel

Diese stellen Kombinationen aus mehreren Einzelmitteln dar, was eigentlich der
Forderung Hahnemanns widerspricht. Die Kombination der Einzelmittel soll die
Leiden oder die Krankheit des Patienten besser lindern bzw. heilen.

Die in der Apotheke wichtigen Komplexmittel stammen von den Firmen Madaus
(Oligoplexe), DHU (Pentarkane), Heel (Homaccorde), Pascoe (Similiaplexe), Steiger-
wald (Plantaplexe), Fides, Iso, Rödler, Staufen-Pharma, Truw, Vogel & Weber, Wala,
Weleda und einigen anderen.

Eine ganze Reihe von weiteren Arzneimitteln auf homöopathischer Basis hat ihren
Stammplatz in der Apotheke gefunden und erweitert das Arzneimittelangebot zu
Recht. Die meisten werden im Rahmen einer Beratung als alternative Therapie im HV
verlangt und abgegeben. Eine Auswahl ist in der Liste am Ende des Kapitels aufgeführt und zur Erleichterung gleich mit der Indikation versehen (□ Tab. 15.1).

15.4 Biochemie

Die Biochemie wurde von Dr. Wilhelm Schüßler entwickelt und nach dem Grundprinzip der Homöopathie hergeleitet. Sie stellt ein Verfahren dar, das sich der
Grundregel **„Fehlendes wird durch Fehlendes ersetzt"** bedient. Bei dieser Heil-
methode werden bei einer Erkrankung die fehlenden Salze ersetzt, die im Blut
physiologisch vorhanden sind und biochemisch die Lebensvorgänge steuern.

Schüßler selbst ging dabei von zwölf Salzen aus, deren Nummerierung auch heute
noch gilt. In der Übersicht werden die Salze und deren Einsatzgebiete in Kurzform
dargestellt und die Potenz, in der das Salz im Normalfall verabreicht wird, wird
genannt:

▶ **Nr. 1 Calcium fluoratum**, „Stabilisator" in D 12, Aufbau von Knochen, Sehnen
und Bändern, Nagelwachstum, Gewebeelastizität, Ekzeme.

▶ **Nr. 2 Calcium phosphoricum**, „Knochensalz" in D 6, Aufbau von Knochen und
Zähnen, Zellneubildung, fördert Muskelkontraktion, regeneriert Narbengewebe
und lindert Wachstumsschmerz.

- **Nr. 3 Ferrum phosphoricum**, „Entzündungsmittel 1", bei Infekten im Anfangsstadium in D 12, Stärkung des Immunsystems, verbessert den Sauerstofftransport, im Akutfall: **„Heiße 3"** (10 Tabletten in heißem Wasser auflösen und schluckweise trinken).
- **Nr. 4 Kalium chloratum**, „Entzündungsmittel 2", bei der Gefahr, dass der Infekt sich festsetzt in D 6, Enzymaktivierung, verbessert die Nierenfunktion.
- **Nr. 5 Kalium phosphoricum**, „Nervensalz" in D 6, Nerven-, Muskel- und Herztätigkeit, Erschöpfungszustände, Gedächtnisschwäche.
- **Nr. 6 Kalium sulfuricum**, „Entzündungsmittel 3", „Salz für die Haut" in D 6, entzündungshemmend (chronische Entzündung der Haut), Bildung neuer Hautzellen (Haut, Haare, Nägel).
- **Nr. 7 Magnesium phosphoricum**, „Krampf- und Schmerzmittel" in D 6, schmerzstillend, entkrampfend, dämpft die Erregbarkeit der Muskeln, Schlaf- und Weckmittel (**„Heiße 7"** bei Schlafstörungen).
- **Nr. 8 Natrium chloratum**, „Flüssigkeitsregulator" in D 6, beeinflusst den Wasserhaushalt, fördert Stoffwechsel von Sehnen und Knorpel, beseitigt Störungen der Flüssigkeitsverteilung.
- **Nr. 9 Natrium phosphoricum**, „Stoffwechselsalz" in D 6, normalisiert den Stoffwechsel, lindert rheumatische Beschwerden, bei Übersäuerung des Körpers.
- **Nr. 10 Natrium sulfuricum**, „Ausscheidungsmittel" in D 6, Entschlackung, fördert den Stoffwechsel, transportiert Wasser ab, entzündungshemmend, bei Hautirritationen, akut ist eine häufige Gabe erforderlich.
- **Nr. 11 Silicea**, „Bindegewebsmittel" in D 12, stabilisiert das Bindegewebe und Knorpel, fördert Haut-, Haar-, Nagelwachstum, fördert Stoffwechsel von Zähnen und Knochen, langfristige Anwendung erforderlich.
- **Nr. 12 Calcium sulfuricum**, „Salz bei eitrigen Prozessen" in D 6, Eiterungen von Haut- und Schleimhaut, rheumatische Erkrankungen, Wachstumsstörungen der Knochen.

Diese von Schüßler als Funktionsmittel bezeichneten Salze werden in den Verdünnungen D 3, D 6 und D 12 als Tabletten angewandt, selten als Salben. Neben den Funktionsmitteln gibt es noch weitere Ergänzungsmittel, die hier nicht näher besprochen werden sollen. Standarddosierung ist 3 x täglich 2 Tabletten.

■ MERKE

Nr. 1, 3 und 11 nimmt man meist in D 12. Dies sind die schwerlöslichen Salze. Die anderen nimmt man meist in D 6.

15.5 Homöopathie innerhalb der Medizin

Immer wieder steht die Homöopathie in der Kritik, weil man wissenschaftlich nicht erklären kann, dass Wirkstoffe noch jenseits des Auflösungsgrades einer Tablette in der gesamten Wassermenge eines Ozeans wirken sollen. Auf der anderen Seite sind Erfolge von Homöopathen nicht von der Hand zu weisen, was von Kritikern immer als Placebo-Effekt bezeichnet wird. Letztendlich gilt der Satz: „Wer heilt, hat Recht."

Die Belebung, welche die homöopathische Heilweise in den letzten Jahren erfahren hat, beruht einmal auf der Skepsis vieler Menschen, dass synthetische Stoffe giftig bzw. mit vielen Nebenwirkungen behaftet seien, die „natürlichen" Produkte jedoch gut verträglich. Zum anderen geht der Homöopath intensiver auf den Patienten ein als es in der Schulmedizin die Regel ist. Ein Homöopath muss sich die Mühe machen, seinen Patienten als Ganzes zu betrachten, um jedes Symptom, das ihn zur Anwendung der Ähnlichkeitsregel führt, festzuhalten. Auch die Gabenlehre zwingt ihn, den Patienten immer wieder zu beobachten und seine Verordnung ggf. zu korrigieren. Der Patient spürt die Zuwendung und reagiert darauf mit besonderer Einnahmetreue (Compliance). Es gehört zu den Berufspflichten des Pharmazeuten, das zerbrechliche Verhältnis Therapeut-Patient nicht durch abfällige Bemerkungen z. B. über die mathematisch nicht mehr erfassbare Wirkstoffmenge zu stören, sondern sich stets zu erinnern, dass es unerforschte Leib-Seele-Beziehungen gibt.

Andererseits darf nie vergessen werden, dass die Anwendbarkeit von homöopathischen Arzneimitteln ihre Grenzen hat. So ist es problematisch, wenn sich chronisch Kranke homöopathischen Arzneimitteln zuwenden, weil sich ihr Leiden durch klassische Arzneimittel nicht bessert oder weil sie beim Lesen des Beipackzettels durch die Aufzählung der Nebenwirkungen und Gegenanzeigen verunsichert wurden.

☐ **Tab. 15.1** Auswahl einiger homöopathischer Arzneimittel

Fertigarzneimittel	Indikation
Euphorbium® comp NT	Schnupfen, Sinusitis
Gripp-Heel®	Grippale Infekte
Traumeel®	Prellungen, Blutergüsse
Vertigoheel®	Schwindelzustände
Osanit®	Zahnungsbeschwerden
Viburcol® N Supp.	Unruhezustände beim Säugling, Begleittherapie nach Erkrankungen
Meditonsin®	Akute Entzündungen des Hals-, Nasen- und Rachenraumes

□ **Tab. 15.1** Auswahl einiger homöopathischer Arzneimittel (Fortsetzung)

Fertigarzneimittel	Indikation
Halicar® Salbe, Creme	Entzündungen der Haut mit Juckreiz, z. B. Ekzeme, Neurodermitis
Calendumed® Creme, Salbe	Verbrennungen der Haut. Creme/Salbe zusätzl. bei Hauteiterungen und schlecht heilende Wunden, Quetsch-, Riss- u. Defektwunden
Heuschnupfenmittel DHU	Pollinosis, perenniale allergische Rhinitis
Klosterfrau Allergin	Heuschnupfen
Tonsiotren®	Entzündungen des Rachenraums
Cefavora®	Durchblutungsstörungen, Kopfschmerzen, Herzbeschwerden
Cefamadar®	Fettleibigkeit
Monapax®	Erkrankungen der Atemwege, Husten
Contramutan®	Grippale Infekte
Euphrasia D3, Weleda Augentropfen	Allergien, Lidödeme, Bindehautentzündung (Anthroposophie)
Ferrum phosphoricum comp Weleda	Grippale Infekte (Anthroposophie)
Wecesin® Pulver	Wunden, Ekzeme, Nabelpflege (Anthroposophie)
Combudoron® Gel	Verbrennungen, Sonnenbrand, Insektenstiche (Anthroposophie)
Levisticum H 10 % Weleda Ohrentropfen	Otitis media, Neuritis (Anthroposophie)
Carum Carvi Supp. Wala	Blähungen, Krämpfe
Sinuselect®	Nasennebenhöhlenentzündungen

15

Zusammenfassung

▷ Die Homöopathie hat einen völlig anderen Therapieansatz als die klassische Medizin, die man als Allopathie bezeichnet. Der Grundsatz der Homöopathie lautet: „Similia similibus curentur".

▷ Die individuelle Ausprägung des Krankheitsverlaufs bezeichnet man als Modalität.

▷ Bei der Therapie sollen durch einen Reiz die körpereigenen Abwehrkräfte angeregt werden, wodurch der Körper Selbstheilungskräfte mobilisiert (Reiz-Regulationsthe-rapie).

▷ Die Therapie ist auf das Organ oder dessen Funktion gerichtet (organotrop oder funk-tionotrop).

▷ Die Therapie wird in der Regel mit verdünnten Arzneimittelmengen (Potenzen) durch-geführt. Gebräuchlich sind Urtinkturen mit dem Zeichen ∅, D-Potenzen, C-Potenzen, LM oder Q-Potenzen.

▷ In der Therapie unterscheidet man Tief- (∅ bis D 12), Mittel- (>D 12 bis D 30) und Hoch-potenzen (>D 30).

▷ In der Selbstbehandlung verwendet man in erster Linie Tiefpotenzen.

▷ Zur Anwendung in der Apotheke kommen zumeist Dilutionen, Triturationen, Tabletten und Globuli.

▷ Neben den sogenannten Einzelmitteln stehen verschiedene Komplexmittel und andere zusammengesetzte Arzneimittel auf homöopathischer Basis zur Verfügung.

▷ Die Biochemie nach Schüßler arbeitet nach dem Grundsatz: „Fehlendes wird durch Fehlendes ersetzt." Dabei stehen zwölf Salze zur Verfügung, die physiologisch im Körper des Menschen vorhanden sind.

Wiederholungsfragen zu Kapitel 15

1. Wer gilt als Begründer der Homöopathie und was heißt Homöopathie wörtlich über-setzt?

2. In welchen vier wesentlichen Arzneiformen sind Homöopathika im Handel (lateinisch und deutsch)?

3. Wie lautet das Grundprinzip der Biochemie nach Schüßler? Nennen Sie vier verschiedene Salze, die eingesetzt werden.

4. Welchen unterschiedlichen Ansatz hat die Homöopathie im Gegensatz zur Allopathie?

5. Ein Patient verlangt eine Belladonna-Dilution in D 6. Welcher C-Potenz entspricht das?

6. Die Selbstbehandlung in der Homöopathie erfolgt mit Tiefpotenzen. Welche Potenzen sind das?

Anhang

Abbildungsnachweis

Martin, J., Lehle, P., Ilg, W.: Fertigarzneimittelkunde. 8. Aufl. Wissenschaftl. Verlagsges. Stuttgart 2009

Miram, W., Scharf, K.H. Biologie heute. Schroedel Verlag, Braunschweig 1998

Mutschler, E., Geisslinger, G., Kroemer, H.K., Ruth, P., Schäefer-Korting, M.: Mutschler Arzneimittelwirkungen. 9. Aufl. Wissenschaftl. Verlagsges. Stuttgart 2008

PMV Forschungsgruppe: Hausärztliche Leitlinie-Hypertonie. Stand 2010

Räth, U.: Medikamentenlehre für Altenpflegeberufe. 3. Aufl. Wissenschaftl. Verlagsges. Stuttgart 2010

Speckmann, E., Wittkowski, W.: Bau und Funktion des menschlichen Körpers. 20. Aufl. Elsevier. München 2004

Spegg, H., Erfurt, D.: Ernährungslehre und Diätetik. 9. Aufl. Deutscher Apotheker Verlag 2009

Thews, G., Mutschler, E., Vaupel, P.: Anatomie, Physiologie, Pathophysiologie des Menschen. 6. Aufl. Wissenschaftl. Verlagsges. Stuttgart 2007

Weber, C.: Rezepte für die Beratung. 1. Aufl. Deutscher Apotheker Verlag 2009

Werning, C. (Hrsg.): Medizin für Apotheker. 3. Aufl. Wissenschaftl. Verlagsges. Stuttgart 2008

Antworten zu den Wiederholungsfragen

Antworten zu Kapitel 1

1. Schmerzmittel.
2. Wirkstoff und Hilfsstoff. Zusammen bilden beide die Arzneiform.
3. Antibiotikatherapie.
4. Sie befassen sich mit der Frage, welchen Einfluss Veränderungen der chemischen Struktur des Arzneistoffs auf die Wirkung haben.
5. Resorption (Absorption) ist die Aufnahme eines Stoffes von der Körperoberfläche oder aus dem Gewebe in die Blutbahn oder das Lymphgefäßsystem.
6. Applikation, Resorption, Verteilung.
7. Sie beantwortet die Frage nach dem zeitlichen Ablauf der Wirkung des Arzneimittels.
8. Wie schnell und wie lange das Arzneimittel wirkt.
9. Der Arzneistoff wird mit einem Carrier durch die Membran geschleust. Die treibende Kraft ist das Konzentrationsgefälle.
10. Die Resorptionsquote gibt an, wie viel Prozent der applizierten Arzneistoffdosis resorbiert werden. Bioverfügbarkeit ist die Bezeichnung für die Geschwindigkeit und das Ausmaß mit denen der Wirkstoff freigesetzt, resorbiert und am Wirkort verfügbar ist.
11. Intravasaler, interstitieller und intrazellulärer Raum.
12. Keine, da pharmakologisch unwirksam.
13. Lipophile Stoffe. Von den hydrophilen nur Glucose.
14. In erster Linie einen für die Ausscheidung geeigneten, meist gut wasserlöslichen Metaboliten zu bilden. Die Biotransformation kann aber auch zu einer Giftung führen.
15. Johanniskrautextrakt steigert die Enzymsynthese, Grapefruitsaft hemmt die Enzyme.
16. Renal, biliär, intestinal, pulmonal.
17. Um eine therapeutische Wirkung erzielen zu können, ist es nötig, einen bestimmten minimalen Blutspiegel (minimale effektive Konzentration, MEC) für längere Zeit zu überschreiten, wobei die minimal toxische Konzentration (MTC) nicht erreicht werden sollte. Die Wirkdauer wird über den Abstand beim Durchschneiden der MEC durch die Blutspiegelkurve beim An- und Abfluten definiert. Der maximale Wirkstoffspiegel wird als C_{max}, die Zeit von der Verabreichung bis zum Auftreten der höchsten Plasmakonzentration (C_{max}) wird als t_{max} bezeichnet.
18. Das Ausmaß der Bindung des Wirkstoffs an das aktive Zentrum des Rezeptors wird durch den Begriff Affinität (Bindungsfähigkeit) ausgedrückt. Unter intrinsic activity versteht man die Fähigkeit eines Stoffes, nach seiner Anlagerung an den Rezeptor einen Effekt auszuüben.
19. Ein Agonist ist eine Substanz, die nach Bildung eines Komplexes mit ihrem Rezeptor einen Reiz und dadurch einen Effekt auslöst. Rezeptoren sind an der Oberfläche einer Membran fest verankerte oder intrazelluläre Proteine, an die nur ganz bestimmte Stoffe (Liganden) ankoppeln können. Dies funktioniert nach dem Schlüssel-Schloss-Prinzip, wobei der Rezeptor das Schloss darstellt.
20. Weil er ausreichend Sicherheit bietet und im Grenzbereich nicht so große statistische Fehler aufweist wie LD_5/ED_{95}.

21. Unter pharmakodynamischer Toleranz versteht man die Abnahme der Wirkungsintensität bei gleicher Dosis nach längerem Gebrauch (Abnahme der Empfindlichkeit oder der Rezeptoren).
22. Allergien, Übelkeit, Kopfschmerzen, Herzrasen, Blutungen etc.
23. Die Nebenwirkung tritt bei mehr als 10 % der Behandelten auf.
24. Die Substanz kann bei einem Fetus Missbildungen auslösen.

Antworten zu Kapitel 2

1. Durch die Salzsäure wird ein optimaler pH-Wert eingestellt, das Pepsinogen zum Pepsin aktiviert, Eiweiße werden denaturiert und evtl. mit der Nahrung aufgenommene Mikroorganismen abgetötet.
2. Antazida (Hydrotalcit, Magaldrat), relativ schnelle Wirkung, gut verträglich. Einnahme zwei Stunden nach der Mahlzeit oder vor dem Zubettgehen, zeitlichen Abstand zur Einnahme anderer Medikamente einhalten, Kautablette gut kauen oder lutschen, Portionsbeutel vorher durchkneten.
3. Eradikationstherapie, Kombination aus einem Protonenpumpenblocker (z. B. Omeprazol) und zwei Antibiotika (z. B. Amoxicillin + Clarithromycin oder Metronidazol + Clarithromycin), Einnahme morgens und abends über eine Woche.
4. Protonenpumpenblocker hemmen das Enzym H^+/K^+-ATPase in den Belegzellen des Magens und somit die Ausschüttung der Salzsäure in den Magen. Der Protonenpumpenblocker würde im sauren Magensaft zerstört werden. Um seine Wirkung zu entfalten muss er den Magen passieren, in den Dünndarm gelangen, dort resorbiert werden, um dann mit dem Blut zur Belegzelle zu gelangen.
5. Laxanzien führen zu einer Darmentleerung. Mit dem Stuhl werden bei längerer Anwendung auch verstärkt Elektrolyte (vor allem Kalium) ausgeschieden. Der Kaliumverlust führt zur Darmträgheit und somit zur weiter bestehenden Verstopfung, die eine erneute Laxanzien-Einnahme nach sich zieht (Teufelskreis, Circulus vitiosus).
6. Lactulose ist ein mildes Laxans, das den Wassergehalt im Dickdarm erhöht und den Stuhl weicher macht. Durch das erhöhte Stuhlvolumen wird der Defäkationsreiz ausgelöst. Es ist auch für die Daueranwendung (z. B. bei Opioidtherapie) geeignet. Die Verträglichkeit ist gut, häufige Nebenwirkung sind Blähungen und Völlegefühl, die sich durch eine einschleichende Dosierung reduzieren lassen. Die Wirkung tritt allerdings nicht so schnell ein.
7. Loperamid: Dosierung bei sehr wässrigem Durchfall sofort zwei Kapseln (sonst eine) und nach jedem weiteren Durchfall eine Kapsel (max. 6/Tag). Unterstützend viel trinken, evtl. einen Tag Nahrungskarenz, sonst Schonkost (gekochtes Gemüse, Bananen, Reis, Zwieback).
8. Simeticon-Tropfen, Gabe auf einem kleinen Löffel zu jeder Stillmahlzeit oder in jedes Fläschchen. Alternative: Kümmelzäpfchen, Fencheltee für Säuglinge). Evtl. Bauchmassage mit Kümmelöl oder Windsalbe.
9. Colitis ulcerosa: chronische Entzündung des Dickdarms, nur Darmschleimhaut betroffen, Verlauf schubweise oder fortschreitend, bis zu 20 wässrig-blutige Durchfälle pro Tag, krampfartige Schmerzen im linken Unterbauch
Morbus Crohn: entzündliche einzelne Abschnitte vor allem des unteren Dünndarms und des Dickdarms, aber auch des ganzen Magen-Darm-Trakts möglich, alle Darmwandschichten sind betroffen, Bauchschmerzen, breiige Durchfälle, meist nicht blutig.

10. Lipasen spalten Fette in Glycerin und freie Fettsäuren. Proteasen, Peptidasen spalten Eiweiße in Peptide und weiter in Aminosäuren. Amylasen, Disaccharidasen (Maltase, Laktase usw.) spalten Kohlenhydrate (Stärke) in Disaccharide und weiter in Monosaccharide.

11. Ausgewogene kalorienreduzierte Ernährung, kalorienarme Getränke, weniger fett- und zuckerhaltige Produkte, kein/wenig Alkohol, mehr Bewegung, keine Radikaldiät oder extreme Nahrungsumstellung, langsame Gewichtsabnahme (Kartoffelchips durch Salzstangen ersetzen, Gummibärchen statt Schokolade, dickere Scheibe Brot, reduzierter Belag, größere Gemüseportion, kleinere Fleischportion usw.).

12. Wegen zahlreicher Nebenwirkungen: Schlaflosigkeit, Bluthochdruck, Tachykardie, Kopfschmerzen, Verwirrtheit usw. Außerdem besteht die Gefahr der Abhängigkeit.

Antworten zu den Kapiteln 3.1 bis 3.3

1. Aufgabe des Nervensystems ist Reizaufnahme, -verarbeitung, -leitung und -beantwortung.

2. Das Axon ist von einer Markscheide (Myelinscheide) und von der Schwann'schen Scheide umgeben

3. Adrenalin, Noradrenalin, Dopamin, Serotonin, Acetylcholin.

4. Die Blut-Hirn-Schranke bildet eine natürliche Barriere und lässt Stoffe nur sehr selektiv durch, besonders lipophile, die Glucose unter erleichterter Diffusion.

5. Das Rückenmark stellt den Leitungs- und Reflexapparat dar und gehört zum ZNS.

6. Neurotransmitter beim Parasympathikus ist Acetylcholin und beim Sympathikus sind es Acetylcholin und Noradrenalin.

7. Die Großhirnrinde (Cortex) ist in zahlreiche Rindenfelder unterteilt, in denen sich Zentren befinden wie die Zentren für das Sehen, Hören, für Zunge und Lippen. Das limbische System ist verantwortlich für Gefühle und emotionale Reaktionen. Hier wirken Arzneimittelgruppen wie die Psychopharmaka. Unterhalb des Thalamus liegt der Hypothalamus mit dem die Hypophyse verbunden ist, die die wichtigste Drüse für die hormonelle Steuerung ist. Im verlängerten Rückenmark, lateinisch auch Medulla oblongata liegt das Atmungs- und Vasomotorenzentrum. Das pyramidale System steuert bewusste Bewegungsabläufe, wohingegen das extrapyramidale System eintrainierte Bewegungsabläufe steuert.

8. Vasokonstriktion der Schleimhaut.

9. Xylometazolin

10.

   ▶ Atropin: Ausschaltung der Akkommodation für diagnostische Zwecke, Antidot
   ▶ Norpseudoephedrin (Cathin): unterstützende Behandlung bei Übergewicht
   ▶ Salbutamol: Asthma bronchiale
   ▶ Fenoterol: Asthma bronchiale, Hemmung vorzeitiger Wehentätigkeit
   ▶ Salmeterol: Asthma bronchiale
   ▶ N-Butylscopolaminbromid: Krämpfe im Magen-Darm-Trakt u. a.
   ▶ Tropicamid: diagnostische Pupillenerweiterung
   ▶ Ipratropiumbromid: COPD, Asthma.

Antworten zu Kapitel 3.4

1. Der physiologische Sinn des Schmerzes ist der eines Alarmsignals. Es sagt dem Betroffenen, dass irgendetwas in seinem Körper nicht in Ordnung ist.

2. Durch anhaltende Schmerzen werden die schmerzleitenden Nervenzellen empfindlicher und reagieren später auf relativ schwache Signale, die dann vom Gehirn als extremer Schmerz mit einer entsprechenden Schmerzreaktion registriert werden (Schmerzgedächtnis). Ursache von Schmerzen können z. B. thermische, chemische, mechanische oder elektrische Reize sein.

3. Analgetisch, sedierend, euphorisierend, antitussiv, atemdepressiv, obstipierend, emetisch.

4. Die euphorisierende Wirkung.

5. Paracetamol, wegen einer möglichen Kreuzallergie.

6. Stark zeitversetzte Einnahme oder besser Verzicht auf Ibuprofen.

7. Kontinuierliche Abgabe des Wirkstoffs. Sollte es trotzdem zu Schmerzspitzen kommen, kann zusätzlich Morphin oral verabreicht werden.

8. Ja, da es trotzdem zu einer Obstipation kommen kann, obwohl die obstipierende Wirkung des Fentanyls geringer ist als die des Morphins.

9. Beste Möglichkeit Ben-u-ron®, allerdings sollten zwei Zäpfchen verabreicht werden, da die normale Dosis für Kleinkinder 250 mg beträgt.

10.

  ▶ Gelenkschmerzen (rheumatisch): Ibuprofen, da stark antiphlogistisch.

  ▶ Migräne: Triptane, da beste gefäßkontrahierende Wirkung bei rechtzeitiger Einnahme, sofern keine Kontraindikation besteht.

  ▶ Kopfschmerz: Paracetamol, Acetylsalicylsäure oder Ibuprofen nach Befragung des Patienten.

  ▶ Gallenkolik: Novaminsulfon (Metamizol), da es neben der analgetischen auch noch eine spasmolytische Komponente besitzt.

  ▶ Tumorschmerz (stark): Ein stark wirksames Opioid, z. B. Fentanyl.

  ▶ Zahnschmerzen: Ibuprofen, da neben der analgetischen auch die antiphlogistische Komponente vorhanden ist und Zahnschmerz auch durch Entzündungen hervorgerufen werden kann.

Antworten zu Kapitel 3.5

1. Man unterscheidet akute (rheumatisches Fieber) und chronische sowie entzündliche (rheumatoide Arthritis) und degenerative rheumatische Erkrankungen.

2. Durch entzündete, angeschwollene, schmerzende Gelenke, die mit der Zeit versteifen. Die Erkrankung beginnt meist in den kleinen Gelenken (Finger, Zehen), im weiteren Verlauf sind dann auch größere Gelenke (Knie, Schulter) betroffen.

3. Rheumatisches Fieber als akut-entzündliche rheumatische Erkrankung entsteht durch eine nicht ausreichende Behandlung einer Streptokokken-Infektion. Ursache für die Entzündungen im Körper sind dann jedoch die vom Organismus selbst gebildeten Antikörper gegen die Erreger.

4. DMARD sind Arzneistoffe, die zur Basistherapie rheumatischer Erkrankungen eingesetzt werden (Disease Modifying Anti-Rheumatic Drugs). Ihre Anwendung erfolgt über einen längeren Zeitraum und soll das Fortschreiten der Erkrankung verzögern. Hierzu werden Immunsuppressiva wie Methotrexat oder Leflunomid sowie Biologika (Monoklonale

Antikörper wie Rituximab und Adalimumab, andere TNF-α-Antagonisten wie Etanercept) eingesetzt, die alle die Bildung von Entzündungszellen im Körper hemmen.

5. Nichtsteroidale Antirheumatika (NSAR) hemmen die Synthese der Prostaglandine (körpereigene Entzündungszellen). Dadurch werden Schmerzen und Entzündungen reduziert, die Beweglichkeit und die Lebensqualität verbessert.

6. Glucocorticoide wirken entzündungshemmend (sie greifen wie die NSAR in die Bildung entzündungsfördernder Prostaglandine ein), immunsuppressiv (hemmen dadurch die Entstehung von Immunzellen, die körpereigene Gewebe angreifen). Aufgrund der zahlreichen Nebenwirkungen sollte ihr Einsatz nach Möglichkeit zeitlich begrenzt werden.

7. Coxibe (Celecoxib, Etoricoxib) hemmen selektiv die Cyclooxygenase-2, die für das Fortbestehen und die Verschlimmerung von Entzündungen mitverantwortlich ist. Sie wurden entwickelt, da es bei der Dauertherapie mit den üblichen NSAR häufig zu gastrointestinalen Nebenwirkungen kommt. Jedoch ergaben sich bei der Daueranwendung von COX-2-Hemmern nun andere unerwünschte Wirkungen, die das Herz-Kreislauf-System betreffen (Herzinfarkt, Schlaganfall usw.).

8. Biologika sind Eiweißstoffe, die gegen bestimmte Komponenten des Immunsystems (Zytokine wie TNF-α, Interleukine) gerichtet sind.

Antworten zu Kapitel 3.6

1. Arthritis urica, eine Stoffwechselerkrankung, die sich durch einen erhöhten Harnsäurespiegel oder Harnsäurepool manifestiert (Hyperurikämie).

2. Die primäre Gicht ist eine chronisch verlaufende erbliche Störung des Purinstoffwechsels. Daneben sind Auslösefaktoren wie Überernährung, Alkohol, purinreiche Kost, verminderte Trinkmengen von Bedeutung. Ungefähr 95 % aller Gichtfälle sind Formen der primären Gicht.

3. Es kommt zum Ausfall von Harnsäurekristallen (Urate), die daraufhin von Leukozyten phagozytiert werden. Die Leukozyten platzen und setzen Enzyme frei, die im umliegenden Gewebe entzündliche Prozesse auslösen. Dadurch kommt es zu einer Verschiebung des pH-Werts ins Saure, was zu einer weiteren Ausfällung von Harnsäure führt.

4. Die größte Zufuhr an Purinen ist nahrungsbedingt. Daher führt ein Verzicht auf Fleisch und andere purinhaltige Nahrung zur Senkung des Harnsäurespiegels.

5. NSAR wegen der antiphlogistischen Wirkung und Corticoide wie Prednisolon wegen der antiphlogistischen und immunsuppressiven Wirkung. Das Mitosegift Colchicin hemmt die Vermehrung von Leukozyten und somit die Phagozytose der Harnsäure durch Leukozyten. Dadurch wird der Entzündungsprozess unterbrochen. Manchmal auch Etoricoxib, da es ein selektiver COX-2-Hemmer ist. Rasburicase, da es die Umwandlung von Harnsäure zu Allantoin (sehr gut wasserlöslich) bewirkt.

6. Mit dem Urikostatikum Allopurinol, ein Xanthinoxidase-Hemmer, der die Bildung der Harnsäure zu Gunsten der wasserlöslichen Vorstufen Hypoxanthin und Xanthin unterbindet. Weiterhin mit dem Urikosurikum Benzbromaron, seltener mit Probenecid.

7. Durch Alkalisierung wird die Ausscheidungsrate der Harnsäure erhöht und die Zufuhr von genügend Flüssigkeit vermindert die Wahrscheinlichkeit, dass Harnsäure auskristallisiert, was einen akuten Gichtanfall provozieren könnte.

Antworten zu Kap. 3.7

1. Oberflächenanästhesie, Infiltrationsanästhesie, Leitungsanästhesie.
2. Durch Vasokonstriktoren wird die Verweildauer des Anästhetikums im Gewebe erhöht und man benötigt weniger von dem anästhesierenden Mittel.
3. Lidocain in Halstabletten, Mundsprays und in Hämorrhoidalia. Polidocanol in Haut- und Mundtherapeutika und in juckreizstillenden Rezepturen.

Antworten zu Kapitel 3.8

1. Bei der Narkose werden durch Lähmung des Zentralnervensystems Schmerzempfindung, Bewusstsein, Abwehrreflexe und Muskelspannung reversibel ausgeschaltet.
2. Vor einer Narkose wird eine Prämedikation häufig mit Tranquilizern durchgeführt um den Patienten die Angst und Anspannung zu nehmen

Antworten zu Kapitel 3.9

1. Hypnotika wirken schlaffördernd, Sedativa wirken beruhigend. Die Grenze ist fließend und eine Frage der Dosis.
2. Orthodoxer Schlaf und paradoxer Schlaf (REM-Schlaf), wobei der orthodoxe den größten Teil einnimmt und in vier Stadien zum Tiefschlaf führt. Die Stadien werden dann rückwärts durchlaufen und gehen in den REM-Schlaf über. Der Schlaf dient der Erholung, Regeneration und der Aufarbeitung täglicher Ereignisse.
3. Schmerzen, Stress, Probleme aller Art, Schichtarbeit, späte und üppige Mahlzeiten, Reizüberflutung, Alkohol, koffeinhaltige Getränke, Lärm.
4. Diphenhydramin, Doxylamin, Baldrianextrakte und deren Kombinationen mit anderen Pflanzenextrakten.
5. Der Überhangeffekt entsteht bei Arzneistoffen mit längerer HWZ. Die Wirkung hält auch tagsüber an. Bei zu kurzfristiger Einnahme hintereinander kann es zudem zu einer Kumulation mit den daraus resultierenden Störungen kommen.
6. Kurze bis sehr geringe HWZ, kaum Hang-over, Nebenwirkungsprofil günstiger, Abhängigkeitspotenzial nur bei hoher Dosierung und Patienten mit Abhängigkeitsprofil.
7. Melatonin ist eine körpereigene Substanz, die in der Dunkelheit verstärkt gebildet wird und dann die Schlafbereitschaft fördert und deshalb eingesetzt wird. Ind.: Insomnie. Für Patienten ab 55 Jahren.
8. 6,25 mg.
9. Antiemetikum und Antiallergikum.

Antworten zu Kapitel 3.10

1. ▶ Antidepressiva: Citalopram, Mirtazapin, Venlafaxin, Amitriptylin(oxid), Doxepin, Opipramol, Lithium, Johanniskraut
   ▶ Neuroleptika: Haloperidol, Benperidol, Promethazin, Melperon, Clozapin, Risperidon, Olanzapin,
   ▶ Tranquilizer: Lorazepam, Bromazepam, Oxazepam, Diazepam,
   ▶ Psychostimulanzien: Methylphenidat, Atomoxetin.
2. a: Psychostimulanzien, b: Tranquilizer, c: Neuroleptika, d: Antidepressiva
3. Extrapyramidale Störungen ähnlich wie beim Parkinson.
4. Stimmungsaufhellend (thymoleptisch), antriebssteigernd (thymeretisch) und angstlösend (anxiolytisch).

5. Sie hemmen unselektiv, manchmal selektiv die Wiederaufnahme der Neurotransmitter Noradrenalin und Serotonin in die präsynaptischen Vesikel.

6. MAO-Hemmer hemmen das Enzym Monoaminoxidase. Dadurch wird der Abbau von Noradrenalin und Serotonin gehemmt. Folge ist ein Konzentrationsanstieg von Noradrenalin und Serotonin an der Synapse.

7. Starke Neuroleptika haben eine starke antipsychotische und nur geringe sedierende Wirkung, schwach potente wirken schwach antipsychotisch und stark sedierend.

Antworten zu Kapitel 3.11

1. Der Körper und der Hals sind etwas nach vorn gebeugt. Die Arme sind leicht angewinkelt und die Knie sind leicht gekrümmt. Beim Gehen erscheint er unsicher und bevorzugt einen schlurfenden Gang. Mimik und Gestik sind stark reduziert.

2. Rigor, Tremor, Akinese, Bradyphrenie und Bradykinese.

3. Rigor ist die Steifheit der Bewegungen durch zu hohen Muskeltonus. Tremor ist das Zittern, das während einer willkürlichen Bewegung an Intensität abnimmt. Akinese ist die Bewegungslosigkeit.

4. Vegetativ: Speichel- und Tränenfluss, Salbengesicht. Psychisch: Depressionen.

5. Carbidopa und Benserazid. Dopamin selbst kann nicht die Blut-Hirn-Schranke überwinden, wozu seine biologische Vorstufe, die Aminosäure L-Dopa, in der Lage ist. Die Gabe von L-Dopa mit einem peripheren Decarboxylase-Hemmstoff ist sinnvoll, da sonst Levodopa vorzeitig zu Dopamin abgebaut würde, womit es unwirksam bliebe. Dadurch wird der Dopamin-Spiegel im Gehirn deutlich erhöht.

6. Comtess® (Entacapon) und Madopar® (Levodopa und Benserazid). Entacapon ist ein Hemmstoff der COMT und ist ausschließlich peripher wirksam. COMT ist maßgeblich am Abbau von Levodopa zu 3-0-Methyldopa, einem inaktiven Metaboliten von Levodopa beteiligt. Durch Hemmung des Abbaus steht mehr Levodopa zur Verfügung. In Kombination mit einem Decarboxylase-Hemmer ist die Bereitstellung von Levodopa optimal und sinnvoll.

7. Pramipexol (*Sifrol®), Ropinirol (*Requip®), Rotigotin (*Neupro® TTS) sind die bedeutendsten Vertreter der Nichtergoline. Die Ergolinie bilden Cabergolin (*Cabaseril®), Bromocriptin (*Bromocriptin Hexal®), Lisurid (*Dopergin®). Dopaminrezeptor-Agonisten stimulieren die Dopamin-Rezeptoren direkt.

8. Vorteil: Sie sind gut wirksam gegen Rigor. Nachteil: Sie sind weniger effektiv als dopaminerge Substanzen. Biperiden (*Akineton®), Metixen (*Tremarit®).

Antworten zu Kapitel 3.12

1. Curare wirkt parenteral und wird aus dem Magen-Darm-Trakt nur schlecht resorbiert.

2. Zentral wirksame Muskelrelaxanzien. Tetrazepam (Musaril®) und Baclofen (Lioresal®). Indikation sind Muskelverspannungen und Multiple Sklerose.

3. Sie wirken stark sedierend, was die Teilnahme am Straßenverkehr ausschließt.

4. Operationen mit Intubation, Intoxikationen.

Antworten zu Kapitel 3.13

1. Erhöhung der Krampfschwelle und damit verbunden eine Erniedrigung der Krampfbereitschaft. Vermeidung des Status epilepticus.
2. Fokale Anfälle treten örtlich begrenzt, meist auf der Großhirnrinde, auf, können sich aber zu einem generalisierten Anfall entwickeln. Die generalisierten Anfälle breiten sich von einem Kern abrupt auf das gesamte Gehirn aus. Zu den generalisierten gehören Grand mal, der große Anfall und Petit mal, der kleine Anfall. Vom Status epilepticus spricht man, wenn ein andauernder epileptischer Zustand vorhanden ist oder die Anfälle sich häufiger wiederholen und dabei lange andauern.
3. Bewusstseinspausen von wenigen Sekunden. Sie gehören zum Petit mal (Generalisierte Anfälle).
4. Carbamazepin, Valproinsäure
5. Sie wirken stark hemmend auf die Neuronenaktivität, wodurch eine Ausbreitung der Anfälle verhindert wird.
6. Einige Arzneistoffe koppeln am gleichen Rezeptor wie GABA an und es kommt zur Hemmung (Benzodiazepine). Andere blockieren den Abbau von GABA (Valproinsäure), hemmen die Wiederaufnahme in die Speicher (Tiagabin) oder wirken als GABA-Analogon (Gabapentin, Pregabalin).
7. *Neurontin®, *Lamictal®, *Keppra®.

Antworten zu Kapitel 3.14

1. Nootropika.
2. Mit dem Zelluntergang bei einer Demenz kommt es zu einem Acetylcholin-Mangel. Durch die Hemmung des Abbaus durch Cholinesterase-Hemmer steht mehr Acetylcholin zur Verfügung.
3. Procain, Ginkgoextrakte.
4. Verlängerung der schmerzfreien Gehstrecke bei peripherer arterieller Verschlusskrankheit (Schaufensterkrankheit), Schwindel, Tinnitus.

Antworten zu Kapitel 3.15

1. Nicotin selbst ist kaum schädlich, hat jedoch eine Suchtwirkung. Stark schädigend wirken die inhalierten Begleitstoffe des Tabakrauchs. Die verschiedenen Arzneiformen mit Nicotin ermöglichen einen ausschleichenden Ausstieg in ca. zwölf Wochen.
2. Starke Raucher mit 4 mg Einzeldosis, weniger starke Raucher mit 2 mg.
3. Dient als Verhaltensersatz für die Sensorik des Rauchens.
4. Vareniclin ist sowohl Agonist als auch Antagonist. Der Nicotin-Rezeptor wird stimuliert (agonistische Wirkung) und gleichzeitig blockiert Vareniclin als Antagonist die Nicotin-Rezeptoren. Das inhalierte Nicotin kann nicht wirken.
5. Bupropion ist ein selektiver Dopamin- und Noradrenalin-Wiederaufnahmehemmer und verlängert dadurch die Wirkung der Neurotransmitter.

Antworten zu Kapitel 4

1. Arzneistoffe der ersten Wahl sind β-Blocker wie Timolol, Metipranolol oder Levobuno-lol, da sie die Sicht kaum beeinträchtigen. Timolol ist häufig auch eine von mehreren Substanzen bei einer Kombinationstherapie. Sie verringern die Kammerwasserproduktion. Auf dem gleichen Wege senken auch Carboanhydratase-Hemmstoffe (Dorzolamid, Brinzolamid, Acetazolamid) und Antisympathotonika (Clonidin, Brimonidin) den Augeninnendruck. Zur Erleichterung des Kammerwasserabflusses können Prostaglandin-Derivate wie Latanoprost, Travoprost, Tafluprost oder Bimatoprost verwendet werden. Zweite Wahl sind Parasympathomimetika wie Pilocarpin, da diese die Sehfähigkeit beeinträchtigen können (Miosis).
2. Die Primärverpackung (Tube, Fläschchen etc.) sollte nicht mit dem Auge in Kontakt kommen, um eine Kontamination des Arzneimittels zu verhindern. Die kurze Laufzeit (Haltbarkeit nach Anbruch) der Präparate muss beachtet werden. Zur Anwendung s. Kasten Tipps zur richtigen Anwendung von Augentropfen.
3. Infektiöse und nichtinfektiöse Bindehautentzündung.
4. Bei nichtinfektiösen Formen der Konjunktivitis ist die Gabe von Sympathomimetika wie Tetryzolin möglich, die gefäßverengend wirken und dadurch Rötung, Juckreiz und Brennen der Augen vermindern. Bibrocathol und künstliche Tränen können ebenfalls eingesetzt werden. Sind Bakterien oder Viren an der Entstehung beteiligt, so ist ein Arztbesuch anzuraten.
5. Es kommen Gelbildner wie Carbomer, Polyvinylalkohol und Hypromellose zum Einsatz, außerdem der natürliche Feuchthaltefaktor (Natural Moisturizing Factor, NMF) Hyaluronsäure. Diese bindet vorhandene Feuchtigkeit am Auge und sorgt so für einen geschlossenen, ausreichenden Tränenfilm. Fertigarzneimittel sind Siccapos® Gel, Lacrimal®, Liquifilm® und Sicca-Stulln®.

Antworten zu Kapitel 5

1. Allergien, bakterielle, virale Ursachen oder durch Mykosen. Häufig führt das zu Ekzemen. Behandelt werden sie mit den entsprechenden Arzneimitteln.
2. Phenazon/Procain/Glycerin, z. B. Otalgan®.
3. Höchstwahrscheinlich Otitis media. 1. Abschwellung der Nasenschleimhäute, Öffnung der Eustachischen Röhre. 2. Schmerzstillung und Fiebersenkung durch Ibuprofen. 3. Antibiose mit Erythromycin.
4. Dimenhydrinat (Histamin-Rezeptorenblocker) wirkt antiemetisch, Furosemid (Diuretikum) dient zur Volumenentlastung bei Labyrinthhydrops. Betahistin dient zur Behandlung von Schwindelanfällen.

Antworten zu Kapitel 6

1. Obere Atemwege: Nase, Mund, Rachen.
   Untere Atemwege: die Luftröhre teilt sich in zwei Bronchien, diese verzweigen sich baumartig in kleinere Bronchien und Bronchiolen, an deren Ende sich die Alveolen befinden, wo der Gasaustausch stattfindet.
2. Allergene (Hausstaub, Tierhaare, Pollen) bei allergischem Asthma, Tabakrauch, kalte Luft, bestimmte Gase oder Dämpfe (Luftschadstoffe), Atemwegsinfekte, Medikamente (Betablocker, NSAR), körperliche Anstrengung.
3. Asthmaschweregrad 2. *Sultanol® ist ein kurzwirksames β_2-Sympathomimetikum und erweitert die Atemwege (Erschlaffung der Bronchialmuskulatur), es wird bei Bedarf

eingesetzt (Atemnot). *Pulmicort® enthält ein Cortison (Budesonid), es wirkt in erster Linie entzündungslindernd an der Bronchialschleimhaut und verbessert die Lungenfunktion. Es wirkt nicht sofort und muss regelmäßig eingesetzt werden (Dauermedikament).

4. Bei Inhalation mit einem Dosieraerosol zusätzlich einen Spacer verwenden (große Partikel lagern sich im Spacer ab und gelangen nicht in den Mundraum). Nach der Inhalation den Mund ausspülen, Zähne putzen oder etwas essen.

5. Bessere, genauere Information an den Arzt möglich (Peak-Flow-Werte, Befinden des Patienten, verwendete Medikamente, Dosierung). Therapiekontrolle und eigenständige kurzfristige Therapieanpassung des Patienten in bestimmten Situationen (bei Verschlechterung der Peak-Flow-Werte) möglich (nach Schulung). Gute Anpassung der Therapie (durch Patient und Arzt) möglich und damit verbesserte Lebensqualität des Patienten.

6. Grippe: Influenzaviren, Fieber, Kopf- und Gliederschmerzen, starkes Krankheitsgefühl, Husten.
Grippaler Infekt: andere Viren (z. B. Rhinoviren), „Erkältung", leichterer Verlauf, Halsschmerzen, Schnupfen, etwas später Husten, leichtes Fieber.

7. Nasensprays mit α-Sympathomimetika wirken gefäßverengend und damit schleimhautabschwellend. Nach längerem Gebrauch kommt es nach Absetzen des Nasensprays zu einem erneuten Anschwellen der Schleimhaut, obwohl kein „richtiger" Schnupfen mehr vorliegt, was eine weitere Anwendung erforderlich macht (Gewöhnung). Die Schleimhaut ist schlechter durchblutet, trocknet aus, das Flimmerepithel wird geschädigt.

8. Husten ist ein Schutzreflex. Eingeatmete Partikel (Stäube) reizen die Schleimhaut und lösen den Hustenreflex aus. Mit dem Hustenstoß können diese Partikel oder auch Schleim aus den Atemwegen entfernt werden (Reinigung).

9. Für wen ist der Saft? Kind – Erwachsener?
Handelt es sich um einen trockenen Husten (→Antitussivum) oder produktiven Husten (→Expektorans)?
Seit wann besteht der Husten? Was wurde bereits unternommen? Weitere Beschwerden?

Antworten zu den Kapiteln 7.1–7.3

1. Sauerstofftransport, Immunabwehr und Blutgerinnung.
2. Weder A- noch B-Antigen auf den Erythrozyten, jedoch Anti-A-Antikörper und Anti-B-Antikörper im Plasma.
3. Prothrombin → Thrombin → Fibrinogen → **Fibrin** ← Plasmin ← Plasminogen
4. Phenprocoumon hemmt die Blutgerinnung, indem es die Wirkung des Vitamin K aufhebt. Dadurch wird die Bildung von Gerinnungsfaktoren in der Leber gehemmt.
5. Für die Thrombozytenaggregationshemmung ist eine Dosierung an ASS von 30–300 mg pro Tag ausreichend. Der Effekt hält auch nach Absetzen des Präparates noch mehrere Tage an.
6. Sie fördern die Bildung von Plasmin aus Plasminogen. Plasmin vermag Blutgerinnsel aufzulösen.
7. Prophylaxe von allgemeinen Thrombosen oder Thrombosen, z. B. nach Hüftoperationen oder nach einem Schlaganfall.

Antworten zu Kapitel 7.4

1. Erheblich bessere Resorptionsquote. Nur bei Unverträglichkeiten werden Eisenpräparate mit Nahrungsmitteln eingenommen.

2. Megaloblastäre Anämie, dazu rechnet man Folsäuremangel- und perniziöse Anämie.

3. Fe^{2+}-Salze werden besser resorbiert. Der Vitamin-C-Zusatz dient als Oxidationsschutz.

4. Ein Mangel an Folsäure kann, besonders zu Beginn der Schwangerschaft, zu Neuralrohr-Defekten (Fehlbildung des Gehirns, bzw. Fehlbildung im Bereich der Wirbelsäule, Spina bifida aperta) beim Kind führen.

Antworten zu Kapitel 7.5

1. A. Simvastatin, B. Ezetimib, C. Colestyramin, D. Nicotinsäure und Laropiprant

2. CSE-Hemmer und HMG-CoA-Reduktase-Hemmer.

3. Sie hemmen die HMG-CoA-Reduktase, das Schlüsselenzym der Cholesterinbiosynthese.

4. Der Triglycerid-Spiegel und der LDL-Spiegel sinken. Laropiprant verhindert den durch die Nicotinsäure hervorgerufenen unangenehmen Flush.

4. HDL-, LDL- und Triglycerid-Wert, Vorerkrankungen.

6. 160 bis 100 mg/dl, je nach Risikofaktor.

Antworten zu Kapitel 7.6

1. Erreger (Bakterien, Viren), fremde Moleküle (Pollen, Tierhaare, Arzneistoffe), Tumorzellen.

2. Die unspezifische (angeborene) Abwehr läuft gleich beim ersten Kontakt mit den schädlichen Substanzen an. Die spezifische (erworbene) Abwehr bildet sich nach dem Erstkontakt mit dem Antigen aus. In beiden Fällen kann die Abwehr zellulär oder humoral sein.

3. Zytokin, Fieber und Lysozym gehören zur unspezifischen humoralen Abwehr.

4. Die Antigen-Neutralisation mit Antikörpern.

5. Granulozyten (Mikrophagen) und Monozyten (Makrophagen).

6. Die spezifische zelluläre Abwehr wird hauptsächlich von den T-Lymphozyten übernommen.

7. 30 % der Leukozyten sind Lymphozyten, die hauptsächlich im roten Knochenmark gebildet werden. Leukozyten sind die weißen Blutkörperchen.

8. Bei den Lymphozyten unterscheidet man zwei Arten, die B- und T-Lymphozyten.

Antworten zu Kapitel 7.7

1. Bei Kombinationsimpfungen wird die Anzahl der Impftermine reduziert und die Compliance dadurch erhöht.

2. Diphtherie, Tetanus, Haemophilus influenzae Typ B, Hepatitis A, Hepatitis B, Masern-Mumps-Röteln.

3. Diphtherie, Tetanus, Pertussis, Polio, Haemophilus influenzae, Masern-Mumps-Röteln. Die STIKO ist die Ständige Impfkommission des Robert-Koch-Instituts (RKI).

4. Bei der aktiven Immunisierung regen die in den Impfstoffen enthaltenen Antigene die Bildung von spezifischen Antikörpern an, die dem Körper eine zum Teil jahre- bis lebenslange Immunität verleihen. Die passive Immunisierung kommt zum Einsatz, um den bereits erkrankten Körper bei seinen Abwehrmaßnahmen zu unterstützen. Bei der aktiven Immunisierung werden nach Art der verwendeten Antigene unterschieden: Lebendimpfstoffe (Masern, Mumps) bestehen aus lebenden, vermehrungs-

fähigen, aber abgeschwächten (attenuierten) Keimen. Totimpfstoffe (Grippe) enthalten durch chemische oder physikalische Maßnahmen inaktivierte Erreger oder deren Antigene. Sie sind nicht mehr vermehrungsfähig.

5. Penta bedeutet fünf, vac steht für Vaccine (Vakzine).
6. Gegen Grippeviren. Grippeviren ändern ständig die äußere Hülle, sodass eine jährliche Neuanpassung an die wichtigsten Erregerstämme nötig ist.
7. HPV – Humanes-Papilloma-Virus, *Gardasil® oder *Cervarix®

Antworten zu Kapitel 7.8

1. Eine Allergie ist die Bezeichnung für eine überschießende Immunreaktion des Körpers auf körperfremde, eigentlich unschädliche oder vorher tolerierte Substanzen (Antigene, Allergene).
2. Perennial und saisonal.
3. Es blockiert die H_1-Rezeptoren. UAW: Wirken sedierend, obwohl der Effekt bei den neueren Antihistaminika nicht so ausgeprägt ist.
4. Cetirizin, Loratadin, Ebastin, Mizolastin, Terfenadin, Levocetirizin, Desloratadin.
5. Cromoglicinsäure und Nedocromil (DNCG). Zur Prophylaxe allergischer Erkrankungen, da die Wirkung verzögert eintritt.
6. Leukotrienantagonisten blockieren den Rezeptor der Leukotriene und heben deren Wirkungen auf.

Antworten zu Kapitel 8

1.
   ▶ β-Blocker: Senkung des Sympathikustonus, Abschirmung der β-Rezeptoren vor den körpereigenen Substanzen Adrenalin und Noradrenalin, die Blutdruck und Herzfrequenz steigern und zu einer Gefäßverengung führen.
   ▶ $α_1$-Blocker: $α_1$-Rezeptoren führen bei Stimulation zu einer Vasokonstriktion. Durch ihre Blockade kommt es daher zur Erschlaffung der glatten Gefäßmuskulatur.
   ▶ ACE-Hemmer/AT_1-Antagonisten: Eingriff in das Renin-Angiotensin-Aldosteron-System, durch die verminderte Bildung von Angiotensin II und Aldosteron bzw. ihre verminderte Wirkung kommt es zu einer Gefäßerweiterung und damit zur Blutdrucksenkung. Durch ACE-Hemmer wird außerdem der Abbau des Bradykinins (Gewebshormon) gehemmt, welches zusätzlich vasodilatatorisch wirkt.
   ▶ Diuretika: Reduktion des Plasmavolumens durch vermehrte Harnausscheidung.
   ▶ Calciumkanalblocker: Erschlaffung der glatten Gefäßmuskulatur.
2. Durch die Senkung des Sympathikustonus oder auch des Blutdrucks an sich fühlen sich viele Patienten gerade zu Therapiebeginn müde und abgeschlagen. Dies lässt nach einigen Wochen der Einnahme nach. Der Körper passt sich an die neue Situation an. Bei ACE-Hemmern kommt es bei etwa 10 % der Patienten zu Reizhusten, der auch durch Antitussiva nicht zu unterbinden ist. In diesem Fall sollte der Arzt die Therapie umstellen (z. B. auf AT_1-Antagonisten).
3. Sympathomimetika wie Etilefrin, die über sympathische Rezeptoren für eine Blutdrucksteigerung und damit für eine Anregung des Kreislaufs sorgen.
4. Sie sind für den Patienten unangenehm, außerdem benötigt das Herz durch die unregelmäßige Schlagfolge mehr Energie.
5. Die Kontraktionskraft des Herzens reicht nicht aus, um den Sauerstoffbedarf der peripheren Organe zu decken.

6. Die Durchblutung des Herzmuskels reicht nicht aus, um den Sauerstoffbedarf des kontinuierlich arbeitenden Muskels zu decken. Dadurch kommt es zu einer Unterversorgung des Herzmuskelgewebes, welches im schlimmsten Falle in einem Absterben desselben (Herzinfarkt) endet. Unbehandelt kann dies den Tod zur Folge haben.

7. Thrombozytenaggregationshemmer wie ASS oder Clopidogrel, außerdem Dextrane oder Hydroxyethylstärke, die in bestimmten Konzentrationen als Plasmaexpander eingesetzt werden. Sie ziehen auf osmotischem Wege Flüssigkeit aus dem umliegenden Gewebe in die Blutbahn. Dadurch wird die Durchblutung gesteigert. Unter anderem werden sie bei Durchblutungsstörungen und/oder Hörsturz eingesetzt.

8. PDE-Hemmstoffe erweitern die Gefäße und senken dadurch den Blutdruck. Das Sauerstoffangebot steigt durch Erweiterung der Koronarien. **Sildenafil**, **Tadalafil** und **Vardenafil** werden zur Therapie der erektilen Dysfunktion eingesetzt.

9. Lokalanästhetika (Quinisocain, Polidocanol, Lidocain), welche die Schmerzen lindern und dadurch auch Spasmen des Schließmuskels lösen, wodurch die Durchblutung verbessert wird. Corticosteroide (*Posterisan® corte), die antiphlogistisch wirken, aber wegen ihrer Nebenwirkungen nur kurzfristig eingesetzt werden sollen. Metallsalze (Zink, Aluminium, Titandioxid, Bismut), die adstringierend wirken und dadurch eine Schrumpfung des Schleimhautepithels herbeiführen. Phytopharmaka wie Hamamelisextrakte, die eine mäßige antiphlogistische Wirkung besitzen.

Antworten zu Kapitel 9

1. Das Nephron besteht aus dem Nierenkörperchen und dem Tubulusapparat. Das Nierenkörperchen (Glomerulum) enthält ein Arterienknäuel umgeben von der Bowman-Kapsel. Vom Glomerulum führt der erste Teil des Tubulusapparates weg (proximaler Tubulus). An den proximalen Tubulus schließt sich die Henle-Schleife an, als letzter Teil folgt der distale Tubulus, der schließlich in das Sammelrohr mündet.

2. Vasopressin (antidiuretisches Hormon) verstärkt die Wasserrückresorption im distalen Tubulus und Sammelrohr, es wird weniger Harn gebildet. Aldosteron erhöht die Natriumrückresorption in der Niere, somit wird aus osmotischen Gründen vermehrt Wasser rückresorbiert und weniger Urin ausgeschieden.

3. Thiazide hemmen die Natriumrückresorption im distalen Tubulus, es wird vermehrt Na^+, K^+ und Wasser ausgeschieden.
   Schleifendiuretika wirken im aufsteigenden Teil der Henle-Schleife.
   Kaliumsparende Diuretika greifen im letzten Teil des distalen Tubulus und im Sammelrohr an.
   Angriffsort der osmotischen Diuretika ist vorwiegend der proximale Tubulus.

4. Ödeme, Hypertonie, Herzinsuffizienz, Glaukom, forcierte Diurese bei Vergiftungen.

5. Bei leichten Beschwerden können pflanzliche Diuretika und Präparate mit Bärentraubenblätterextrakt (Harn-Alkalisierung) eingesetzt werden. Sehr wichtig ist ausreichende Flüssigkeitszufuhr, unterstützend Wärmeanwendung. Evtl. Harnteststreifen (Leukozyten → Entzündung, Nitrit → Bakterien) zur Kontrolle. Bei ausbleibender Besserung nach wenigen Tagen oder stärkeren Beschwerden Arztbesuch!

6. 5α-Reduktasehemmer blockieren das Enzym 5α-Reduktase und reduzieren somit die Bildung von Dihydrotestosteron aus Testosteron (DHT trägt zur Gewebevergrößerung bei).
   α_1-Sympatholytika steigern den Harnfluss und vermindern die Restharnmenge in der Blase.

7. Sägepalmenfrüchte, Brennnesselwurzel, Kürbissamen.

Antworten zu den Kapiteln 10.1 bis 10.6

1. In die Releasing-Hormone, die stimulierend auf die Hypophyse wirken (Endung –libe-rin) und die Release-Inhibiting-Hormone, die hemmend auf die Hypophyse wirken (Endung –statin).

2. Zu den Gonadotropinen zählen FSH und LH. FSH stimuliert bei der Frau die Reifung des Follikels im Eierstock, beim Mann fördert es die Spermatogenese. LH stimuliert bei der Frau die Estrogenbildung, löst den Eisprung aus und ist an der Bildung des Gelbkörpers beteiligt. Beim Mann fördert LH die Produktion von Testosteron. Außerdem zählt man das während der Schwangerschaft gebildete HCG zu den Gonadotropinen. Es ist für die Aufrechterhaltung der Schwangerschaft wichtig.

3. Ein effektorisches Hypophysenhormon ist das Somatostatin. Es wirkt nicht wie die anderen Hypophysenhormone auf eine Drüse, um die Ausschüttung weiterer Hormone zu beeinflussen, sondern direkt und stimuliert u. a. das Wachstum der Knochen.

4. Der Hormongehalt im Blut wird von den übergeordneten Zentren zur Regulierung des Hormonhaushaltes (Hypopyhse, Hypothalamus) registriert. Ist ein ausreichender Hormonspiegel im Blut vorhanden, werden weniger Releasing-Hormone bzw. Hypophysenhormone ausgeschüttet und die entsprechende glandotrope Drüse nicht so stark stimuliert. Somit wird die Hormonausschüttung vorübergehend gedrosselt.

5. Eine Struma ist eine Vergrößerung der Schilddrüse. Die Schilddrüsenwerte im Blut können normal sein, es kann aber auch eine Über- oder Unterfunktion der Schilddrüse vorliegen. Häufige Ursache ist ein länger andauernder Iodmangel. Therapie: Gabe von Iodid und/oder L-Thyroxin, evtl. OP oder Radioiod-Behandlung.

6. Hitzegefühl, erhöhter Puls, Herzklopfen, Nervosität, Schlafstörungen, Gewichtsverlust, Durchfall, Haarausfall, Zyklusstörungen, usw.

7. Einnahme morgens nüchtern ½ bis 1 Stunde vor dem Frühstück mit einem großen Glas Leitungswasser (kein Mineralwasser). Danach nicht sofort wieder hinlegen. Andere Arzneimittel in zeitlichem Abstand dazu einnehmen. Sinnvoll sind zusätzliche Einnahme von Calcium (auch zeitlicher Abstand) und Vitamin D.

Antworten zu Kapitel 10.7

1. Unter einem Diabetes vom Typ 1 versteht man eine organisch bedingte Minderproduktion des Pankreashormons Insulin. Dies kann angeboren, aber auch erworben sein (Entzündung der Bauchspeicheldrüse o. Ä.). Der Typ-2-Diabetes, bei dem die Insulinwirkung vermindert ist (Insulinresistenz), gliedert sich in die Typen 2 a (normalgewichtiger) und 2 b (übergewichtiger Diabetiker).

2. Insulin sorgt dafür, dass die mit der Nahrung aufgenommene Glucose in die Zellen transportiert werden kann. Es hat außerdem anabole und antikatabole Wirkungen (□ Tab. 10.5).

3. Es gibt (sehr) kurz, mittellang (intermediär) und (sehr) lang wirksame Insuline.
Kurz wirksam ist Normalinsulin, sehr kurz wirksam sind Insulinanaloga wie Insulin glulisin, Insulin lispro und Insulin aspart.
Mittellang wirksam sind sog. NPH-Insuline, deren Wirkung durch die Zugabe der Base Protamin verlängert ist. Außerdem werden Kombinationen von Normal- und Verzögerungsinsulin eingesetzt, um die Injektionshäufigkeit zu verringern.
Sehr lang wirken die abgewandelten Insuline detemir und glargin.

4. Zur Therapie des Typ 2 werden insulinotrope und nicht-insulinotrope orale Antidiabetika folgender Klassen eingesetzt: Insulinotrop: **Sulfonylharnstoffe** wie Glibenclamid und Glimepirid, **Glinide** wie Repaglinid und Nateglinid. Diese zwingen das Pankreas unabhängig vom Blutzuckerspiegel zu einer Mehrsekretion an Insulin.
   Nicht-Insulinotrop: Der **Insulinsensitizer** (Glitazon, Thiazolidindion) Pioglitazon erhöht die Empfindlichkeit der Zellen für Insulin. **Metformin** reduziert den Appetit und ist besonders bei adipösen Patienten (Typ 2 b) geeignet. Die α-**Saccharidase-Hemmstoffe** Acarbose und Miglitol hemmen die Spaltung von Disacchariden wie Rohrzucker im Darm und vermindern so die Glucoseaufnahme aus dem Darm. **Inkretin-Mimetika** wie Exenatid und Liraglutid dämpfen den Appetit und steigern in Abhängigkeit vom Glucosespiegel die Insulinsekretion. Auch die **Dipeptidyl-Peptidase-Hemmstoffe** Sitagliptin, Vildagliptin und Saxagliptin sowie das Inkretin-Mimetikum Exenatid verstärken die Insulinwirkung an den Zellen.
5. Der HbA_{1c} wird auch als Langzeit-Zuckergedächtnis bezeichnet. Er gibt den Anteil glykosylierten Hämoglobins am Gesamthämoglobin an und dient als Maßstab für den mittleren Blutzuckerspiegel der letzten drei Monate. Dabei kann die Höhe durch den Wechsel von Hyper-und Hypoglykämie beeinflusst sein. In dieser Zeit aufgetretene Hyper- und Hypoglykämien sind leicht erkennbar.
6. Insuman® Comb ist ein Kombinationsinsulin (Mischinsulin) bestehend aus 25 % Normalinsulin und 75 % kristallinem NPH-Insulin (Verzögerungsinsulin).
7. Spätschäden, die durch die hohen Blutzuckerwerte entstehen können, sind sog. Mikro- und Makroangiopathien. Mikroangiopathien, also Veränderungen kleiner Gefäße, treten auf an Niere (Nephropathie), Nerven (Neuropathie) und der Netzhaut des Auges (Retinopathie). Die diabetische Makroangiopathie entspricht der Arteriosklerose des Gesunden mit allen ihren möglichen Folgen.

Antworten zu den Kapiteln 10.8 bis 10.10

1. Glucocorticoide wirken entzündungshemmend (antiinflammatorisch), immunsuppressiv und antiallergisch. Mögliche Indikationen sind Entzündungen aller Art (lokale und systemische Anwendung), allergische Reaktionen, Autoimmunerkrankungen und viele andere mehr. Sie werden auch in der Tumortherapie eingesetzt, um die durch eine Zytostatikatherapie ausgelöste Übelkeit zu vermindern.
2. Aldosteron reguliert den Wasser- und Elektrolythaushalt im Organismus. Es steigert die Natrium- und Wasserrückresorption aus dem Primärharn und erhöht die Kaliumausscheidung. Dadurch kann es zu Ödembildung führen.
3. Estrogene (Estradiol, Estron, Estriol) und Gestagene (Progesteron) sowie Androgene (Testosteron) werden im menschlichen Körper produziert. Die Produktion erfolgt in den Keimdrüsen (Gonaden). Im weiblichen Organismus sind dies die Eierstöcke (Ovarien), im männlichen die Hoden (Testes). Bei beiden Geschlechtern werden sowohl Estrogene als auch Gestagene und Androgene gebildet, jedoch in unterschiedlicher Menge und mit unterschiedlich starker Empfindlichkeit der Zielzellen, so dass die Wirkungen nicht bei beiden Geschlechtern gleich ausfallen.
4. Die Mikropille enthält immer Kombinationen aus Estrogen (meist Ethinylestradiol) und Gestagen. Die empfängnisverhütende Wirkung entsteht sowohl durch eine Unterdrückung des Eisprungs als auch durch eine Viskositätserhöhung des Zervikalschleimes. Bei der Minipille handelt es sich um ein reines Gestagenpräparat. Die Wirkung beruht auf

einer alleinigen Erhöhung der Viskosität, was den Spermien den Weg zur Eizelle versperren soll. Es kommt zu einer echten (wenn auch etwas abgeschwächten) Abbruchblutung.

5. Häufig kommt es zu Wassereinlagerungen in den Extremitäten (mineralocorticoide Wirkung), Spannungsgefühl in den Brüsten, erhöhte Thrombosegefahr/Thrombosen (besonders in Kombination mit Rauchen), Gewichtszunahme, Veränderung der Monatsblutung (Abbruchblutung, keine echte Menstruation), Stimmungsschwankungen.

6. Gewebshormone des menschlichen Organismus sind Histamin, Serotonin, Prostaglandine, Kinine sowie die im Magen–Darm–Trakt vorkommenden Hormone Gastrin, Sekretin und Cholezystokinin.

Antworten zu Kapitel 11.1

1. Resistenz ist die Unempfindlichkeit gegenüber einem Antibiotikum. Chemotherapeutika sind synthetisch hergestellte chemische Verbindungen (z. B. Sulfonamide), die gegen Erreger, Parasiten und Tumorzellen eingesetzt werden. Dazu gehören u. a. Arzneimittel gegen Malaria aber auch Zytostatika. Gramfärbung: Durch Aufbringen von Gentianaviolett und Lugolscher Lösung lassen sich die Wände der Bakterien dunkelblau einfärben. Der Farbstoffkomplex lässt sich durch Alkohol bei gramnegativen Erregern teilweise wieder entfernen (rot gefärbte Bakterien), bei grampositiven bleibt die Dunkelblaufärbung bestehen.

2. Die Synthese der Zellwand erfolgt durch ein verknüpfendes Enzym eine Transpeptidase. Die Penicilline hemmen diese Transpeptidase, sodass die Mureinschicht nicht quervernetzt werden kann.

3. Infektionen des HNO–Bereiches, des Urogenitaltrakts, Gallenwegsinfektionen, schwere Formen der Acne vulgaris und Rosacea, Borreliose.

4. Sie stören die Proteinbiosynthese, indem sie sich an die 50S–Ribosomen heften und damit die Bildung der Polypeptidkette verhindern, wodurch das Bakterium im Wachstum geschädigt wird. Sie wirken bakteriostatisch.

5. Von einer offenen TB spricht man, wenn der Krankheitsherd Verbindung mit den Atemwegen hat. Die Infektion erfolgt aerogen.

6. –cef (Cephalosporine), –mycin (Aminoglykoside), –thromycin (Makrolide), –floxacin (Gyrasehemmer) –bactam (Carbapeneme), –cillin (Penicilline), –cotrim (Trimethoprim und Sulfamethoxazol).

7. Peptidantibiotikum, wird in der Magensäure zersetzt.

8. Um schnell einen ausreichend hohen Blutspiegel zu erreichen.

9. Borrelien, eine **Bakterien**art, die die sog. Lyme–Borreliose verursachen und Arbo**viren**, die die Frühsommer–Meningo–Enzephalitis (FSME) auslösen.

Antworten zu den Kapiteln 11.2 bis 11.6

1. Aciclovir, Penciclovir, Melissenextrakt und Zinksalze. Aciclovir und Penciclovir hemmen die Virusvermehrung als Antimetaboliten. Sie sind möglichst häufig (alle zwei Std.) mit einem Wattestäbchen aufzutragen. Der betroffene Bereich sollte so wenig wie möglich berührt werden, daher eignen sich auch die seit einiger Zeit im Handel befindlichen Herpesbläschen–Patches, Hydrokolloid–Pflaster, die speziell für die Abdeckung der Herpesbläschen entwickelt wurden. Dadurch werden die unschönen Krusten verdeckt und in ein optimales Wundklima eingebracht. Melissenextrakt wirkt antiadhäsiv, ver-

hindert also das Eindringen des Virus in weitere Zellen. Zinksalze, z. B. in Virudermin®, Lipactin®, wirken adstringierend und desinfizierend.

Empfehlungen: Therapie früh beginnen, Wattestäbchen zum Auftragen verwenden, Bereich möglichst wenig berühren, bei Sonneneinstrahlung vorbeugend Cremes mit hohem Lichtschutzfaktor verwenden.

2. Sobald sich die Infektion in Richtung Auge oder Nase ausbreitet, größer als üblich ausfällt oder bei Patienten mit stark geschwächtem Immunsystem (z. B. unter Immunsuppressiva nach Organtransplantationen, HIV-Patienten etc.), bei Herpes-Infektionen im Genitalbereich.

3. Therapeutisch ist ein Eingriff möglich in die Anheftung der Viren an die gesunde Zelle (Adsorption/Adhäsion, Antiadhäsiva), das Eindringen (Penetration) des Virus in die Wirtszelle, das Abstreifen der Virushülle in der Wirtszelle (Uncoating), die Vermehrung der viralen DNA (Replikation) sowie die Freisetzung der vermehrten Virus-DNA zu verhindern. Bei Retroviren (HI-Virus) werden Hemmstoffe viraler Enzyme, z. B. der Reversen Transkriptase und der HIV-Protease, eingesetzt.

4. Der Porendurchmesser eines Sterilfilters beträgt etwa 0,22 µm (entspricht 220 nm). Die Größe von Viren liegt jedoch im unteren Nanometerbereich (20–300 nm), so dass ein großer Teil der Viren die Filterporen ungehindert passieren kann.

Antworten zu Kapitel 12

1. Schutz vor Austrocknung und äußeren Schäden wie mechanische, chemische, Strahlenschäden, Kälteschäden, Wärmeregulator durch Schweißsekretion sowie durch Eng- und Weitstellung der Blutgefäße, Sinnesorgan mit ihren Temperatur-, Druck- und Schmerzrezeptoren. Säureschutzmantel mit hoher Pufferkapazität.

2. Epidermis, Dermis (Korium), Subkutis (Unterhaut). Epidermis und Dermis werden zusammen auch als Kutis bezeichnet.

3. Primäre Effloreszenzen entstehen direkt auf der Haut, sekundäre sind oft Anzeichen einer fortgeschrittenen Erkrankung.

4. Die Psoriasis (Schuppenflechte) ist eine sehr häufige, gutartige und erbliche Hautkrankheit. Sie ist durch eine abnorm hohe mitotische Aktivität der Basalschicht und eine deutlich höhere Durchwanderungsgeschwindigkeit der Keratinozyten gekennzeichnet. Neurodermitis ist eine an den Beugeseiten auftretende, chronisch rezidivierende, ekzematöse Veränderung der Haut mit qualvollem Juckreiz. Die Erkrankung verläuft wechselhaft und kann durch endogene Faktoren und Umwelteinflüsse ausgelöst werden.

5. Allgemein heißen Hauterkrankungen, die durch Staphylokokken oder Streptokokken hervorgerufen werden, Pyodermien. Dazu zählen Furunkel, Erysipel und Impetigo contagiosa.

6. Benzoylperoxid (Sanoxit®, Klinoxid®) wirkt bakterizid und komedolytisch.

7. Bei der Schälkur entsteht ein sehr starkes Erythem (Hautrötung). Wegen der starken Hautreaktion und der relativ langen Dauer der Anwendung über mehrere Monate fehlt häufig die Compliance.

8. Meistens Minocyclin, Doxycyclin oder das Lincosamid Clindamycin.

Antworten zu Kapitel 13

1. Bei sehr einseitiger Ernährung, Fastenkuren, extremen Diäten, Einnahme bestimmter Arzneimittel, Resorptionsstörungen, nach schweren Erkrankungen (Rekonvaleszenz) Bestimmte Personengruppen: Schwangere, Stillende, Alkoholiker, ältere Menschen (Appetitmangel, verschiedene Erkrankungen, alleinstehend).
2. Vitamin A ist u. a. für den Sehvorgang wichtig. Entsprechende Augensalben oder -gele werden bei Blendempfindlichkeit im Dunkeln, Nachtblindheit eingesetzt.
3. Calcium dient als Baustoff für die Knochen. Das Knochengewebe wird ständig auf- und abgebaut. Mit der Nahrung wird der Calciumbedarf vor allem bei älteren Patienten nicht gedeckt. Vitamin D verbessert die Calcium-Resorption aus dem Darm.
4. Von Vitamin E existieren verschiedene isomere Formen. Das natürliche Vitamin E ist das RRR-α-Tocopherol. Es ist am besten wirksam.
5. Bei diesen Patienten kann die Magenschleimhaut keinen/nicht ausreichend Intrinsic Factor produzieren, der für die Resorption des Vitamin B_{12} erforderlich ist. Vitamin B_{12} muss subkutan verabreicht werden.
6. Ab ca. der 10. Schwangerschaftswoche produziert der Fetus Schilddrüsenhormone. Die Schwangere muss also sich selbst und den Fetus mit Iod versorgen, um Schilddrüsenerkrankungen vorzubeugen. Über die Ernährung ist dies oft schwierig. Folsäure dient zur Prophylaxe des Neuralrohrdefektes beim Fetus und sollte idealerweise schon bei Kinderwunsch substituiert werden.
7. Die Einnahme morgens vor dem Frühstück mit einem Glas Orangensaft verbessert die Resorption. Der Stuhl färbt sich unter Eiseneinnahme schwarz. Es dauert eine Weile bis die Eisenspeicher im Körper wieder aufgefüllt sind.
8. Die Ergänzung der Schulmedizin mit Nahrungsergänzungsmitteln, die relativ hoch dosiert Vitamine, Mineralstoffe, Spurenelemente, sekundäre Pflanzenstoffe, essenzielle Fettsäuren, Aminosäuren und Probiotika enthalten. Sie sind je nach Indikation in unterschiedlicher Zusammensetzung erhältlich, um den Verlauf bestimmter Krankheiten positiv zu unterstützen bzw. den Körper leistungsfähiger zu machen.

Antworten zu Kapitel 14

1. Infiltrierendes Wachstum, destruierendes Wachstum, metastasierendes Wachstum.
2. Wirkmechanismen von Zytostatika:
   ▶ Antimetaboliten werden als falsche Bausteine in die DNA eingebaut. Dadurch bricht die Kettenverlängerung ab, die Zellvermehrung wird gestoppt.
   ▶ Mitosehemmstoffe unterbinden die Zellteilung, alkylierende Zytostatika vernetzen die DNA-Stränge, so dass ein Ablesen und Kopieren nicht mehr möglich ist.
   ▶ Zytostatische Antibiotika schieben sich als planare Strukturen zwischen den DNA-Doppelstrang.
   ▶ Hormone bzw. Hormon-Antagonisten werden bei hormonabhängig wachsenden Tumoren gegeben. Sie nehmen dem Tumorgewebe die Signale zum Wachsen.
   ▶ Tyrosinkinase-Inhibitoren hemmen die Signalübertragung in der Tumorzelle. Auch hier wird den Tumorzellen das Wachstumssignal genommen.

Antworten zu Kapitel 15

1. Samuel Hahnemann, gleiches Leiden.
2. Dilutionen (Verdünnungen), Triturationen (Verreibungen), Tabulettae (Tabletten), Globuli (Streukügelchen).
3. Fehlendes wird durch Fehlendes ersetzt. Calcium fluoratum, Calcium phosphoricum, Ferrum phosphoricum, Kalium chloratum oder andere.
4. In der Allopathie werden die Erkrankungen mit Substanzen behandelt, die direkt gegen die Symptome oder die Krankheit selbst wirken. Bei der Homöopathie gilt der Grundsatz Ähnliches soll mit Ähnlichem behandelt werden. Beispiel: Allium cepa, die Küchenzwiebel, ruft beim Gesunden tränende Augen und einen Fließschnupfen hervor und wird deshalb innerhalb der Homöopathie bei akuter Rhinitis eingesetzt.
5. C 3
6. Tiefpotenzen sind $\emptyset$ bis D 12 = C 6.

Sachregister

Die fettgedruckten Seitenzahlen bezeichnen die Hauptfundstellen.

A

Abacavir 387
Abciximab 218
Abführmittel 44 ff.
–, salinische 47
Absencen 156
Abstoßungsreaktionen 237
AB0-System 212
Abwehr
–, humorale 231
–, spezifische humorale 234
–, spezifische zelluläre 235
–, unspezifische zelluläre 233
–, zelluläre 231
Acamprostat 146
Acarbose 332
Aceclofenac 114
ACE 267, 279, 297, 351
ACE-Hemmer **267 f.**, 270 f.,
  279, 289, 297, 300
–, Pharmakokinetik 268
Acemetacin 114
Acetazolamid 169, 301
Acetylcholin 37, 73, 78 f., 81,
  147
Acetylcholinesterase-Hem-
  mer s. Cholinesterase-
  Hemmer
Acetylcystein 200 f.
β-Acetyldigoxin 276, 278 f.,
  290
Acetylsalicylsäure **100**, 103,
  108, 202, **216**, 281, 285 f.
–, Dosierung 216
–, Interaktionen 101
–, Nebenwirkungen 100
–, Wirkung 216
Aciclovir 170 f., 178, 389
Acitretin 398
Aconitum 238
Adalimumab 118
Adapalen 401
Adefovir 56
Adenosin 275 f.

Adenohypophyse 313
Adenosindiphosphat 216
Aderhaut 166
ADH s. antidiuretisches
  Hormon
ADHS 89, 145
Adipositas 64
Adiuretin 314
ADP s. Adenosindiphosphat
ADP-Hemmstoffe 216 f.
Adrenalin 73, 78, **86**, 125
Adriamycin 431
ADS s. Aufmerksamkeitsde-
  fizit-Störung
Adsorbatimpfstoffe 241
Affinität 21, 26
Afterload 278
Agonismus 21
Agonist 21
α2-Agonisten 169, 290
Agranulozytose 104, 142
AIDS 385 f.
Ajmalin 273, 275
Akinese 147
Akne
–, Formen 400
–, Hautpflege 403
–, lokale Therapie 401
–, systemische Therapie 402
–, Therapeutika, lokale 402
–, Ursachen 400
Aktionspotenzial 71 f., 273 f.,
  290
Aktivierungsreaktionen 214
Aktivität, intrinsische 21
Aktivkohle 49
Albendazol 381 f.
Albumin 211
Aldosteron **297**, 338
Aldosteronantagonisten 280,
  289
Aldosteronausschüttung 298
Alemtuzumab 433
Alendronat 322
Alfentanil 129

Alfuzosin 90, 305
Aliskiren 269
Alizaprid 435
Alkalose 301
Alkoholentzugsmittel 146
Alkoholkrankheit 146
Allergie
–, Immunkomplex-Typ 245
–, perenniale 244
–, saisonale 244
–, Soforttyp 244
–, Spättyp 245
–, Therapie 246
–, zytotoxischer Typ 245
allergische
– Reaktionen 246, 351
– Rhinokonjunktivitis 246
allergisches Asthma 246
Allopathie 438
Allopurinol 124
Allylamine 377
Aloe 47
Alopezie, androgenetische
  269
Alpha-Blocker 90 f.
Alpha-1-Blocker 290
Alpha-Glucosidase-Hemm-
  stoff 332
Alpha-Rezeptoren 85 ff., 90
Alprazolam 145
Alprostadil 350
Alteplase 221
Altinsulin 328
Aluminium 287
Aluminiumchlorat 391
Alveolen 186
Alzheimer-Demenz 160
Amantadin 149
Amboss 176
Ambroxol 196 f., 200 f.
AMD s. Makuladegenera-
  tion, altersabhängige
Amfepramon 66
Amifostin 435
Amikacin 366

Cimetidin 43
Cinchocain 178
Cineol 199
Ciprofloxacin 178, 304, 370
Cisplatin 430, 435
Citalopram 138
Cladribin 429
Clarithromycin 367
Claudicatio intermittens 286
Clearance 4, 298
–, mukoziliäre 186, 190, 200
–, renale 298
Clemastin 247
Clenbuterol 88
Clindamycin 368, 379, 401 f.
Clobazam 145, 157
Clobetasol 337, 398
Clodronat 321
Clofibrinsäure 228
Clomethiazol 135, 146
Clomifen 340
Clomipramin 136
Clonazepam 157
Clonidin 92, 97, 169, 265 f.,
  271, 290
Clopamid 266
Clopidogrel 216 f., 285 f.
Clostridium botulinum 173
Clotrimazol 178, 376
Clozapin 142
CMR-Arzneistoff 118
Cochlea 177
Codein 98 f., 103, 105, 199 f.
–, antitussive Wirkung 199
Codergocrin 89
Coenzym 59
Coffein 103, 105, 145
Colchicin 123, 431
cold turkey 97
Colecalciferol 413
Colesevelam 227 f.
Colestyramin 227 f.
Colitis ulcerosa 55, 120, 338,
  369
Colon irritabile 61
Comod-System 167
COMT-Hemmer 150
Controller 189 f.
Corpus luteum 339
Corticoide s. Corticosteroide

Corticoliberin 312
Corticosteroide 111, 287,
  335
Cortisches Organ 177
Cortisol 336
Cortitropin 313
Cotrimoxazol 304, 369, 381
COX 99, 216, 350
– 1 99, 114
– 2 99 f.
COX-Hemmer 100, 113 f.
Coxarthrose 111
Craving 97
Cromoglicinsäure 171 f.,
  193, 249
Cromone 249
Cross-linking 429
CSE-Hemmer **226**, 228
CSF siehe koloniestimulie-
  rende Faktoren
Cumarin 214
Cumarin-Derivate, syntheti-
  sche 218
Cushing-Syndrom 116, 336
Cyanocobalamin s. Vitamin
  B$_{12}$
Cyclooxygenase s. COX
Cyclophosphamid 117, 254,
  430, 435
CYP3A4 249, 367, 376
Cyproteronacetat 341, 348,
  433
Cytarabin 429
Cytochrom-P450-Enzyme
  16

D

Dabigatran 220
Dalteparin 219
Danaparoid 220
Dantrolen 154
Darifenacin 84, 306
Darmbakterien 39
Darmerkrankungen, chro-
  nisch-entzündliche 54
Darmentzündung 62
Darmflora 39, 50
Dasatinib 433
Daunorubicin 431

Decarboxylase-Hemmer
  148, 150
DEET 380
Deferasirox 224
Deferoxamin 224
Degranulationshemmer 249
Dehnungsreiz 48
Dehydratation 299
Delirium tremens 135
Demenz 160
Dendrit 70
dendritische Zellen 208, 235
Deoxycholsäuren 58
Depolarisation 71, 273
Depotinsulin 328
Dermatitis, atopische s.
  Neurodermitis
Dermatophyten 375
Dermatosen 398
Dermis 394 f.
Desfluran 128
Desinfektionsmittel 391
Desloratadin 248
Desmopressin 215, 314
Desogestrel 342, 344
Detrusor 303
Deutsche Gesellschaft für
  Ernährung 65
Deutsche Homöopathie-
  Union 439
Dexamethason 116, 171 f.,
  178, 337
Dexibuprofen 113
Dexketoprofen 113
Dextrane **182**, 213
–, Nebenwirkungen 213
–, niedermolekulare 182
Dextromethorphan 199 f.,
  202
DHS-Schema 375
DHU s. Deutsche Homöo-
  pathie-Union
Diabetes mellitus 281, 324 ff.
–, absoluter Insulinmangel
  325
–, Insulintherapie 327 ff.
–, latenter 326
–, manifester 326
–, relativer Insulinmangel
  326

Autoren

Prof. Dr. Hartmut Derendorf

Hartmut Derendorf ist Distinguished Professor und Chairman des Departments of Pharmaceutics an der University of Florida in Gainesville, wo er seit 1983 Pharmakokinetik, Pharmakodynamik und Klinische Pharmakokinetik lehrt. Er publizierte bisher über 350 wissenschaftliche Arbeiten und ist Co-Editor von vier internationalen Fachjournalen. Seine Forschungsschwerpunkte sind Pharmakokinetik und Pharmakodynamik von Corticosteroiden und Antibiotika.
Prof. Derendorf war Präsident des American College of Clinical Pharmacology und der International Society for Anti-infective Pharmacology.

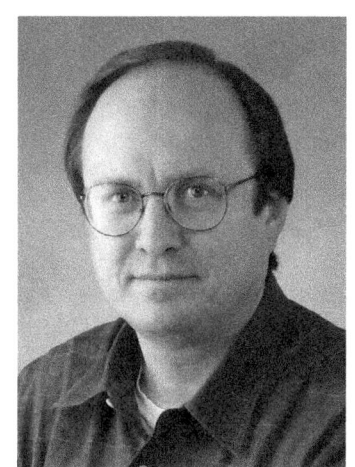

Heike Steen

Pharmaziestudium an der Westfälischen Wilhelms-Universität Münster, Weiterbildung zur Fachapothekerin für Allgemeinpharmazie.
Tätigkeit als angestellte Apothekerin in einer öffentlichen Apotheke, nebenberuflich Fachlehrerin an der Städtischen Lehranstalt für PTA in Münster und Referentin für die Apothekerkammer Westfalen-Lippe im Bereich Fortbildungen für Apotheker und PTA.

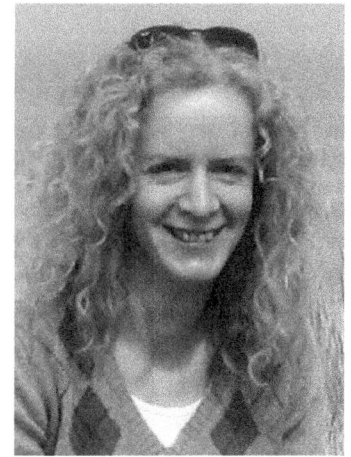

Ralf Wemhöner

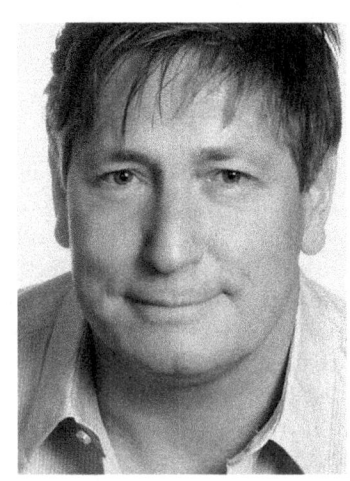

Pharmaziestudium an der Westfälischen Wilhelms-Universität Münster, danach Tätigkeit
als angestellter Apotheker in einer öffentlichen
Apotheke, seit 1983 bis heute Leiter der PTA-
Lehranstalt der Stadt Hamm, von 1991 bis 1992
Weiterbildung bei der DZV/Frankfurt am
Main zum Fachapotheker für theoretische
und praktische Ausbildung und 1995 zum
Fachapotheker für Gesundheitserziehung, zurzeit Vorsitzender des Prüfungsausschusses für
theoretische und praktische Ausbildung der
Apothekerkammer Westfalen-Lippe, Mitglied
selbiger Fachkommission bei der Bundesapo-
thekerkammer, Mitautor der siebten Auflage
des vorliegenden Fachbuchs.

Anne Julia Schrank

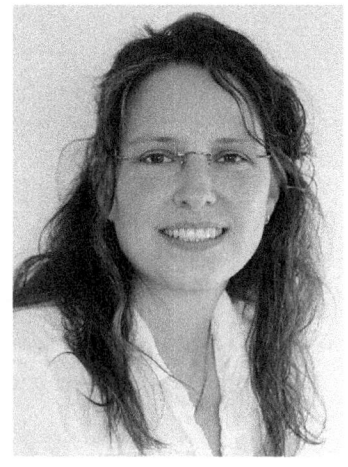

Ausbildung als PTA an der Lehranstalt für PTA
in Gelsenkirchen (2001 – 2003), anschließend
Tätigkeit als PTA in einer öffentlichen Apotheke, Pharmaziestudium an der Westfälischen
Wilhelms-Universität Münster (2005 – 2009),
neben dem Studium Urlaubsvertretung als
PTA und Arbeit als studentische Hilfskraft an
der WWU, Praktisches Jahr in Krankenhaus-
und öffentlicher Apotheke, seit 2010 Tätigkeit
als Apothekerin in einer öffentlichen Apotheke

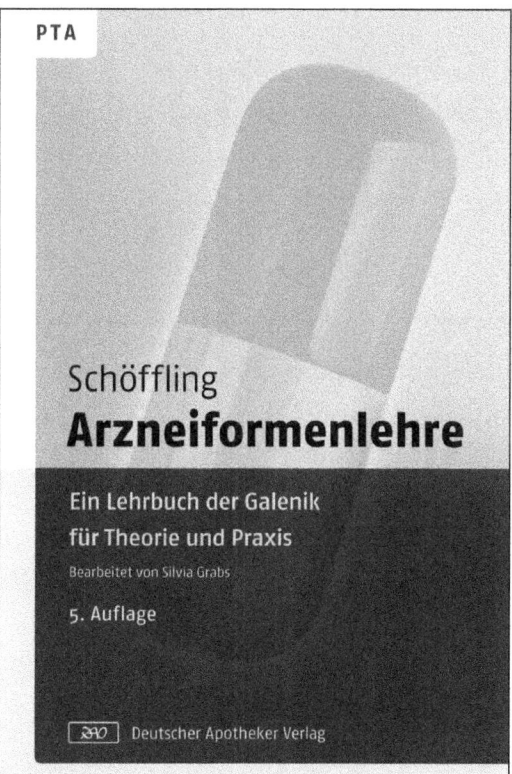

Von Dr. Ursula Schöffling.
Bearbeitet von Silvia Grabs

XVII. 609 Seiten. 218 Abbil-
dungen. 89 Tabellen. (pta
paperback). Kartoniert.
Mit Begleitheft mit 40
Wiederholungsfragen und
Antworten.
ISBN 978-3-7692-4093-1

Ohne Form keine Wirkung

Die Arzneiform beeinflusst maßgeblich die Wirksamkeit eines Arzneistoffs. Neben klassischen Tabletten, Kapseln und Zäpfchen gibt es heute
so trickreiche Entwicklungen wie MUPS, OROS und COMOD. Die neue
Autorin nimmt Sie mit in die faszinierende Welt der pharmazeutischen
Technologie und stellt die relevanten Inhalte von den theoretischen
Grundlagen bis zu den Besonderheiten einzelner Arzneiformen dar
– anschaulich, leicht verständlich und einprägsam. Rezepturbeispiele
und patientenrelevante Empfehlungen füllen die Theorie mit Leben.

Das Buch deckt das gesamte erforderliche Wissen der PTA für das
Fach Galenik ab und eignet sich darüber hinaus im Berufsalltag als
Nachschlagewerk.

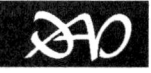

Deutscher Apotheker Verlag · Birkenwaldstr. 44 · 70191 Stuttgart
Telefon 0711 25 82 341 · Fax 0711 25 82 390 · E-Mail: service @ deutscher-
apotheker-verlag.de · Internet: www.deutscher-apotheker-verlag.de

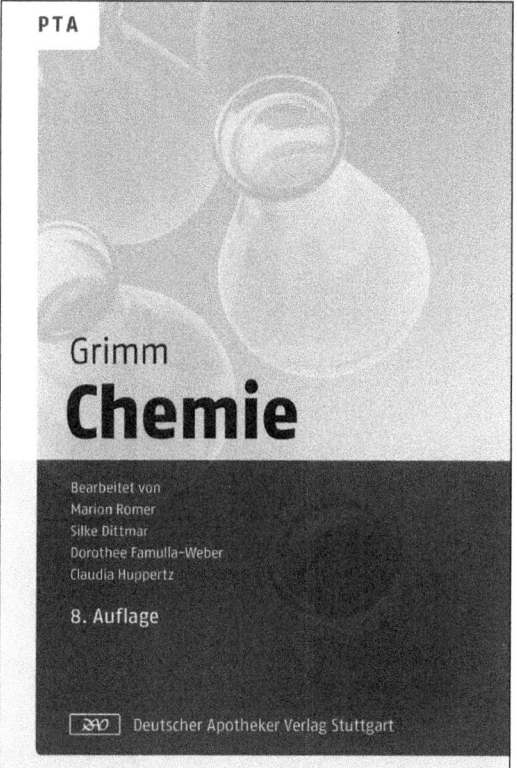
Hier stimmt die Chemie!

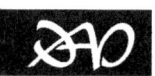

Deutscher Apotheker Verlag · Birkenwaldstr. 44 · 70191 Stuttgart
Telefon 0711 25 82 341 · Fax 0711 25 82 390 · E-Mail: service@deutscher-
apotheker-verlag.de · Internet: www.deutscher-apotheker-verlag.de